Un livre poignant, un livre cho
d'une réalité quasi insoutenabl

MW01709599

– Auteure

Ce livre me rappelle pourquoi je fais mon travail et pourquoi les parents d'élèves handicapés sont si importants dans ma vie. Ça me ramène à l'essentiel ! Encore bravo! et merci.

– Directeur adjoint, Service des ressources éducatives en adaptation scolaire

J'ai pleuré, beaucoup pleuré. J'ai ri, ri jaune, ri de bon cœur et j'ai haï, haï cette psychologue, les voisins qui auraient bien mérité cette douche froide à l'arrosoir, et ce système médical arrogant et tellement inadapté. Mais surtout, je suis tellement impressionnée par le courage de l'auteure, par sa force et par la pureté de l'amour pour ses fils. L'écriture est vraie et rend ce récit unique. Merci de votre générosité à partager votre histoire avec nous tous.

– Directrice d'un organisme venant en aide aux personnes autistes

J'ai vécu tant d'émotions lors de cette lecture. On ne peut que lever bien haut notre chapeau à ces parents qui déploient toutes leurs énergies et même plus pour leurs deux enfants autistes. Félicitations et merci à Johanne, qui, malgré ses journées déjà hyper occupées, nous a partagé sa vie au quotidien. Que de patience, de courage et de ténacité dans cette famille ! Il en faut pour subir notre système de santé ainsi que notre système scolaire ! J'ai beaucoup appris. C'est un livre de référence pour qui veut connaître l'autisme.

– Enseignante

Captivé que je suis ! Quelle écriture ! Quelle histoire! On accroche dès le début. Cette finesse de nous tenir en haleine, tout le temps. Quel courage ! Quelle force ! Quel amour inconditionnel ! Ce livre va au-delà de l'autisme, c'est la vie telle qu'elle se doit d'être. Celle qui nous demande de nous relever de fois en fois pour garder le CAP ! « La souffrance des envahis » est un authentique voyage secret qui pénètre dans l'antre des entrailles de vies.

– Réalisateur

Un véritable polar de série ultra noire... Polar, par la vivacité de l'écriture qui nous prend dès le début. On tourne vite les pages sans savoir que nous nous enfoncerons petit à petit dans un enfer incommensurable et cauchemardesque ! Il faut presque se pincer pour y croire. Mais, par-dessus tout, ce qui m'a jetée par terre, c'est la grande force de caractère de cette maman pour passer à travers tout cela et y survivre, souvent au détriment de sa propre santé ! Bravo !

– Retraitée

Johanne Leduc

La souffrance des envahis

Troubles envahissants du développement et autisme

BÉLIVEAU
éditeur

Conception et réalisation de la couverture : Stéphane Gaulin
Photographe de la couverture : Isabelle Leduc

Dépôt légal : 3e trimestre 2012
Bibliothèque et Archives nationales du Québec
Bibliothèque et Archives Canada

ISBN 978-2-89092-548-9

BÉLIVEAU éditeur

920, rue Jean-Neveu
Longueuil (Québec) Canada J4G 2M1
Tél. : 514 253-0403 Téléc. : 450 679-6648

www.beliveauediteur.com
admin@beliveauediteur.com

Gouvernement du Québec — Programme de crédit d'impôt pour l'édition de livres — Gestion SODEC — www.sodec.gouv.qc.ca

Nous reconnaissons l'aide financière du gouvernement du Canada par l'entremise du Fonds du livre du Canada pour nos activités d'édition.

IMPRIMÉ AU CANADA

À mes amours
Steve, Simon et Rémi

Pour protéger ceux et celles qui nous ont tant aidés et pour nous protéger de tous les autres, les noms des personnes, de certains lieux et d'organisations ont été modifiés.

Le rêve

Août 2002

Tout est prévu : l'heure, l'endroit et la date. Je suis comme ça, moi. Tout doit être prévu d'avance. Même son nom est déjà choisi. Nous l'appellerons Simon et il sera le plus beau et le plus gentil des bébés du monde. L'accouchement devrait bien se passer, puisque tout est prévu. Étant une mère diabétique, rien n'est laissé au hasard. Le médecin provoquera l'accouchement à la trente-neuvième semaine afin d'éviter un trop gros bébé, et tout ira bien.

Je me promettais d'avoir des enfants avant l'âge de 30 ans. Pourquoi ? Aucune idée. Probablement pour faire comme tout le monde. Donc, un jour en me regardant dans le miroir, j'ai réalisé que ma peau commençait à plisser. C'était l'appel de la maternité. Belle façon de voir les choses, n'est-ce pas ? Toujours est-il que l'idée m'a traversé l'esprit à 28 ans. Il ne me restait que deux ans pour me marier et être maman.

Alors, me voilà, deux années plus tard, mariée et enceinte !

Avoir un enfant est sûrement le projet le plus ambitieux pour un couple. Croyez-moi, votre relation de couple doit être bâtie sur du solide pour traverser une telle épreuve. Je crois d'ailleurs qu'il faut être un peu candide pour désirer des enfants. Heureusement, c'était notre cas. Steve et moi sommes mariés depuis un an, mais ensemble depuis neuf ans. Eh oui, nous avons pris le temps de bien nous connaître avant de nous dire *Oui, je le veux !* Nous nous sommes connus au temps de l'université. Lui était à Sherbrooke en ingénierie et moi en design à l'UQAM. Comme le mot université rime avec *party*, voilà comment Sherbrooke a rencontré Montréal, un soir d'été 1992.

Très jeune, mon mari a quitté son Abitibi natal pour parfaire ses connaissances un peu partout au Québec. De Trois-Rivières à Hull en passant par Lebel-sur-Quévillon, il a finalement abouti à Montréal. À mon grand bonheur d'ailleurs, car moi, je suis une petite fille native de Montréal-Nord qui a étudié à Montréal et qui a laissé le confort du foyer familial à 21 ans pour vivre quelque part… à Montréal. Que voulez-vous, j'aime Montréal, sa diversité culturelle, ses beaux espaces, ses festivals et j'ai besoin d'être près des grands centres… commerciaux.

Nous habitons maintenant à Lachine. Pour nous, cette ville a été comme un compromis entre l'Abitibi et Montréal-Nord. Ne riez pas, je m'explique. Lachine est une ville tranquille avec de beaux plans d'eau et près des grands centres. Si vous n'avez jamais passé par Lachine en vélo, il vous manque une panoplie de beaux paysages en tête. C'est de toute beauté ! Imaginez de magnifiques petits ponts vous faisant passer au-dessus d'un joli petit canal, dans un environnement datant des années 1800. Par contre, fermez votre bouche, il y a beaucoup de mannes ! Pour le reste, c'est merveilleux.

Je ne travaille plus depuis trois semaines, déjà. À ma trente-sixième semaine de grossesse, faire une heure d'autobus et de métro matin et soir était devenu une tâche colossale. Un après-midi d'été chaud et humide, alors que je revenais du travail, j'étais agrippée à un poteau pour ne pas rouler comme un ballon jusqu'à l'arrière de l'autobus. Je transpirais et la chute de pression me guettait. Les gens qui entraient essayaient de se frayer un chemin derrière moi, mais je prenais tout l'espace de l'allée avec ma grosse bedaine. Puis, cet homme à cravate est entré. D'un simple coup d'épaule, il m'a littéralement projetée vers l'avant, et ma belle grosse bedaine est venue s'écraser contre le visage de la jeune femme assise juste devant moi. Oups ! Elle avait le nez à moins de un centimètre de mon ventre et, au lieu de me laisser sa place bien gentiment, elle roula les yeux au ciel… *bien gentiment !* Frustrée, j'ai eu envie d'asseoir mon gros derrière sur ses petits genoux délicats. *Désolée, madame, si j'ai défait votre maquillage, c'est que je fais un mètre de large au niveau du bassin et l'allée n'a que 65 centimètres ! Il y avait eu un manque à gagner de 35 centimètres… dans votre face !*

Le monde m'exaspère. Voilà pourquoi je ne travaille plus depuis déjà quelques semaines et que je mène une sacrée belle vie. Mon seul souci quotidien est de réussir à entrer dans mon maillot de bain. Quand même ! Ce n'est pas une mince affaire. Essayez de mettre un bonnet de bain à un melon d'eau, vous verrez !

Blague à part, je file le parfait bonheur. Nous venons tout juste d'emménager dans notre première maison. Une belle petite maison de briques rouges avec des auvents noirs. Elle me rappelle les maisons de la famille Kennedy à Nantucket. Bon, l'image est un peu forte, mais disons que la mienne est un modèle réduit. Il y a une grande galerie en béton qui fait tout le devant de la maison, et la cour arrière est très jolie.

Je vais pouvoir y planter de belles fleurs et peut-être même faire un petit jardin. Sous la supervision de ma mère, une passionnée de fleurs, mon terrain sera sûrement magnifique.

Bref, tout va bien… jusqu'à ce que Steve perde son emploi. Ça ne peut pas plus mal tomber. Il y a l'hypothèque de la maison à payer, je ne travaille plus et nous allons bientôt avoir une bouche de plus à nourrir. Je ne m'imagine pas vivre ailleurs que dans ma belle maison à auvents noirs. Je ne veux pas avoir à déménager parce que nous n'avons plus un sou. Je suis heureuse dans cette maison. Qui plus est, le quartier est très joli et vraiment tranquille. La rue parfaite pour élever un enfant. J'espère que mon chéri trouvera vite un emploi. En attendant, il sera à mes côtés pour s'occuper de nous quand le bébé arrivera. Autant profiter de la situation.

J'ai hâte d'accoucher, il ne reste qu'un dodo avant le grand jour. De toute façon, je dois cesser de grossir un jour. À ce rythme, je vais éclater tôt ou tard. J'ai tellement de vergetures qu'on dirait la carte du métro de Paris. Les compagnies nous vendent toutes sortes de produits anti-vergetures. « Essayez ce produit, madame. Avec cette crème, impossible d'avoir des vergetures ! » Ah oui ? Eh bien, j'ai des petites nouvelles pour vous. Je m'en suis mis plein la bedaine de vos petites crèmes miraculeuses, mais il y a un moment durant la grossesse où la peau ne peut s'étirer davantage. Chaque femme a un maximum d'élasticité et, moi, j'ai atteint le mien il y a un mois. Alors, petite crème ou pas, ça fend de partout. C'est tout. Je souhaite donc à toutes les femmes d'opter pour un bébé de petit format. Malheureusement pour mon petit corps chéri, notre bébé est de format *XLarge*. Alors, bye-bye ! peau lisse, bonjour vergetures et au diable vos petites crèmes à la con !

9 septembre 2002

La valise est dans la voiture. Nous sommes prêts. Il est 7 h et nous partons pour l'hôpital. Quand nous reviendrons à la maison, ce sera avec notre petit *Poupou* – *Poupou* est le surnom que Steve et moi lui avons donné durant la grossesse. C'est niaiseux et laid, je le sais, et davantage dans la langue de Shakespeare, mais bon, c'était sorti tout seul un soir, assis sur le canapé. « On a hâte de te voir, *Poupou.* » Le nom est resté.

Une fois à l'hôpital, les infirmières nous installent dans une toute petite chambre avec une belle vue sur le campus universitaire. Il y a un ballon d'exercice pour Steve et une chaise pour moi. Je comprendrai plus tard que le ballon était plutôt pour moi et la chaise pour Steve. Une fois les fesses bien enfoncées dans le ballon, celui-ci est sensé atténuer mes douleurs. Franchement, j'ai envie de tout, sauf de faire des ronrons pervers sur un ballon. Désolée, chéri, une autre fois !

14 h 20. Les contractions vont bon train. Cela s'endure. On m'offre l'épidurale mais j'hésite. Pour l'instant, ce n'est pas si douloureux.

– Comme vous voudrez, madame, mais vous devez le faire avant d'être dilatée à sept centimètres, m'explique l'anesthésiste en quittant la chambre.

Il vient tout juste de franchir le cadre de la porte qu'une contraction, différente des autres, s'abat sur moi.

– Woh ! RAPPELLE-LE, STEVE. JE VEUX L'ÉPIDURALE ET VITE !

Doux Jésus ! C'était quoi ça ? Une gastroentérite d'une intensité 7 sur l'échelle de Richter ? Ça vous prend dans le dos autant que dans le ventre. Jamais senti cela. Bon, eh bien, la madame va aller s'étendre sur son lit, bien tranquillement. Finies les petites blagues, on passe aux choses sérieuses. Tu arrives, anesthésiste? Il y a urgence en salle 28 !

Quelques contractions plus tard, l'anesthésiste réapparaît dans l'embrasure de la porte.

– La petite madame a changé d'idée ?

Je hoche simplement la tête en guise de réponse. Je ne sais pas si je grimace à cause de la douleur ou de son *la petite madame !* Je déteste cette expression insignifiante.

Aidé de Steve, *le petit monsieur* s'apprête à me piquer dans le dos quand il s'arrête net.

– Maintenant, ne bougez plus, madame Leduc. C'est important.

– Important ? Important comment ? C'est dangereux, l'épidurale ?

– Non, non. Jusqu'à présent, seulement une dizaine de mes patientes sont restées paralysées par la suite.

Groin, groin, groin, rit-il. Le même rire qu'un animal de basse-cour bien connu. M'énerve ! Au même instant, je sens l'aiguille me transpercer l'épine dorsale.

– Voilà ! C'est fait, vous devriez geler dur d'ici une dizaine de minutes. Bonne chance, là ! ajoute-t-il en sortant de la salle de travail.

– Très drôle, dis-je à mon mari.

– Ouais ! Hi ! hi ! hi !... il a sûrement sa carte de clown.

– ?!

– Alors, quoi ?

– Zéro ! C'est tout sauf drôle, super champion ! Allez, aide-moi plutôt à me tourner sur le côté au lieu de dire n'importe quoi !

Le soulagement est instantané. Gelée, je ne ressens plus la douleur ni la pression dans le dos. Merci, monsieur le clown ! Votre épidurale est efficace. Je me suis même assoupie durant une contraction. Le calme plat avant la tempête.

Vers 19 h 30, l'infirmière entre dans la chambre comme un coup de vent.

– Bon, eh bien, madame Leduc, c'est le temps pour vous d'accoucher. Vous pousserez à la prochaine contraction.

– Hein ? Maintenant ? Bête de même ?

– Oui.

– Mais je ne les ressens même pas, vos contractions !

– Je vais vous faire signe lorsque ce sera le temps de pousser.

Bon, d'accord ! Le travail commence maintenant. Le mot *travail* est très approprié, croyez-moi. C'est tout un job de sortir un bébé de son ventre. Le bon Dieu a prévu bien des choses dans la vie, mais il a oublié de calculer la grosseur d'un bébé par rapport à l'ouverture par laquelle il est censé sortir. Pas fort ! C'est évident que ce petit détail a été négligé de la part de notre cher Créateur, car logiquement, c'est irréalisable. Mais, comme il a une bonne âme, il s'est dit, en réalisant son erreur : « Il faut à tout prix protéger l'enfant d'un *écrapoutissement* inévitable. Solution : l'enfant n'aura qu'à élargir le passage. » Bien oui. Bonne idée.

– OK, madame Leduc, c'est parti ! On a une belle contraction qui arrive. On pousse, pousse, pousse. On respire !

Des heures de plaisir ! Dans mon cas, c'est plutôt : « On pousse, pousse, vomit. On respire ! » Steve, tout excité, me dit qu'il aperçoit le dessus de sa tête.

– Vas-y, ma femme, ça y est presque !

Motivée, je pousse de toutes mes forces, encore et encore. Par contre, je n'ai pas l'impression que mon bébé avance, ne serait-ce que d'un millimètre, depuis qu'il s'est montré le bout des cheveux. « Hé, là-haut, je crois que mon fils a élargi le canal sans problème, mais là, il est coincé dans l'ouverture. Alors, on fait quoi ? Le trou est trop petit pour sa tête, c'est clair ! »

– On déchire de partout, je suppose ? que je crie à tue-tête, hurlant d'effort.

– Pardon ? demande l'infirmière.

– Non, rien ! Oubliez ça. Puis arrêtez de me mettre ce foutu masque à oxygène sur le nez, ça me donne mal au cœur ! *Grrr !* Je vais mordre quelqu'un ! Steeeve !

– Allez, madame Leduc, on pousse, pousse, pousse. On respire !

– Bien oui, bien oui ! On pousse, on pousse ! dis-je, impatiente.

Mais voilà, à 21 h, le bébé ne veut toujours pas sortir. J'ai beau pousser à en perdre connaissance, il est bloqué là. Voyons, ce détail n'était pas prévu. Après deux heures d'effort, mon médecin me demande si je veux continuer à pousser ou si elle doit intervenir avec les forceps. D'après vous ? Je vomis mes tripes entre chaque poussée depuis deux bonnes heures. Je pense que la madame n'est plus capable.

Pourquoi les médecins ne nous expliquent-ils pas toutes les possibilités avant l'accouchement ? Cet après-midi, nous n'avions rien à faire, nous aurions facilement pu remplir un questionnaire *d'options d'accouchement.*

Option A : naturel.

Option B : les forceps, en cas de sortie trop petite.

J'aurais sauvé au moins une heure d'effort.

Toujours est-il qu'avec l'aide des forceps, seulement deux poussées suffisent. Simple comme bonjour ! Les infirmières déposent mon fils sur le ventre. Ah, enfin ! Le voilà, notre petit ange. Notre cadeau tout rose, arrivé dans notre vie pour nous apporter tant de joie. Je m'approche tout doucement de son petit front pour lui donner son premier bisou, mais l'infirmière me l'arrache des bras pour le laver et le peser.

– Hé ! la grande ! Rends-moi mon fils ! Ça fait neuf mois que mon mari et moi attendons ce précieux moment ! Hé !

– Du calme, Jo, elles vont le ramener.

– Tu crois ?

Effectivement, le temps d'un petit shampooing et mon fils est de retour sur sa maman. Le visage entre mes seins, mon petit ange ronronne. C'est très drôle. On dirait un petit chaton. Ce moment d'intimité est tellement fort que j'en oublie presque tout le reste.

– Il a faim, madame, allez-vous lui donner le sein maintenant ? demande la même infirmière kidnappeuse d'enfant.

– Maintenant ? Je ne pense pas ! Plus tard, d'accord ? Je n'ai plus de forces, que je réponds, sans quitter mon fils des yeux.

Franchement, je viens juste de pousser pendant deux heures en tenant moi-même mes jambes avec mes bras – manque d'étriers. Je ne vais pas l'allaiter tout de suite après l'accouchement. Je tremble comme une feuille, je vais l'échapper.

La nuit qui suit me fait vite comprendre le sens du mot *fatigue*. Mon Dieu, vais-je être capable de m'occuper de lui ? Je n'en peux plus et mon bébé est près de moi depuis seulement quelques heures. Il crie et pleure sans arrêt. Ne s'arrêtera-t-il jamais ? Ça non plus, ce n'était pas prévu, du moins, pas à ce point. Mon fils pleure tellement qu'il a une extinction de voix. Du jamais vu à l'hôpital ! Pensez-y. Simon n'a que quelques heures de vie et déjà il n'a plus de voix. Ça promet ! D'ailleurs, pourquoi les autres bébés ne pleurent-ils pas ? Nous n'entendons que le nôtre hurler dans les corridors de l'hôpital.

Une deuxième nuit blanche se prépare. D'un commun accord, les infirmières décident finalement de le coucher corps à corps avec moi.

– J'ai toujours entendu dire qu'il était déconseillé de dormir avec son enfant ?

– Ce soir, pour vous, nous ferons une exception, madame ! m'explique l'infirmière de garde.

Échange de regards entre elle et moi. Silence.

– Venez vous étendre, madame Leduc, je vous apporte votre fils.

Ça alors ! Mon fils leur tape sur les nerfs. Voilà pourquoi elles me permettent de dormir à ses côtés. Elles n'en peuvent plus, elles aussi. Je veux répliquer, mais petit Simon me ramène vite au calme. Il se blottit contre moi et dépose sa petite main sur mon sein. Puis, il ferme les yeux. Trop mignon. Du coup, sa respiration change. Il respire plus doucement et s'endort. C'est tout ce qu'il lui faut. Être collé sur sa maman, la sentir tout près. C'est tout ce qu'il me faut également, car le temps d'une respiration et je rejoins mon fils dans les bras de Morphée.

Le lendemain, j'aimerais pouvoir dormir ainsi, corps à corps, pour qu'il s'arrête de nouveau de pleurer, mais ce n'est plus possible. Ah bon ?!

– C'est imprudent, madame ! m'informe une nouvelle infirmière. De nombreux enfants sont morts étouffés de cette manière.

Bien voyons ! Hier, c'était autorisé. Je ne comprends plus rien. Mais, à bien y penser, j'avoue que l'idée de la mort me fait frémir. *Brrr !* Un grand frisson m'envahit au même instant. S'il fallait... Bon, d'accord, faisons autrement. Trouvons une autre solution plus sécuritaire.

Simon pleure et pleure sans relâche. Je n'arrive pas à l'apaiser. Je dois continuellement le serrer très fort dans mes bras, mais il reste inconsolable. Ça n'a pas de sens ! Les infirmières n'ont jamais rien vu de tel. Alors, qu'est-ce qu'il a ?

En avant-midi, je reçois un cours intensif de « pliage de couvertures 101 » que l'infirmière a bien voulu m'enseigner entre deux visites. Pour réussir ce cours, vous devez avoir en main une couverture de bébé, votre bébé ainsi qu'une patience surhumaine.

Il s'agit d'abord de placer une couverture en triangle sur le lit. Positionner votre bébé pour que sa tête dépasse légèrement la couverture. Replier une pointe vers l'intérieur, puis l'autre pointe vers *l'autre* intérieur. Rabattre le reste vers le tronc. Hum ! Non, attendez, je me trompe ! Rabattre vers l'épaule opposée au nez en passant par les jambes, tout en contournant les orteils… C'est très facile, si vous êtes bon en origami. Je ne le suis pas, alors pour moi, c'est tout un casse-tête. Mais après mille tentatives je réussis. Ne me demandez pas de le refaire, j'en suis incapable. Étonnamment, ça fonctionne, Simon s'est endormi. C'est tout ce qui compte. Enveloppé ainsi, mon bébé ressemble à un petit *fajitas*.

Une infirmière entre au même moment.

– Bonjour, je viens lui administrer sa dose d'antibiotiques.

– Ah ! je ne savais pas qu'il prenait des antibiotiques.

– Oui. Vous avez vomi durant l'accouchement. C'est par précaution.

– Vous ne pouvez pas revenir dans une heure, il vient tout juste de s'endormir ?

– Non, désolée, c'est maintenant. Nous devons suivre les heures de posologie.

– Bon, si vous le dites.

Je me mords les doigts pour ne pas lui sauter au cou. Simon dormait si tendrement. Elle le dévêt sans remords en saccageant mon origami, le pique sur son petit orteil et lui injecte sa dose de potion magique à la vitesse de l'éclair. Tout juste le temps de lui tirer une grimace pendant qu'elle me tourne le dos.

– Voilà, c'est terminé ! Ce n'était pas plus compliqué que ça ! me lance-t-elle en sortant de la chambre, tout sourire.

Pas compliqué ? Mon fils hurle à mort, maintenant ! Merde ! En plus, je vais être obligée de recommencer mon foutu pliage de couvertures !

À mon grand étonnement, le retour à la maison avec Simon se passe plutôt bien. S'occuper du petit *Poupou* n'est pas aussi énervant que je l'aurais cru. Avec tous ces cours prénataux, avoir un bébé est presque un jeu d'enfant. La seule chose de regrettable est une maison à deux étages. J'ai les os du bassin qui ne suivent plus quand je grimpe l'escalier. Il y a un grincement qui provient de mes hanches. Je ne sais trop, mais c'est dégueu ! J'ai la carrosserie déboîtée ! J'ai l'impression d'être un pantin dont les membres supérieurs sont en totale désynchronisation avec les membres inférieurs. Aussi, j'accuse un peu de retard sur l'allaitement. Simon est souvent trop pressé et se positionne mal sur mon sein. Je n'ai pas l'impression qu'il se nourrit correctement. Cela m'inquiète un peu, mais fort heureusement, selon son pédiatre, notre garçon semble se développer normalement. Me voilà rassurée. Et, autre bonne nouvelle, il ne fera pas partie de l'étude TRIGR (étude qui analyse le placenta de mères diabétiques et détermine si le nouveau-né se situe à un faible risque ou à un haut risque de diabète juvénile). Simon fait partie du groupe à faible risque. Tant mieux. Le maudit diabète, je prie le ciel chaque soir que mon fils n'en soit jamais atteint.

Depuis quelques jours, nous avons essayé de lui donner à boire au biberon. Curieusement, il semble préférer celui-ci à mon sein. Il faut croire que, pour Simon, la quantité l'emporte sur la qualité. Il a tout le temps soif et je n'ai pas assez de lait pour le satisfaire. Nous en sommes arrivés à une entente, lui et moi : moitié biberon, moitié sein. Tout le monde est content ! Sauf qu'il continue de brailler à en perdre haleine, et ce, malgré son bedon bien rempli. Pourquoi a-t-il fallu que nous ayons le genre de bébé qui braille tout le temps ? Je sais qu'il existe une sorte qui ne pleure jamais. Ma meilleure amie a eu cette chance. Pas nous. Il s'époumone de 22 h 10 à 4 h 12 depuis maintenant plus de deux mois. Je crois que je commence à comprendre le sens du mot *épuisée*.

Un après-midi de novembre, je me tanne. Je me décide à coucher bébé Simon sur le ventre, au beau milieu du salon. Ça aussi, c'est interdit par tout médecin qui se respecte. J'entends déjà son pédiatre me réprimander : « Jamais sur le ventre, madame Leduc ! » Franchement, docteur, il est si mignon, face contre sol, le petit derrière en l'air. De toute façon, je le surveille. Les yeux rivés sur lui, je m'amuse à le regarder dans cette drôle de position. Quand tout à coup l'inattendu se produit. Il ferme les yeux et s'endort. Incroyable ! Simon ne s'était jamais endormi seul du fait qu'il préfère dormir sur le ventre. Eh bien, merde ! Maintenant, je vais être aux prises avec un terrible dilemme : suivre le conseil des médecins ou faire à ma tête et le laisser dormir sur le ventre. Mais pour l'heure, on s'en fout ! Il dort et il dormira ainsi pendant trois bonnes heures. Une paix inestimable pour tous.

C'est fait ! Simon a eu son premier vaccin. Il hurlait et il a pissé sur l'infirmière, mais il va s'en remettre. Elle aussi. Au moins, il n'a pas eu de réaction allergique suite au vaccin. Pas de fièvre, pas de petit bras gonflé ou pas de troisième œil au beau milieu du front. C'est au moins ça !

Simon sera plus brillant et plus allumé que les autres, c'est le pédiatre qui l'a dit. « Les bébés au caractère fort se développent mieux que la moyenne, c'est prouvé. » Alors, si c'est prouvé, rien à craindre. Mais pourquoi ai-je toujours et encore ce sentiment si étrange ? Je m'en fais sûrement pour rien, comme toutes les mères.

Hier soir, nous avons trouvé une autre solution pour endormir notre petit ange : la balançoire. C'est le calme plat aussi longtemps que l'on entend le *squik-squik* que fait la balançoire en marche. Dès qu'elle s'arrête, Simon se remet à pleurer. C'est instantané. Il tourne presque à 360 degrés autour du poteau, mais il aime ça. Plus c'est fort, plus il dort. J'ai entendu dire que beaucoup de bébés se calment à se bercer dans une balançoire, mais Simon, c'est autre chose. C'est comme un besoin. On dirait que la balançoire le sécurise plus que mes bras. « Ne le prends pas personnel, m'a dit mon chéri de mari, il aime ça, c'est tout. » Peut-être, mais plus je le regarde grandir, plus un étrange sentiment m'envahit. Ses petits gestes sont mignons, adorables et intelligents mais, comment dire... Tenez, par exemple, lorsqu'il a faim, il tire fort sur ses doigts en pleurant. Ou il peut crier exagérément jusqu'à en perdre la voix pour un rien, ou ne pas pleurer lorsqu'il se blesse sérieusement. Autre chose : on peut jouer avec lui comme avec une marionnette, sans aucune réaction de sa part, ni même un petit sourire ou un regard ! Son impartialité est presque amusante, mais ça m'inquiète, de plus en plus.

Souvent, il nous regarde avec des yeux si grands que nous avons l'impression d'entrer dans sa tête. Par contre, lorsque nous voulons qu'il nous regarde, il détourne la tête comme pour fuir. Il peut faire des voyages en voiture pendant de longues heures en regardant la même page de son livre, sans un mot. Son comportement semble plus vieux que ses huit mois. Son regard, si bleu et si perçant, ressemble davantage à celui d'un adulte. C'est difficile à expliquer car il est si beau, si parfait, qu'on dirait un ange. Bah ! ce n'est sûrement rien d'important.

Au fil des mois, je me plais à être maman. C'est fou de s'exciter pour des riens. On devient gaga. « Oh ! regarde, il se tourne sur lui-même ! Oh ! regarde, il mange des patates ! Waouh ! c'est extraordinaire ! » Non, ce n'est pas extraordinaire du tout, mais quand c'est la seule chose qui comble vos journées, ça le devient, croyez-moi.

2003

Steve a finalement trouvé un emploi. Je suis bien contente pour lui. Mon homme s'ennuyait à la maison. Par contre, je vais désormais devoir me débrouiller seule avec Simon, sauf pour les visites chez le médecin. Oui, car les rendez-vous chez le pédiatre sont loin d'être des vacances pour nous. Simon crie et hurle tout le long, sans compter qu'il a encore pissé sur l'infirmière lors de sa pesée. Tant pis, cette fois-ci, elle était avisée. Pour son vaccin, il hurlait déjà avant d'entrer dans le local. Un peu plus ou un peu moins. « Allez-y ! Il est prêt, il pleure déjà ! »

Avant l'âge de un an, les pédiatres regardent le développement général de l'enfant. Marche-t-il à quatre pattes ? Fait-il des roulis ? Tient-il son biberon comme il faut ? À chaque visite, on vérifie tous ces détails physiques qui font partie du processus de développement de l'enfant. Mais qu'en est-il du développement mental ?

– Docteur, mon fils a onze mois et il ne parle toujours pas, est-ce normal ?

– Ne vous en faites pas avec ça, madame Leduc, il parlera quand il sera prêt. Son développement est normal. Tout va bien.

– Mais avant, il disait *titou, mama* ou *tata*. Il ne dit plus aucun mot, docteur. Il n'essaie même plus.

– Je ne vois pas de problème présentement. Laissez tomber.

– Ah ! bon.

9 septembre 2003

Ça y est ! Mon petit est rendu grand. Il a aujourd'hui un an. Il n'est plus un bébé. Nous lui avons organisé une fête surprise. Je suis certaine qu'il ne s'y attendait pas du tout. Il était vraiment étonné de voir toute cette visite chez lui. Nous étions environ trente personnes à *luncher* dehors par cette magnifique journée de septembre.

La fête allait bon train, le soleil brillait de tous ses rayons, la nourriture était délicieuse, arrosée d'un bon verre de vin. Une réception parfaite. J'étais fier de mon fils et de sa première fête d'anniversaire. Puis est venu le temps du gâteau. À un an, vos parents vous ont sûrement fait un énorme gâteau au chocolat, plein de crémage dégueu, afin que vous puissiez plonger dedans à pleines mains et ainsi créer de merveilleuses photos de vous le visage plein de chocolat. Tous nos invités attendaient ce moment avec impatience. Mais ce fut un flop total. D'abord, je n'avais acheté qu'un tout petit muffin au chocolat. Bien trop petit pour satisfaire la foule. Ensuite, il n'y avait pas de glaçage pour mettre dessus. Autre déception pour les invités et, comble de malheur, Simon n'a mangé que quelques microscopiques morceaux de son muffin, du bout des doigts, sans vraiment se salir. La déception pouvait se lire sur tous les visages. Tout le monde avait l'appareil-photo à la main en espérant un élan de folie de la part de Simon. Mais rien. Il nous regardait, incrédule, avec son petit chapeau de fête sur la tête, l'air de se dire : « Vous attendez quoi, là ? » J'ai été obligée de provoquer mon fils en lui fourrant carrément du gâteau sur le nez. Ce fut l'hystérie chez les spectateurs !

– BRAVO ! ENFIN ! VAS-Y, SIMON ! criaient les gens, assoiffés de moments croustillants à immortaliser sur pellicule.

Mais jamais Simon ne leur donnera plus qu'un bout de nez un peu chocolaté. Je réalise alors que mon fils ne veut pas se salir les mains. Est-ce possible ? Un garçon de un an à peine qui ne veut pas se salir ?!

Mon Simon n'est pas comme les autres. Il est différent. Je le sais sans en comprendre la raison. Je le pressens, c'est tout. Je vois bien qu'il n'est pas comme les autres petits garçons de son âge, et ça devient de plus en plus préoccupant.

« Johanne, est-ce que Simon entend bien ? » Bon, autre chose maintenant. Mes parents me demandent si mon bébé entend bien. Oui… Non, je ne le sais pas ! Ils trouvent étrange qu'il ne réponde plus à son nom. Mes beaux-parents pensent la même chose. « Hé ! Oh ! arrêtez avec vos questions, c'est très dérangeant ! Pourquoi Simon n'entendrait-il pas bien, tout à coup ? »

Mais merde ! Ils ont raison. Je ne voulais pas me l'avouer, mais j'avais remarqué la même chose. Simon ne semble pas entendre. Parfois, je crie : « Simon ! » en me plaçant tout près de son visage, et mon petit ange ne se retourne pas. Ce n'est pas normal. Il entendait bien il y a quelques mois. Que se passe-t-il ? Chaque jour, j'essaie de me convaincre que tout va bien, mais le doute s'installe progressivement. Alors, me voilà dans notre cour arrière, à me geler, en train de montrer à mon garçon un avion dans le ciel.

– On va en finir une fois pour toutes, Simon. Tu vas prouver à maman que tu entends très bien. OK, regarde en l'air. Un avion.

Pas de mouvement, pas de réaction de sa part. L'angoisse augmente. Changement de stratégie.

– Hé, Simon, regarde l'oiseau dans l'arbre.

– …

Toujours rien, ma voix monte d'un cran.

– Oh! Le beau *zoiseau ! Pit, pit, pit !*

– …

– *Pit, pit !* Non ?

– …

– TU VAS REGARDER L'OISEAU, OUI OU MERDE !

C'est alors que Simon lève les yeux au ciel et regarde vers l'arbre.

– Ah ! eh bien, voilà ! Pas plus compliqué que ça. Merci, mon ange, tu fais plaisir à maman. Bisou, je t'aime. Rentrons maintenant. Je suis gelée comme un rat.

Décembre 2003

Nous voulions un deuxième enfant, eh bien, c'est fait. Du moins, c'est entamé. Je suis enceinte depuis deux mois. C'est le bonheur, Simon aura bientôt un petit frère ou une petite sœur. Et, depuis quelques temps, Simon va bien. Il comprend de mieux en mieux ce qu'on dit. Il imite les sons des animaux tels que le loup, le canard, l'ours, le chien et le poisson. Me voilà soulagée. Mon fils se développe normalement. Le pédiatre me l'a encore affirmé la semaine dernière. « C'est probablement un bébé moteur plutôt que verbal, m'a-t-il dit. Souvent, à cet âge, ils sont un ou l'autre. Et votre enfant est très actif physiquement, la parole viendra plus tard. »

Voilà, c'est ça. Il est moteur. C'est tout.

Je n'ai pas eu le temps de grossir que j'ai perdu mon bébé. J'ai eu des saignements cet après-midi, et mon bébé n'y était plus. Seulement deux mois et demi de grossesse, mais je me sens tout de même démolie. J'ai une pensée pour toutes ces femmes qui perdent leur enfant à un stade beaucoup plus avancé. Ça doit être épouvantable. Mesdames, je sympathise avec vous ce soir. Dans mon bain, je pleure, mais je vais m'en remettre. On s'en remet toutes, un jour. C'est la vie. Cette vie sans pitié, sans discrimination de race ou d'âge. Cette vie qui continue, qu'on le veuille ou non. Mais je ne me laisserai pas abattre. J'en aurai un autre, c'est certain.

2004

Février 2004

Simon a maintenant dix-sept mois, il marche depuis deux mois déjà. Il a ses quatre prémolaires et ses quatre canines. Il adore le poisson, les tomates, le pain, les caresses et les chatouilles. Il s'endort seul dans son lit pour la nuit. Que demander de plus ? Ah oui, j'oubliais ! Il adore mon spaghetti. C'est vraiment l'enfant idéal. Il est tellement tranquille. Il peut passer des heures à regarder un livre, sans jamais rien demander. Super, non ? Et devinez quoi ? Eh oui, je suis de nouveau enceinte. La vie est fantastique !

L'autre jour, nous avons puni notre petit amour. Une première. Nous allions le porter dans son lit chaque fois qu'il touchait à la télévision. Résultat : il touche la télévision et se rend lui-même à son lit. Je crois que c'est 1 à 0 pour Simon. Va falloir trouver une autre punition. On dirait qu'il ne comprend pas quand nous sommes fâchés contre lui. Souvent, nous lui disons : « Non, ne fais pas ça ! » Il fait un temps d'arrêt, mais recommence son mauvais coup dans la seconde qui suit notre interdiction. C'est comme s'il ne saisissait pas l'autorité. Peut-être ne sommes-nous pas assez autoritaires ?

Mars 2004

Simon ne parle toujours pas. Juste quelques sons. *Gaga, pokapui, buibui !* Et c'est tout. Tout le temps, sans arrêt. À rendre fou.

Avril 2004

Toujours aucun mot.

Mai, juin et juillet 2004

Rien. Pas de changement. Plus un seul mot ne sort de sa bouche. Par contre, il continue de faire des sons en quantité industrielle !

– AAAAAAHHHHHHHH ! Puipuipuipuipui ! AAAAAAA-AAAHHHH ! Pioupioupi !

– Simon, arrête bébé, ça énerve *môman* !

– …

– Merci. Enfin.

Une pause qui ne durera qu'une seconde. « AAAAAAHHHH-HHHH ! *Puipuipui poukapuipui* ! AAAAAAAAAAHHHH ! » refait-il, avec encore plus d'intensité. PU CAPABLE !

Pourquoi ne parle-t-il pas ? Il a presque deux ans. Ça m'inquiète. Mais ce qui m'inquiète le plus, c'est qu'il semble régresser. Mon fils perd ses acquis. Comment est-ce possible ? En général, une fois l'étape de développement acquise, l'enfant passe à la prochaine étape sans toutefois oublier la première. Pas Simon. Il navigue entre les étapes de façon non conventionnelle et une fois qu'elle est acquise, il l'oublie. Par exemple, il a dit le mot *crocodile* avant l'âge de un an. Il était presque en avance sur son âge. Cependant, à dix-huit mois, il ne l'a plus dit. Il ne le prononcera plus jamais. On avance, on recule. C'est comme ça pour tout, ce qui m'inquiète vraiment. À 22 mois, il ne parle toujours pas. Un laps de temps qui dépasse largement la norme. À cet âge, il devrait parler. Steve essaie de me rassurer car, enceinte comme je le suis, il vaut mieux vaut rester calme. Mais je n'y arrive pas. L'état de santé de Simon me ronge les sangs, me hante la nuit. Pourquoi ne parle-t-il pas ?

Je vais exploser. Il me reste trois mois de grossesse, ce qui me fait craindre le pire. J'exploserai d'ici là ! Ce petit frère, que nous appellerons Rémi, sera forcément géant. Je suis certaine qu'il sortira avant cette date, sinon j'explose. C'est sûr !

Malgré ma rondeur insupportable, j'arrive à me mouvoir quelque peu. Aujourd'hui, nous avons joué à nous lancer des balles dans l'escalier. Nous nous sommes bien amusés, Simon et moi. Nous avons ri tous les deux de voir les balles dégringoler les marches, ou était-ce plutôt de voir *maman-bouboule* débouler les marches derrière les balles, je ne sais trop. Toujours est-il que Simon se bidonnait du haut de l'escalier, et c'est précisément à ce moment-là que j'ai arrêté de rire. En s'amusant, il a fait un mouvement étrange que je n'ai pas aimé. Pas du tout. Un geste qui m'a glacé le sang.

Durant l'excitation, il s'est mis à se balancer d'un mouvement avant-arrière, la tête sur le côté. Ce geste m'a donné un coup sec dans le dos. Pourquoi a-t-il fait ça ? Je croyais que seuls les enfants ayant des retards mentaux faisaient ce genre de balancement du corps ? Il n'a pas de retard, alors c'est quoi ? Pourquoi fait-il ça quand il est content ? Merde, merde et remerde ! Je n'aime pas ça du tout. D'ailleurs, depuis quelques temps, il fait souvent ces mouvements de danse *avant-arrière*, mais toujours en suivant la musique. Jamais sans elle. Je ne m'en étais donc pas inquiétée. Mais là… il se balance en riant, en jouant, en attendant une balle…

Depuis cet instant, j'observe tous ses faits et gestes, mais d'une façon obsessive. À rendre fou. Je note tout dans un cahier. *« Aujourd'hui, il a fait rouler ses doigts devant son visage. Au lac, il a lancé des roches sans arrêt pendant des heures. Il a regardé le poisson de son livre pendant des heures. Il a regardé la télévision le visage collé sur l'écran pendant des heures. Il ne veut plus se regarder dans le miroir comme avant. Il n'imite pratiquement plus le son des animaux. Il préfère jouer seul. Il n'a plus besoin de nous. Simon ne nous regarde plus. »*

Que se passe-t-il ? Je commence vraiment à perdre le nord. Je n'arrive plus à suivre. Je ne comprends plus. D'ailleurs, personne de notre entourage ne semble comprendre quoi que ce soit. Simon est notre premier bébé, difficile de savoir s'il est en retard sur les autres enfants ou pas.

Lassée d'attendre l'avis des médecins, je passe à la librairie acheter tous les livres sur le développement des bébés. En lisant ces experts de la petite enfance expliquer comment un bébé est censé évoluer de la naissance à l'adolescence, je veux me rassurer. Me rendre compte par moi-même que tout est en règle avec Simon. Après plusieurs heures de lecture, je suis bien informée, certes, mais absolument pas rassurée. Au contraire, mon inquiétude a quintuplé. Selon ce qui est écrit, Simon accuserait un important retard de développement. À son âge, il devrait déjà obéir à de simples consignes telles que « Va chercher », « Montre » et « Donne ». Mais voilà, aucune consigne ne fonctionne. Il se fâche de façon très violente dès que nous le forçons à nous obéir. Au moment des repas, il peut subitement crier et se mettre à lancer son assiette ou son verre rempli de lait, sans aucune raison apparente. Ses colères sont inattendues et inexplicables. Autre chose inquiétante, il devrait déjà pointer du doigt pour désigner ce qu'il veut. Ce simple petit geste signifie l'enclenchement du processus de langage pour tous les enfants. *L'étape 1* du langage parlé. Or, Simon ne semble pas vouloir communiquer du tout. On pourrait penser que la communication ne l'intéresse pas, même qu'elle l'effraie ! Et si nous essayons de jouer avec lui, il nous repousse et va s'isoler dans un coin. Simon ne semble pas nous écouter quand nous lui parlons. Son regard ne croise pratiquement jamais le nôtre. Cette froideur est insupportable. J'essaie d'avoir des câlins ou simplement de jouer avec lui, mais rien. Je n'entre pas en communication avec lui. Mon Dieu, ça me donne envie de pleurer ! Mon fils est malade.

C'est en côtoyant les enfants de nos amis que j'ai réalisé davantage que quelque chose ne tournait pas rond avec Simon. Cela m'a frappé d'un coup au mariage de Luc, le cousin de Steve. Son fils, du même âge que Simon, était assis à la table avec nous. Première surprise pour nous : il attend patiemment son repas, sans hurler. Incroyable ! Ensuite, on lui apporte un bol de soupe. Quoi ? de la soupe ? Vous êtes malades ! Non. Francis prend sa cuillère tout seul, la plonge dans son bol, la ressort ensuite pleine de soupe et la porte à sa bouche sans en renverser une seule goutte. Il n'a que deux ans !

– Hum ! des bonnes vitamines ! ajoute-t-il, tout heureux.

– Steve, tu as vu ça ? Il mange de la soupe sans lancer son bol, sans en renverser partout et sans mettre ses doigts dedans. Il mange tout seul, dis-je à mon chéri. Et il aime ça en plus.

– Oui, et une soupe bien chaude, sans se brûler, renchérit Steve.

– Qu'est-ce qu'on …

– Je ne le sais pas. Je ne le sais vraiment pas ! termine mon mari, découragé.

Pas besoin d'en dire plus, Steve comprend exactement ce que je veux dire. Pourquoi est-ce impossible avec Simon ? Ils ont le même âge. Simplement d'imaginer Simon avec nous à ce mariage aurait été de la folie. Mon fils aurait crié sans arrêt dans l'église, n'aurait eu aucune patience à la table, pas plus qu'ailleurs, et il n'aurait absolument rien mangé, encore moins de la soupe. Nous aurions couru après lui sans relâche. C'est donc sans même avoir eu à se consulter que nous l'avons fait garder cette journée-là. Pourquoi n'avons-nous pas droit à ça, nous aussi ? Avoir du plaisir avec notre fils, vivre légers, sans soucis !

Soudain, je prends conscience de notre vie. Nous n'allons jamais au restaurant avec lui. Nous ne le laissons jamais seul deux minutes, sans surveillance. Pourtant, tous nos amis le font avec leurs enfants. Pour nous, c'est mission impossible. Nous devons le surveiller sans arrêt. Il peut faire de terribles bêtises si nous ne sommes pas à ses côtés. Mais quel genre de parents *poches* sommes-nous ? Pourquoi notre fils ne nous écoute-t-il jamais ? Pourquoi nous défie-t-il tout le temps ? Je croyais pouvoir obtenir un peu d'autorité et de respect auprès de mon garçon, mais c'est tout le contraire. Plus on le chicane, plus il rit. Steve a même essayé une tape sur les fesses une fois, et Simon a éclaté de rire. Vous ne me croirez pas, mais on aurait dit que Simon a aimé recevoir une tape. Du moins, cela ne lui a pas déplu.

Nous avons parfois l'impression qu'il ne ressent pas la douleur. Comme cette fois où il s'était coupé avec une feuille de papier. Je m'étais dépêchée de coller un diachylon sur son doigt mais, à ma grande surprise, Simon jouait avec son sang sur le plancher. Voyant mon visage stupéfait, il a ri à gorge déployée, traçant des ronds avec son sang sur le sol ! C'en était trop. Ne comprenant plus rien, le lendemain, j'ai appelé son pédiatre pour en avoir le cœur net. Je n'en pouvais plus de tous ces doutes, de toutes ces questions. Simon n'était pas normal.

Bébé Rémi arrive à grands pas. Il aura besoin du lit à barreaux où couche Simon présentement. *Oh boy !* Comment faire pour changer Simon de lit et de chambre ? Selon ce qui est suggéré dans les livres, il est plus simple de préparer l'enfant avant que le nouveau bébé arrive. Moins de jalousie. L'idée ? Coucher graduellement votre enfant dans son nouveau lit ou dans sa nouvelle chambre, en commençant par la sieste. Petit à petit, une fois l'enfant à l'aise dans sa nouvelle chambre, vous pouvez alors l'essayer pour le grand dodo du soir.

Tout cela semble très beau sur papier, mais en pratique, c'est très différent. Depuis des jours, nous essayons de convaincre Simon de s'endormir dans sa nouvelle chambre. Pour la sieste, tout se passe numéro un ! Pour le dodo du soir, c'est l'enfer ! Simon sort continuellement de la chambre. Découragés, nous avons installé une barrière dans le cadre de sa porte. Un problème de réglé. Ensuite, nous avons essayé ce que conseillent les livres, c'est-à-dire laisser l'enfant s'époumoner. « *Il ne faut pas retourner le voir avant cinq minutes. Si l'enfant ne dort toujours pas, vous devez le rassurer, uniquement en lui caressant les cheveux, surtout pas de câlins. Tranquillement, en réduisant vos apparitions, l'enfant devrait finir par se calmer et aller se coucher dans son grand lit. Il aura compris que vous êtes le patron de la maison.* »

Par contre, si votre enfant est plus têtu qu'une mule, combien de temps devrez-vous le laisser hyperventiler debout, dans l'embrasure de sa porte de chambre ? Ce petit détail n'est inscrit nulle part. J'ai donc laissé pleurer mon fils pendant quatre heures, en me disant qu'il allait forcément abandonner d'un moment à l'autre ! Il a hurlé, à en perdre la voix, pendant plus de quatre heures ! Je n'en pouvais plus. J'ai craqué. Il a gagné. Vaincue, je suis retournée voir mon bébé victorieux. Je l'ai serré dans mes bras et il s'est endormi en une seconde. Maudit livres ! Qu'ai-je gagné au bout du compte ? Rien de plus qu'un bon mal de tête !

Souvent, Steve et moi essayons de suivre les conseils des autres, mais en vain. Pourquoi ? Sommes-nous de si mauvais parents ?

Heureusement, nous avons réussi à obtenir un rendez-vous d'urgence avec son pédiatre. Je suis très nerveuse. Tout le long du trajet vers l'hôpital, je regarde mon petit Simon par le miroir du côté passager. Assis dans son banc d'auto, il regarde un livre. Il est si calme, si mignon. Puis, un stress immense m'envahit. Que va nous dire son pédiatre ? J'ai comme un nœud au ventre. Je regarde Steve qui conduit la voiture. Mon homme, si calme, si mignon, lui aussi. Mine de rien, a-t-il peur d'une mauvaise nouvelle, lui aussi ? Est-il comme un volcan prêt à exploser à tout moment ? Il ne faut pas. Pas lui. Mon mari doit être plus fort que moi. J'ai besoin de sa force de caractère pour m'appuyer, pour me sortir la tête de l'eau si jamais je coule à pic.

Durant la consultation, le pédiatre nous pose encore les mêmes questions. Nous répondons encore les mêmes réponses. Seulement, mon fils est plus vieux que la dernière fois. L'âge commence à jouer un rôle important dans l'histoire. Simon ne devrait plus faire certaines choses et devrait faire telle ou telle autre chose.

– Que se passe-t-il avec notre petit ange, docteur ?

– Je ne sais pas, je ne m'y connais pas sur ce plan. Mon domaine, c'est le diabète. Mais je vais faire la demande pour un suivi au Centre de développement de l'hôpital. Ce sont eux, les experts.

– Ah bon…

Il trouve qu'il y a matière à s'interroger. Ça y est. Mon fils n'est pas normal. Depuis le début, je le savais. J'en étais sûre. Je le savais.

Pourquoi les médecins ne nous écoutent-ils jamais ? Maintenant, il faut attendre. Mais attendre quoi au juste ? Qu'on devienne fous ?

Le pédiatre nous explique que nous sommes sur une liste d'attente de plus de un an. Imaginez ! Attendre une année pour avoir un diagnostic de cette importance. Ridicule ! Et quel diagnostic, au juste ?

– Ce seront eux qui vous expliqueront. En attendant, j'aimerais qu'il puisse être examiné en ORL. Nous avons une équipe spécialisée, ici-même, à l'hôpital. Nous devons nous assurer que Simon entend bien. Il doit donc passer un test d'audition le plus tôt possible.

– Un test d'audition ? Comment vont-ils savoir s'il entend ? Il ne parle pas, s'interroge Steve.

Bon point, mon chéri.

– Ils sont habitués, ne vous inquiétez pas. Ils ont des trucs pour le vérifier.

De retour dans la voiture, « eh » et « merde ! » seront les deux seuls mots qui sortiront de nos bouches pour briser de longs silences.

Depuis notre rendez-vous chez le pédiatre, j'ai continuellement une boule de stress dans le ventre. Je dois me calmer. J'aime autant ne plus penser à ce Centre de développement. Simon fait quand même de belles choses. Il commence à communiquer un peu. Quand il veut de l'eau, il vient nous porter son verre ou il nous tire par la main et la place sur ce qu'il veut. Ce n'est pas rien, ça ! Non ? C'est bon, on avance.

Chut ! Il est présentement 15 h et Simon fait la sieste à côté de moi dans le salon. Il dort assis dans sa chaise haute. Parfois, il la préfère à son grand lit durant la journée. J'imagine qu'il aime mieux être assis pour dormir. Toujours est-il que je suis étendue sur le canapé à me caresser la bedaine lorsque j'aperçois un détail qui cloche. Dans la salle à manger, nous avons un buffet vitré avec une section tablettes. Nous y rangeons tous les jouets et livres de Simon. Normalement, c'est un bordel du matin au soir. Simon s'assoit par terre et regarde ses livres un par un, en les laissant traîner partout sur le plancher. Mais là, tout est en ordre. Je n'ai pourtant pas fait le ménage aujourd'hui. Pas plus qu'hier. Un frisson me traverse. Je me redresse d'un coup. Disons d'un coup suivi d'un autre – avec ma grosse bedaine – et je fais un calcul mental rapide, pour arriver à la triste conclusion que Simon n'a pas ouvert un seul livre depuis des semaines. Mon fils, qui passait ses journées entières le visage plongé dans ses livres, n'en veut plus. La lecture, c'est fini ! C'était la seule activité cognitive pour laquelle il avait un peu d'intérêt. Pourquoi est-ce terminé à deux ans ? Merde ! On recule.

Avance, recule. Notre fils basculera ainsi pendant plusieurs mois. Quatre longs mois, pour être plus précis. Durant ce laps de temps, nous nous sommes interrogés sur la santé mentale de notre fils. Des mois pénibles et douloureux. Ne pas savoir est souvent bien pire que tout.

Octobre 2004

Les mauvaises nouvelles n'arrivent jamais seules, c'est connu. Mon mari a perdu sa grand-maman hier soir. Il se demande s'il doit aller aux funérailles qui se trouvent à plus de 500 kilomètres de Montréal et me laisser seul avec Simon. Faut dire que je suis sur le point d'accoucher.

– Vas-y. Chanceux comme on est, je vais accoucher simplement parce que tu seras parti. Par contre, si tu restes, tu auras manqué les funérailles sans que j'accouche. Alors, vas-y ! Je veux accoucher et tu veux y aller.

– OK, mais attends-moi pour accoucher, quand même ! Il reste encore trois semaines avant la date prévue. Il n'est peut-être pas encore tout à fait terminé, notre petit *Réminou.*

– Je sais mais j'étouffe, je ne dors plus et j'ai très hâte de voir son joli minois.

Steve quitte donc Montréal le 22 octobre et je commence à avoir des contractions le soir du 23 octobre. Évidemment. Par chance, mes parents sont venus souper à la maison. Mon père m'accompagne à l'hôpital et ma mère reste à la maison avec Simon. Au bout d'un moment, mon père doit quitter et il m'informe que ma sœur prendra la relève. Il m'expliquera bien plus tard que Simon hurlait sans relâche à la maison et que ma mère ne savait plus quoi faire.

Pendant un certain temps, je suis seule dans la chambre de travail. Je ressens la douleur malgré l'épidurale, mais ce qui m'inquiète le plus, c'est cette sensation du bébé qui pousse sur mes os pubiens – récent souvenir de l'accouchement de Simon. *Il va sortir,* me dis-je. Au même instant, ma sœur entre dans la chambre.

– Hé ! la sœur !

– Salut, la sœur ! Le petit Rémi a décidé de sortir pendant que son papa n'est pas là ? dit-elle en me bécotant le front.

– Oui, c'est aussi bien ainsi, ses pieds étaient rendus dans ma colonne vertébrale. Mais dis-moi, est-ce que la machine à contractions fonctionne ?

– Elle est allumée. Pourquoi ?

– J'ai l'impression que le bébé est en train de sortir. Je ressens une forte pression sur mes os pubiens.

– Ne bouge pas, je vais aller chercher quelqu'un.

– Merci, la sœur, et non, je ne bouge pas. C'est promis.

Quelques secondes plus tard, elle entre en compagnie de l'infirmière de garde.

– Vous n'avez pas de contractions présentement, madame Leduc. La machine m'indique que tout est calme depuis environ vingt minutes.

– Peut-être, mais par expérience, je vous assure que le bébé pousse.

L'infirmière me regarde droit dans les yeux. Elle doute. C'est alors qu'elle frappe violemment le côté de la machine. Une alarme stridente résonne aussitôt. Paniquée, elle crie par la porte de la chambre des numéros de code aux autres infirmières. Puis, elle jette un coup d'œil sous la couverture. Je suis effectivement en train d'accoucher. On peut voir la tête de Rémi dans l'entrejambe.

– Euh… je pense que je vais attendre dehors, la sœur !

– Bonne idée ! Je te rappelle dès que monsieur est sorti.

Ma sœur n'a pas le temps d'ouvrir son livre que bébé Rémi pleure déjà ! En deux poussées, il est rendu sur sa maman. Un accouchement sans aucune complication et de façon naturelle. Ma sœur réapparaît dans l'embrasure de la porte.

– Hé ! mon petit neveu est arrivé ! *Syncope*, il a toute une perruque sur le coco !

Rémi a effectivement beaucoup de cheveux. Il a l'air d'un bébé de un mois. « Smack ! » L'éternel premier bisou sacré sur le front de mon nouveau-né. Notre tout premier contact, j'adore ce moment magique !

– Je t'aime, mon petit ange.

L'infirmière me tend les bras.

– Bon. Va avec la madame, Rémi, mais reviens vite. Maman s'ennuie déjà.

Aussitôt Rémi parti, la douleur de l'entrejambe me ramène vite à la réalité. Messieurs, je crois qu'il est temps pour vous de savoir qu'il y a un moment après l'accouchement très désagréable pour la femme qui vient juste de mettre bas. J'appellerais ça « le rapiéçage ». C'est que, voyez-vous, à la suite du passage du bébé, le médecin vous recoud le magasin, qui est tout enflammé et fendu de partout. Croyez-moi, douleur intense dans le secteur ! Alors, de grâce, oubliez le magasinage pour un petit bout de temps et réservez vos *guili-guili* pour votre nouveau-né. Au nom de toutes les femmes, je vous en remercie ! Cela dit, revenons à mon entrejambe douloureux.

– Voyons, que je demande à ma sœur avec impatience, ça fait trente minutes que le médecin fait de la couture. Il se fait une courtepointe ou quoi ?

L'infirmière éclate de rire. Je crois qu'elle rit de ma blague de courtepointe, mais non.

– Madame Leduc, voulez-vous savoir combien pèse votre bébé ?

– Bien oui, dis-je, mais pour moi, ce n'est pas important.

– J'imagine, mais là, c'est un peu exceptionnel. Il pèse 4,8 kilos. Dix livres et six onces, si vous préférez. Prématuré de trois semaines, nous n'avons jamais vu ça !

Doux Jésus ! Maintenant, je comprends mon mal de dos des dernières semaines !

Mon mari fut le plus malheureux des maris. Au téléphone, je le sentais coupable d'être parti au mauvais moment.

– Je t'aime, ma chérie, je vais arriver le plus vite possible. Je t'aime, tu le sais ?

– Je le sais, ne t'inquiète pas. Accoucher, de toute façon, c'est l'affaire des femmes. Le faire seule ne m'a pas dérangé du tout. Viens vite nous rejoindre, c'est tout.

– J'arrive demain en fin de journée.

– Tu vas voir, il est noir comme un trou de suce ! Il ressemble à un Amérindien. Il a tellement de cheveux qu'on dirait qu'il a déjà un mois. En plus, il pèse dix livres et six onces !

– Combien ?

– Pour un prématuré de trois semaines, c'est pas mal, n'est-ce pas ? Chose certaine, il était pressé, le petit.

Nous avons éclaté de rire. Oui, et le petit Rémi sera pressé toute sa vie, d'ailleurs. Affamé, il a trouvé le sein immédiatement. Pas de détours, ça presse. Sauf que, moi, je n'ai pas dormi depuis 48 heures et monsieur Rémi, lui, a toujours faim. De plus, ils ont oublié de mettre du chauffage dans ma chambre d'hôpital. Je gèle et ma sœur ronfle comme un ours. Génial !

Le retour à la maison se passe relativement bien. Je sens que Simon me boude un peu, je trouve ça presque mignon. Malheureusement, Rémi est un bébé braillard, comme Simon. C'est sans arrêt : jour et nuit. « *Wouin ! Wouin !* » Ceux qui ont déjà eu des enfants savent de quoi je parle. Ce son particulièrement strident qui finit par nous taper sur les nerfs assez vite. En plus, Rémi a toujours faim, il demande le sein continuellement. « Tu es bien comme ton père ! » lui dis-je en riant. Voyons donc ! Il finit ma réserve de lait dans chaque sein et il en redemande encore et encore ! « Les nerfs, petit goinfre ! *Môman* ne fournit plus ! » C'est décidé, demain, je lui donne du lait en boîte. Je n'aurai fait que un mois d'allaitement, mais tant pis. Je n'en peux plus. Je ne deviendrai jamais une adepte de Pro-Allaitement !

Novembre 2004

Mon Dieu que Rémi est éveillé. Je n'ai jamais vu ça ! Il a les yeux grands ouverts tout le temps. Il rit beaucoup. Il est très mignon. Je crois que lui aussi aura les yeux bleus. Étrange, non ? Steve et moi avons tous les deux les yeux bruns. Le facteur a les yeux bleus... Bon, passons.

La symbiose entre les enfants est bonne. Simon est très gentil avec son frère. Il vient nous chercher quand Rémi pleure ou il lui apporte son toutou, Willy. Parfois, on dirait même qu'il m'imite avec un bébé en caoutchouc que nous avons surnommé Rubber, pour Robert – petite blague que seuls Steve et moi avons trouvée très drôle. Reste que Simon nous inquiète, encore et toujours. Récemment, il a commencé à jouer dans la toilette. Il aime jouer dans l'eau de la toilette ! Voyons ! Je l'ai même surpris à mettre sa main dans sa bouche tout de suite après l'avoir trempée dans la toilette. Il va être malade, c'est clair, ce n'est qu'une question de temps ! Trois semaines, pour être plus précis. Simon a attrapé une maladie de peau très rare. Impossible ! Le syndrome *Gianotti Crosti*. Qui ça ?

Il a des boutons partout, mais surtout sur les fesses. Le médecin nous a demandé s'il était possible que Simon ait été en contact avec ses excréments. En contact ? Il est plus qu'en contact, il en MANGE !

– Depuis quelques jours, il fouille dans sa couche et en met partout, docteur. Sur les fenêtres, sur lui, dans sa bouche ! C'est dégueulasse ! À tous les jours, je dois laver un *spot* de merde quelque part dans la maison. Non seulement Simon n'est pas encore propre à deux ans mais, en plus, il fouille dans sa couche avec grand plaisir. « De la pâte à modeler naturelle, maman ! » À lever le cœur !

– Je vois.

Non, vous ne voyez pas. Personne ne peut voir ce que je vois, à moins de réellement le voir en personne. Vous voyez ?

Je suis en route pour l'hôpital. Ce matin, Simon a un test d'audition. Je ne sais pas à quoi m'attendre. Arrivée vis-à-vis la porte C-534 avec Simon dans la poussette, je prends une grande respiration et j'ouvre.

– Bonjour, c'est pour Simon Julien, dis-je simplement pour m'annoncer.

– Oui, ce ne sera pas long, on va venir vous chercher dans quelques minutes, m'explique la réceptionniste. Vous pouvez vous asseoir.

Peu importe la raison du rendez-vous chez le médecin, attendre dans la salle avant d'être appelée me donne toujours la chair de poule. Essayer d'avoir l'air calme est une mission impossible pour moi.

– Simon Julien ? demande une madame avec l'accent du Sud.

– Oui, c'est moi ! Bien, c'est lui, je veux dire, dis-je, en riant nerveusement.

– Venez avec moi, je vous prie.

Nous nous dirigeons vers un petit local minuscule qui contient à son tour un local microscopique. Ce dernier est dans le noir complet. Pas la moindre lumière. Tout de suite, la panique me submerge. Simon ne sera jamais capable d'entrer dans ce local ! Comme si la dame lisait dans mes pensées, elle me demande au même instant si Simon peut entrer seul dans cette pièce pour faire l'examen.

– Non, j'en suis sûre, lui dis-je sans hésitation.

– D'accord, vous irez donc avec lui. Faites attention à votre tête, le plafond est très bas.

Ce n'est pas le plafond qui est bas, mais le plancher qui est trop haut. Nous devons escalader une marche pour entrer dans la pièce. Une fois à l'intérieur, je réussis à poser mes fesses sur une minuscule chaise. Je me sens comme Alice au pays des merveilles. Trop grande pour la pièce où je me trouve. Le plafond est rempli d'étoiles lumineuses. C'est magnifique. Il ne fait pas si noir que ça, finalement. C'est simplement très sombre.

Il y a des haut-parleurs partout. Jusqu'à présent, Simon collabore très bien. Aucune crise en vue.

– Je vais envoyer des sons par les haut-parleurs et vérifier la réaction de Simon, m'explique une voix qui semble venir de l'espace.

– Entendu.

L'examen débute. *« Kwi, kwi, kwi ! »* font les haut-parleurs. Aucune réaction de la part de mon fils. *« Grrr, grrr, grrr ! »* Toujours aucune réaction. Il continue de regarder les étoiles, le sourire aux lèvres.

– Nous allons refaire le même exercice, mais avec un visuel en appui pour chacun des sons.

« Kwi, kwi, kwi ! » Au même instant, une case s'ouvre à la droite de Simon et une petite marionnette fluorescente jaune en forme d'oiseau se met à bouger. *Cool*, maintenant j'ai l'impression d'être dans la maison hantée de La Ronde. Malheureusement, mon plaisir s'arrête net en regardant mon fils n'avoir aucune réaction. Autant je trouve la marionnette *Fraggle Rock* jaune fluo amusante, autant Simon s'en fout éperdument. En fait, il ne regarde même pas ce qui se passe autour de lui. Il observe les étoiles dans le ciel, et cela le satisfaisait amplement.

Le test a duré vingt minutes. Pendant toute la durée de l'examen, la dame a essayé par plusieurs moyens d'attirer l'attention de mon fils. Sans succès. Le test est terminé, c'est maintenant l'heure de vérité. J'essaie tant bien que mal d'écouter la dame m'en faire l'analyse, mais j'ai un nœud dans l'estomac et une boule dans la gorge, ce qui rend l'écoute difficile.

– Madame Leduc, le test auditif que nous venons de faire passer à Simon n'est pas concluant. Nous ne pouvons affirmer ou infirmer qu'il entend bien. Par contre, ce que le test nous démontre, c'est que votre fils n'a aucune réaction face aux stimuli extérieurs. Les causes de cette *non-réaction*, si on peut l'appeler ainsi, peuvent être multiples et très différentes. Il faudra investiguer davantage pour en connaître les vraies raisons. Pour le moment, nous vous suggérons de lui faire passer un deuxième test. Votre fils devra alors être endormi. Vous pouvez même le faire maintenant, si vous le désirez. Il vous suffit de monter au deuxième étage de l'aile A avec cette requête. Une fois sur place, ils vous expliqueront quoi faire et nous vous attendrons pour la suite, une fois que Simon sera endormi.

Quelques minutes plus tard, nous voilà donc rendus au deuxième étage, Simon couché sur une table, prêt à se faire endormir.

– A-t-il déjà pris des antibiotiques ? me demande l'infirmière.

– Oui, durant les heures qui ont suivi l'accouchement.

Je lui explique la raison, c'est alors que sa réponse me surprend.

– Comment peuvent-ils encore, en 2004, administrer un antibiotique qui a des antécédents connus en matière de surdité chez plusieurs enfants ? Moi, ça me dépasse !

– Et moi donc, madame ! dis-je, abasourdie.

Au fond de moi, je suis en colère contre l'hôpital. J'aurais bien hurlé, mais je n'ai pas le temps. Simon a reçu ses gouttes et devrait dormir sous peu. Je descends donc rapidement rejoindre la technicienne du test d'audition. Sauf que trente minutes plus tard, Simon ne dort toujours pas. Bien voyons !

– Il arrive parfois que les gouttes ne fonctionnent pas chez certains enfants.

– Super.

Après 45 minutes de *Fais dodo, mon petit frère*, Simon finit par s'assoupir. Ouf ! La dame lui installe rapidement des fils électriques qui partent de son oreille gauche jusqu'à une grosse machine qui, elle-même, est branchée à un ordinateur. Celui-ci envoie des sons dans l'oreille de Simon et vérifie la réaction de son tympan. L'examen se fait dans le silence total. Seul le tympan de mon fils est témoin d'un bruit. Au bout d'une vingtaine de minutes, Simon se réveille. Déjà !

– C'est correct ! Nous avions fini, de toute façon.

– Et puis ? que je demande, intriguée.

– Eh bien, voilà. Votre garçon entend probablement très bien. Cela ressemble plus à un trouble de l'attention. Il est facilement distrait par ce qui l'entoure. Faudra voir pour la suite avec son pédiatre. Nous lui transférerons les rapports dès qu'ils seront rédigés.

– Merci.

Un trouble de l'attention ? Je n'en veux pas. Attendre, encore et toujours attendre. Je ne veux plus.

Décembre 2004

Noël arrive à grands pas, mais c'est tout, sauf une ambiance de fête à la maison. Mes beaux-parents trouvent que Simon ne leur fait plus de caresses comme avant. Qu'il ne se laisse plus approcher aussi facilement. Et, surtout, qu'il ne répond plus à son nom.

– Je sais.

Mais que voulez-vous que je vous dise ? Ça ne sent pas bon. Simon a peut-être un trouble de l'attention, et si tel est le cas, nous devrons y faire face qu'on le veuille ou non. Tout le monde. Sans exception. Moi la première.

2005

Janvier 2005

« De la merde, en veux-tu, en v'là ! » Hier soir, le sous-sol a été inondé. Refoulement d'égout. Il ne nous manquait que cela en termes d'odeur dans la maison. Encore les mains dedans. Je n'ai pas assez de changer des couches pleines de merde, il faut que mon sous-sol en soit rempli. Ma mère me dit que la merde est signe de richesse. En ce qui nous concerne, « plus on baigne dedans, plus on est pauvres ». Comme j'ai dû renoncer à retourner au travail, va falloir nous serrer la ceinture. Le refoulement n'était pas prévu au programme. Le sous-sol est à refaire en grande partie. Fort heureusement, l'assurance couvrira une partie des frais.

Rémi a déjà trois mois. Il est trop mignon ! Il sourit beaucoup. Il est ce genre de bébé facile à faire rire. C'est très agréable pour les parents. Il a commencé à manger des céréales depuis déjà quelques semaines. Ce qui, selon son pédiatre, serait beaucoup trop tôt. Mais il est affamé et il hurle tout le temps, même la nuit. Petit Rémi ne dort pas longtemps. Cet oiseau de nuit se réveille à 3 h 17 précisément, toutes les nuits. Je suis tellement fatiguée. J'implore un temps d'arrêt à quiconque veut l'entendre. Très vite, ma marraine se manifeste et me l'offre sur un plateau d'argent. Lors d'un après-midi où elle est en visite chez moi pour me changer les idées, elle me propose une superbe solution.

– Tiens, Johanne, voici les clés du chalet. Ce sont TES clés. À l'avenir, plus besoin de me les demander. Tu peux y aller quand tu le désires ou quand la vie t'y oblige.

– Merci de t'occuper de ma santé mentale. J'y vais demain matin.

– À ton goût.

Le diagnostic

10 février 2005

La pression est trop forte. Dans notre entourage, les gens nous disent qu'ils sont inquiets pour Simon. Et que dire de nous ! Nous avons donc décidé de ne plus attendre l'appel du Centre de développement et de prendre rendez-vous immédiatement en clinique privée, avec une orthophoniste. Une amie de mes parents a bien voulu nous mettre en contact avec l'une d'elles. De bonne réputation, madame Auger serait une excellente orthophoniste. Elle est avisée de notre cas et elle attend mon appel.

Un beau matin, par simple curiosité, je me décide enfin à l'appeler. Sur sa boîte vocale, je lui fais un résumé de notre problème et de nos inquiétudes concernant Simon. Franchement, je suis convaincue de faire toutes ces démarches pour rien. L'orthophoniste va simplement me dire que Simon a un léger retard de langage, mais sans plus. Je suis persuadée que tout cela ne s'avérera rien d'autre qu'une immense perte de temps, de part et d'autre.

Elle me rappelle en quelques minutes. Rapide, la madame ! Au téléphone, madame Auger a le ton grave, la voix dramatique. J'aurais dû allumer mes antennes à ce moment-là. Je n'ai rien vu venir et la claque au visage fut directe et sans merci.

– Bonjour, madame Leduc. Effectivement, j'aurais de la disponibilité pour votre garçon, mais avant de convenir d'une date, j'aurais quelques questions à vous poser.

– Bon, allez-y ! Ma boule de stress s'active dans mon estomac.

– Simon a-t-il tendance à lancer toujours les mêmes objets de façon compulsive ?

– Oui.

– Se balance-t-il souvent d'un mouvement avant-arrière ?

– Oui.

– Fait-il bouger ses doigts devant ses yeux ?

– Oui.

– Fuit-il votre regard ?

– Oui, dis-je, en chuchotant presque. (Merde !)

Ainsi, je réponds oui à une quantité indéfinie de questions. En fait, à *toutes* les questions, sauf une.

– Une dernière question. Votre fils répond-il à son nom quand vous l'appelez ?

– Non.

– Hum... madame Leduc, avez-vous déjà envisagé la possibilité que votre enfant soit autiste ?

– Non. Quoi ? Qu'est-ce...

– Votre garçon semble avoir tous les symptômes de l'autisme. Je ne suis pas médecin, mais j'en côtoie régulièrement et ce que vous me décrivez s'y apparente beaucoup. J'aimerais vous rencontrer très rapidement pour mieux l'évaluer. Demain, 10 h, ça vous va ?

– Oui, oui ! Merci.

Merci ! Ai-je vraiment dit merci ? Je ne saurais le dire. Et non, ça ne me va pas. Ma tête a arrêté de penser et de fonctionner au mot AUTISME. Ça ne peut pas être ça. Quand j'étais enfant, le petit voisin d'en haut était autiste. Il portait continuellement un casque de hockey sur la tête, il se frappait contre les murs. Il bavait, même. Il est mort très jeune, d'ailleurs. Ça ne peut pas être ça. Simon, mon petit Simon. Pas lui. Pas ça. Il est si mignon, si doux. Si... différent ! Non ! Non ! Non ! Désemparée, je décide de visiter des sites Internet qui parlent de l'autisme. Ils vont me le dire que c'est de la folie.

Je me mets à lire et à lire comme une déchaînée tous les liens se rattachant au mot *autisme*. C'est à ce moment-là que tout s'écroule. Le plancher s'ouvre sous mes pieds et je tombe dans le vide, sans jamais atteindre le fond. Aucun filet d'air n'ose entrer ou sortir de mes poumons. J'ai arrêté de respirer le 10 février 2005, à 16 h 12.

Ce que je lis me renverse. La bouche ouverte, j'ai juste assez de force pour bouger la souris et faire défiler le texte devant moi. Je suis sur un site de témoignages de parents d'enfants autistes qui expriment leur douleur, leur peine et leurs difficultés. Je constate immédiatement par la description qu'ils font de leurs enfants que ceux-ci correspondent au profil de Simon. J'essaie de trouver une famille qui ne ressemble pas à la nôtre. Rien. J'aurais pu facilement écrire ces textes moi-même, en parlant de nous. Tous les témoignages vont dans le même sens et confirment donc ce que l'orthophoniste m'a dit au téléphone, un peu plus tôt : Simon serait autiste.

Je pleure tellement que mes tripes vont finir par se tordre. La douleur est telle qu'elle ne se décrit pas, ne s'explique pas. Toute la nuit, je vais pleurer à me vider les larmes du corps. Steve est absent ce soir-là. À son retour, comment vais-je le lui dire ? « Oh ! chéri, en passant, notre fils est autiste ! » Et demain, quand Simon sortira de sa chambre, comment vais-je réagir ? Mon Dieu, et si je ne l'aimais plus ? Si je n'en voulais plus ? Non ! Je veux le Simon d'avant, un enfant normal comme tous les petits garçons de son âge, souriant et aimant. Je veux revenir en arrière. Je ne veux plus aller de l'avant. L'avant n'est plus beau et plaisant. Il fait si froid et j'ai si peur. Un véritable enfer de glace.

Deux heures passées sur Internet à lire des témoignages tellement sombres, tellement noirs, qu'ils sont entrés en moi sans jamais en ressortir. Ces écrits m'ont littéralement démolie en suçant le moindre espoir qui aurait pu exister dans le fond de mon être. Tous ces articles misérables et malheureux ne démontraient rien de positif relié à l'autisme. Un gâchis total.

Le lendemain matin, j'appréhende le moment où Simon sortira de sa chambre. Du haut de l'escalier, je l'attends nerveusement. J'ai peur de ressentir un dégoût face à mon fils. Je suis anxieuse d'affronter ne serait-ce que son regard. Le sien n'aura pas changé, mais mon regard à moi ne sera plus jamais le même. Désormais, le mot *autiste* apparaîtra sur son front. Que je le veuille ou non.

La porte s'ouvre. Je ferme les yeux. Simon sort de sa chambre et s'approche de moi. Je sens sa petite main m'effleurer le front et j'entends : *« Poukapui, pui ! »* en signe de bonjour. J'ouvre les yeux et je vois mon petit ange papillonner devant moi, tout souriant. Il ne m'en faut pas plus pour être submergée d'un profond amour inconditionnel. Ce matin-là, Simon m'a dit : « Maman, j'aurai besoin de toi. » C'est alors que je comprends que, quoi qu'il arrive, je suis prête à affronter mer et monde pour lui. Plus de doute. Je l'aime et je l'aimerai toujours ! Autiste ou pas.

Tel que prévu, nous sommes en route vers le bureau de l'orthophoniste. Cela fait maintenant plusieurs heures que je pleure. Franchement, de quoi ai-je l'air ? Les yeux tout bouffis, le visage rouge tomate. Superbe ! Heureusement que le cache-cernes existe ! Je n'ai pas fermé l'œil de la nuit et je suis incapable d'avaler quoi que ce soit. J'ai encore ma boule de stress qui m'oppresse l'estomac. Mon mari, toujours le plus calme de nous deux, réussit à me raisonner un peu.

– Attendons de voir un médecin spécialiste avant de nous énerver, me dit-il, en pénétrant dans l'édifice à bureaux où se trouve celui de l'orthophoniste.

C'est vrai. Après tout, cette madame Auger n'est pas spécialiste et elle n'a même pas vu Simon, encore.

La rencontre dure une heure pendant laquelle elle demande à Simon d'exécuter des tâches, des jeux et de répondre à de simples consignes. Pas une seule fois, Simon ne la regarde. Pas une seule fois, il ne participe au jeu. Il est calmement assis par terre à jouer seul avec une petite voiture rouge. J'ai envie de lui crier : « Simon, réponds si tu ne veux pas être autiste ! » Pour lui, la vie est belle et sans soucis. Pour nous, la vie vient de s'arrêter. L'orthophoniste nous confirme, hors de tout doute, que notre fils est autiste. Elle nous suggère de consulter un médecin au plus vite.

– Leur liste d'attente est très longue. En attendant, je vous encourage à essayer de faire des jeux d'échange ou des jeux à tour de rôle avec Simon.

– Comment faire ? Il nous repousse, nous rejette toujours.

– Il s'agit de l'approcher différemment d'un autre enfant. Allez au magasin à un dollar, achetez des ballons, des bulles, des jouets qui font de la musique. Jouez avec lui, assis par terre. Bien sûr, vous devrez parler plus lentement. Attirez son attention avant de lui demander quelque chose. Faites-le et vous verrez une différence. À partir d'aujourd'hui, il vous faudra provoquer la communication entre vous, car elle ne viendra pas toute seule.

– Eh bien, merci. Ce n'est pas si pire que ça, finalement. Merci !

Mon Dieu ! Pas si pire que ça, avais-je dit. Eh bien, non, ce sera bien pire que ça ! Pire que tout.

16 février 2005

Me revoilà, une fois de plus, à l'hôpital. Nous avons réussi à obtenir un deuxième rendez-vous, classé « ÉTAT D'URGENCE », avec son pédiatre. Je suis dans son bureau avec Simon, le regardant droit dans les yeux et, avant même qu'il ne puisse me dire *Bon, que puis-je faire pour vous ?*, je lui lance en plein visage que mon fils est autiste. Étrangement, il n'a aucune réaction d'étonnement. Ma colère grimpe d'un cran.

– Docteur, je n'attendrai pas une minute de plus pour avoir un diagnostic officiel. Je connais le problème de Simon et ce que je veux, c'est faire partie de l'interminable liste d'attente pour avoir accès aux services. *Right now* !

Il appelle derechef au Centre de développement. En raccrochant, il me confirme que la secrétaire du Centre m'appellera très bientôt pour le rendez-vous. Le pédiatre a dit vrai, puisque nous avons obtenu notre rendez-vous au Centre de développement un mois plus tard. Ce qui est très rapide, considérant la lenteur du système.

Nous voilà donc de nouveau dans la voiture, Steve, Simon et moi-même, en route pour le Centre de développement de l'hôpital où Simon sera évalué officiellement par un pédiatre et une équipe multidisciplinaire. Dans la voiture, j'ai l'impression de revivre le même scénario qu'en septembre dernier. Du déjà vu ! Je regarde Simon à travers le rétroviseur en me demandant, pour une deuxième fois en six mois : « Que va-t-il nous arriver ? » À la différence que, maintenant, nous savons qu'il est autiste. Mais qu'est-ce que cela signifie ? Je n'en ai aucune idée. Pour l'instant, nous roulons en direction de l'hôpital en espérant le mieux pour notre enfant.

Comme toujours, l'attente est longue à l'hôpital. Je suis très nerveuse. Je décide donc, pour passer le temps, d'inventer un jeu stupide. Ce jeu insignifiant consiste à classer les enfants que je vois sur une échelle de 1 à 10. Le chiffre 1 représentant un enfant *récupérable* et 10, celui d'un enfant *foutu*. Résultat, après quinze minutes d'évaluation, j'en arrive à la conclusion que sur 30 enfants, Simon semble le plus *foutu* de tous, toutes maladies confondues ! Stupide jeu !

– Simon Julien est demandé en salle 9 ! annonce la voix dans le microphone.

– Merde ! C'est à notre tour. Allez, viens, mon petit loup.

Après la séance de torture de la pesée de Simon, qui ne voulait absolument pas se conformer aux normes d'enlever ses souliers avant de monter sur le pèse-personne, nous pénétrons finalement dans le petit local où il subira son évaluation d'ici quelques minutes. Tout en sueur, nous enlevons vite nos manteaux pour faire baisser notre température corporelle. Le local est minuscule. Seuls quelques jouets, prédisposés de façon réfléchie, égaient un peu cette pièce froide. Il y a trois chaises et un petit bureau dans un coin. Il fait chaud, ça pue et je vais vomir. Steve et moi essayons tant bien que mal d'avoir l'air *cool*, mais au fond de nous se cache une tornade d'émotions prête à tout détruire sur son passage. Heureusement, le local est muni de grandes fenêtres qui éclairent la pièce. C'est d'ailleurs là que s'est dirigé Simon, dès son entrée.

Mais qu'est-ce qu'on fait là, merde ! Ne devrions-nous pas être en train de jouer avec lui, à la maison ? Au même instant, on cogne à la porte et le médecin entre dans la pièce. En un instant, tout s'arrête. Je suis figée sur ma chaise. Le point de non-retour.

– Bonjour ! docteure Bellavance, pédiatre spécialisée en TED, se présente-t-elle en nous serrant la main. Voici également madame Julie Côté, psychologue. C'est elle qui va faire l'évaluation de votre fils, attendez... (Elle cherche le nom sur sa feuille) hum... Simon ! Voilà !

Seulement deux médecins ! Et ils appellent ça une *équipe* multidisciplinaire ?

– Bonjour, dit la psy en nous tendant la main. Aujourd'hui, je vais évaluer Simon selon le Protocole CHAT (*Checklist for Autism in Toddlers*). C'est un protocole que l'on utilise ici à l'hôpital. Le but est de vérifier catégoriquement plusieurs étapes de son développement.

– (Je ne comprends rien du tout, mais bon, allez-y. C'est vous la psy !)

– Bonjour, Simon ! dit-elle en s'approchant de mon fils. Je m'appelle Julie et je vais jouer avec toi un petit peu, d'accord ?

Évidemment, aucune réaction de la part de Simon. Elle prend un pot de bulles et en souffle quelques-unes.

– Oh ! regarde, Simon, des bulles de savon ! Tu aimes les bulles de savon ?

La psychologue utilise une voix mielleuse comme je n'ai jamais entendue, mais mon fils s'en fout éperdument. Il ne bronche pas. Toujours dans le coin de la pièce à se balancer d'avant en arrière. Mon Dieu, il ne la regarde même pas ! Simon ne participera à aucune des activités suggérées par la psy. *Sois forte, Johanne ! Ne pleure pas, pas maintenant*, que je me dis pour m'encourager.

Cette torture mentale durera près d'une heure. Une heure à regarder notre fils piquer du nez. Totalement insupportable.

– Bon, je crois que j'ai assez d'information pour rédiger mon rapport, nous dit la psychologue. Tu as très bien fait ça, Simon ! Bravo !

– Et puis ? que je demande avec impatience.

– Nous allons vous revoir d'ici une heure, nous explique la docteure Bellavance, le temps d'en discuter entre nous. Vous pouvez dîner à la cafétéria du rez-de-chaussée. Au retour, il y a une garderie au premier étage, je vous suggère d'y laisser Simon. Nous serons plus à l'aise pour discuter avec vous, et ce sera moins long pour lui. Ça vous va ?

– Oui !

Non, ça ne va pas du tout. Je sais très bien que l'examen n'a pas bien été. Nous allons à la cafétéria par principe. La faim n'est au rendez-vous pour personne. Pas même pour Simon, qui n'a envie de manger que les quelques croustilles tombées par terre près de la poubelle. Dégueu ! Le regard des autres parents nous transpercent. Ce n'est pas le temps de nous juger.

– Ben quoi ? dis-je à une femme qui me dévisage. Il fait le ménage ! Il y a des croustilles partout ici ! Viens, mon petit loup, on s'en va à la garderie. C'est sale ici.

Devant la porte du service de garde de l'hôpital, Steve et moi hésitons à laisser Simon avec les autres enfants. Nous ne l'avons jamais fait garder auparavant. Comment Simon réagira-t-il lorsque nous disparaîtrons de son champ de vision ?

– Courage, tout le monde ! dis-je, en ouvrant la porte. Pas le choix.

– Bonjour.

– Bonjour, nous avons un rendez-vous en pédiatrie.

– Parfait. Comment s'appelle votre petit bonhomme ?

– Simon. (Mais cela ne vous avance en rien de le savoir, il ne parle pas.)

– Bonjour, Simon ! fait la femme en mettant son nez de clown. Dis au revoir à maman et à papa.

– Bye, bébé, à tantôt !

En regardant mon fils qui se tient debout au beau milieu du local, les yeux en accent circonflexe et le visage en point d'interrogation, j'ai un fou rire nerveux.

– C'est ce qui s'appelle se faire organiser, mon *pit* ! lance Steve.

– Mets-en ! Pauvre ti-loup ! Bye, mon ange. Sois sage.

Nous revoilà dans la pièce lugubre, à transpirer de nouveau. Le médecin feuillette le rapport tandis que la psychologue s'installe confortablement. En forçant un sourire, je finis par briser le silence.

– Et puis ?

– Bon, voilà ! me dit la docteure Bellavance. D'après nos observations, nous pouvons conclure avec certitude que votre fils répond à un diagnostic de trouble envahissant du développement dans la lignée de l'autisme.

– Mais encore ?

– Je préférerais laisser Julie vous expliquer les détails.

Madame Côté nous informe du mieux qu'elle peut de toute la complexité du spectre de l'autisme. De toute façon, je n'écoute plus. La psychologue confirme nos craintes et nos doutes. Elle prend le temps de répondre à nos questions en nous expliquant ce qu'elle a observé durant son évaluation.

– De façon générale, pour demander de l'aide ou pour imiter une action, Simon établit peu de contact visuel. Il répond avec difficulté à l'appel de son nom, et ce, malgré les incitations pour attirer son attention – taper des mains, changer l'intonation de la voix –, pas plus qu'il ne répond aux questions : « Où est maman ? », « Où est papa ? ». Simon initie l'interaction pour répondre à ses besoins spécifiques, mais n'initie pas d'échange dans le but de partager un plaisir ou un intérêt.

– …

– Par exemple, durant les jeux d'échange, Simon lançait les balles vers le mur plutôt que vers l'adulte. Nous avons également observé des autostimulations – battement des mains et balancement du corps – et ce, à plusieurs occasions lors de ses moments de plaisir ou lorsqu'il était laissé à lui-même. Il a acquis la permanence de l'objet, car il cherche les objets cachés, mais les jeux d'imitation sont difficiles, voire inexistants.

Blablabla… Les mots se mélangeaient dans ma tête. J'étais incapable de suivre la conversation. La psychologue termine son exposé et nous laisse seuls avec la médecin.

– J'aimerais revoir Simon dans un an pour un suivi pédiatrique, ici-même au Centre de développement. Voici une liste d'organismes qui peuvent vous venir en aide. Vous devrez vous-même les contacter. Vous devrez également appeler votre travailleuse sociale ainsi que le Centre de réadaptation (CRDI). N'oubliez pas de faire une demande auprès du gouvernement pour bénéficier du soutien pour enfant handicapé. Alors, voici tous les papiers à remplir. Ce sont, disons, les premières étapes d'un long cheminement.

– Cela peut prendre combien de temps avant de recevoir de l'aide à la maison ?

– Concernant le CRDI, l'attente est d'environ une année avant d'avoir accès aux services de thérapeutes. Prenez un rendez-vous avec la travailleuse sociale le plus tôt possible. Elle vous aidera à démêler tout cela. Vous recevrez notre rapport par la poste très bientôt, ce qui vous permettra de faire votre demande pour l'allocation pour enfant handicapé. Allez ! Votre petit minou vous attend au service de garde. Bon courage !

– Merci à vous, docteure, conclut Steve.

Pour la première fois de ma vie, je n'eus rien à dire. Ceux qui me connaissent le savent, j'ai la parlotte facile, mais pas cette fois-ci. Durant tout le trajet du retour, durant le souper, durant le bain des enfants et jusqu'au dodo, aucun mot ne sortit de ma bouche. Je n'en avais ni la force ni l'envie. Le silence complet.

Le lendemain, complètement amorphe, je dus prendre mon courage à deux mains pour trier toute cette paperasse rapportée du bureau du médecin. Découragée, anéantie, j'essayais tant bien que mal de classer ces foutus papiers par ordre d'importance. J'étais ensevelie sous une montagne de feuilles. Une montagne digne du Kilimandjaro. Néanmoins, mon regard s'arrêta sur cette liste de noms : *« Endroits à appeler pour recevoir de l'aide »*. Mais quelle aide ? Il ne semblait pas y avoir de suivi médical pour les autistes, seulement quelques organismes de charité. N'importe quoi !

Enragée, je remis la feuille sur le dessus du Kilimandjaro. Elle devait y rester pour un bon moment. Mais un jour, alors que je tentais désespérément de calmer Rémi, qui s'éclaircissait le *gorgoton* depuis une bonne heure, je fus témoin d'une scène terrible qui restera gravée dans ma mémoire à tout jamais. À partir de ce moment précis, je compris que j'avais besoin d'aide. Je n'avais plus le choix.

Rémi n'arrêtait pas de crier et Simon courait en rond dans la maison. Il contournait le mur porteur du rez-de-chaussée, passant du salon à la cuisine, à la vitesse de l'éclair. Il avait bien du plaisir. Enfin, je le croyais...

– Tu cours vite, Simon ! Tu es bon !

Puis, *bang !* Il entre tête première dans le mur et se met à rire.

– Mon Dieu, Simon, est-ce que ça va ? dis-je, inquiète, en l'aidant à se relever. Debout ! Et arrête de rire, tu es mou comme de la guenille !

Étrangement, il rit aux éclats. Bon, il a dû glisser et trouver son dérapage comique. Au moins, il ne s'est pas blessé. Puis, d'un mouvement rapide, *Speedy Gonzales* repart aussitôt à courir de la même façon, comme sur une piste de course.

– Fais attention, *Poupou*, ça glisse !

Bang ! Il retombe près du mur. Le même mur. De la même façon. *Merde !* Cette fois, aucun doute possible, il a fait exprès ! Puis, encore et encore. Simon a dû faire ce petit manège des dizaines de fois d'affilée.

Je me laisse glisser le long du frigo. Les larmes me montent aux yeux. Pleurant ma détresse, je reste là à regarder mon fils s'automutiler, tête première dans un mur, durant de longues minutes. Impuissante. Je ne sais pas quoi faire. Plus Rémi hurle fort, plus Simon se frappe fort contre le mur en riant. Il est tout couvert d'ecchymoses.

Mais pour l'amour, qu'est-ce que l'autisme ? Ce mal va au-delà de mes compétences ! Je repris la liste d'organismes à téléphoner que j'avais abandonnée et j'appelai le premier numéro en haut de la feuille. Une voix d'homme, un tantinet brouillée, me demanda poliment d'attendre un instant.

– Bonjour, ici, Manon Turcotte, que puis-je faire pour vous ?

– Bonjour, madame Turcotte, je m'appelle Johanne Leduc et j'ai un enfant diagnostiqué autiste qui se *pitche* la face contre le mur, présentement. J'ai besoin d'aide et je ne sais pas quoi faire.

– Je peux comprendre votre détresse, madame Leduc. Laissez-moi vous expliquer d'abord comment fonctionne notre organisme.

La dame prit le temps de m'expliquer beaucoup de choses. À mon grand étonnement, elle me fit prendre conscience que le monde médical n'allait pas nécessairement m'aider avec Simon. La discussion prenait un virage inattendu.

– Votre fils a-t-il reçu le vaccin de RRO ?

– Hum, oui. Il a reçu tous les vaccins jusqu'à présent. Pourquoi ?

– Nous avons vu énormément d'enfants qui sont devenus autistes à cause de ce vaccin.

– PARDON ?

– Les vaccins qu'on injecte aux enfants de dix-huit mois contiennent du mercure. Le mercure est alors en circulation libre dans le sang et finit par détruire certaines parties du cerveau de l'enfant. Il cause des dommages irréparables.

– C'est prouvé ?

– Non, mais si vous allez sur Internet, vous découvririez qu'il y a beaucoup de recherches consacrées aux vaccins et aux métaux lourds dans l'environnement.

– Mon Dieu !

– Autre chose, avez-vous déjà essayé une diète sans gluten et sans caséine ?

– Non, c'est quoi ?

– Voilà, certains enfants autistes ont des troubles avec la caséine et le gluten. Leur intestin est incapable de bien assimiler certains aliments. L'enfant peut alors ressentir des douleurs au ventre, avoir le cerveau qui s'embrouille ou encore souffrir d'hyperactivité. Nous avons été témoins d'enfants qui ont même retrouvé la parole, après l'arrêt complet du gluten et de la caséine.

– CE N'EST PAS VRAI ! Juste en changeant son alimentation, mon fils pourrait se mettre à parler ?

– Effectivement ! C'est déjà arrivé ! C'est très important que vous arrêtiez dès maintenant la caséine, disons, pour commencer. Ensuite, il vous faudra éliminer graduellement le gluten de son régime alimentaire.

– Ouah ! Pourquoi son médecin ne nous a-t-il pas parlé de ça ?

– Les médecins n'y croient pas. Pour eux, ce ne sont que des spéculations. Le volet alimentaire n'est pas leur domaine. En ce moment, ils se concentrent essentiellement sur la recherche génétique. Ils en oublient tout le reste.

– Comment peuvent-ils ignorer que les vaccins ont du mercure et peuvent causer l'autisme ? Pourquoi ne pas nous informer par rapport au gluten et à la caséine ?

– Hum… n'oubliez pas une chose, madame Leduc, les médecins travaillent de pair avec les compagnies pharmaceutiques. C'est révoltant, mais ces compagnies se soucient beaucoup plus de l'argent à amasser que de notre santé ou celle de nos enfants.

J'étais sans mots. Moi qui avais une confiance aveugle en la médecine, en notre système de santé ! Cette dame venait de crever ma bulle. J'étais secouée. Secouée et déçue.

– Oh ! non, j'y pense, mon plus jeune a déjà reçu deux vaccins.

– Il faut tout arrêter immédiatement.

– Fiez-vous à moi, ce seront ses derniers. Fini les vaccins empoisonnés pour mes enfants.

Madame Turcotte termina en me donnant le nom de deux psychologues du secteur privé : Anne-Marie Dubé et une certaine Élise Duquette.

– Je vous suggère d'appeler madame Dubé en premier. C'est présentement la meilleure. Elle rentre tout juste au pays d'un long séjour à l'étranger. Elle est la seule à détenir une maîtrise en ABA *(Applied*

Behavior Analysis) au Québec. Appelez-la maintenant. Si vous êtes chanceuse, elle a peut-être encore de la place pour votre fils.

Si je suis chanceuse ? Drôle de façon de voir la vie. J'ai plutôt l'impression que la chance vient de nous abandonner. Et puis, l'ABA, qu'était-ce au juste ? Il y a tellement de nouveaux termes. Je crois que je vais prendre un certain temps avant de comprendre le jargon du monde autistique.

L'idée d'un vaccin responsable du sort de mon fils me choqua littéralement. Révoltée, je me mis à naviguer sur des sites Internet à la recherche d'information concernant les vaccins, les métaux lourds, etc. Autant d'articles, autant d'affirmations différentes. Comment se retrouver dans cet océan d'opinions ? À force de naviguer, mon bateau prenait l'eau. Parfois, un site me convainquait du tort causé par les vaccins, en particulier celui du RRO (Rougeole, rubéole et oreillons), puis un autre le démentait dans l'article suivant. Alors, qui croire ? On le donne ou pas, ce vaccin ?

Pour Simon, le mal était fait, mais pour Rémi ? Courait-il un risque à recevoir un vaccin ? Et s'il devenait autiste à cause de ce même vaccin ? Je ne me le pardonnerais jamais ! Dans le doute, s'abstenir. J'opterai donc pour cette devise.

Avril 2005

Les jours qui ont suivi ont été terribles pour moi. En plus d'avoir à m'occuper des plombiers et de l'assureur – qui était tout sauf à son affaire –, Rémi pleurait tout le temps et Simon riait ou se fâchait sans que je sache trop pourquoi. Quelle semaine ! Il y a tout juste quelques minutes, j'étais encore en train de gratter au couteau la merde que Simon avait soigneusement étendue sur la fenêtre de sa chambre.

C'est vraiment dégueulasse ! À chaque jour que le bon Dieu amène, je nettoie de la merde collée quelque part ! D'ailleurs, ce bon Dieu, où est-il, justement ? Chose certaine, je suis incapable d'arrêter de pleurer. Je crois que je n'ai plus le choix. Demain, j'appellerai madame Dubé en espérant qu'elle puisse être disponible et que son taux horaire ne dépasse pas le montant de notre hypothèque.

Rejointe au téléphone, elle se dit prête à nous rencontrer dès le vendredi suivant. Elle viendra à la maison pour qu'on puisse discuter des détails et rencontrer Simon par la même occasion. Peut-être aurons-nous enfin l'aide nécessaire pour réussir à passer au travers d'une pareille situation ? Ou peut-être repartira-t-elle en courant ?

Depuis quelques jours, nous avons cessé la caséine pour Simon. Hum... je suis sceptique. Mais bon, ça vaut la peine d'essayer. Et nous arrêterons le gluten dans deux semaines. Celui-ci nous occasionnera beaucoup plus de maux de tête car, à l'exception du riz et du maïs, le gluten est dans tous les aliments. Simon va s'ennuyer de ses biscuits Breton. Comment le lui expliquer ?

Plus Rémi vieillit, plus j'angoisse. Je l'observe, j'analyse son attitude dans les moindres détails. Je crois que c'est tout à fait légitime d'avoir peur qu'il soit autiste, lui aussi. J'y pense tout le temps. Je ne veux pas qu'il régresse. Je fais régulièrement des tests. En tapant des mains, je vérifie son temps de réaction et, après plusieurs analyses, j'en conclus que Rémi entend bien. Il se retourne à tout coup. Il semble également bien répondre à son nom. Il est encore jeune, mais tout semble normal. Il aime se regarder dans le miroir et imiter nos mimiques faciales. Je sors la langue, il sort la langue. Il entre en interaction avec moi, parfait ! Mais il y a une tache à son dossier : il ne parle pas encore et il a 18 mois. Vous ne pouvez pas savoir à quel point j'attends ce moment crucial de sa vie. Il est encore tout petit, mais Simon avait quand même dit *maman* à cet âge...

8 avril 2005

Le jour « J » est enfin arrivé ! Madame Dubé devrait arriver bientôt. Je l'attends avec impatience. Je tourne en rond dans la maison. Tout est propre. Pas de *spot* de merde en vue ! Parfait. Les enfants sont relativement calmes. Super ! Je me suis maquillée et une bonne odeur de purificateur d'air *cheap* règne dans la maison. Tant mieux ! J'espérais la sonnette de la porte, mais c'est le téléphone qui brise le silence. L'inspecteur de la compagnie d'assurance. Il me demande s'il peut passer dans une heure, il doit inspecter les travaux des plombiers. Je lui accorde l'autorisation d'une visite non guidée. Je serai non disponible. Il accepte. Il dit vouloir simplement regarder le devant de la maison où les plombiers ont creusé. D'un commun accord, nous raccrochons.

Il est mieux de ne pas me déranger, celui-là ! Vérifier le devant de la maison ! *Pff !* Quel devant ? Vous devriez voir le terrain. Des passants nous ont même demandé s'il y avait eu une explosion devant la maison. « Non, juste le résultat de quelques délicats plombiers et de leurs camions. » En deux heures, ils ont réussi à créer une ambiance de guerre froide. Comme dans le film *The Money Pit* avec Tom Hanks. Le même arrangement paysager ! Des crevasses, des monticules de terre, des traces de pneus et de la boue partout. Magnifique !

Ding dong ! On sonne à la porte. Cette fois, ça y est ! C'est elle. C'est Anne-Marie Dubé. Je suis nerveuse. S'il fallait qu'elle refuse de nous aider. En ouvrant la porte, j'aperçois une jeune femme. Bien plus jeune que moi. Effet de surprise. Je ne sais pas pourquoi, mais je m'attendais à voir arriver une femme d'âge mûr. Elle jette un coup d'œil à mon terrain dévasté et entre.

– Nous sommes infestés de taupes ! lui dis-je.

– Sans blague ? elle doute un instant, puis éclate de rire.

Elle est très bien vêtue. Très *class*. Belle voiture, bottes de cuir et manteau blanc crème. Comme ça fait longtemps que je ne me suis pas pavanée dans de pareils vêtements, moi aussi ! Pouvoir porter du blanc… Eh bien ça, ma vieille, fallait y penser avant d'avoir des enfants !

– Entrez, installez-vous à la cuisine. Je vais aller chercher Simon dans sa chambre.

Elle sort une quantité infinie de papiers et de documents de sa mallette en cuir. Pas encore des papiers ? Pitié !

– Voilà, dis-je, toute fière, c'est mon petit loup, Simon. Allez, dis bonjour à la madame !

– Allô, Simon !

Aucune réaction de la part de mon fils. M'attendais-je à autre chose ? Pas vraiment, mais j'ai toujours espoir qu'il réponde.

– Simon, tu es trop mignon. Et tes yeux sont… si bleus !

– Oui, dis-je. Comme ceux du facteur. Mais ça, c'est notre petit secret.

Simon a l'air gêné par la présence de cette étrangère dans sa maison et il part à la course vers le salon. Il se met à sauter à pieds joints sur le canapé tout en regardant par la fenêtre et en hurlant des *Pokapuipui* à profusion.

– Tout est sous contrôle, affirmais-je. Nous pouvons commencer.

– Si vous le dites.

Madame Dubé m'explique en premier lieu d'où elle vient, ses études, son expérience dans le monde de l'autisme et ce qu'elle veut bâtir comme clinique au Québec. Elle me fait un cours de *neurologie 101* en me démontrant comment raisonne le cerveau d'un enfant neurotypique versus celui d'un enfant autiste et en quoi la technique ABA peut aider Simon à mieux fonctionner dans la vie de tous les jours.

Vous dire que j'ai vraiment bien compris tout ce qu'elle m'a dit durant l'heure qui a suivi serait vous mentir. Mais j'ai fait de gros efforts de concentration pour éviter d'avoir l'air trop inculte. Mon regard oscillait entre Rémi ronflant dans son parc et Simon imitant Germaine la grenouille sur le canapé. Tout allait bien jusqu'à ce qu'on sonne à la porte.

– Le petit maudit ! Il avait promis.

– Pardon ?

– Excusez-moi, dis-je, furieuse. Je dois répondre, ça doit être l'inspecteur.

– Pas de problème, allez-y !

En ouvrant la porte, je dois me contenir pour rester polie.

– Monsieur, je vous ai dit que je ne voulais pas être dérangée. Le compteur tourne dans la cuisine présentement. Alors, revenez plus tard.

Mais le petit maudit n'écoute pas et me pose toutes sortes de questions par rapport aux plombiers, à leur travail et à ce qui est arrivé au sous-sol.

– Au revoir, monsieur l'inspecteur, dis-je en insistant et en lui fermant la porte au nez. Madame Langevin, votre patronne, a déjà toutes ces informations. Appelez-la. Merci.

De retour à la cuisine, un courant d'air entraîne une puanteur beaucoup trop familière jusqu'à mes narines. Oh ! non, pas maintenant ! Faites que… Eh oui, maintenant ! Pour Simon, l'heure était tout à fait appropriée d'étendre sa merde partout. Sur la fenêtre du salon, sur le canapé ainsi que sur ses vêtements. Bref, partout !

– Ce n'est pas vrai ! Simon ! Madame Dubé, dis-je, au bord des larmes, je suis désolée, mais mon cher fiston a décidé de se faire remarquer. Il vient tout juste d'étendre ses excréments un peu partout. Je vais devoir faire un petit nettoyage improvisé.

– Pas de problème, j'ai l'habitude, vous savez.

Vous avez l'habitude ? Eh bien, pas moi ! Non ! Voyez-vous, en général, quand je reçois des gens à la maison, j'évite de décrasser les fesses de mon fils couché sur le plancher de la cuisine ou de décoller, au couteau, la fenêtre du salon enduite de merde poisseuse. Ça pue, c'est écœurant et j'ai honte au plus profond de mon être.

J'ouvre la fenêtre pour essayer de modifier un peu l'odeur d'étang qui règne dans ma maison, mais rien n'y fait. L'odeur est déjà installée. Mais comment de la merde peut-elle puer autant et se fixer si facilement aux parois d'une fenêtre, et ce, en si peu de temps ?

Au même instant, la face de l'inspecteur apparaît au travers de la vitre. Mais que fait-il encore là ? Comble de l'absurde, il se met à me parler, vis-à-vis l'énorme *spot* de merde de mon fils. Il y a sûrement une caméra cachée quelque part. Ça ne peut pas être vrai, c'est une situation irréelle ! Cet inspecteur ne voit-il pas que ma fenêtre est pleine de merde ? Il semble que non, car le monsieur continue à me poser des questions sur le dégât du sous-sol. Bien voyons ! Et moi de lui répondre par l'affirmative, en remuant la tête.

– C'est ridicule ! J'ai l'impression de lui gratter le nez avec mon couteau. Excusez-moi, mais cet inspecteur est trop cave pour se rendre compte que, de notre point de vue, il a la face pleine de merde !

Et ainsi, sourire aux lèvres, nous dialoguons, peinards. Du coup, je lui fais remarquer que de la merde, il n'y en a pas simplement au sous-sol.

– Il y en a partout !

– Partout ? Où d'autre avez-vous eu un dégât ?

– Sur votre nez, monsieur l'inspecteur !

– C'est que, dans le rapport, seul votre sous-sol est mentionné.

– Vraiment trop con.

– Pardon ? Je ne vous entends pas bien, madame Leduc. Je crois qu'il serait préférable que je vous rappelle plus tard dans la journée. Au revoir !

– Ce serait préférable, en effet.

De la cuisine, j'entends madame Dubé pouffer de rire, cachée derrière son agenda. Et après m'être lavée les mains une dizaine de fois à l'eau de Javel, je me rassis, enfin, à la table où la psychologue m'attend patiemment depuis de longues minutes. Une famille de fous, se dira-t-elle. Quelle opinion aura-t-elle de nous ? Elle ne voudra jamais s'embarquer dans une aventure semblable.

Heureusement, elle est plus coriace que je ne le croyais et accepte de nous aider. Mais il y a un bémol. Évidemment.

– Toutes mes thérapeutes sont retenues en ce moment.

– (Merde !)

– Mais si vous trouvez quelqu'un qui serait prêt à entreprendre une formation, nous pourrions commencer immédiatement. Vous savez, faute de thérapeutes, j'ai des mamans qui ont accepté d'enseigner elles-mêmes la thérapie à leur enfant. Elles ont suivi leur formation avec moi durant quelques semaines. Par contre, rien n'est gratuit. Je dois vous informer de mon taux horaire. Je charge 100 $ de l'heure. Je ne me déplace pas en deçà d'une heure. Si vous devez annuler une supervision, je dois en être avisée dans un délai de 48 heures, sinon vous devrez payer une partie de la somme initiale. Les sessions seront de deux heures pour commencer avec Simon. Si je dois former une personne de votre entourage, qui n'est pas étudiante en psychologie, vous devrez en absorber les frais. Il faut calculer environ deux semaines de formation avant que la thérapeute puisse fonctionner seule avec l'enfant. Il faut donc prévoir un budget de quelques milliers de dollars. Comme c'est beaucoup de sous, je vous laisse le temps d'y penser. Informez-vous auprès de divers organismes, il existe peut-être des subventions, auprès de votre assurance également. De toute façon, j'attendrai votre appel pour connaître votre décision.

Madame Dubé venait tout juste de quitter que j'étais en ligne avec ma mère pour lui raconter tout ce qui venait de se passer et, surtout, pour lui demander conseil. J'en profite pour ouvrir une parenthèse, car autant le dire tout de suite : *Je suis très près de ma maman*. Nous nous parlons au téléphone plus d'une fois par jour. Ça vous fait rire ? Ça vous choque, peut-être ? Pas moi. Si ma mère n'avait pas été là pour m'écouter durant toutes ces années… Je ne sais vraiment pas où je serais présentement, mais sûrement pas saine d'esprit. J'ai encore tellement besoin de la meilleure maman du monde. La meilleure amie qui soit. Bien sûr, certaines personnes racontent qu'il faut couper le cordon ombilical avec notre mère. Mais je peux vous dire une chose, je suis beaucoup plus près de ma maman aujourd'hui qu'au moment où j'y étais physiquement reliée. C'est plus qu'un cordon qu'il y a entre nous, c'est un lien unique et très puissant qui ne s'explique pas.

Cela dit, au bout du fil, ma confidente m'encouragea à trouver quelqu'un et vite.

– Mais *mom* ! Ça va nous coûter la peau des fesses !

– On s'en fout ! De l'argent, on va en trouver. Présentement, vous avez un urgent besoin d'aide. Johanne, vous ne pouvez plus continuer comme ça.

– C'est vrai. Mais où allons-nous trouver cette personne ? Toi, ça ne te tenterait pas de faire la thérapeute à quatre pattes ? Allez ! T'es capable !

– MOI ? À quatre pattes ? Hum ! Ton père serait content, mais ta vieille mère a passé l'âge du quatre pattes !

Nous avons éclaté de rire. Rire me fait tellement de bien. Mes parents savent me faire rire. L'humour a toujours fait partie intégrante de notre famille. Fort heureusement pour moi, car cela m'a sûrement sauvée de la camisole de force. Le meilleur d'entre nous est forcément mon père. Quand il raconte une blague, qu'elle soit bonne ou pas, tout le monde rit. Il est génial !

30 avril 2005

Les semaines passent sans que l'on puisse trouver une thérapeute. Puis, un jour, le miracle vint. Enfin !

Nous assistons à une réunion de famille pour la fête d'une cousine. Tout en s'amusant, verre à la main, j'en profite pour expliquer notre situation aux membres de ma famille. À ma tante, à un oncle et à mon cousin.

– En tout cas, Marc, si jamais tu connais quelqu'un…

– Tu cherches vraiment une thérapeute ?

– Oui, vraiment.

– Bien, justement, Marielou veut changer de branche. Elle veut entrer à l'université en septembre, en éducation spécialisée.

– Ta Marielou ? Je croyais qu'elle voulait devenir écrivaine ?

– Oui, mais elle a changé d'idée.

L'amie de cœur de mon cousin arrive au même moment, donne un petit bécot tout mignon à mon cousin – ils sont tellement beaux ensemble, à rendre jaloux Brad Pitt et Angelina Jolie – et s'immisce dans notre conversation.

– On parlait de toi, justement. Johanne cherche quelqu'un pour travailler avec Simon. Ça te dirait d'essayer ?

– Avec le beau Simon ? Mets-en ! C'est vrai ? Tu cherches vraiment quelqu'un à temps plein ?

– Vraiment. Et toi, tu veux changer de vie ?

– Oui, et le petit Simon est tellement adorable !

– Oh ! Marielou, tu ne sais pas à quel point tu me fais plaisir, lui dis-je, en la serrant fort dans mes bras. J'en ai presque la larme à l'œil.

– Arrête ça, tu vas me faire pleurer ! Le plaisir sera pour moi, Johanne. J'ai envie de nouveau dans ma vie. Ta proposition arrive juste à point.

Juste à point ? dit-elle. Il y a de beaux hasards dans la vie, et en voici un bel exemple. Marielou, la belle Marielou avec mon petit Simon. Je n'arrivais pas à y croire. Nous ne pouvions espérer mieux comme thérapeute. Elle est tellement douce, agréable et calme. Tout ce dont Simon a besoin. Je suis certaine qu'elle sera une excellente aide pour mon fils et qu'il l'aimera immédiatement. J'ai parfaitement confiance en elle.

En quelques jours, tout est organisé. Marielou commence dès le lundi prochain. Excitée, je me croise les doigts pour que ça fonctionne. La fin de semaine sera longue et énervante. J'attendrai ce lundi avec impatience et lorsque nous y serons, lorsque Marielou et madame Dubé arriveront, la vie de mon fils changera à tout jamais.

L'espoir

Marielou arriva la première. J'ouvris la porte ; elle était venue en patins à roues alignées.

– Tu n'arrives pas de ville LaSalle, quand même ?

– Oui, je veux me remettre en forme. C'est environ une heure de patin.

– T'es *hot !* Allez, entre.

– Où sont Simon et Rémi ?

– Ils sont chez mes parents pour la journée. Besoin vital d'un petit *break*.

Nous discutions de tout et de rien lorsque madame Dubé arriva. Tout excitée, je fis les présentations, sans cérémonie.

– Marielou, madame Dubé. Madame Dubé, Marielou.

– Vous pouvez m'appeler Anne-Marie et on devrait peut-être se tutoyer. Je trouve la formule plus sympathique, nous suggéra madame Dubé.

– Avec plaisir, Anne-Marie, lui dis-je, loin d'être encore à l'aise avec le principe.

Notre premier cours en psychologie dura un peu plus de deux heures. J'avais le cerveau rempli d'informations. Je ne comprenais pas tout, mais j'essayais au moins de suivre la conversation entre la psy et Marielou. Anne-Marie lui expliqua comment le système ABA fonctionnait et pourquoi c'était, de loin, la meilleure approche pour les enfants comme Simon. À l'aide de schémas et de graphiques, nous essayions, Marielou et moi, de raisonner comme un enfant autiste. Ce n'était pas simple. Puis, vint le temps de parler du programme d'enseignement. Anne-Marie me demanda alors ce dont Simon raffolait comme gourmandise ou collation. Je n'y voyais aucun rapport. Elle s'expliqua.

– Au début du programme, nous devons attirer l'attention de l'enfant. La seule chose qui fonctionne à coup sûr, ce sont les renforçateurs alimentaires. Vous allez voir, pour un morceau de chocolat ou une croustille, un enfant est prêt à faire beaucoup de choses.

– D'accord, mais il va devenir obèse à trois ans ? demandai-je, légèrement inquiète.

– Nous ne donnons que de minuscules morceaux à la fois. De plus, graduellement, nous diminuerons le nombre de renforçateurs. Par exemple, deux ou trois bonnes réponses pour un seul *renfo*.

Tout était flou pour moi. Je me sentais idiote. J'avais l'impression d'avoir le QI d'un rhinocéros. Heureusement, j'avais au moins eu l'intelligence de faire garder les enfants. Imaginez-vous, avoir à surveiller mes deux hyperactifs et suivre parallèlement cette conversation. Impossible ! Anne-Marie nous avoua que le cours théorique était très compliqué. Que ça faisait beaucoup de matière à apprendre en une journée. J'étais parfaitement d'accord avec elle.

– Je vous suggère d'essayer tout de suite une simulation d'intervention. Vous comprendrez mieux en voyant par vous-même.

– D'accord !

Anne-Marie me proposa de devenir Simon pour un instant. Le temps que Marielou assimile bien la technique d'intervention.

– Marielou, demande à Simon de te regarder en suivant ton incitatif, lui dit Anne-Marie, en gesticulant devant son nez en guise d'exemple.

Marielou, hyper mal à l'aise, essaya tant bien que mal de refaire la même gestuelle. Face à face, nous avions le fou rire. Sous la recommandation d'Anne-Marie, je faisais semblant de regarder par terre. Comme si l'enfant que je représentais n'écoutait pas l'intervenante. Marielou prit son index et le fit circuler devant mon nez. Ne sachant trop quoi faire, nous avions l'air totalement ridicules. En attente de la suite, je fus incapable de m'empêcher de rire. Effet domino : Marielou pouffa à son tour. Ce qui sembla irriter fortement Anne-Marie. Oups ! Désolée, madame la professeure. Elle décida alors de poursuivre le cours de façon théorique : élèves trop agitées.

La méthode ABA comporte plusieurs étapes à suivre. Anne-Marie essaya de nous les expliquer avec des exemples concrets.

– Il ne faut jamais répéter plus de deux fois de suite une même consigne. Si l'enfant ne collabore pas, il faut enchaîner immédiatement avec une incitation totale ou globale. On va le chercher par le bras, sans toutefois ajouter une incitation verbale. Très important.

– Humm.

– Autre chose importante, Marielou : il te faudra avoir l'attention de Simon avant toute chose. Simon devra te regarder droit dans les yeux s'il veut être réceptif et exécuter ta consigne. Sinon, il replongera dans son monde et ne coopérera guère.

De temps en temps, je jetais un coup d'œil discret à Marielou, qui faisait oui de la tête. Comprenait-elle vraiment tout ce charabia ? Tant mieux pour elle ! Moi, j'étais demeurée accrochée au premier schéma, il y avait de cela une heure et demie environ. La tête remplie de questions, je n'arrivais plus à suivre. Tout allait trop vite. Au fur et à mesure que l'information entrait dans ma cervelle, les questions en ressortaient aussitôt sans que j'aie le temps de les poser.

– Tu sais, Johanne, le programme d'enseignement de la technique ABA n'est pas exclusivement fait pour les enfants autistes. Tous les parents gagneraient à éduquer leurs enfants de cette manière. D'ici quelque temps, Simon ne sera nul autre qu'un enfant super bien élevé.

Excusez-moi, mais je doutais. Impossible pour moi de croire véritablement à toutes ces promesses. Je connaissais mon fils. Je ne voyais vraiment pas comment elle arriverait à tout cela avec lui. Elle m'expliqua que Simon aura besoin d'une petite table ainsi que de deux chaises pour travailler. Cette psychologue m'assura que mon fils sera assis à cette table dès les premières séances de thérapie.

– Simon, assis à une table ? Sans broncher ? Je n'y crois pas, je suis désolée.

– Je te le dis.

Mon Dieu que cette jeune psychologue semble sûre d'elle-même. Et tellement convaincue de la réussite de son programme. J'aimerais tant avoir cette assurance. Je l'admire. Elle est un tantinet autoritaire, c'est vrai, mais elle me plaît. Je préfère les gens qui savent où ils vont dans la vie. Avec elle, pas de cachettes ni de détours. J'aime ça. À un certain moment, Anne-Marie me fait saisir un détail que je n'avais pas prévu.

– À partir de maintenant, Johanne, tout le monde de ton entourage devra se conformer à cette technique. Ce sera toi l'enseignante de l'ABA dans ta famille. Cela va te demander beaucoup de temps et de patience. Tu devras également faire tes devoirs.

Sans me laisser le temps de digérer ses dernières paroles qui, pour elle, sont tout à fait banales, elle poursuit ses recommandations comme si de rien n'était.

Oh là ! *Aspetto una minute*, la psy ! Je n'avais pas pensé à cela, moi. Une panique s'empare de moi. Merde ! Je réalise du coup que nous devrons tous appliquer sa fameuse technique. Ce qui veut dire que JE devrai refaire l'enseignement de cette ABA à toute ma famille. Comment vais-je leur expliquer une technique que je ne saisis pas moi-même ? J'ai peur de ne pas être à la hauteur de ses attentes. Tout en angoissant, je reprends le fil de la conversation un peu n'importe où.

– Euh ! excuse-moi, tu disais ?

– As-tu un appareil photo digital ?

– Oui ! Steve vient tout juste de s'en procurer un bon.

– Super ! Il te faudra prendre en photo tout ce qui touche Simon de près ou de loin : ses jouets préférés, ses collations préférées. Tu devras faire des mini-cartons de cinq centimètres par cinq centimètres. En couleurs, sur fond blanc, sur un carton assez rigide. Et les plastifier. Ce seront ses pictogrammes avec lesquels nous travaillerons dès la semaine prochaine.

– Petit problème, je n'ai pas de plastifieuse.

– Il faudra t'en procurer une. Tu auras beaucoup de cartons à plastifier. Beaucoup ! Quant à toi, Marielou, durant tes premières journées, je ferai l'intervention et tu m'observeras, simplement. Puis, très vite, j'en suis convaincue, tu interviendras à ton tour et moi, je t'observerai. Simon doit d'abord apprendre à t'écouter et à te respecter.

– Parfait pour moi, ajouta Marielou, toute souriante.

– Super !

Avant de nous quitter, Anne-Marie nous montra un petit extrait vidéo capté lors d'une de ses interventions. Sur l'extrait, on peut y voir un bambin autiste, non verbal, de l'âge de Simon, faire des demandes à son intervenante grâce aux pictogrammes. Puis, l'intervenante lui pose des questions et le petit bonhomme lui répond par des gestes. On dirait le langage de signes. Incroyable !

Ça fait environ trois heures qu'Anne-Marie essaie de nous convaincre que son programme ABA est efficace. Je n'y croyais pas jusqu'à ce que je voie, sur mon écran de télé, ce petit bonhomme communiquer allégrement ses besoins. Voilà la véritable force de cette approche ! Il arrive à faire des demandes par lui-même !

À un moment, la thérapeute nomme l'enfant par son nom. Il se retourne et la regarde droit dans les yeux. Elle lui glisse alors un *Smarties* dans la bouche.

– Pourquoi lui donne-t-elle un renforçateur, Anne-Marie ? Il n'a rien fait.

– Il s’est retourné et l’a regardée. C’est exactement ce qu’il devait faire. Tu sais, Johanne, la plupart des enfants autistes ne savent pas quoi faire quand ils entendent leur nom. Nous devons leur apprendre à répondre à leur nom. Parfois, ils ne savent même pas qui ils sont. Nous devons tout leur apprendre.

Cela me transperça comme un éclair. Voilà pourquoi Simon ne se retourne jamais quand nous l’appelons. Il ne comprend pas ce que nous attendons de lui, ou peut-être qu’il ne sait même pas que Simon, c’est lui. Mais c’est complètement fou ! Répondre à son nom... Ce geste automatique, si simple, qu’un bébé fait sans même réfléchir, Simon devra l’apprendre comme on apprend à compter. Je réalise alors l’essence-même du problème de Simon : mon fils ne sait pas comment apprendre ! Il ne sait pas quoi faire de nos paroles. Son cerveau ne retient pas l’information et ne la gère pas de façon automatique.

La gravité du syndrome de mon enfant venait de m’atteindre comme une flèche au cœur. J’étais soudainement prise de panique et, du même coup, encouragée en voyant les progrès de cet enfant. Une sensation très étrange. Cet extrait vidéo allait changer ma vie. Vous ne vous imaginez pas à quel point il représentait l’espoir pour moi. Voir ce petit garçon réussir à communiquer avec la thérapeute de façon autonome était presque surréaliste. Je dus faire un effort démentiel pour ne pas pleurer à chaudes larmes tellement j’étais émue.

– Mon Simon arrivera-t-il à faire tout cela ? C’est presque inimaginable.

– Oui, et peut-être plus vite que l’on pense ! Tu vas être surprise de ton garçon.

Marielou et moi étions sans voix. Les yeux humides, c’est Simon que nous voyions à la télé. L’impossible devenait alors réalisable. Vraiment ? Et puis, pourquoi pas ?

Dès lors, je fus prête à écouter et à faire tout ce que cette Anne-Marie me demanderait. J’étais bien décidée à me consacrer corps et âme pour sauver mon fils. Au risque de m’oublier complètement dans cette pénible épreuve. Cela m’était égal. Je le devais bien à mon petit Simon. Restait à savoir combien de temps mon corps et mon âme supporteraient ce lourd fardeau.

La thérapie

Mai 2005

Aujourd'hui, Simon vivra son premier cours avec Marielou et Anne-Marie. Comme mon sous-sol est en décomposition avancée, la thérapie se déroulera, temporairement, dans la chambre de Simon. Je suis curieuse, mais surtout inquiète de la réaction qu'aura Simon. *Si cela ne se passait pas comme prévu ? Si la thérapie ABA ne fonctionnait pas avec Simon ?* Du calme, attendons de voir. Peut-être que Simon se plaira aux côtés de ses thérapeutes ?

Chose certaine, son frère, lui, en fut bien heureux. Dès l'instant où son regard croisa celui d'Anne-Marie, Rémi tomba éperdument amoureux. Un vrai coup de foudre. Grand charmeur ! Clignant des yeux comme des battements d'ailes, mon petit cupidon *rampa* à quatre pattes jusqu'à l'amour de sa vie. Anne-Marie fut ensevelie sous une montagne de bisous ! J'en étais presque jalouse. Moi, la mère, je n'avais jamais eu droit à une telle démonstration d'amour.

Une fois libérée de l'emprise de mon fils, Anne-Marie nous expliqua ce que serait le programme de Simon. Rémi sur les genoux, elle nous distribua les feuilles de données que Marielou aura à compléter chaque jour. Il y avait également une pile de documents à lire.

– Vous avez ici les détails du programme d'enseignement. Chaque objectif a son programme détaillé. Pour débuter, il y a celui du « contact visuel ». Marielou, lorsque Simon sera assis sur sa chaise, il devra orienter son regard vers toi dans un délai maximum de trois à cinq secondes et le maintenir pendant trois secondes, 80 % du temps, sur trois séances consécutives. Sinon, il faudra recommencer du début.

– Parfait ! ajouta Marielou.

Doux Jésus, je ne comprendrai jamais rien à ce jargon ! Vraiment ! Vous devriez lire les procédures d'enseignement. Il y a tellement d'étapes à suivre, simplement pour attirer l'attention d'un enfant ! Qu'est-ce que ce sera lorsqu'il devra apprendre à parler ? « ... *Assoyez-*

vous à côté de la table, face à l'enfant et attirez son attention. Placez le renforçateur alimentaire au niveau de vos yeux. Lorsque l'enfant le regarde, renforcez-le verbalement, immédiatement : Tu regardes bien, bravo ! *Donnez-lui ensuite le renforçateur, directement dans sa bouche, etc. Lorsque l'enfant contrôle l'orientation de son regard grâce au renforçateur caché, choisissez l'utilisation de l'indice avec seulement le pointé du doigt et suivez la hiérarchie d'incitation pour les mauvaises réponses ou les non-réponses dans un délai de trois à cinq secondes. Diminuez les renforçateurs au fur et à mesure que vous enseignez une nouvelle habileté. Continuez de renforcer verbalement en utilisant un horaire à intervalles variables... »*

Après cette lourde lecture, j'étais découragée. Et ne me dites pas que vous saisissez tout ! Je ne vous crois pas ! J'étais doublement découragée, car je devrai l'enseigner à toute ma famille. Vous imaginez votre mère apprendre et appliquer une technique pareille ? Douze programmes à connaître par cœur. C'est pourtant ce que nos parents ont eu à faire, et j'en profite pour dire qu'ils ont été d'excellents élèves.

Je ne veux pas être négative, mais je ne vois pas le jour où Simon comprendra tous ces programmes, puisque je ne les comprends pas moi-même. Mon petit ange est tellement loin de tout cela. Tout de même, réaliser le « Fini » et le « Veux », en gestuelle. Obéir aux consignes « Donne » et « Viens ici ». Imiter nos actions ou même faire des casse-tête encastrés. Cela lui demandera un effort considérable, si effort il y a, bien entendu.

De toute façon, c'est l'heure. Les filles sont prêtes à commencer. Plus question de reculer. Nerveuse, je vais chercher Simon dans le jardin. J'allais reconduire mon fils à sa chambre quand Anne-Marie me l'interdit.

– Non, Simon doit venir quand nous lui dirons que le temps est venu de travailler.

– Ah, bon ! Désolée.

Quelques secondes s'écoulent. Simon, qui ne comprend plus rien, se fait dire de nouveau d'aller en haut. « Décidez-vous, les nanas ! »

– Viens, c'est le temps de travailler, lui ordonne Anne-Marie.

Aucune réaction de sa part. Anne-Marie s'attendait à cela et moi aussi. Elle nous explique qu'elle doit refaire sa consigne tout en prenant Simon par la main. « Incitation globale ». *Oh boy !* Ça va barder ! Mon fils déteste qu'on lui prenne la main. Effectivement, la tempête éclata. Simon se met à hurler. Les deux pattes bien barrées dans le bas de l'escalier, refusant catégoriquement d'obéir à cette étrangère. Je m'attends à une certaine panique de la part d'Anne-Marie, mais c'est tout le contraire. Elle est d'un calme déconcertant. Elle a un petit sourire en coin en disant à mon fils qu'elle comprend sa réaction, mais que, dans la vie, on ne fait pas toujours ce que l'on veut. Elle lui prend la main et, tout en chignant un peu, il monte docilement l'escalier... jusqu'à sa chambre sans rien démolir. C'est incroyable ! Eh bien, madame Anne-Marie, vous m'épatez !

Du salon, tout en jouant hypocritement avec bébé Rémi, j'écoute ce qui se passe au-dessus de moi, à l'affût du moindre son provenant de la chambre de Simon. Par moments, tout semblait bien se dérouler, mais par d'autres, j'en ai le cœur brisé. Mon fils pleure à chaudes larmes.

– Pauvre petit loup, pourquoi doit-il subir une telle thérapie ? Pourquoi lui ? Pourquoi notre famille ? *Sanglots*.

Au bout d'une vingtaine de minutes, la porte de sa chambre s'ouvre. Séchant rapidement mes larmes, j'aperçois Simon descendre l'escalier, tout souriant. C'est l'heure de sa pause.

– Et puis ? que je demande, intriguée.

– Il va s'habituer. C'est normal qu'il pleure les premières fois, mais tu sais, Johanne, Simon n'est vraiment pas un enfant difficile. J'ai connu des enfants beaucoup plus agressifs lors de leur première séance.

– Ah, tant mieux ! Viens ici, ma petite grenouille ! dis-je à mon batracien d'amour en le bécotant partout. Tu es super bon ! La madame l'a dit. Mon fils éclate de rire pendant que Rémi recommence à flirter avec Anne-Marie.

– Regarde Don Juan, il n'en rate pas une ! Comme son père ! (Rires).

Au bout de cinq minutes, mon fils retourne travailler. L'heure suivante sera divisée en séances de vingt minutes de travail pour cinq minutes de pause. Ou plutôt vingt minutes de pleurs pour cinq minutes de bonheur. Simon pleure pratiquement sans arrêt durant ses deux heures de cours. Je sais que je devrais avoir une confiance absolue en la psychologue mais je doute. C'est plus fort que moi. Comment faire autrement ? Mon fils semble heureux et dès qu'il entre en thérapie, il se met à pleurer. Impossible de m'y habituer. Impossible d'ignorer ces cris du cœur qui égratignent le mien. Un peu avant de quitter, Anne-Marie me dit qu'elle a espoir que cela fonctionne avec Simon. Vraiment ?

– Il a de grandes capacités. Un grand potentiel, je suis confiante.

– Oh ! je l'espère tellement ! dis-je, le trémolo dans la gorge.

– Salut, Johanne, à demain, me dit Anne-Marie. Bye, mon amour ! ajoute-t-elle pour Rémi, qui lui répond : *« Tique, tiquette-tique ».*

Des petits mots d'amour, j'imagine.

Devinez ce que je fis dans l'instant suivant ? Eh oui ! Je téléphonai à ma mère. Pensez bien qu'elle attendait mon appel avec impatience.

– Salut, *mom*...

– Et puis ?

– Je ne sais pas quoi en penser pour l'instant. Parfois, il pleure très fort et parfois, il semble aimer ça.

– Bon, de toute façon, ça vaut la peine d'essayer, non ? Cette Anne-Marie semble bien connaître son travail.

– Hum... j'imagine. Mais entendre Simon hurler, c'est... c'est très pénible, dis-je en retenant mes pleurs avec difficulté.

– Je sais, pauvre petit ange. Seigneur, pourquoi doit-il subir toute cette thérapie ?

– Je ne le sais pas. En espérant qu'il s'habitue vite à sa nouvelle vie.

Je ne saurais dire combien de minutes passèrent pendant que nous parlions au téléphone avant que je monte voir Simon à sa chambre. Une dizaine ? Peut-être une quinzaine, mais pas plus. Le mal était fait. Encore et toujours de la merde partout. Sur son bureau, sur sa fenêtre, sur son couvre-lit et dans ses cheveux !

– *Mom*, je vais être obligée de raccrocher. Simon en a encore foutu partout.

– Pas vrai ! Pauvre Jo !

– Eh oui ! Bye ! (Mots d'église).

À faire la navette entre le salon pour surveiller Rémi dans son parc, et la chambre aux horreurs du deuxième étage, ce travail de décrassage me prit au moins 45 minutes. Peut-être même plus. J'eus beau frotter avec de l'eau de Javel, l'odeur perdura.

– Maudit que ça pue !

Sa chambre pue, mon fils pue, JE pue et je dégagerai le doux parfum de *caca-vomi* pour le reste de la journée. Super ! Mais pourquoi joue-t-il avec ses excréments ? Qu'y a-t-il de plaisant là-dedans ?

Me revoilà donc au salon. En pause.

– Le silence ! Enfin ! dis-je, en m'écrasant sur le canapé. Le calme plat. Hum... un peu trop calme, d'ailleurs.

Au bout de quelques secondes, ce silence m'inquiéta. Franchissant l'entrée de la cuisine au pas de course, je vis ce que je considérais l'équivalent d'une scène d'horreur. Simon était en train de faire des dessins *avec sa merde* sur la porte-patio !

– Non ! Pas encore ! Simon, arrête de chier, merde !

J'éclate. Je pleure si fort que je ne me contrôle plus. Étrangement, je ris et je pleure en même temps. Comme si mon corps se foutait totalement de ma cervelle et que chacun essayait de reprendre le dessus, mais sans se soucier de l'autre. La folie. Je perds la raison.

Exténuée, je dus recommencer ce long et odieux travail de décrassage de merde. Détournant ma pensée pour ne pas vomir, j'aperçus mon infâme de fils, pâmé de rire. Insulte suprême. Il trouvait hilarant de me regarder frotter sa merde ! « Bien oui, très drôle, fiston ! »

Comment garder son calme ? Comment résister à l'envie de lui en foutre une sur les fesses ? L'amour inconditionnel d'une mère, j'imagine ! Et le fait de devoir lever la main sur un petit cul tout aussi merdeux peut être parfois très persuasif. C'est donc Rubber, sa catin de caoutchouc, qui absorba le choc. Planant de la cuisine au salon, Rubber atterrit finalement dans le bol de « renfos » de Simon, renversant tout son contenu sur le plancher. M-E-R-D-E !

Simon continue de rire aux éclats, ne comprenant pas pourquoi je suis si en colère. Et puis, que comprend-il ? Que décode-t-il de nos actions et de nos émotions ? Sait-il que je suis fâchée ? Pas certaine. Alors, mieux vaut ne pas le chicaner et risquer de déclencher une autre période anorexique. C'est donc avec un beau sourire forcé que je lave ma porte-patio. *« Maman est en haut, qui lave la porte-patio-de-merde. Papa n'est pas là, encore une fois. HOOOO ! Fais dodo ou je t'en mets sur le coco. » Grrr !*

Faire les devoirs imposés par Anne-Marie me prit toute la fin de semaine. Au début, je trouvais l'exercice amusant. Étant graphiste de formation, photographier la nourriture préférée de Simon et en faire des pictogrammes me rappelait de bons souvenirs. Plaisir vite lassé. Mon précieux dimanche consacré aux tâches finissant en *« age »* – ménage, lavage, repassage, frottage, décrassage – fut remplacé par du découpage et du *« plastifiage »* de petits cartons. Croyez-moi, j'en avais ras le pompon. Ce n'est qu'à 23 h 25, le dimanche soir, que j'ai pu enfin dire mission accomplie ! Munies d'un petit velcro à l'arrière, ces photos de bouffe étaient devenues de jolis pictogrammes ABA. Trente-huit images au total ! J'étais fière de mon travail et lors de la supervision suivante, lorsque Anne-Marie me demanda si j'avais terminé les pictogrammes de Simon, c'est un vrai travail de pro qui lui fut remis.

– Ouah ! dit-elle en les analysant. Ils sont super, tes pictos, Johanne. Mais malheureusement, ils sont trop petits. Il faudra les refaire deux centimètres et demi plus grand. Nous en aurons besoin mardi prochain. Bientôt, il nous faudra une photo de chaque membre de la famille ainsi que des pièces de la maison. Simon progresse très vite. Il a besoin de beaucoup de matériel.

– Oui, tant mieux. Simplement, tout recommencer... Je vais essayer, mais cela m'en fait beaucoup, tu sais. Je n'ai pas beaucoup de temps à moi durant la journée et...

– Peut-être, mais nous ne pouvons appliquer le programme si les pictos ne sont pas faits.

J'étais tellement déçue ! Je devais tout refaire. Je ne crois pas qu'elle saisissait à quel point je pouvais être épuisée. D'ailleurs, personne ne le savait réellement. Pas même mon mari chéri. Je n'avais pas une seule seconde à moi durant la journée. Parfois, j'oubliais même de faire pipi. Faut le faire ! Je réalisais à l'heure du souper que je n'étais pas allée aux toilettes de la journée. Pas eu le temps. Chacune de mes minutes était comptée, programmée d'avance. Alors, où vais-je trouver le temps de tout recommencer ?

À notre grand bonheur, la formation de Marielou ne dura que deux semaines. Elle pigea très rapidement. Elle commença donc, officiellement, le 24 mai 2005. Tous les jours, Simon suivait une thérapie de deux heures. Anne-Marie venait une fois par semaine pour faire la supervision des programmes et, moi, j'éprouvais encore beaucoup de difficulté à entendre mon fils hurler durant ses sessions. Une petite routine commençait à s'installer, et j'aimais ça. Le temps que Marielou consacrait à Simon me permettait de prendre une pause. J'en avais réellement besoin.

Puis, un beau matin, une superviseure du CRDI vient troubler notre quotidien. Elle téléphone pour prendre rendez-vous avec nous afin de compléter le dossier de Simon. Compléter ?

– Je dois rencontrer Simon pour qu'il soit éligible au programme du gouvernement.

Donc, tant que cette superviseure n'était pas venue à la maison, Simon ne pouvait faire partie de l'interminable liste d'attente dont m'avait parlé la docteure Bellavance. Et moi qui croyais l'avoir inscrit depuis le mois de mars ! Elle est bien bonne, celle-là !

– Plus vite nous vous rencontrons, plus vite Simon bénéficiera des services du CRDI, madame Leduc.

– Bon, eh bien, demain matin, alors ?

– Non, pas si vite, quand même. Nous aurions de la disponibilité pour le 13 juillet.

– Rien avant ça ?

– Non, désolée.

– Bon, d'accord pour le 13 juillet, dis-je en raccrochant.

C'est franchement ridicule. Pourquoi faut-il attendre de rencontrer une superviseure, et ce, quatre mois plus tard, avant d'être sur une liste d'attente ? Pourquoi ne sommes-nous pas inscrits sur cette liste dès le diagnostic, dès notre demande ? Trop logique, j'imagine !

Simon progresse bien. Parfois, Marielou inscrit quelques commentaires à l'égard de mon fils, et je me plais à les lire.

« *Lundi 16 mai 2005,*

Simon est assez calme en entrant dans sa chambre. Il ne pleure pas beaucoup. Il pousse de plus en plus pour faire le geste « Fini ». Il joue bien avec les petites boules de velcro. Il a placé tous les bracelets sur la bouteille, tout seul. Bravo champion ! »

Puis, cette remarque, à la 8e ligne.

« *Simon se griffe les joues (un peu), mais arrive à cogner du marteau en imitation et...* »

Pardon ? Mon fils se griffe les joues durant la session de thérapie ? Qu'est-ce que... Pourquoi fait-il cela ? Pourquoi n'en avons-nous pas discuté avec la psy ? Jamais Anne-Marie ne m'en a glissé un mot. Ni même Marielou. Cette remarque passa totalement inaperçue.

En vérité, ce geste fut tellement anodin à nos yeux que je ne me souvenais pas avoir lu cette remarque en 2005. Ce n'est qu'en 2008, par hasard, en relisant les observations de Marielou, que mon cœur fit un tour. Ce qui est inquiétant, c'est que cette première manifestation d'agressivité n'a été remarquée par personne. Malheureusement, il y en aura d'autres et, chaque fois, nous passerons à côté, éblouis par tout le reste.

Avoir su, avoir pu savoir.

Les mois de juin à décembre de l'année 2005 furent remplis de bouleversements. Moi qui croyais avoir tout vu jusqu'à maintenant ! Depuis deux jours, nous faisons face à une nouvelle problématique : Simon refuse de s'alimenter. La première fois, il s'est fâché contre son spaghetti. Pourtant, il adore le *spag*. Il en a pris quelques bouchées puis, à la cinquième cuillerée, son visage est devenu sombre en une fraction de seconde. *Bang !* Il a recraché sa bouchée dans son assiette, en pleurant et en hurlant. Cela s'est passé trop vite. Je n'ai rien vu venir. Je n'ai rien compris.

– Qu'est-ce qu'il y a, Simon ? C'est trop chaud ?

Pourtant, c'est tiède. Mon fils lance son assiette et court au salon en pleurant. Il ne mangera plus de la journée. Seulement quelques renfos, ici et là. Peut-être a-t-il mal aux dents ? Peut-être s'est-il mordu ? Je réalise alors qu'il m'est impossible de deviner ce que mon fils ressent. Mon Dieu ! Comment comprendre la douleur d'un enfant qui ne parle pas ? Curieusement, je n'avais jamais songé à cela auparavant. Je ne sais même pas si mon enfant a mal, s'il a faim ou s'il a peur. C'est fou.

Depuis que nous avons cessé le gluten et la caséine, Simon ne va pas bien. Pure coïncidence ? J'en doute. Comment être convaincus d'avoir pris une décision appropriée pour lui ? En plus, les médecins sont contre cette approche. Ils nous disent que les enfants, sous ce régime, souffrent de carence alimentaire. Par contre, les adeptes, eux, nous disent qu'il est normal que mon fils traverse une période difficile.

– Il est en désintoxication, madame Leduc, et cela nous prouve simplement que son corps ne digère pas bien ces deux protéines.

Franchement, je n'y crois pas du tout. Je ne sais plus quoi faire. Mais si Simon continue sa grève de la faim, d'ici quelques semaines, le gluten et la caséine réintégreront notre domicile. Point final !

À peine trois semaines de thérapie et mon garçon arrive à encastrer un morceau de casse-tête. Incroyable ! Je n'en reviens pas. Ce geste si anodin pour le commun des mortels est d'une importance capitale pour nous. Ce simple geste signifie le début d'une communication possible avec Simon. J'ai tout cela sur pellicule pour le montrer à Steve. Je me suis filmée en train de faire un casse-tête avec mon fils. Épatant ! Je joue avec lui. Réalisez-vous la sensation de bonheur que j'éprouve, d'être assise, par terre, à partager un jeu avec mon Simon pour la première fois ? Indescriptible ! Je crois que, pour pouvoir apprécier ces moments de plaisir à jouer avec son enfant, il faut en être privé.

Anne-Marie effectue continuellement des changements dans le programme de Simon. Elle est efficace car, parfois, un simple détail fait toute la différence. Par exemple, au bout d'une semaine, Simon ne voulait plus faire des associations d'images – juxtaposer deux images d'une même catégorie. Il était pourtant très bon à ce programme. Anne-Marie a du réajuster le tir en faisant lever Simon de sa chaise entre chaque exécution. Bizarrement, le fait de se lever pour placer la bonne image sur l'autre le stimulait suffisamment. Cela fonctionna bien, mais au bout de deux semaines, Simon était de nouveau démotivé, refusant toute consigne. Anne-Marie se questionnait encore. Selon elle, ce n'était pas normal que l'on doive ajuster le programme aussi fréquemment.

– On dirait que Simon apprend et désapprend au bout d'un certain temps, m'explique-t-elle.

Elle est inquiète, ça se voit. Seigneur ! Simon régresse. Pas encore ! Il allait si bien. C'est alors qu'elle me parle de l'autisme dégénératif. Il s'agit d'un type d'autisme où l'enfant régresse continuellement. Bon, voilà autre chose. Simplement autiste, ce n'était pas assez.

– Qu'est-ce qu'on peut faire pour ça ? que je lui demande, au bord de la crise de nerfs.

– Rien, malheureusement. Si Simon en est atteint, nous ne pourrons plus lui enseigner l'ABA. Maintenant, espérons que ce ne soit pas le cas.

Maudit espoir ! Depuis le diagnostic d'autisme de Simon, cet espoir envahit notre vie. Espérer qu'il aille mieux. Espérer qu'il parle. Espérer que Rémi ne soit pas autiste, lui non plus. Espérer, espérer, espérer. Tout le temps. À chaque minute, à chaque instant. Cet espoir est en train de nous rendre fous.

15 juin 2005

Et merde ! Marielou nous quitte. Qu'allons-nous faire ? Nous devrons la remplacer à partir de septembre car elle retourne aux études, en littérature. Je suis terriblement déçue. J'aimais bien Marielou comme thérapeute, et comme amie également. C'était très agréable pour moi d'avoir quelqu'un avec qui jaser un peu, durant la journée. Mais je crois que le plus malheureux de nous tous sera sûrement Simon. Il aimait beaucoup Marielou, il l'aimera pour toujours. Le lien qui les unit restera unique et spécial, à tout jamais. Aucune autre thérapeute que sa Marielou ne lui procurera autant d'étincelles dans les yeux.

La thérapie de Simon accapare la majeure partie de notre temps et on en oublie presque Rémi. N'ayez craint, il va bien. Il est trop drôle ! Par contre, un peu paresseux pour se mouvoir à genoux. Il aime mieux ramper. De reculons en plus. Steve l'a alors déposé à plat ventre sur la pelouse, pour forcer ce gros serpent à se redresser. Ne pouvant endurer, un instant de plus, le chatouillement de l'herbe sur son visage, enragé, bébé Rémi s'est redressé. Bravo ! Maintenant, il gambade où il le veut, à la vitesse de l'éclair. Oh là là ! danger public. Faudra être très vigilants avec lui, car il est un peu trop rapide et casse-cou à notre goût.

Lors d'une supervision d'Anne-Marie, nous discutons du départ de Marielou. Que va-t-il arriver à Simon si nous devons arrêter la thérapie, faute de thérapeutes ?

– Ne t'inquiète pas trop, Johanne, je connais une thérapeute qui serait prête à commencer dès maintenant. Avec toutes ses années d'expérience, elle est très compétente. Elle et moi, on se connaît depuis un petit bout de temps, et je crois qu'elle a hâte de travailler sous ma supervision. Par contre, il y a peut-être un petit bémol…

– Lequel ? que je questionne, inquiète que ce bémol ne vienne tout gâcher.

– Elle est d'origine polonaise.

– Alors ?

– Eh bien, pour beaucoup de gens, cela pourrait ne pas convenir à leurs enfants.

– Ah bon ? Elle parle français ?

– Oui, parfaitement. Tu sais, elle est plus âgée que Marielou. Ce ne sera pas la même dynamique. Elle est beaucoup plus ferme, également.

– En autant que Simon la comprenne bien. Le reste m'importe peu. Comment s'appelle-t-elle ?

– Paulina.

– Eh bien, madame Paulina, bienvenue chez nous.

Honnêtement, son existence me soulageait. Nous n'aurions pas à entreprendre une multitude de démarches pour trouver une autre thérapeute, et Simon ne cesserait pas ses cours. Enfin, une bonne nouvelle.

Cela dit, Anne-Marie est montée voir Marielou, pour suivre la supervision. Évidemment, Rémi, s'est précipité pour rejoindre la femme de ses rêves. Fier de déambuler à deux pattes devant sa conquête.

– *Réminou*, laisse Anne-Marie respirer un peu. Allez, viens avec maman. La thérapie n'est pas pour toi, mon ange.

Je n'avais pas terminé ma phrase qu'un frisson me traversa. Du haut de l'escalier, Anne-Marie se retourna. Par son regard, je compris qu'elle pensait la même chose que moi : pourvu que la thérapie ne soit JAMAIS pour Rémi.

Juillet 2005

J'avertis Anne-Marie que l'équipe du CRDI passera la semaine prochaine. Étrange, pour la première fois, je la sens tendue.

– Le 15 juillet, je ne pourrai être présente à cette rencontre. Marielou, s'ils t'interrogent au sujet du programme de Simon, dis-leur de s'adresser directement à moi. Ils n'ont qu'à me téléphoner et cela me fera plaisir de bien leur expliquer le travail qui est déjà entamé avec Simon. Le programme est très compliqué, tu es nouvelle et c'est moi qui l'ai créé. Il y a de fortes chances qu'ils essaient de te tirer les vers du nez concernant notre façon de faire. Ils sont très curieux, si tu vois ce que je veux dire !

– Ah, ça va être agréable, cette petite réunion ! dis-je, déjà sur les nerfs à l'idée d'avoir deux clans qui s'affrontent dans ma cuisine.

– Ça devrait bien aller. Par expérience, je te dirais qu'avec les gens des Centres de réadaptation (CRDI), mieux vaut être prudent avec ce qu'on dit, ajouta Anne-Marie.

– D'accord, je vais leur dire de t'appeler. Pas de problème ! conclut Marielou sans la moindre nervosité.

En ce qui me concerne, de la nervosité, j'en avais à revendre. Ma boule de stress, qui logeait en permanence au fond de mon estomac, me prédisait une rencontre mémorable.

15 juillet 2005

Dans quelques instants, l'équipe du CRDI rencontrera l'équipe d'Anne-Marie Dubé. Le combat devrait avoir lieu dans ma cuisine et durer à peine un round. Marielou devrait gagner par K.-O. contre Martine, la superviseure du camp adverse.

Voilà comment j'appréhendais cette rencontre, et devinez quoi ? Ce fut exactement ce qui arriva. Une guerre de clans ! Je n'avais absolument pas besoin de ces enfantillages dans ma maison. En arrivant, Martine Sirois se présenta à moi, puis à Marielou. Je sentis immédiatement que l'ambiance ne serait pas à la fête. Poignées de mains symboliques, autoritaires de part et d'autre.

Autour de la table, il y avait madame Sirois, la superviseure, un dénommé Sylvain Paquin, aucune idée de son titre, et Lyne Genest, ma travailleuse sociale. La rencontre allait bon train quand, soudain, madame Sirois me demanda l'autorisation de monter à la chambre afin d'observer Marielou travailler avec Simon. Exactement ce que craignait Anne-Marie. Que dire, que faire ?

– Hum... pourquoi ? fut le seul mot que j'ai trouvé à dire.

Pas fort ! Vous pensez bien que madame Sirois s'est sentie aussitôt attaquée d'un crochet droit. Elle riposta par un direct de la gauche, en plein dans mes dents.

– Excusez-moi ! Je ne veux pas déranger *madame* la thérapeute, simplement vérifier où Simon est rendu dans le programme. C'est tout. Mais si cela dérange à ce point *madame* la thérapeute...

Ma première idée a été d'annuler la thérapie d'aujourd'hui. Les premières idées sont toujours les meilleures. Comme si l'atmosphère n'était pas assez tendue comme ça, Marielou descendit au même instant, pour la pause de Simon. *« Attention tout le monde, ça va péter ! »*

– Marielou ? demande madame Sirois.

– (Oh, non ! Elle n'osera tout de même pas ?)

– J'aimerais pouvoir jeter un coup d'œil sur les données et le programme de Simon et, tant qu'à y être, t'observer quelques minutes durant la session de Simon. Est-ce possible ?

– (Elle osa.)

La réponse de Marielou fut cinglante.

– Hum, non ! Anne-Marie m'a interdit de répondre à vos questions. Appelez-la. Moi, je ne peux rien vous dire. Il faut vous adresser à elle directement.

– Eh merde ! dis-je en me cachant le visage entre les mains.

– Allez, viens Simon, conclut Marielou, en dirigeant mon fils vers l'escalier. C'est le temps de travailler.

Simon, tout piteux, remonta l'escalier. Disons que sa pause a été de courte durée. Pauvre bébé, sa Marielou lui avait coupé l'herbe sous le pied. Elle venait également de battre Martine Sirois par K.-O. On aurait dit que celle-ci faisait une crise d'angine. Elle hyperventilait comme une asthmatique fumant du pot. Comment poursuivre une réunion décente après de tels affronts ? Marielou n'a pas voulu mal faire. L'atmosphère était déjà à trancher au couteau. La grenade était sur la table. Il suffisait simplement de tirer la goupille pour que tout explose. Ce que Marielou a fait sans le savoir.

Il a fallu que je rappelle tout le monde au calme pour tenter de sauver l'image de ma famille. Je tenais mordicus à bénéficier des services du CRDI, et ce, le plus tôt possible, mais je craignais que ce ne soit désormais difficile après cette escarmouche. Alors, me voilà à tenter l'impossible en usant de divers stratagèmes afin de calmer ces vierges offensées.

– Ce que Marielou voulait dire, c'est que vous devriez parler à madame Dubé au sujet du programme de Simon. Madame Dubé est la superviseure, et Marielou, la thérapeute, expliquais-je poliment, en appuyant sur chaque syllabe.

– Pour qui elle se prend, celle-là ? hurlait madame Sirois.

– Bon, un instant les petits amis ! dis-je en levant le ton, telle une éducatrice de CPE. Je ne veux pas de chicane dans ma cabane. J'ai assez de problème dans ma vie présentement pour me soucier de vos petits egos froissés. Serait-il possible de travailler ensemble plutôt que chacun de notre côté ? Oubliez votre petit nombril, c'est celui de mon garçon qui m'intéresse !

Oh ! les petits amis furent bouche bée ! Autant en profiter.

– Madame Sirois, nous ne sommes pas contre votre CRDI, mais j'ai besoin d'un service de thérapeutes *right now*, et le CRDI ne peut me l'offrir avant un an. Mon fils a un urgent besoin d'aide. J'AI un urgent besoin d'aide. Nous nous sommes donc tournés vers le secteur privé, auprès de l'équipe de madame Dubé, pour aider Simon le plus rapidement possible. C'est tout !

– Je ne comprends pas pourquoi je n'aurais pas accès aux documents.

– Je ne le sais pas non plus. Chose certaine, vous devriez appeler Anne-Marie Dubé pour régler ce malentendu. Vous la connaissez ?

– Je la connais de réputation. J'ai déjà travaillé au privé, moi aussi. Vous savez pourquoi je me suis finalement dirigée vers le service public ? Parce que j'étais incapable de charger des honoraires aussi élevés aux parents dans le besoin. À mon avis, cela frôle l'indécence.

Bon, voilà autre chose ! *Primo*, si nous avons envie de payer le gros prix pour sauver notre fils, cela ne regarde que nous. *Secundo*, elle n'a rien compris de ce que je viens de lui expliquer ! *« De grâce, envoyez-moi une autre équipe ! Compétente, cette fois ! »*

La réunion se poursuivit dans un minimum de respect. Chacun faisait sa part pour ne pas sauter au cou de l'autre. Monsieur Paquin ne m'épargna pas non plus. Il répondait à mes questions de façon tellement condescendante qu'il aurait mérité mon coup de pied au cul ! Ils m'énervaient au plus haut point. Non mais, franchement ! Pour qui se prenaient-ils ? N'étaient-ils pas censés nous venir en aide ? Il n'y avait que ma travailleuse sociale qui semblait être de mon côté, sans pour autant intervenir une fois, me laissant seule dans ce raz-de-marée. Fort heureusement, cette sympathique réunion tirait à sa fin. Il était temps car, honnêtement, je n'en pouvais plus. J'étais complètement vidée.

Juste avant leur départ, dans l'embrasure de la porte, j'osai demander à madame Sirois quand j'aurais de ses nouvelles.

– Ne vous inquiétez pas, madame Leduc, on va devoir se reparler très bientôt, dit-elle ironiquement, avec un petit sourire en coin. Croyez-moi.

Que voulait-elle dire ? Je n'ai pas aimé sa réponse remplie de sous-entendus. Je n'aime pas ce genre de personne. Le genre « frustré d'avance ». Anne-Marie avait raison, ces gens du secteur public sont réellement en guerre contre le privé. Ma foi, ils se disputent le marché, tels les gangs de rues et la pègre. Chacun son secteur et, surtout, n'empiète pas sur le mien ou on se reverra… très bientôt.

En fin d'après-midi, je reçus l'appel d'Anne-Marie qui s'informa du déroulement de la réunion de ce matin. J'ai dû l'aviser de l'ampleur de la tragédie.

– *Oh, My God* ! Je vais être obligée de m'excuser auprès de Martine. Tu comprends, c'est ma réputation qui est en jeu. Pour l'instant, elle croit que je ne veux pas partager mes compétences. Bon, je l'appelle et je te tiens au courant.

– Désolée, Anne-Marie. Tu sais, Marielou a suivi tes conseils, mais un peu trop à la lettre. Elle n'a pas voulu mal faire.

– Oui. Bon, je te rappelle.

– Merci, salut.

Anne-Marie me rappela dans l'heure suivante. Munie de longs gants blancs, elle dut s'excuser à maintes reprises auprès de madame Sirois, qui parut fort fière de ses nombreuses excuses. Par contre, elle n'avait pas perdu de temps et avait déjà émis une plainte à sa supérieure. Selon ses dires, cette visite à domicile lui aurait fait subir un important traumatisme et elle se serait sentie brimée de ses droits ! Quoi ? Et moi, alors ? Pauvre madame Sirois ! Elle fait pitié. Je l'emm…

Désolée. J'ai comme les nerfs à vif ces temps-ci, et ce genre d'attitude me fait sortir de mes gonds. Faut dire que je ne dors pas beaucoup. Simon n'arrive pas à s'endormir avant 23 h, même si nous sommes couchés à ses côtés, et Rémi se réveille vers 3 h 30. Faites le décompte. Quatre heures et demie de dodo, c'est nettement insuffisant pour ma cervelle et ma patience.

Lorsque je travaillais, je me disais que je vivais des moments de fatigue intense. Ensuite, nous avons eu des enfants. Là, c'était vraiment de la grande fatigue. Aujourd'hui, avec deux enfants, dont un enfant autiste, je crois que je ne peux être plus fatiguée que maintenant. Mon corps doit avoir atteint son maximum d'épuisement. C'est certain.

Eh bien, non ! Il l'atteindra, certes… mais dans deux ans seulement. Vous savez, parfois, on est plus fort qu'on se l'imagine et, parfois, on s'imagine plus fort qu'on ne l'est réellement. À vous de deviner.

Août 2005

Les journées et les semaines filent à toute vitesse. Mon sous-sol est à nouveau viable et notre devant de maison a subi une cure de rajeunissement. Gazon, arbustes, pissenlits, le *kit* complet du parfait terrassement.

Ça fait maintenant quelques jours que Marielou nous a quittés. Je croyais que Simon en serait bouleversé, mais non. Paulina, la nouvelle thérapeute, l'a tout de suite charmé. Avec son petit accent slave, cette Polonaise m'a plu dès l'instant où je l'ai rencontrée. Elle est très gentille et très efficace. Elle a beaucoup d'initiative et d'imagination pour créer des nouveaux jeux et, surtout, elle a un bon sens de l'humour. La complicité fut immédiate entre elle et Simon. Par contre, il est vrai qu'elle est un peu plus sévère que Marielou, mais ce sera sûrement mieux pour mon fils. Subir enfin un peu d'autorité ne lui fera pas de mal.

L'adaptation de la thérapie est longue pour Simon. Il pleure encore beaucoup durant les sessions. Et il n'y a rien à faire : je ne m'habitue pas à entendre ses lamentations à longueur de journée. C'est totalement insupportable. À chaque thérapie, je préfère sortir de la maison. C'est honteux, je fuis les cris de mon enfant qui souffre. Je fais l'autruche. Et même si je me terre au fond du jardin, j'entends ses cris au travers de la brique. Cela m'arrache le cœur. Mes voisins m'interrogent du regard. « Ce n'est rien. Simon est en apprentissage. C'est bon pour lui », osais-je leur dire, ne sachant trop comment expliquer pareils hurlements.

Nos deux enfants sont tellement bruyants que Steve et moi sommes parfois gênés. Simon qui s'autostimule verbalement, en permanence, en produisant des sons non identifiés avec la bouche, tandis que Rémi, lui, vous transperce le tympan d'un cri strident, et ce, même lorsqu'il est content. Non, croyez-moi, la quiétude est rare. Étonnamment, nos voisins ne se sont jamais plaints de quoi que ce soit. Du moins, ils sont discrets à ce sujet. Leur tolérance est exceptionnelle. Aucune discrimination, aucun préjugé. Que de bons mots pour nous et nos deux enfants. Du moins, c'était l'impression que nous avions jusqu'au jour où un couple de vieux rats finis qui passait devant notre maison nous démontra le contraire.

Cette soirée-là, nous venions de terminer notre souper. Comme Rémi avait hurlé durant toute l'heure du repas, il faisait un petit roupillon, la face enfouie dans son bol de crème glacée. Steve, Simon et moi étions devant la maison, à prendre l'air. J'arrosais mes plantes, Steve nettoyait la voiture et Simon se promenait dans notre entrée de garage, refaisant en boucle son trajet imaginaire. Allant du trottoir à notre porte d'entrée et de la porte d'entrée au trottoir. C'est à ce moment précis que les deux cabochons en question arrivèrent devant notre domicile. Simon s'autostimulait à fond la caisse. Tout heureux de voir de nouveaux visages, il leur fit son *Pokapui, pui, pui !* habituel en signe de bonjour. Il papillonnait en se balançant d'avant en arrière. Trop mignon.

– Oh, regarde chéri ! dit la femme à son mari. C'est lui, le petit garçon fatigant qui fait tout le temps *AAAHHH !*

– Hum hum ! approuva l'homme en méprisant Simon du regard.

Quoi ? Leur commentaire me glaça le sang. Notre sourire disparut en un éclair. Seul Simon avait encore le sien fendu jusqu'aux oreilles. Jamais personne ne m'avait blessée si profondément. Je fus littéralement dégoûtée. J'eus un haut-le-cœur. J'ai dû me retenir à deux mains pour ne pas leur cracher au visage. Non, mieux encore, les arroser avec mon super tuyau muni de son super pistolet *Super-Jet Super Puissant*.

Que répondre à une telle insulte ? Aucune réplique suffisamment méchante ne me vint à l'esprit. Par une réponse digne du film *Rambo*, j'aurais tant voulu leur faire aussi mal. *Oh, regarde chéri, ce sont eux, les deux voisins imbéciles dont tout le monde parle !* Mon mari me fit signe de laisser tomber. *« Ce sont eux, les épais, Jo. »* Il est vrai que, peu importe ma réponse, le mal était fait. N'empêche, venger mon fils m'aurait apaisé un peu.

Parfois, quelques minutes suffisent pour blesser une personne durant des années. Je me souviendrai toute ma vie de l'attitude décapante de ces deux personnages. Je ne pourrai jamais l'oublier. Malheureusement pour nous, beaucoup d'autres paroles nous blesseront de la même façon, nous laissant toujours de profondes cicatrices sur le cœur.

À la suite de cet événement, la peur de déranger les gens prit le dessus. En public, je commençai par excuser chaque mouvement désordonné de Simon. Puis, chaque son trop bruyant qui sortait de sa bouche. Pour finalement le priver de toutes sorties. Mon fils vieillissait et j'étais de plus en plus gênée de me promener avec lui, ou était-ce de la honte ? Mon Dieu ! Comment était-ce possible ? Avais-je réellement honte de Simon, moi qui l'aime tant ? Chose certaine, j'avais honte d'avoir honte, et c'est en regardant Paulina agir avec Simon que je me haïssais le plus. Elle avait une telle aisance en compagnie de mon garçon. Un réel plaisir à gambader avec lui. En sa présence, il devenait la *star*, comme elle disait. Mon fils pouvait hurler à mort devant une caissière, ce n'était jamais dramatique. Dans les endroits publics, Paulina parlait fort à Simon, ne se cachant de rien. Par respect pour mon fils, elle était convaincue que les gens devaient entendre leurs conversations. Elle était terriblement fière de Simon, et cela se voyait. Elle ne souffrait d'aucune gêne. Alors pourquoi en souffrais-je autant ? De plus, elle ressemblait physiquement à Simon. En trio, j'avais plutôt l'air de la gardienne de mon fils et Paulina, de sa mère. Je l'admirais. Je me détestais.

En réalité, je n'étais plus capable d'affronter le regard perçant des autres. Ma peine avait dépassé l'amour de mon enfant, et cela me prit des années avant de ressentir, de nouveau, un peu de fierté face à mon fils. Une situation insupportable pour une mère.

3 août 2005

C'est ma fête. Eh oui, encore cette année ! Il fait beau, il fait toujours beau à ma fête. Une belle journée d'été comme on les aime au Québec. Ni trop chaude ni trop humide. Mes parents sont avec nous pour le souper et ma sœur est en train de tourner les boulettes de porc haché sur le barbecue. Tout le monde a son petit verre à la main et, pour une rare fois, tout est calme. Simon joue tranquillement dans la cour et Rémi s'amuse, en silence, dans son parc. *Fièrepette*, je fais visiter mon jardin à ma mère. À un moment donné, mon père sort de la cour pour revenir avec des documents. En rentrant dans la cour, il prend soin de bien fermer la porte de la clôture, mais la serrure ne s'enclenche pas. L'erreur sera impitoyable.

– Hé, Johanne, regarde les articles dont je vous parlais.

Je monte sur la galerie pour rejoindre les autres. Impossible de dire combien de temps s'est écoulé avant qu'on se rende compte de la disparition de Simon.

– Maman ? Simon est avec toi, n'est-ce pas ?

– Non ! le visage de ma mère blanchit d'un seul coup.

D'instinct, notre regard se dirige vers la porte de la cour. Elle bat au vent. La porte est ouverte et mon petit ange n'est plus dans la cour avec nous. Il est sorti.

– Oh non ! Simon !

Mon père, Steve et moi sortons en un éclair de la cour. Arrivés devant la maison, le désespoir m'envahit d'un coup. J'espérais tant apercevoir mon fils sur le trottoir. Mais rien, ni au sud ni au nord. Merde ! Ma rue est une petite rue de banlieue très calme, mais à chaque bout se trouvent deux boulevards avec des autobus et un flot de circulation beaucoup plus important. Peut-il avoir été si rapide et être déjà rendu sur un des deux boulevards ?

Pas le temps de réfléchir. Très vite, nous nous divisons le terrain à ratisser. Constatant que notre cerveau n'allait plus assez vite pour prendre une décision intelligente, mon père organise la recherche.

– Johanne, cherche vers le sud, je vais aller vers le nord. Steve, va vers l'ouest.

Je cours, je tremble. J'ai tellement peur qu'il lui arrive quelque chose. Je crie : « Simon ! » et m'arrête subitement. « Simon », dis-je, tout bas. Puis, je réalise : mon fils ne parle pas, il ne nous comprend pas. Alors, comment faire pour le retrouver ? Même si je crie son nom, il ne me répondra pas. Il peut être dans la cour d'à côté et personne ne le saura. Merde ! C'est plein de piscines partout. Maudites piscines. Simon adore les piscines. Les voisins sont, pour la plupart, tous partis en vacances. Ont-ils bien fermé l'accès à leur cour ?

Simon, où es-tu, bébé ? J'ai envie de courir à toute vitesse, mais je dois marcher lentement si je ne veux pas le manquer.

Finalement, j'arrive au bout de la rue. Un couple est dehors avec leur petit enfant. Je demande à ces gens s'il n'aurait pas vu mon garçon et ils secouent la tête.

– Non ? dis-je. Et merde !

C'est tout. Pas d'aide, pas d'indices. Merci de votre soutien ! Bon, du calme. Rester calme. Je décide alors de faire demi-tour, au cas où je l'aurais manqué. Au loin, près de mon entrée, j'aperçois mon père me faisant des signes. Ils l'ont retrouvé, il faut que ce soit ça. Il le faut. Je cours mais, comme dans les rêves, j'ai l'impression de ne pas avancer. *« Oh, Simon, pourquoi es-tu sorti prendre l'air ? »* C'est à ce moment que je l'aperçois dans les bras de mon mari. Mon petit ange. Mon petit bébé. Mon petit maudit ! Mes jambes me supportent à peine lorsque je le prends dans mes bras en le bécotant partout.

– Mais où étais-tu, grosse grenouille électrique ?

Mon père m'explique que monsieur Chabot, notre voisin d'en arrière, l'a reconnu. Simon vagabondait devant sa maison. Curieusement, il se serait laissé approcher, et monsieur Chabot l'a pris dans ses bras pour le passer par-dessus la clôture et le remettre à ma sœur. Cela signifie que mon fils adoré était déjà rendu chez les Chabot au moment où nous sommes partis à sa recherche. Quelques minutes lui ont suffi pour faire le tour du pâté de maisons. Épeurant !

Je m'écrase sur ma chaise de patio avant de m'évanouir. Je ne sens plus mes pieds ni plus rien d'ailleurs. Tranquillement, mon sang circule de nouveau dans mes veines et mon visage reprend ses couleurs.

– Bonne fête, la sœur ! me dit ma sœur de façon ironique en me redonnant mon verre de vin blanc, exactement là où je l'avais abandonné avant cette montée d'adrénaline.

– *Cheers !* que je lui réponds en la regardant tourner les boulettes comme si rien ne s'était passé. Santé tout le monde ! Et j'ai vidé mon verre d'un trait.

Octobre 2005

Simon a eu trois ans le mois dernier. Je peux maintenant faire une demande de remboursement de fournitures d'élimination. Traduction ?

Un remboursement de couches. Le gouvernement ne fournit pas d'aide à l'enfant pour l'apprentissage de la propreté, mais il paie pour ses couches à compter de l'âge de trois ans. Belle mentalité ! Bon, autant en profiter.

Autre changement majeur, depuis hier, mon bébé n'est plus un bébé. Rémi a maintenant un an. C'était son *surprise party*. Je crois que Rémi s'en doutait un peu. Son parrain et sa marraine, qui est aussi ma meilleure amie, étaient présents. Ainsi que leurs deux enfants. Des enfants tout simplement adorables. Seulement onze jours séparent Rémi de Léo, leur plus jeune. Toute une chance pour nous. En comparant les deux enfants, je peux mieux évaluer Rémi par rapport à son âge. Fort heureusement, pour l'instant, tout semble en ordre. Rémi évolue au même rythme que Léo.

Mes deux garçons adorent recevoir de la visite. Simon peut-être plus que Rémi. Durant une fête, la présence de plusieurs personnes amuse bien Simon. Le problème, c'est qu'il passe souvent inaperçu parmi la foule, et c'est exactement ce qui arriva à la fête de Rémi. Personne ne se préoccupa de le faire manger ou de s'assurer qu'il boive durant la journée. C'est donc à l'urgence de l'hôpital pour enfants que nous nous sommes retrouvés, ce matin, Simon souffrant de déshydratation sévère.

Dès l'aube, mon fils vomissait ses tripes. Nous avons d'abord pensé à un lendemain de brosse (surdose de croustilles), mais en se consultant, nous avons vite réalisé qu'il n'en avait pas mangé une seule durant la fête. Quelle honte ! Nous avions oublié de nourrir notre garçon.

– On m'a toujours dit qu'un enfant ne se laissait pas mourir de faim.

– Eh bien, Simon vient tout juste de nous prouver le contraire, conclut Steve.

Pourquoi refuse-t-il à ce point de se nourrir ? Dans son cas, ce n'est certainement pas pour avoir une taille de guêpe. Alors pourquoi ? Nous avons constaté que ses périodes anorexiques se ressemblent toutes. Simon commence toujours par rejeter son repas principal (phase I), il recrache alors sa bouchée en pleurant. Puis il boycotte ses biscottes (phase II). Refuse toutes les collations ou les friandises. Et finalement, il refuse de boire, même un simple verre d'eau (phase III). À cette phase finale, vingt-quatre heures suffisent pour se retrouver à l'urgence, branché à un soluté, complètement déshydraté. Cela lui arrivera quatre fois en huit mois. Il fallait trouver une solution, et vite. Mais laquelle ?

Novembre 2005

Malgré toutes nos difficultés, ma joie est grande face aux progrès de Simon. L'autre jour, Paulina m'a offert d'assister à une séance de thérapie. Elle avait hâte de me montrer quelque chose, mais Rémi n'était pas le bienvenu. Il foutait le bordel dans les notes de Paulina et bousillait la thérapie. J'attendis donc qu'il ferme l'œil pour descendre au sous-sol espionner Simon et Paulina. J'étais curieuse de savoir ce qu'elle tenait tant à me montrer. Curieuse mais prudente. Échaudée par les récents épisodes de régression de Simon, j'étais devenue prudente face aux progrès de mon fils. Je n'osais plus m'emballer à chaque réussite, du moins pas comme avant. On aurait dit que j'appréhendais cette sensation de brûlure que provoque chaque régression. En descendant, je vois Paulina et Simon circuler dans le petit salon. Elle lui offre un raisin sec. Je n'ose interrompre quoi que ce soit. Je reste dans l'escalier.

– Viens, Johanne, viens voir.

– Je ne veux pas déranger Simon.

– Bien non. Viens.

Un cartable à anneaux ouvert montrant tous mes pictogrammes soigneusement rangés sur des feuilles cartonnées est appuyé contre le dossier du canapé. Paulina m'explique qu'elle entraîne Simon à faire ses propres demandes.

– Regarde bien.

Elle offre un raisin sec à mon gourmand de petit bonhomme, sans dire un mot. Simon le mange. Content. Puis, elle me fait signe de bien observer la suite. C'est là que le cartable entre en jeu. Convaincue qu'il en désirera un deuxième, Paulina attend que Simon aille chercher le pictogramme du raisin dans le cahier et qu'il revienne ensuite lui porter dans ses mains. Sans quoi, pas de raisin. Pauvre petit loup ! C'est cruel, car on voit qu'il en a envie. Simon se promène. Me regarde. Hésite. S'approche du cahier, puis repart. Pourquoi ne pas lui donner ce foutu raisin ? Nous savons toutes les deux ce qu'il veut. Mais Paulina me fait signe que non. Il faut être patient. Ne pas se laisser amadouer par l'enfant qui vous fait les yeux doux. Difficile en tant que mère. Simon comprend-il ce qu'on attend de lui ? Va-t-il choisir la bonne image et la remettre à Paulina ? Pour lui, ça fait beaucoup d'étapes à se souvenir. Beaucoup d'efforts. Mais pour un raisin, sera-t-il prêt à tout ?

Je suis en train de filmer ce moment de suspense lorsqu'à un moment donné Simon s'avance vers le cartable et fait toutes les étapes dans le bon ordre. Il prend le pictogramme et le remet à Paulina et a droit à son raisin. Les larmes aux yeux, je me sens ridicule d'être aussi émotive. Je cherche quelque chose à dire à Paulina pour dissimuler mes larmes, mais je vois qu'elle pleure également. Nous éclatons alors de rire, trop émues pour parler. Elle a réussi à enseigner une séquence à mon fils et il a réussi à la mémoriser. Simon sait maintenant que l'image d'un raisin sec sur le pictogramme en deux dimensions représente un raisin sec en trois dimensions.

Je ne sais combien de fois j'ai visionné cet extrait vidéo par la suite. Jubilant chaque fois. Nous avions finalement la preuve qu'une déficience intellectuelle serait surprenante chez Simon. Cela venait contredire les soupçons de bien des spécialistes. Pour certains, il accusait déjà un retard mental trop important pour ne pas devenir déficient. Pour d'autres, tout était encore possible. Pour nous, il était un gentil petit garçon très brillant dont la vie le condamnait à souffrir en silence. En espérant que cette intelligence devienne une alliée et non sa pire ennemie. Mais durant ce même extrait vidéo, nous voyons Simon se griffer à deux reprises en allant chercher son pictogramme de raisin sec. Puis s'infliger un violent coup d'épaule sur le menton lors d'une consigne d'imitation à la table. Était-ce un signe de nervosité ou d'angoisse relié à la performance ? Comment savoir, puisque tout allait si bien. Éblouis par son progrès, nous n'avons rien vu venir. Rien.

Décembre 2005

Simon fait de beaux progrès durant ses classes d'ABA. En même temps, je le sens très fragile. Prêt à casser à tout moment. La semaine dernière, il s'est encore retrouvé à l'hôpital. Déshydraté, une fois de plus. Nous avons changé d'hôpital pour avoir une deuxième opinion. Même constat. Selon le médecin sur place, notre fils est autiste. Donc, rien à faire !

– Le problème se passe dans sa tête, madame Leduc.

D'accord. Si nous suivons votre logique, docteur, Simon ne peut avoir mal au ventre parce qu'il est autiste ! C'est quoi cette mentalité de cabochon ? Mon fils ne mange pas et cela peut provenir d'une multitude de raisons, dont le mal de ventre.

Avec Anne-Marie, nous en discutons. Selon elle, cela ressemble beaucoup plus à un trouble digestif. Un problème de déglutition, de reflux gastrique, de candidats dans les intestins. Je ne sais trop. Mais certes pas un trouble comportemental relié à l'autisme. Ce serait donc aux médecins d'intervenir, et non pas à elle. Découragée, je prends rendez-vous avec docteure Bellavance, sa pédiatre en autisme. J'aimerais qu'elle puisse me donner un rendez-vous avec un gastroentérologue. Comme toujours, pas de réponse. Probablement un énième message sur son répondeur.

De plus, je trouve que, récemment, mon petit Rémi a pris un coup de vieux. Il ne semble plus autant attiré vers Anne-Marie. Lorsqu'elle entre dans la maison, il continue à vaquer à ses occupations, sans même lever le sourcil.

– Peut-être a-t-il simplement changé d'amie de cœur ? demandais-je à Anne-Marie.

Subtilement, elle me laissa sous-entendre qu'il ne la regardait plus dans les yeux. Disons, plus autant qu'avant.

– C'est sûrement une mauvaise passe. Je veux dire, il ne ressemble pas à Simon, il interagit continuellement avec nous.

– Oui, tu as probablement raison, Johanne.

Mais elle ne fut pas convaincante et ne chercha pas à l'être. Ce qui me donna la chair de poule.

Le soir venu, pour une rare fois, Steve et moi sommes assis sur le canapé à nous empiffrer de popcorn. Soirée cinéma. Le film à l'affiche pour une troisième semaine consécutive : *Vie de bestioles*. Moche ! Je le sais, mais on s'en fout. L'idée, c'est d'être assis collé-collé à sentir la chaleur de l'autre traverser nos vêtements. Le tout sans être dérangé par nos enfants. Mais nous abusions de cette pause détente, l'étirant au maximum.

– Faudrait aller voir Simon au sous-sol, dis-je, en embrassant mon mari d'un long baiser langoureux.

– Hum ! encore une minute. J'ai comme une jolie femme à mes côtés qui veut m'agresser. Je dois me défendre.

– Tu sais qu'une minute de plus peut s'avérer catastrophique.

– Pour qui ?

Effleurant mon échine du bout de ses doigts, mon mari me fait perdre tous mes moyens.

– J'avoue que ça peut attendre un peu, dis-je. Après tout, que peut-il arriver de si grave ?

Incapable de nous séparer. Conséquence d'une trop longue période d'abstinence. Au bout d'une dizaine de minutes, mon cerveau dégèle.

– Chéri ?

– Hum, hum ?

– La chance vient de tourner en ta faveur.

– Vraiment ? Intéressant.

– Oui. Tu viens de gagner un beau voyage aller-retour pour le sous-sol.

– Super !

– Allez, tu es le meilleur.

– Ouais, mais la jolie femme va être encore là à mon retour, n'est-ce pas ?

– Si tu descends voir Simon ? Oui !

– Très drôle…

Attendant le retour de mon Don Juan, je surveille Rémi qui ronfle comme un ours dans son parc. Trop mignon. Un bébé endormi restera pour moi la plus belle chose qui soit, mais en le regardant, mon cœur se noue. S'il fallait… Non ! il ne faut pas. Pas Rémi. Puis, un cri d'horreur retentit du sous-sol. Pas besoin d'avoir plus de détails. Aux mots d'église que mon mari venait d'employer, je savais que Simon en avait encore mis partout. Nous avions abusé de notre pause-bisous.

– C'est comment ? criais-je du haut de l'escalier, me moquant presque de mon mari aux prises avec le problème.

– Pire que tout ! Il y en a entre les touches de ton piano ! Hi ! hi ! hi ! ajouta-t-il, tordu de rire. Douce vengeance.

– Oh non ! Pas mon piano ? On va laver ça comment ?

– Amène les Q-Tips !

Dégueu ! Finie, la belle soirée relaxante. Et les bisous si doux de mon amoureux. Me voilà à 22 h 07 en train de décrasser les touches de mon piano, pleines de merde, au Q-Tip. Steve, qui n'avait rien perdu de ses instincts de mâle Néandertal, me faisait de l'œil et me promettait une nuit torride, tout en lavant le cul de notre garçon.

– Vraiment, mon chéri, tu as toujours été un grand romantique.

– Romantique, non… mais fiable, oui.

Noël arrive à grands pas. Comment apprécier ce temps de réjouissance quand votre plus vieux est autiste et que votre plus jeune ne parle toujours pas ? Nous sommes de plus en plus inquiets au sujet de Rémi. Aussi, je m'interroge sur la perception que Rémi peut avoir de son frère. Est-ce qu'il aurait intérêt à côtoyer d'autres enfants ? Son langage débloquerait peut-être plus rapidement. Steve est d'accord avec l'idée. Au retour des fêtes, nous inscrirons Rémi à un CPE. La travailleuse sociale devrait pouvoir m'aider. En attendant, il doit parler au plus vite. Le suspense a assez duré. L'année 2005 s'achève. Quelle année mouvementée ! 2006 devrait être plus calme. En fait, je nous le souhaite. Un jour à la fois, nous répète souvent ma belle-mère. Elle a raison. Rien ne sert de s'énerver à l'avance. Non. Mieux vaut attendre le moment opportun !

2006

Janvier 2006

Bang ! L'année commence en lion. Simon s'est encore retrouvé à l'urgence, souffrant encore de déshydratation. Un jour ou l'autre, quelqu'un devra en prendre la responsabilité. Les médecins n'en ont toujours rien à cirer. Il est autiste. La psy ne veut pas intervenir tant que Simon n'aura pas été vu en clinique de digestion. Alors, je fais quoi, moi ? J'engueule son pédiatre. Ne lui laissant aucun autre choix, docteure Bellavance m'organise un rendez-vous avec le docteur Potvin, gastroentérologue. Simon devra passer un examen baryté.

– En buvant la solution barytée, qui ressemble à un mélange de craies et de lait, les médecins pourront voir si Simon à un problème de déglutition.

En buvant de la craie, dites-vous ? Comment arriveront-ils à lui faire boire une solution qui goûte la craie ? Il ne veut même plus avaler son jus d'orange ! « Ils ont l'habitude, madame Leduc. » Toujours la même réponse. Bien oui ! Ils sont toujours censés avoir l'habitude. Sur le terrain, c'est une toute autre histoire.

À l'hôpital, dans la salle d'attente, toujours le même scénario. Simon dérange le peuple. « Madame, pouvez-vous sortir de la salle d'attente, votre fils est trop bruyant. » Bien oui, c'est ça. Vous n'aviez qu'à ne pas le faire attendre. Dans le haut-parleur, le nom de Simon se fait entendre. C'est à son tour. Mon Dieu, faites que cela se passe bien. Ma boule de stress gastrique s'active. Cet examen de craie me hante depuis déjà des jours.

– Bonjour, madame Leduc, bonjour, Simon ! m'accueille la technicienne.

– Bonjour, dis-je, nerveuse à tomber par terre. Je vais le prendre, votre cocktail. Je ne me sens pas bien.

– Madame, votre fils préfère-t-il le lait au chocolat ou le jus d'orange ?

– Ni l'un ni l'autre. Voyez-vous, c'est pour cette raison que nous sommes ici. Il ne mange plus rien et ne boit plus rien.

– Bon. Nous allons essayer le baryté au chocolat, notre plus populaire.

Elle apporte le verre de lait chocolaté aux grumeaux et le présente à Simon. Mais celui-ci le repousse. Quelle surprise, il n'en veut pas !

– Madame, mon fils ne voudra pas boire cette mixture. Faudra trouver une autre solution.

– Mais il doit le boire pour faire l'examen. Attendez, j'ai une idée. Roger ? Sylvain ?

Deux gorilles franchirent le rideau et s'approchèrent de la technicienne.

– Le garçon refuse le soluté, dit-elle sans émotion.

Un seul mouvement de leur part et Simon se retrouva étendu de tout son long sur une plaque circulaire. Un combat s'engagea. La bagarre entre les deux primates et mon fils dura une dizaine de minutes. Peut-être plus. Bien évidemment, Simon perdit sa bataille. Mais je peux vous dire que les deux techniciens en ont bavé un coup. Ils lui attachèrent les bras et les jambes avec d'immenses bandes de velcro. La *broue* dans le toupet, les deux hommes quittèrent la pièce, épuisés. Bien fait pour eux !

– Attaché, il n'aura pas le choix de boire, m'expliqua la technicienne.

Ah ! Bravo, bonne idée ! On se croirait au temps des chevaliers. Mon fils est attaché à la roue de torture des années médiévales. Il est clair qu'il ne sortira pas traumatisé de cette expérience. Franchement ! Et moi, pas plus fine, je les laissais faire, me répétant sans cesse que cela n'avait aucun sens. Dégoûté, mon fils but une quantité satisfaisante de liquide. L'examen put alors commencer. Le médecin, situé de l'autre côté de la vitre, contrôlait la roue. Simon tournait dans tous les sens. Se retrouvant parfois la tête en bas, les jambes en l'air, il se mit à pleurer. Seul le contact de ma main pouvait lui apporter un peu de réconfort. Pauvre bébé ! Cet enfant ne parle pas, ce qui signifie qu'en aucun temps mes paroles ne peuvent le rassurer. Imaginez-vous kidnappé par des extra-terrestres, emmené dans leur laboratoire, installé sur une table tournante. Ensuite, ils vous font boire un liquide dégueu dont vous ne connaissez pas l'origine. Qui goûte la merde. Enfin, un zélé dissimulé derrière une vitre s'amuse à vous faire tournoyer dans tous les sens. Un télescope descend du mur, s'arrête à deux pouces de votre ventre et émet des sons barbares. Personne ne parle votre langue, personne ne vous explique pourquoi vous êtes attaché. Personne ne vous dit combien de temps vous passerez la tête en bas. Maintenant, dites-moi que vous ne seriez pas mort de trouille ? Jurez-moi qu'à votre prochaine visite dans un labo, semblable à celui-ci, vous ne serez pas terrifié ? L'indifférence des techniciens, des infirmiers et des médecins commençait à me révolter. Ils ne comprennent tellement pas ce qu'est l'autisme que ça en est révoltant.

Toujours est-il que l'examen se termina quelques minutes plus tard. Le cœur battant la chamade, Simon se remit tranquillement de son expérience médiévale. Nous attendions le résultat, assis dans une grande salle vitrée. Curieusement, une autre médecin vint alors nous chercher. Vous êtes qui, vous ?

– Asseyez-vous, dit-elle, nous faisant entrer dans son bureau de consultation. Ouf ! Votre garçon n'est pas facile, madame Leduc. Le docteur Potvin n'avait encore jamais vu un enfant se débattre de la sorte.

« C'est que votre docteur Potvin n'avait encore jamais vu un enfant autiste », ai-je eu envie de lui répondre. Je me suis contentée d'une réponse plus clémente.

– Il est autiste et il ne va pas bien, d'où le but de notre visite chez vous. Il a eu peur. Vous le seriez à moins, non ?

– Oui, bon, de toute façon, le résultat est négatif. Votre garçon n'a aucun problème de déglutition. Le liquide, même la tête renversée, descendait dans l'estomac très rapidement. Nous enverrons une copie des résultats à la docteure Bellavance.

– Tu entends ça, Simon ? Tu n'as rien, mon bébé. On peut aller à la maison maintenant.

– *Poukapui, pui, pui* ! fit Simon, tout heureux.

– Merci. Madame… ?

– Docteure Monette.

Entendre « Tout est beau, ma petite madame » de la part de votre médecin est toujours rassurant. Dans le cas de mon fils, j'aurais presque souhaité un petit bobo facile à régler car, pour le moment, nous faisons du surplace. Quel est son problème ? Pourquoi Simon refuse-t-il de manger ? La grande question était plutôt : « Qui pourra enfin l'aider ? » Où a-t-il mal ? Nous ne sommes même pas en mesure de situer le problème sur son corps, alors, comment trouver le bon spécialiste ? Pour l'instant, nous n'en avions aucune idée.

Le transfert

Février 2006

Nous n'aurions jamais dû cesser le gluten et la caséine. Une bien mauvaise décision. Un flop total. Mais, depuis vingt-quatre heures, Simon est à nouveau autorisé à jouir de ses biscuits préférés. Il est fou comme un balai. Vous devriez le voir engloutir ses petits biscuits Breton. Allez, mon bébé, fais-toi plaisir, manges-en des biscuits.

Grâce aux Breton, mon petit loup a retrouvé goût à la nourriture. Malheureusement, ce sera temporaire. Parfois, il mange très bien et avec appétit et, parfois, plus rien n'entre dans sa bouche. Mon Dieu que c'est compliqué !

Le mois de février fut celui des examens et celui des vérifications pour Simon. Prises de sang, tests d'allergies, visites chez le dentiste. Au bout du compte, il a fait la rencontre de plusieurs spécialistes qui auraient dû, à mon sens, mettre le doigt sur le bobo. Mais ces médecins ne comprenaient ni ne pouvaient expliquer le comportement de Simon. Le problème débordait de leur champ de compétence. Même la docteure Bellavance, elle-même spécialiste en autisme, ne pouvait plus rien pour Simon. Elle me suggéra donc de consulter un psychiatre d'un autre hôpital. « Au revoir et bonne chance, madame Leduc. »

Trop facile comme solution. Qui plus est, nous devions nous-mêmes faire les démarches du transfert de dossier de Simon. Trouver nous-mêmes un psychiatre qui osera s'occuper de son cas. Franchement ! Un chausson avec ça ?

Le lendemain, j'attends que Simon entre en thérapie avec Paulina et que Rémi dorme pour loger différents appels, car c'est pratiquement le seul temps de la journée où mes enfants ne hurlent pas dans mes oreilles. Bon, en ligne, je rebondis d'un département à l'autre pour finalement aboutir en clinique de psychopharmacologie. Au bout du fil, madame O'Brien semble troublée par mon histoire. Tant mieux. Quelqu'un va peut-être finir par nous prendre sous son aile.

Je la sens organisée, efficace. Exactement ce dont nous avons besoin. Elle doit vérifier avec la psychiatre, Anna Oswald, si celle-ci veut bien prendre Simon comme nouveau patient. Moment zen. Une petite musique d'ascenseur me fait sourire en attendant la réponse de madame O'Brien. C'est long. Très long. Au bout d'une quinzaine de minutes, elle reprend la ligne. Avec son léger accent anglophone, elle prononce ce mot si doux à mes oreilles : « Oui. » Ah ! merveilleux !

– Madame Leduc, étant donné la gravité du cas de votre enfant, la docteure Oswald accepte de prendre votre fils. Elle aimerait le rencontrer lundi le 27 février.

– Oh, merci ! Je suis tellement soulagée.

– Par contre, vous devez bien comprendre, madame, que vous bénéficiez de seulement deux semaines pour demander un transfert de dossier. Si nous n'avons pas reçu le dossier de Simon vingt-quatre heures avant votre rencontre avec la docteure Oswald, elle ne pourra pas voir votre fils en clinique externe. Elle ne prend plus de nouveau patient, mais la situation de votre fils l'inquiète. Elle fera donc une exception pour lui.

– D'accord.

– Bon, en attendant, il est clair que Simon souffre d'anxiété. C'est pourquoi la docteure Oswald aimerait lui prescrire un calmant. Pour ce faire, nous avons besoin d'une autorisation écrite par son pédiatre.

– Parfait, j'en fais la demande et je vous l'envoie le plus rapidement possible.

– Au revoir, madame Leduc, et à bientôt.

Youhou ! Simon sera pris en charge ! Le compte à rebours était enclenché. J'appelai aux archives pour une demande de transfert de dossier. Je devais leur faire une demande par écrit. Ce sera fait. Ensuite, le pédiatre. Merde, pas de réponse ! Message laissé sur son répondeur à 10 h 20. L'autre pédiatre, docteure Bellavance : même scénario. Un autre message laissé dans une boîte vocale. Pratique d'avoir deux pédiatres, finalement.

Attendre, toujours attendre… Musique d'ascenseur en tête.

Convaincue d'un retour d'appel rapide, mon téléphone et moi ne faisions qu'un. Collé aux fesses, bien enfoui dans la poche arrière de mon jean, il reposera ainsi, durant toute la journée. Mais ce n'est qu'à 16 h 47 que mon jean sonna enfin. Fausse alerte. Un sondage ridicule.

L'homme au bout du fil s'informait de mes préférences en matière de sauce tomate. Pauvre gars. La sauce, il l'a reçue en pleine face. Je crois qu'il ne rappellera plus jamais. Toujours pas d'appel provenant de l'hôpital. Mais que font-ils ? Une journée de perdue.

Vendredi 10 février 2006

Le lendemain, pas de nouvelles. Où sont passés les deux pédiatres de Simon ? Ne sont-ils pas obligés de nous répondre dans un délai de vingt-quatre heures ? Chose certaine, à l'heure qu'il est, je devrai me résoudre à lundi. Deux autres journées de perdues.

Pour éviter la folie, j'appelle ma mère. En nous racontant notre journée, je sens, par son ton, que quelque chose ne tourne pas rond.

– *Mom*, ça va, toi ?

– Johanne, comment te dire... Ton père... Bon, disons que nous ne pourrons peut-être plus vous aider financièrement. Manque de liquidités. Tu comprends ?

– Je comprends, dis-je sereinement. Vous avez fait plus que votre part.

Sauf qu'au fond de moi, c'est la panique. Seuls, nous ne pourrons plus continuer de payer la thérapie de Simon. À 530 $ par semaine, qui le pourrait ?

– Je suis tellement désolée, Johanne. Qu'allez-vous faire ?

– Aucune idée. Il faudra peut-être arrêter la thérapie.

– Non ! Il n'en est pas question. Simon a trop besoin de cette thérapie.

– Peut-être, mais qu'avons-nous comme alternative ? Vendre la maison ? Non, j'aime trop ma maison. Vendre mon corps ? Tiens, pourquoi pas.

– Bien oui. Bonne idée, ma fille. Place donc une petite annonce dans le journal de Lachine. « Jo Bedaine offrant ses services... »

– Oh, sa mère ! Je suis découragée, ça va tout croche.

– Ça va s'arranger, on va finir par trouver une solution.

– Comment ?

– On va trouver.

Trouver les fonds nécessaires pour continuer ne sera pas une mince affaire. Nos parents nous donnent déjà tout ce qu'ils peuvent. Sans eux, il n'y aurait pas eu le début d'une thérapie. Mon mari roule au maximum, il travaille comme un fou. Moi, qu'ai-je à offrir ? Eh viande ! Si je pouvais faire des sous avec mes peintures, mais je n'ai même pas le temps de peindre. Je suis trop épuisée. Maudite fatigue de merde !

Anne-Marie m'avait déjà parlé d'une fondation qui venait en aide financièrement aux familles dans le besoin, comme la nôtre. Peut-être la solution se cache-t-elle derrière cette fondation ? Je n'ai pas du tout le goût ni le temps d'écrire une lettre de quêteuse, mais je crains de n'avoir d'autre choix très bientôt.

Silence, Rémi ! Ah ! Cet enfant n'arrête pas de crier pour rien. Il n'a qu'un seul cri de disponible dans sa réserve. Qu'il se prenne le doigt dans la porte ou qu'il veuille du jus, il utilise le même cri strident et aigu qui vous défonce les tympans en quelques secondes. Ses *criages au meurtre* quotidiens énervent Simon qui, les nerfs à vif, refuse de s'alimenter.

Tout récemment, nous avons été témoins d'une variante du comportement anorexique de mon fils. Lorsque Steve entre dans la cuisine au moment où Simon s'apprête à avaler sa bouchée, celui-ci me la recrache en plein visage. Agréable !

Monsieur Simon ne tolère plus aucun bruit, plus aucun changement dans son environnement. Ce qui est dément, c'est que nous ne pouvons pas tout contrôler pour le protéger. Steve peut s'abstenir d'entrer dans la cuisine, d'accord, mais si le téléphone sonne ou si un écureuil traverse la galerie, que ferons-nous ? Un simple passage d'écureuil niaiseux et mon fils ne mange plus de la journée. Voyons donc !

Je suis si inquiète pour Simon. Avec toutes ces histoires d'anorexie combinées au reste, sans thérapie, nous n'y arriverons pas. Bon, je dois écrire cette foutue lettre à cette fondation, qu'on en finisse. Hum... demain. Promis.

Lundi 13 février 2006

Il est 9 h et je suis déjà en ligne avec l'hôpital. La réceptionniste du pédiatre m'apprend que celui-ci est en vacances, de retour le mois prochain. Reposant tous mes espoirs sur la docteure Bellavance, la réponse de sa secrétaire me renverse : docteure Bellavance est en congé indéterminé. Autrement dit, en arrêt de travail. En *burn out*.

Quoi ?

Merde ! Merde ! Merde ! Ce n'est pas vrai ! J'ai besoin de cette autorisation. Mon fils souffre et aucun médecin ne l'aidera ? C'est ridicule ! À qui puis-je demander cette requête ? La seule autre personne connaissant un peu le dossier de Simon est cette docteure Monette, la gastroentérologue. Peut-être acceptera-t-elle de nous aider ?

La réceptionniste de l'hôpital me transfère à sa boîte vocale. Mon message en est un de pitié. J'implore son aide. Je lui explique ma situation. J'attends son appel le plus tôt possible. Présentement, je n'ai aucune autre alternative pour obtenir une requête. En la remerciant, j'espère l'avoir convaincue de nous aider.

Attendre, toujours attendre…

Mercredi 15 février 2006

Simon va de mal en pis. Il hurle et crie sans arrêt durant la journée. Fort heureusement, Paulina arrive à le calmer durant ses deux heures de thérapie. Une fois sorti de ses cours, c'est la panique. J'essaie de lui venir en aide, mais il me repousse en pleurant. C'est triste, je n'arrive pas à le décoder. Il m'envoie sûrement un paquet de signaux de détresse, mais je ne les saisis pas. « Simon, dis à maman pourquoi tu pleures ! »

16 h 50. À cette heure, oubliez le retour d'appel du médecin. Une autre journée de terminée. Aujourd'hui, mon deuxième message adressé à la docteure Monette fut quelque peu autoritaire. Tout en restant polie, mon ton avait monté d'un cran. J'exigeais maintenant une réponse avant vendredi soir.

Puis, le téléphone sonna. Incroyable ! Excitée, énervée, je m'apprêtais à répondre. *Zut !* J'ai perdu le combiné. Ridicule ! Je viens d'appeler le médecin. Où ai-je laissé ce foutu téléphone ? Tout juste avant que mon répondeur embarque, je le retrouve sous le coussin du canapé. En répondant, le cœur battant, je réalise qu'il s'agit de madame O'Brien. Déception totale. Elle se demande pourquoi elle n'a toujours rien reçu de la part du pédiatre de Simon. Moi aussi, je me le demande. Elle semble outrée de la tournure des événements. Moi aussi, figurez-vous.

Encore une merveilleuse journée à me ronger les sangs. J'attendrai l'appel de la docteure Monette durant toute la journée de vendredi. Rien. Troisième message laissé dans sa boîte vocale, à 17 h 15. Ma gentillesse avait dorénavant disparu.

Ça fait maintenant huit jours que j'attends l'appel de docteure Monette. Quelque chose ne fonctionne pas. Ce n'est pas normal. Peut-être qu'elle est en vacances ? Je rappelle à l'hôpital. On m'informe que la docteure Monette n'est pas en vacances, mais bien à son bureau présentement. *Yes !*

– Je désire lui parler.

Au bout du fil, ça sonne, puis sa boîte vocale embarque, une fois de plus. Je laisse alors un quatrième message. Lui avouant que je ne comprenais pas pourquoi elle refusait de me parler.

– Mon fils a besoin de ce médicament. De grâce, aidez-moi, je veux tout simplement savoir comment faire pour me procurer cette requête.

Jeudi 23 février 2006

Cette histoire dépasse l'entendement. Il est jeudi midi, évidemment trop tard pour la prescription du calmant. Simon aura son rendez-vous lundi prochain. Par contre, ce calmant, c'est moi qui en aurais besoin. Étonnée et découragée du comportement de ce médecin, je suis sur le *gros nerf*.

Selon mes amis du milieu médical, cette madame Monette ne serait pas professionnelle. Il y a manquement au code de déontologie. Un médecin se doit de vous rappeler dans un délai raisonnable. Ne serait-ce que pour vous rassurer ou vous rediriger vers un autre département.

En après-midi, Simon crie à tue-tête, c'en est trop. Je rappelle l'hôpital. Mon fils pleure si fort que j'entends à peine la réceptionniste au bout du fil, et par son *Oui, un instant !*, je sens qu'elle commence à en avoir marre de moi. Parfait, moi aussi. Boîte vocale.

– Bonjour, madame Monette, dis-je. Johanne Leduc… Souvenez de moi ? Sûrement, mais vous ne connaissez pas mon garçon. Attendez, je vous le présente. Allez, Simon, crie dans les oreilles de la madame.

Mon fils hurle à tue-tête et mon ton monte alors d'un cran.

– Écoutez-moi bien, je ne vous demandais qu'un simple appel. Une simple formalité. Voyez-vous, par votre inaction, mon fils souffre de plus en plus, jour après jour. À partir de maintenant, vous partagerez sa douleur avec nous. Vous recevrez un appel, identique à celui-ci, toutes les quinze minutes. À tantôt !

Mon Dieu, je tremble de tout mon corps. Comment la convaincre de me rappeler ? Aux grands maux les grands remèdes. J'appelle mon père à son bureau. Tant pis pour elle. Je le mets au courant des derniers développements dans l'affaire Monette. Hors de lui, mon papa se transforme en l'Incroyable Hulk. L'injustice le rend vert.

– Donne-moi son nom et son numéro de téléphone. J'appelle mon avocat et je te rappelle.

Oh boy ! Efficace, le père. L'Incroyable Hulk appela son avocat ainsi que la docteure Monette. Moins de quinze minutes plus tard, mon téléphone résonne dans la maison. Trop rapide. Il n'est arrivé à rien, lui non plus. Coriace, cette madame Monette.

– Salut, Johanne, j'ai parlé à ta médecin, elle…

– Attends, tu as réussi à lui parler ? Comment as-tu fait ?

– J'ai simplement employé les mots magiques : mise en demeure. Elle a décroché aussitôt.

– Quoi ? Elle était là au moment où Simon lui pleurait dans les oreilles ? Elle n'a même pas décroché le téléphone. Je n'en reviens pas.

– Je ne sais pas, mais elle fonctionne bien sous les menaces. Elle devrait t'appeler d'ici à demain soir.

– Eh bien, son père, bravo !

L'Incroyable Hulk venait de vaincre Wonder Woman.

Quelle journée pénible, et je n'étais pas au bout de mes peines. Ce soir-là, c'est Rémi qui est venu m'achever.

En entrant dans la cuisine, Rémi jouait tranquillement par terre avec ses petites voitures. En m'approchant, je vis qu'il avait fait une longue file avec ses voitures. Très longue. Un immense embouteillage de petites autos qui faisait le tour de la table à dîner. *Alignement d'objets*. Une caractéristique autistique. Oh non ! Rémi !

Sans réfléchir, d'un seul coup de pied, je fis virevolter son boulevard Décarie dans tous les sens. Paniquée, je chicanai mon fils.

– Maman ne veut plus que tu fasses des files avec tes voitures ! Je ne veux plus voir aucune de ces maudites petites voitures dans la maison ! Compris ?

Pauvre bébé. Évidemment, il ne comprenait pas ce qui venait de se passer. Moi non plus, d'ailleurs. Et pour des raisons bien différentes, nous pleurions tous en synchro. Simon, Rémi et maman.

À l'arrivée de mon chéri, celui-ci me demanda comment avait été ma journée. J'éclatai d'un rire nerveux, en me frappant la tête sur l'épaule, la langue sortie, les yeux tournant dans tous les sens.

– Ça va, toi ? me redemanda-t-il, incertain.

– Oui, pourquoi ?

– C'est que… la langue, le coup d'épaule…

– Ce n'est rien, à part le fait que nous avons dû émettre des menaces à une médecin pour qu'elle nous rappelle, que Simon a étendu sa merde partout sur sa table de travail, que Rémi a commencé à aligner ses voitures sur un kilomètre de long, que très bientôt, nous devrons peut-être cesser la thérapie faute d'argent, que j'ai eu envie de vomir toute la journée parce que nous avons dû menacer une médecin pour qu'elle nous rappelle, que Simon a…

– Hé ! belle journée, finalement ! C'est quoi le problème ?

– Très drôle, champion.

– Allez, viens ici, ma chanceuse. Viens dans les bras de papa Steve.

– Je n'en peux plus, Steve.

J'aurais voulu arrêter le temps et rester ainsi, dans les bras de mon homme, pour l'éternité. Mon mari réussit toujours à me calmer, transformant ma boule de stress en une simple bille remplie d'amour.

Le lendemain, j'avais rendez-vous avec Lyne, notre travailleuse sociale. Nous venons tout juste de terminer le renouvellement des subventions quand le téléphone retentit. Croyez-le ou non, c'était la docteure Monette. Incroyable ! Mettant ma main sur le combiné, je m'excusai auprès de Lyne. Par un hochement de tête, ma TS m'encouragea fortement à prendre l'appel. Mais avant même que je puisse ajouter quoi que ce soit, la docteure me criait dans les oreilles.

– POUR QUI VOUS PRENEZ-VOUS, MADAME LEDUC ?

– Pardon ?

– On ne harcèle pas les gens de cette façon ! Encore moins une médecin ! Franchement ! C'est quoi votre problème ?

Quoi ? Vous est-il déjà arrivé de vous faire engueuler par votre médecin ? J'avoue, c'était une première. Un sentiment très étrange me traversa. J'étais à la fois insultée et amusée d'entendre cette femme se défouler sur moi. Je la trouvais totalement ridicule.

Mon père m'a toujours dit qu'en situation de crise, il valait mieux laisser l'autre s'enfoncer lui-même. En dire le moins possible. C'est exactement ce que je fis. Je me tus et elle s'enfonça. Plus elle s'emportait, plus elle disait des grossièretés inutiles. Après une minute, j'avais assez de matériel pour faire une succulente plainte à l'Ordre des médecins. Elle avait littéralement perdu le contrôle de ses émotions. Mais toute bonne chose a une fin. Ce petit jeu rigolo doit cesser un jour. Au travers de ses insultes, criant plus fort qu'elle, ma question l'assomma net. Cette question, je le savais, était tranchante.

– Madame Monette, si, comme vous le dites si bien, vous n'étiez pas autorisée à faire cette requête pour Simon, pourquoi ne pas me l'avoir simplement dit, et ce, dès mon premier appel ?

Bang ! Dans les *Chiclets*. Elle fut incapable de justifier ce « non-retour d'appel » d'un peu plus de deux semaines. Elle le savait trop bien. Cette erreur de jugement pouvait lui coûter une plainte. Il est évident que l'appel de mon père l'avait secouée. Pour un médecin, une plainte est la tache au dossier dont il se passerait volontiers.

Silence total, elle ne parle plus. Le vent a tourné. C'est à mon tour de lui faire la morale. Je lui explique notre situation, mon profond désir de soulager mon garçon rapidement, ma révolte face à son indifférence. C'est alors que son ton change. Du coup, elle est plus clémente. Regrettant de n'avoir pu aider mon fils, elle redevient un gentil médecin, comme on les aime. Tiens donc. Au jeu du pouvoir, je tenais désormais le bon bout du bâton.

À présent, je la sens craintive. Comme en attente d'un verdict. Cette plainte lui pend au bout du nez, et elle le sait trop bien. Laissant planer le doute dans son esprit, « Au revoir » furent mes dernières paroles en raccrochant, tout bonnement. À votre tour, chère dame, de vivre un peu d'angoisse. Mais rassurez-vous, docteure, je n'ai pas de temps à perdre avec toutes ces niaiseries. Formuler une plainte me demanderait beaucoup trop d'efforts. Je n'arrive même pas à écrire une simple lettre d'aide à une fondation. Je ne sais pas pourquoi d'ailleurs, mais je n'y arrive pas. Quémander n'est pas ma force, semble-t-il. Un jour, je vais l'écrire. Promis.

À la suite de cette matinée rocambolesque, mon après-midi fut plutôt endormant. J'étais détendue comme après un bon massage. Madame O'Brien fut le seul autre appel de ma journée. M'informant qu'elle avait bien reçu le dossier de Simon, elle avait hâte de nous rencontrer lundi prochain, en compagnie de la docteure Oswald. Mais ce qui est troublant dans *l'affaire Monette*, c'est qu'en 2006, pour qu'une médecin retourne nos appels, nous avons dû la menacer de porter plainte ! Il y a là matière à s'interroger. C'est donc à partir de cet instant précis que le monde médical me laissa un goût amer en bouche.

27 février 2006

Nous y voilà à cette fameuse rencontre avec la psychiatre. Je mise beaucoup sur cette clinique de psychopharmacologie pour sortir Simon de sa torpeur. Un peu trop, même. Fort heureusement, Paulina accepta de nous accompagner chez la médecin. Ce sera plus facile pour moi de discuter avec la psychiatre, et plus agréable pour Simon.

Déjà installés dans le local d'évaluation, nous attendions la psychiatre. À la blague, Paulina fit remarquer à Simon que sa maman était translucide, comme de la vodka. À un cheveu de la crise cardiaque serait plus juste. Puis, la porte s'ouvrit avec fracas. Seigneur ! Mon cœur ! Une grande dame entra, accompagnée d'une jeune stagiaire.

« *Bônjou-our !* » nous souhaite la docteure Oswald. Eh merde ! Une anglophone avec un accent hyper puissant. Comment vais-je réussir à la comprendre ? Ma boule de stress s'active.

À mon grand étonnement, la docteure Oswald refait tout le parcours de Simon depuis sa naissance. Procédures normales lors d'un transfert de dossier, perte de temps monumentale, selon moi. De plus, elle me questionne longuement sur Rémi. M'invite à l'inscrire sur leur liste d'attente pour une évaluation. Oh, lâchez-moi le « *Rwémi* » pour aujourd'hui, il s'agit de « *Simônn* », docteure !

En silence, chuchotant des *hum hum* à l'occasion, elles observent mon garçon tout en prenant des pages entières de notes. Puis, coup de théâtre !

– Bion, ce seûra toute poûr aujoûrd'hui, médame Lediuk, conclut la psychiatre.

Quoi ? Pas déjà ? Vous n'allez tout de même pas nous planter là comme des vieilles chaussettes trouées ! Et Simon ? Qu'arrive-t-il de Simon ?

Elle nous fit part de ses recommandations : essayez la Mélatonine pour mieux dormir, le Tylenol car il y a une possibilité de douleur chez Simon et, finalement, elle suggère une consultation à la clinique de psychopharmacologie dans un délai rapproché.

Woh là ! Un instant, championne ! Je nous croyais justement en clinique de psychopharmacologie ! C'est quoi ce bordel ? Échange de regards entre Paulina et moi.

– Nion. Aujoûrd'whui, noûs ne fésons que l'*evaluation*. Voûs devez wrevenir.

Ce n'est pas vrai ? Dites-moi que je rêve !

C'est l'épaule arrondie que nous retournons, bredouilles, à la voiture, s'interrogeant mutuellement sur la pertinence de cette rencontre. Vraiment, en quoi ce changement d'équipe résultera en une différence tangible pour Simon ?

– Elles n'ont rien fait, Johanne, elles ne t'ont rien suggéré, à part du Tylenol et de la mélatonine. Voyons, de la Mélatonine ! Un produit naturel pour stimuler le sommeil. C'est son estomac qui devrait être stimulé ! Imbé..., s'arrêta brusquement Paulina. Excuse-moi, Simon.

– Je suis d'accord.

Au volant de ma voiture, mes yeux s'embrouillent. Cela fait des semaines que je rêve de cette rencontre, d'entendre cette médecin me dire : « Voilà, Madame Leduc, votre garçon souffre de ceci. Voici le remède. » Aujourd'hui, ma déception dépasse l'entendement. Je refuse de croire à ce coup d'épée dans l'eau. De plus, Paulina semble me reprocher ma passivité envers la docteure Oswald. Elle me dit que j'aurais dû poser plus de questions ou insister pour que des examens physiques soient passés. D'accord, mais j'ai été déstabilisée. Je m'attendais tellement à une prise en charge spectaculaire de leur part. « Merde ! Paulina, ne me blâme pas en plus ! Je termine tout juste mon combat avec la docteure Monette, accorde-moi une pause, j'en ai besoin. » Je suis écœurée de toutes ces batailles. Être toujours David contre docteur Goliath.

N'empêche, ses paroles me restèrent en tête toute la journée. Avec le recul, il est vrai que je me trouvais poche. J'aurais dû, j'aurais donc dû être plus agressive, plus autoritaire. Encore une fois, envahie par cette culpabilité sournoise, je ne me considère pas à la hauteur de la situation. Je n'ai pas le profil de l'emploi. Et le maudit téléphone qui n'arrête pas de sonner ! Quoi encore ? C'est l'heure du souper. Lâchez-moi, bon sang ! Laissez-moi culpabiliser en paix !

– Oh ! cool ! la sœur.

Empathique à ma cause, sœurette s'informait de ma super rencontre avec la docteure Oswald. « Bof ! » fut ma première réponse.

– Je suis déçue, la sœur. J'espérais trop un miracle. Maintenant, je ne sais plus trop quoi penser. Puis, il y a Rémi aussi…

– Quoi, Rémi ?

– La docteure m'a suggéré de le faire évaluer le plus tôt possible, lui aussi. *Pff* ! Je suis tannée de tout ça. Vraiment tannée, tu comprends ?

– Eh bien justement, la sœur, j'ai peut-être une idée pour remonter ton petit moral.

– Cause toujours.

– Si tu venais dans le Sud avec moi, cette année. Je t'invite.

– Dans le Sud… genre Longueuil ?

– Non, genre République Dominicaine !

– Quoi ? Tu me niaises ? dis-je, me redressant d'un coup sec du fauteuil où je m'étais évachée. Dans le Sud-Sud ? Mais, la sœur, ça coûte une fortune. Tu ne peux pas payer mon billet en plus…

– Viens-tu ou pas ? Laisse faire l'argent, c'est mon problème.

– Bien, euh… OUI, oui, je le veux !

– Sincèrement, seule ou à deux, mon billet me coûte pratiquement le même prix. Autant t'avoir avec moi et avoir plus de fun.

– La sœur…, incapable de finir ma phrase, je ne sais pas quoi dire. Merci ?

– Fait plaisir, la sœur. Allez, choisis-nous un bel endroit pour évacuer notre stress. Départ dans un mois et demi !

N'avais-je pas la meilleure sœur au monde ? La situation était irréelle. Je venais de gagner un voyage à la loterie. Moi, en vacances, avec la sœur ? Vraiment trop *cool* !

Rapide comme l'éclair, mon aînée avait déjà tout planifié. Steve était au courant depuis Noël et avait offert une semaine de gardiennage à ses parents. Les chanceux ! Ils s'occuperaient des enfants durant ma semaine de congé. Conséquemment, l'état de leur santé mentale m'inquiétait un peu. C'était à souhaiter que mes petits anges ne se transforment pas en petits diables.

Depuis cette rencontre pathétique du 28 février dernier, mon cerveau était en panne sèche. Le Sahara. Ajoutez à cela l'appel de la secrétaire de la docteure Oswald, qui m'a confirmé le rendez-vous en clinique de psychopharmacologie pour Simon le 20 novembre prochain, et la confirmation d'une attente évidente de plus de une année pour l'évaluation de Rémi, et j'ai eu envie de partir en voyage immédiatement. Ne plus avoir à penser ou à réfléchir pour trouver une solution à toutes ces situations imbéciles qui nous envahissent de façon exponentielle depuis quelques mois. Nous ne pouvons attendre jusqu'au 20 novembre pour soigner Simon. Cela ne fait pas de sens. Mon fils est malade. Et on ne peut davantage attendre une année pour subir une évaluation d'un *deuxième* enfant pour un même diagnostic !

Mercredi, lors de la supervision d'Anne-Marie, nous en avons longuement discuté. Il est clair qu'elle ne voulait pas modifier le comportement de Simon tant que toutes les hypothèses de malaises physiques n'auraient pas été écartées. Cependant, elle a accepté de nous aider temporairement. En discutant avec elle des possibilités, étrangement, ma boîte crânienne se vidait de toute matière grise. J'étais incapable de suivre la conversation. Anne-Marie me parlait à travers un épais brouillard. Seuls quelques mots, pêle-mêle, arrivaient intacts à ma cervelle. Sensation étrangement désagréable. « Voyons, ma vieille, concentre-toi ! » Mais je n'y arrivais pas, du moins, que très difficilement. Secouant la tête de temps à autre, je faisais semblant de comprendre.

La psychologue me parla d'une banque de données. En fait, je pense. Sortant de son sac une liasse de feuilles titrées « *Comportements* », elle m'expliqua l'importance de prendre en note tous les faits et gestes de Simon. Selon elle, mieux vaut avoir toute l'information sur papier lorsqu'on rencontre un spécialiste. Comme les épisodes anorexiques de Simon semblaient se produire de façon périodique, Anne-Marie nous demanda de noter la date, l'heure et l'antécédent au comportement, ainsi que la conséquence, c'est-à-dire notre réaction.

– De plus, Johanne, tu devras inscrire dans un agenda tout ce que Simon ingurgite dans sa journée. Tu me suis ?

– Hum !

– Ça va, toi ? Tu as l'air absente aujourd'hui.

– Euh ! Oui, oui ! dis-je, disparue dans la brume. Ça va.

– Bon, d'accord. Je disais donc de tout noter. Des renforçateurs aux repas en passant par les médicaments. S'il y a une corrélation entre le choix des aliments et son refus de manger, nous le saurons par ces observations. Je veux voir la journée entière de Simon défiler sur ses feuilles. Ses bonnes et ses mauvaises périodes. Si le repas était chaud ou tiède, quelle était la couleur de son assiette. S'il est assis ou debout, qui était présent dans la pièce, que faisait-il. Tout.

– Autrement dit, même un écureuil traversant la galerie devrait apparaître sur cette feuille ? demandais-je, bien heureuse de cette diversion et d'accorder un petit repos bien mérité à mon cerveau, qui surchauffait drôlement après tant d'énumérations.

– *Moui !* Même un écureuil qui traverse, ajouta Anne-Marie en riant. S'il semble influencer son comportement… certainement !

Le regard fixe, me concentrant le plus possible pour assimiler toute cette information, je compris l'ampleur du travail à venir. Mon Dieu ! Où allais-je trouver l'énergie nécessaire pour noter chaque instant de la vie de mon garçon ? Je n'arrive même plus à répondre au téléphone tout en me grattant le nez. Par contre, Anne-Marie a raison : si nous n'écrivons pas les événements au fur et à mesure qu'ils se présentent, il y a de fortes chances que notre petite mémoire en oublie la moitié. D'ailleurs, qu'ai-je mangé hier soir ? Étant incapable de me souvenir du contenu de ma propre assiette, il est évident que j'oublierais celui de Simon !

Observer Simon d'aussi près nous obligerait à mieux le comprendre pour mieux l'aider. Enfin, nous l'espérions de tout cœur.

Mars 2006

Je ne vais pas bien. Pas bien du tout. L'effet brouillard s'épaissit de jour en jour. Tout comme moi, d'ailleurs. Le ventre gonflé telle une femme enceinte, j'arrive à peine à attacher mes souliers. Pourtant, je n'avale pratiquement plus rien, car j'ai régulièrement la nausée. Sans compter les douleurs musculaires spasmodiques qui me transpercent à tout moment, ou ces chutes de pression omniprésentes. La nuit, je dois m'appuyer contre les murs pour circuler d'une chambre à l'autre afin de ne pas tomber par terre. La tête me tourne à toute vitesse. Mes glycémies sont catastrophiques. Mon endocrinologue me suggère un peu de repos. En riant, je lui ai demandé de l'inscrire sur ma prescription. Du repos, si je pouvais en acheter à la pharmacie…

Chaque soir, chaque foutu soir, nous devons nous étendre auprès de nos enfants pour qu'ils s'endorment. Parfois, cette détente forcée se prolonge sur plus de deux heures avant qu'ils n'acceptent de fermer leurs petits yeux. Pendant ce pénible laps de temps, ils sautent sur leur lit, rient, crient, pleurent et tapent sur les murs. Ou sur les nerfs. Il nous arrive parfois de recevoir de pénibles coups de pied. Une fois, à la suite d'un violent coup, j'ai cru à une cassure de mon nez. Malgré tout, souffrant le martyre, je suis restée auprès de Simon jusqu'à ce qu'il s'endorme paisiblement, préférant ainsi un enfant endormi à un nez endolori. Ordre logique des choses.

Une fois endormis, ils se réveillent à peine quatre heures plus tard. Rémi le premier. Il est alors 3 h. Jacassant à tue-tête, il réveille finalement son frère, vers 6 h, tout juste avant de retomber dans les bras de Morphée. Transfert de chambre. Même scénario. À mon côté, Simon se rendort finalement, mais il est 7 h. Rémi se réveille alors, pour une seconde fois, fin prêt à entamer une superbe journée. Pour moi, ce sera une autre nuit à oublier.

Ainsi maintenue éveillée artificiellement, j'entame ma journée plus fatiguée que la veille. Je maintiendrai ce rythme inhumain durant plus de trois ans. Trois longues années à ne dormir que trois heures consécutives. Impossible, me direz-vous ? Possible, oui. Mais non sans conséquences. Certains me diront de prendre des calmants pour mieux dormir. Il ne s'agit pas de cela. Mon corps ne demande qu'à dormir, mais tel un supplice chinois, il se fait réveiller chaque nuit avant de transiter vers le sommeil profond. Privés de ces profondeurs, le corps et la patience ratatinent très vite, croyez-moi.

Toujours est-il qu'après une superbe nuit d'horreur commence une belle journée de merde ! Disons que le jour, je me transforme en Bob l'éponge. Absorbant tous les malaises, tempérant toutes les sautes d'humeur, évitant un drame à chaque instant. Simon et Rémi ne s'amusent pas vraiment de façon autonome, je dois donc les occuper en jouant constamment avec eux. Chatouillant l'un, courant après l'autre, sautillant sur le trampoline ou dansant sur la musique de la Compagnie Créole en faisant des simagrées. À ce moment, et seulement à ce moment, ils finissent par éclater de rire en oubliant tous leurs malheurs. Par contre, pour qu'ils s'amusent, le jeu doit être physique et non intellectuel. Donc, épuisant pour leur vieille mère ! Dès que je m'arrête pour souffler un peu, en quelques minutes, Simon redevient triste et se remet à pleurer. Et Rémi se remet à crier. Comme Rémi crie, Simon se griffe. Effet domino. Si, au moins, pour leur sieste d'après-midi, ils pouvaient s'endormir à la même heure. Eh non, au contraire, l'un s'endort lorsque l'autre se réveille. Résultat : je n'ai jamais de pause. Les oreilles en radar, surveillant sans relâche leurs moindres gestes à l'affût d'un cataclysme imminent, cela exige des nerfs d'acier pour ne pas perdre patience. Cette même patience qu'aucun de nos deux enfants n'a hérité de leur père. L'autorité fait partie de notre famille, mais ce sont nos enfants qui l'exercent sur nous. Comme ils ne veulent jamais manger le contenu de leur assiette, je dois me battre avec eux pour qu'ils en avalent au moins une bouchée. Ça résulte en un combat. Voulant maintenir un minimum d'autorité sur mes deux rebelles, j'insiste en leur disant qu'ils ne sortiront pas de table avant d'avoir terminé leur assiette ! Bien oui, bonne idée ! Insistant un peu trop, je sème alors un climat de panique et le repas vire en catastrophe. Simon me lance son assiette par la tête et Rémi vomit dans la mienne. *Cool* ! Redevenant Bob l'éponge, j'essaie de me sortir de cette fâcheuse situation. Chatouillant l'un, courant après l'autre… Bel exemple d'autorité parentale !

Même si le *burn out* me guette, me talonne, que puis-je faire pour l'éviter ? Sacrer mon camp ? Parfois, l'idée de partir loin de tout cela – les enfants, mon mari – me semble la seule avenue possible pour survivre. Quitter cette vie pour m'en refaire une autre ailleurs. Pourquoi pas ?

Oubliez ça ! Impossible. Je les aime beaucoup trop pour me séparer d'eux. Leur présence me manquerait profondément. Ils sont toute ma vie. Ma raison d'être. Mais grâce à la sœur, je profiterai du meilleur des deux mondes. Dans moins d'un mois, je pourrai quitter cet enfer. Je serai partie… partie en vacances. J'ai tellement hâte. Difficile pour moi d'exprimer par des mots l'étendue de ma reconnaissance envers ma sœur. « Merci, la sœur » est nettement insuffisant. M'offrir un tel havre de paix au moment où je me sens si mal. Comment remercier un tel geste d'amour ? Un jour, je trouverai. En attendant, j'ai bien hâte de partager ce beau voyage avec elle. Je n'oublierai jamais ce qu'elle a fait pour moi. Jamais.

Le paradis

Avril 2006

Depuis une semaine, je flotte. Je ne porte plus à terre. Dans exactement sept jours, j'aurai les pieds confortablement enfouis dans le sable blanc d'une plage dominicaine. Je n'arrive pas à y croire. Seul regret : j'aimerais tant amener mon *chéri-doux* avec moi. Lui aussi en a plein son casque de cette vie de fou ! Il regarde souvent la photo de l'hôtel que j'ai mise en évidence sur la porte du frigo. Il m'envie sûrement. « Ne désespère pas, mon amour, un jour, nous irons en vacances, toi et moi. Comme dans le bon vieux temps ! »

Dans ma tête, je suis déjà là-bas. Depuis maintenant une semaine, je remets tout au retour de mes vacances. Je ne veux plus avoir à m'occuper de quoi que ce soit. « Désolée, il n'y a plus de service au numéro que vous avez composé… de retour le 28 avril. Pour toutes urgences, faites comme moi, démerdez-vous ! »

Petit Rémi est inscrit dans trois CPE de la région de Montréal. Il est grand temps que Rémi côtoie des enfants de son âge, qu'il voie autre chose qu'un frère qui crie, qui pleure ou qui se violente de façon compulsive. Rémi a un urgent besoin de communiquer et de partager avec les autres enfants. Disons que sa maman a bien hâte de pouvoir dialoguer avec son petit dernier… son dernier espoir.

21 avril 2006

Le jour « V » pour Voyage est enfin arrivé. Tout est prêt. Dans quelques minutes, nous sauterons dans le taxi, direction aéroport Montréal-Trudeau. Il est 4 h 15, j'ai le cœur qui bat la chamade. C'est fou, même en état de fatigue extrême, écœurée de tout ce qui m'arrive et sachant que ce voyage m'aidera à me ressourcer, j'ai peur de m'ennuyer de mes hommes. La séparation est difficile. Heureusement qu'ils dorment en ce moment. À vrai dire, je suis un peu inquiète.

Comment les enfants réagiront-ils lorsque, à leur éveil, leur maman ne sera plus là ? Une semaine peut leur paraître une éternité. Ils vont sûrement se demander si j'existe encore ou si je vais revenir un jour. N'oubliez pas, ils ne parlent pas. Steve ne pourra pas leur expliquer la situation.

– Notre taxi est arrivé, me chuchote ma sœur en crevant ma bulle.

– Ça y est, la sœur, nous partons. Au revoir mes amours, dis-je, en fermant doucement la porte. Maman vous aime.

L'avion décolle sans aucun retard. 7 h pile. En vol, je me pince, je me mords. Je ne rêve pas. Je m'envole vraiment vers la République Dominicaine. Très heureuse qu'à mon départ, il n'y ait pas eu de câlins d'adieu, car je crois que j'aurais fondu en larmes. Je me sens ridicule. Moi qui ai si souvent souhaité ce temps d'arrêt, je ne vais tout de même pas pleurer maintenant qu'il se réalise. Puis, une image de Simon, les mains pleines de merde, surgit dans mon esprit. Bizarrement, en un éclair, ma tristesse disparait. Tout sourire, je regarde ma sœur me faire un « *thumbs up* », écouteurs aux oreilles, visionnant le film.

– Madame, désirez-vous un verre de champagne ? me demande l'hôtesse.

– Oh ! que oui, mademoiselle !

– *Cheers*, la sœur ! dis-je, avant de sombrer.

L'avion vient tout juste d'atterrir. À notre sortie de l'appareil, descendant l'escalier d'embarquement, mes joues sont caressées par cette douce brise chaude et humide typique des Caraïbes. Doux Jésus que c'est bon ! Je ferme les yeux, la tête submergée de lointains souvenirs, lorsque la musique *meringue* provenant de l'entrée de l'aéroport me confirme que nous sommes réellement à Punta Cana. *Si !*

Notre hôtel était sublime. Un site enchanteur, entouré de palmiers, de fontaines, de haies d'hibiscus, de superbes flamants roses et de jolis petits culs dominicains bien bonzés. Une allée de fontaines en forme d'animaux marins partait du hall d'entrée jusqu'à la plage et séparait le complexe en deux sections identiques. De toute beauté. Notre chambre était très spacieuse et très bien située. Très propre, également. Rien à redire. Sauf peut-être… que la chance n'était pas avec nous. Il pleuvait à tout instant, il faisait froid et la bouffe était dégueu. Mais vous savez quoi ? J'étais en vacances, et à moins d'une explosion nucléaire ou d'un tsunami, je n'aurais cédé ma place à quiconque. *No way !* Je me plaisais à déposer mon popotin sur cette chaise longue et à ressentir une petite douleur au dos, conséquence d'un dodo prolongé.

Cet après-midi-là, il faisait un froid dominicain. En utilisant ma serviette comme sac de couchage, je somnolais paisiblement en compagnie du *Code Da Vinci*, entrouvert sur la bedaine, quand ma sœur lâcha un cri terrible.

– Viiiiiiiite, la sœur !

– Quoi ? Qu'est-ce qu'il y a ? demandais-je toute confuse, à moitié endormie.

– Il fait soleil là-bas ! Grouille, la sœur !

Et merde ! Nous sommes parties à la course, traînant de peine et de misère notre chaise pour jouir de cette éclaircie que nous savions éphémère. En quelques minutes, Galarneau fit disparaître notre chair de poule. Sensation trop formidable. Enfin, un peu de chaleur ! Ma serviette reprit sa place habituelle et, telle une crevette, je passai du gris au rose.

C'est ainsi que, pourchassant chaque rayon de soleil, se déroulèrent nos séances de bronzage. Dures, dures les vacances.

Tous les jours, je prenais de longues marches, en solitaire, sur la plage. Moments inoubliables : le son des vagues, la couleur turquoise de l'eau, le sable d'un blanc immaculé. Merveilleux ! Une vraie carte postale. Un paradis terrestre. Fermant les yeux, le visage tourné vers la mer, l'illusion était parfaite, et c'est toujours à ce moment précis que mes inquiétudes choisissaient de refaire surface, gâchant le *momentum*. Réfléchissant à ma vie, à mes enfants... Mais quelle vie ? Celle qui me file entre les doigts ? Rien de tout ce qui arrive n'était prévu. J'avais des rêves, des ambitions, des projets d'avenir, moi aussi. Mais je dois désormais les abandonner. Les uns après les autres. Comment maintenir ce rythme d'enfer ? Je pleure tout le temps. Même en vacances ! Regardez-moi, encore les yeux pleins d'eau. C'est ridicule !

– Arrête, Johanne ! me dis-je tout haut, morveuse. Arrête de pleurer, ça suffit ! Profite de tes vacances, ma vieille ! Ici, c'est *Hakuna Matata.* Une vie sans soucis ! Regarde tout autour. Triste ou pas, la beauté de ce paysage demeure bien réelle.

Je réalise alors qu'il m'est de plus en plus difficile d'apprécier les bons moments et de les vivre pleinement sans être continuellement sur la défensive. Je dois réapprendre à aimer les choses agréables. C'est fou, j'ai toujours la sensation que derrière un petit bonheur se cache un gros malheur prêt à me sauter dessus. Mais ici, le malheur ne me trouvera pas ! Alors, abusons des bonnes choses ! *Una cervesa, por favor !* J'ai soif !

Adoptant le rythme dominicain, nous ne bougions que pour suivre le trajet du soleil ou ne levions le petit doigt que pour signaler au serveur de nous apporter un rafraîchissement. Le soir venu, les pénibles spectacles d'animation égayaient nos soirées. Reproduisant à profusion le signe « Encore » de la méthode ABA, ma sœur et moi étions les deux seules tarées à en redemander encore. *Mucho spectaco !* Oh oui, encore et encore, *por favor* ! Encore plus de nuits complètes de dodo, encore plus de soupers au restaurant et d'heures de lecture tranquilles sans se faire déranger, ou de cette douce chaleur sur ma peau… Ah oui ! J'en aurais voulu encore tellement plus, mais demain, *terminado !* Embarquement pour l'enfer prévu à 13 h 30. Le retour à la réalité va faire mal. Le contraste est beaucoup trop important.

Pour la première fois depuis trois ans, j'étais bien. Bien dans mon corps, bien dans ma tête. C'est alors que tout devint clair. Je compris tristement que, pour moi, plénitude rimait avec solitude. Que cet état de bien-être ne serait jamais possible en présence de mes enfants. Pour survivre, je devrai m'isoler. Sentiment brouillé, puisque j'aime mes enfants plus que tout, plus que moi-même…

Le doute

Après avoir tenu le rôle de Reine durant une semaine, difficile de rependre celui de Cendrillon. Lavage, ménage, *popotage*, frottage et *démerdage*. « Bienvenue à la maison, maman ! »

Mes beaux-parents sont encore vivants. Malgré de nombreuses difficultés encourues, ils ont surmonté cette épreuve avec brio. Dès mon arrivée, mes enfants m'ont rapidement fait comprendre qu'ils n'étaient pas en accord avec ce voyage improvisé. J'aurais voulu une montagne de bisous, mais je n'ai eu droit qu'à un bec sec, sur le front. Babounes incluses. Excepté de la part de mon chéri, fort heureusement. Hormis quelques embûches, tout semblait s'être bien déroulé.

Durant la semaine, j'avais reçu plus d'une dizaine d'appels uniquement du milieu médical. Ma belle-mère s'était transformée en secrétaire, passant la majeure partie de sa journée à répondre au téléphone. Pauvre elle. Je le sais, il y a des journées où le téléphone n'arrête tout simplement pas de sonner.

Je réalise que cette semaine de pause a permis à tout le monde de faire le point. Ils étaient trois à s'occuper de deux enfants. Un nombre minimal pour un minimum de confort, mais un exploit pour une personne seule. J'étais donc ravie qu'ils saisissent l'ampleur de ma fatigue, car il faut la vivre pour la comprendre réellement.

Malgré son job de secrétaire, ma belle-mère avait réussi à prendre en note tous les va-et-vient de Simon. C'est alors qu'elle me fit remarquer un détail étrange. Chaque fois qu'elle lui donnait une dose de Tylenol, il devenait calme instantanément.

– Ah ! bizarre ! Vous êtes certaine ? demandais-je, intriguée.

– Oui, regarde, j'ai tout noté, juste ici. On aurait dit qu'il avait mal à la tête et que le Tylenol l'apaisait. Autre chose aussi, nous avons remarqué qu'il recrachait ses bouchées uniquement lorsque Papi arrivait dans la cuisine. Pour que Simon avale sa bouchée, mon beau-père devait attendre au sous-sol avec Rémi ou carrément dehors, sur le balcon.

Trouble physique ou caprice ? Hum... d'ailleurs, mes beaux-parents ne faisaient pas manger les deux enfants en même temps. Ainsi, seul à la table, Simon mangeait tout son repas sans problème.

Merci, belle-maman, par vos observations vous venez de me confirmer ce que j'attends depuis longtemps. Le trouble alimentaire de Simon ne peut être attribué uniquement à un trouble physique. C'est donc dire qu'Anne-Marie devra intervenir auprès de Simon, et ce, dès demain matin.

Le lendemain, Anne-Marie et Paulina vérifièrent mes allégations. Sceptique, Anne-Marie se terrait au salon pendant que Simon mangeait à la table. Au moment où Simon prit sa troisième bouchée, je fis signe à mon beau-père de descendre les escaliers et d'entrer dans la cuisine. C'est alors que mon fils fit exactement ce que j'espérais. Apercevant son Papi, Simon recracha sa bouchée en pleurant et partit rapidement s'enfouir le visage dans le canapé. Bingo ! Les thérapeutes étaient enfin les témoins de ce que j'affirme depuis plusieurs mois. Quelque chose dérange Simon, mais cela ne peut être que physique. Sinon, en quoi la présence de mon beau-père interfère-t-elle avec les intestins de mon garçon ? Fière de moi, remerciant mes beaux-parents, je demandai à Anne-Marie ce qu'elle comptait faire à la suite de cette démonstration évidente d'un trouble de comportement.

– Bon, me répondit-elle sèchement, va falloir mettre en place un plan de désensibilisation au niveau des textures alimentaires. Je t'avertis, Johanne, c'est rarement agréable pour l'enfant. Simon devra se soumettre à ce qu'on lui dira de manger, sans aucune possibilité de fuite. Il devra accepter de manger quand *nous* lui dirons de manger et non quand *lui* le décidera. Aussi, il se peut qu'il ait associé les repas à un sentiment négatif. Nous devrons également briser cette association. Tu sais, il pleurera sûrement beaucoup.

– D'accord, dis-je en ravalant mon stress, plus du tout certaine de vouloir cette souffrance pour Simon. Ça marche, au moins ?

– En général, oui. Mais dans le cas de Simon, je reste convaincue qu'il y a autre chose qui le dérange. Une douleur, je ne le sais pas... Je ne suis pas médecin.

Et merde ! Quoi faire ? Accepter ou refuser cette thérapie barbaresque pour son enfant ? Et si ça fonctionnait ? De toute façon, il ne mange plus et il passera des tests en novembre prochain. Qu'avons-nous à perdre ?

Sur cette pensée bien naïve, nous avons donné l'autorisation à Anne-Marie pour l'élaboration d'un programme de désensibilisation pour

Simon. Le programme était simple : montrer à l'enfant que l'adulte est supérieur et que l'enfant doit lui obéir. Selon la psychologue, la réticence des enfants autistes envers les aliments proviendrait souvent de leur rigidité et de leur incapacité de bien généraliser. Il est donc primordial de détecter très tôt cette rigidité pour éviter qu'elle ne prenne de l'ampleur, comme dans le cas de Simon.

– Par exemple, si un enfant autiste s'habitue à manger des macaronis dans une assiette bleue, il pourrait ne jamais vouloir de spaghetti dans cette même assiette. Pour lui, l'association macaroni-assiette bleue ne pourrait être brisée. Il est donc préférable de changer continuellement d'assiette, de nouilles, de place à la table et ainsi de suite, afin de limiter toutes associations négatives et devoir appliquer un programme de désensibilisation par la suite.

Mon Dieu ! Dès la première séance, je regrettai ma décision. Je n'avais jamais rien vu d'aussi grotesque de toute ma vie. Paulina débuta en déposant une simple nouille du genre Lipton sur la lèvre inférieure de Simon. Un cri de mort retentit du sous-sol. Incroyable, ce hurlement provenant de l'œsophage de mon garçon à la vue d'une simple nouille. Frustré, apeuré, dégoûté, mon petit ange a dû passer par toute la gamme des émotions. Pauvre Simon ! À chaque cri, je m'excusais silencieusement auprès de mon fils, espérant qu'un jour, il pardonne à sa mère, cette femme en qui il a tant confiance.

Au bout de trois jours de souffrance intense, Paulina me dit qu'il tolère désormais la nouille durant quinze secondes sur sa lèvre. Ouf ! Ça va aller. Il ira mieux et les hurlements vont cesser. Petit à petit, Simon finira par accepter les nouilles et les avaler.

Mon fils réapprit à manger, à redevenir *chummy chummy* avec sa soupe. Il était temps car, honnêtement, Bob l'éponge n'en pouvait plus. Ces cris devaient cesser dans ma maison. L'éponge était si saturée que j'en vomissais, un matin sur deux.

Parmi la panoplie de petits papiers de type Post-it qui tapissaient les murs de la cuisine se trouvait celui du secrétariat de l'hôpital : « Appeler hôpital, prendre rendez-vous, pédiatre, deux enfants. » Il est vrai que Rémi n'a pas été examiné par son médecin depuis quelques mois déjà. En ligne, musique d'ascenseur : *Guantanamera*...

– Bonjour, centre de rendez-vous, que puis-je faire pour vous ?

– Bonjour, c'est pour prendre un rendez-vous en pédiatrie pour Rémi et Simon Julien. C'est un retour d'appel.

– Un instant, je vérifie. Simon et Julien, dites-vous ?

– Non, Simon et *Rémi* Julien. Julien étant leur nom de famille.

– Un instant… *Guantanamera*... Voilà, je suis dans le dossier de Simon. Mais, attendez… je me souviens de vous. Vous êtes la maman qui cherchait à tout prix la docteure Monette, il y a quelques semaines !

– Euh, oui !

– Puis, l'avez-vous rejointe, finalement ? Vous savez, cette histoire a fait le tour de l'hôpital.

– Ah bon !?

– Puis, lui avez-vous parlé, finalement ?

– Oui. Mais vous savez, si la docteure Monette m'avait rappelée dès mon premier appel, rien de tout cela ne serait arrivé. Elle…

– Bon ! La madame est contente ?

– Pardon ?

– Je vous demande si vous êtes satisfaite ?

– Bien, oui.

– Alors, n'en parlons plus. Pour votre rendez-vous, j'aurais le 6 juin prochain, ça vous va ? À 13 h 15.

– Oui… c'est parfait. La madame est contente-contente !

– Tant mieux. Au revoir.

Tu parles d'une frustrée ! En quoi ma situation avec la docteure Monette concerne une secrétaire du poste de rendez-vous ? Et puis, de quel droit pouvait-elle me parler ainsi ? Pour se sauver ou pour ne pas nuire à sa réputation, qu'est-ce que leur avait raconté la docteure Monette ? Entre ma crédibilité et celle d'un médecin, cette dernière l'emportait haut la main. Ma photo devait sûrement apparaître au dossier de Simon avec une mention de mère hystérique en surtitre. « Recherchée ! Armée et dangereuse. Ne pas approcher. Ne pas nourrir : bête sauvage ! »

Bande d'imbéciles heureux. Allez au diable !

Mai 2006

Les enfants sont très malades, ils ont attrapé tout un rhume. Malgré son nez de clown causé par une congestion nasale intense, Simon est très concentré, très présent durant les séances de thérapie. De façon générale, le rhume le rend plutôt bougon mais pas cette fois. Anne-Marie s'interroge. Qu'avons-nous modifié dernièrement ? Regardant dans mes notes, je ne remarque aucun changement. Sauf, peut-être, l'administration du Tylenol de façon régulière depuis une semaine. C'est alors que la note de ma belle-mère refait surface. Elle aussi avait remarqué un changement immédiat dans le comportement de Simon, à la suite du Tylenol. Anne-Marie me suggère alors de faire des essais, en cessant de lui en donner puis en recommençant. Pour voir s'il n'y aurait pas un lien entre les deux.

– Si le Tylenol lui fait du bien au point de le rendre attentif et diminuer de moitié ses crises, voilà une preuve supplémentaire que Simon a des douleurs et souffre en silence, me dit Anne-Marie.

– Merde.

Ainsi, alternant le Tylenol une semaine sur deux, nous attendions ce résultat révolutionnaire. Malheureusement, rien n'arriva. Simon ne démontra pas de changement de comportement suffisamment évident pour conclure hors de tout doute raisonnable que le Tylenol le soulageait véritablement. Cette hypothèse ne demeurera donc qu'une impression pour le moment.

Ces derniers temps, je trouve Anne-Marie très stricte. Trop. Je la savais autoritaire, mais pas aussi exigeante. Remarquez, je suis épuisée, donc plus émotive. Mais tout de même. Cette semaine, elle m'a reproché de ne pas appliquer la technique ABA correctement. De ne pas être assez ferme envers les membres de ma famille. Pourtant, je fais de mon mieux pour superviser tout le monde, mais connaître toutes les subtilités de l'ABA n'est pas chose simple pour moi ni pour personne. Demander à nos parents de modifier leur façon de faire pour éduquer un enfant est très délicat. Comment les convaincre que la *méthode Anne-Marie Dubé* fonctionne mieux que la leur ? Même Steve, mon chéri, fait à sa guise. J'ai beau lui dire quoi faire, on dirait qu'il s'en fout. J'imagine que c'est trop compliqué ou qu'il n'en voit pas la nécessité.

Anne-Marie nous ordonne de ne plus prononcer le nom de Simon quand nous l'appelons. Simplement dire : « Viens ici » plutôt que « Simon, viens ici ». Nous savons pourtant cela depuis le début, alors pourquoi continuons-nous à l'appeler par son nom ?

Ces consignes sont en fait des habitudes, des réflexes de communication bien installés dans notre tête, difficiles à modifier. De plus, la psy m'a également demandé d'expliquer, pour une énième fois à ma parenté, pourquoi il est primordial de ne plus forcer Simon à prononcer certains mots ou de ne plus le forcer à répondre par « non ».

– Paulina travaille un programme de prononciation et de compréhension des mots. Un mot à la fois. Par exemple, lorsque vous lui demandez de répéter le mot « biscuit » chaque fois qu'il en fait la demande, Simon se décourage et se referme sur lui-même.

– Je vais leur dire, dis-je, en chien piteux.

– Johanne, ça fait plusieurs fois que je t'explique tout cela. Vous devez, tout le monde, suivre notre méthode : la méthode ABA. C'est très important, sinon Simon régressera. Croyez-moi, j'ai l'expérience que vous n'avez pas.

Que faire quand vous êtes coincée entre la psy et votre mari ? Entre vos parents et vos beaux-parents ? Tout le monde essaie de nous aider, mais à leur manière. Tout le monde est convaincu d'avoir la bonne méthode. Chacun a ses petits trucs pour faire parler Simon. Leur volonté est pure, mais pas toujours logique. Nous devons à tout prix éviter de mélanger Simon plus qu'il ne l'est déjà. C'est pour cela que nous avons engagé une psychologue. Mais comment les convaincre du bien-fondé de cette thérapie ? Jouer à la maîtresse d'école en les reprenant chaque fois qu'ils ne feront pas leurs devoirs correctement me pua vite au nez. Il est évident qu'à la longue, j'allais finir par leur taper sur les nerfs. Je n'en avais ni le goût ni la force. Mais je n'avais aucune autre solution. Alors nos parents devinrent hésitants, à l'affût du moindre reproche de ma part. Ce qui provoqua une ambiance de merde dans la maison. Nous qui en avions déjà l'odeur… Et puis, ils ont fini par avoir peur de bouger, ou même de respirer librement, attendant continuellement mon approbation concernant leur moindre geste envers Simon. Ils me demandaient sans cesse quoi faire et comment le faire. Je ne savais plus quoi répondre et j'étais en train de devenir folle. Au bout d'un moment, Steve lâcha prise, complètement, et passa dans le camp adverse. J'étais donc seule à gérer tous ces règlements.

Essoufflée et écœurée du rôle de marâtre, à mon tour, je relâchai graduellement la corde, peu de temps après. Dès lors, tout ce beau monde partit dans tous les sens en faisant à sa guise. Des animaux sauvages en liberté ! Merde ! Un débat de principes éclata. J'essayais de reprendre le contrôle, mais en vain. Prise au milieu de l'arène, je continuais de justifier la thérapie de Anne-Marie qui, soit dit en passant, nous coûtait la peau des fesses et ne démontrait qu'un faible rapport qualité-prix. Mais, chaque fois, les membres de mon entourage gagnaient en amenant sur la table des arguments béton contre lesquels je ne pouvais rien dire. Ils avaient raison et j'avais tort. La thérapie ABA de Anne-Marie Dubé ne menait nulle part. Malheureusement pour moi, elle demeurait la seule chose qui m'empêchait de sombrer dans un profond coma. Et malgré mon statut minoritaire, je me portais encore et toujours à la défense de la psychologue. Mais aujourd'hui, celle-ci dépassa les bornes. Je devais choisir : ma famille ou la thérapie.

– Paulina travaille pour rien et c'est carrément irrespectueux envers Simon qui, lui, travaille si fort. Dis-moi, à quoi ça me sert de venir ici chaque semaine et de prendre une demi-heure à t'expliquer tous les programmes si personne de ton entourage ne les applique par la suite ? C'est une perte de temps et d'argent pour tout le monde, Johanne.

– Je sais.

– Ma liste d'attente est d'environ un an. Il y a plein de familles qui attendent qu'une place se libère pour bénéficier de mes services. Alors, si vous ne croyez pas en moi, vaudrait mieux tout arrêter maintenant.

– NON ! criai-je, apeurée. Simon a besoin de tes services. Nous y croyons. C'est juste un peu difficile pour moi de faire passer le message.

– Je comprends tes difficultés pour te faire entendre. Dommage pour toi que ta famille soit la plus bornée et la plus difficile que j'aie jamais vue.

Oh ! là, un instant ! Ma famille, la plus bornée et la plus difficile ? Quelles paroles cinglantes qui m'allèrent droit au cœur ! Il est vrai que je ne sais rien des autres familles mais, attention, ma famille se donne à 100 % pour notre cause. Nos parents sont extraordinaires avec nos enfants, et n'oubliez pas une chose, madame Dubé, ils ont dû faire leur deuil de caresses et de rapprochements, eux aussi. Ils ont une peine immense pour leur petit-fils et pour leurs enfants. Une peine dédoublée. Alors, calmez vos ardeurs, miss Perfection, et restez polie.

– Oui, tu as sûrement raison, Anne-Marie. Nous sommes entêtés et le message ne passe pas. Je suis désolée.

Lâche ! Pissou que je suis ! Pourquoi suis-je incapable d'affronter cette femme et lui dire ma façon de penser ? Cette journée-là, lorsque Anne-Marie quitta mon domicile, j'éclatai en sanglots. Tannée d'être responsable de tout, j'étais incapable de contrôler mes pleurs. J'aimerais tant être extraordinaire et faire moi-même la thérapie comme, paraît-il, bien des mères arrivent à le faire. Mais moi, j'ai plutôt peur de perdre les services et de me retrouver seule. Sans aide. Au lieu d'être sévère, je laisse tout passer. Au lieu de voir cette épreuve comme un beau défi à relever, je pleure continuellement, m'écroulant un peu plus chaque jour. Peu importe ce que je dis ou ce que je fais, ce n'est jamais suffisant. Même mon chéri n'est plus en accord avec moi.

Je m'éloigne de tout. De mes propres principes, de ma famille, de mes enfants. Je ne suis plus maître chez moi. Anne-Marie Dubé a pris le contrôle de ma vie.

Après un mois de désensibilisation, Simon mange de nouveau, avec appétit. Mais cette technique sème la controverse dans notre famille. Entrer la nourriture de force dans la bouche d'un enfant en pleurs ne fait pas l'unanimité. Ma mère en est tout simplement révoltée, Steve est découragé. Quant aux autres membres de la famille, ils préfèrent se taire, trop choqués pour émettre quelque commentaire que ce soit et déclencher une marée d'opinions divergentes. Pour ma part, mes sentiments sont partagés. Cette méthode très barbare me tourmente à tous les jours mais, en même temps, mon fils accepte beaucoup mieux la nourriture à la table. Sauf que le forcer à manger ou lui faire avaler une bouchée recrachée me dérange terriblement.

Durant le repas, Paulina se tient derrière Simon, à l'affût de tout crachat, prête à lui enfoncer entre les dents le morceau mâchouillé qui ressort de sa bouche. Littéralement dégueu ! Immoral ! Le cœur me lève. Imaginez du pâté chinois… *Beurk !* Dégoûtant ! Pauvre Simon, un aliment lui lève le cœur et on lui remet *frette*, prédigéré, entre les dents. Cela devient pénible pour tout le monde, car n'oubliez pas que Rémi est assis en face de son frère et qu'il est très influençable. Facile d'imaginer la suite. Rémi vomit dans son assiette, et comme Simon ne comprend pas pourquoi son frère n'a pas à remanger son vomi, il se met à crier deux fois plus. Super !

Maudit pâté chinois !

Je déteste le pâté chinois.

Dans mon for intérieur, quelque chose clochait. Une petite voix me disait de suivre mon instinct, mes valeurs, mes principes. Mais telle une adepte de secte, je suivais mon gourou sans trop réfléchir, hypnotisée par sa force, incapable de porter un jugement intelligent sur la situation.

Maudit autisme ! Pourquoi doit-on subir cette misère noire ? Et puis, pourquoi notre famille ? Est-ce Steve ou moi, le problème ? Ou les deux ? Nos arrière-grands-parents, peut-être ? Le facteur ? Le mystère reste total. Je passe beaucoup de temps à chercher le pourquoi de ce grand malheur qui envahit notre vie. Toujours rien. Pas le moindre soupçon. La moindre idée. Les pédiatres sont convaincus qu'il n'y a pas d'augmentation d'enfants autistes en Amérique du Nord, pas plus que les vaccins en sont responsables. Par contre, docteur Internet, lui, affirme tout le contraire. Certains sites condamnent les vaccins et ordonnent aux parents de s'en éloigner le plus tôt possible. Tandis que d'autres, tout aussi crédibles, les encouragent, haut et fort. En réalité, l'information est biaisée de partout. Chacun a son intérêt. Regardez qui paie l'étude et vous aurez des réponses à vos questions. Qui est ce chercheur si convaincu et que gagne-t-il à prouver ce qu'il affirme ? Aujourd'hui, les intérêts financiers vont bien au-delà de la santé publique. Mais nous, simples parents, qui devons-nous croire ? À chaque rencontre avec le pédiatre, nous avons cette éternelle discussion.

– Madame Leduc, je comprends votre réticence, mais vous devez faire vacciner Rémi. C'est un choix de société important, et les études démontrent de plus en plus que le vaccin RRO n'est pas responsable de l'autisme.

– Docteur, vous qui avez cinq enfants, auriez-vous fait vacciner les quatre autres si le premier avait reçu un diagnostic d'autisme ? Réfléchissez un instant. Vous auriez pris ce risque ?

– …

– D'ailleurs, quel est le pourcentage de risque de complications graves de la rougeole pour un enfant comme Rémi ?

– 10 % environ.

– Hum… 10 %. Et quel est le pourcentage de risque d'avoir un deuxième enfant autiste ?

– … Aucune idée, il n'y a pas d'étude sur ce fait. Mais…

– Je vais vous le dire, moi. 50 % de risque que Rémi soit autiste. Indépendamment du vaccin. Il serait donc totalement insouciant de notre part d'augmenter ce risque en vaccinant Rémi. Vous ne trouvez pas ? Jouer à la roulette russe avec mon fils ne m'intéresse pas. Nous ne savons pas ce qui déclenche l'autisme chez un enfant, ou pourquoi Simon en est atteint. Alors, tant que nous resterons dans l'ignorance, il n'y aura pas de vaccins pour mes deux enfants. Suis-je assez claire ?

Il était évident qu'il y avait une augmentation de cas d'autistes chez les jeunes enfants. Et ce n'était pas qu'une simple question de diagnostics précoces. Il m'a semblé qu'en 2006, tout le monde connaissait quelqu'un dont l'enfant venait de recevoir un diagnostic d'autisme. C'était un fait notable. Alors, pourquoi les médecins continuaient-ils de nier l'existence de cette augmentation ?

Le jour où l'autisme frappera également dans leurs familles, leur point de vue changera. À notre grand bonheur, car l'enfant autiste deviendra alors un être humain, et non plus une simple statistique ou un projet de recherche.

Vous allez être fiers de moi, j'ai entamé ma lettre à la fondation. Doux Jésus ! Je suis tellement cruchon pour écrire. On croirait une lettre écrite par un enfant de cinq ans. C'est ridicule ! Sur ce, ma lettre retomba dans l'oubli, confortablement terrée au fond du tiroir à circulaires, ensevelie sous une tonne de cochonneries. À plus :)

VAS-TU FINIR PAR DORMIR ?

Cela n'a plus aucun sens, Simon s'endort vers 23 h. Pas avant. Nous avons donc essayé la mélatonine suggérée par la docteure Oswald. Eh ! monsieur ! Vous souvenez-vous du film *Cruising Bar* avec Michel Côté ? D'un certain Patrice Beaudoin, dit le lion ? Vers la fin du film, cet énergumène prend un petit peu trop de drogue et finit par faire la poule et pondre un œuf en béton dans un stationnement. Eh bien, c'est exactement ce que fit Simon sur la mélatonine. Le seul, d'ailleurs, à trouver l'expérience hilarante. Anne-Marie et Paulina n'en revenaient tout simplement pas. Simon était complètement *paff* ! Il riait sans arrêt en se tapant la tête contre le canapé, assis sur le gros ballon d'exercice à faire la poule.

Mélatonine : produit naturel sans aucun effet secondaire. Chose certaine, beaucoup trop naturel pour Simon. À rayer de la liste des recommandations.

Juillet 2006

Pauvre Simon, qui s'est encore retrouvé à l'hôpital, complètement déshydraté. Cette fois, Steve et moi l'avions prédit. Durant la fin de semaine, Simon n'avait rien avalé ni rien bu. Ce n'était donc pas surprenant de l'entendre vomir sa bile à 4 h 30, ce matin. Par contre, ça m'inquiétait. Son état général s'était beaucoup détérioré depuis son dernier épisode anorexique. À son arrivée à l'hôpital, ses veines étaient à sec. Les infirmières furent incapables de lui introduire un cathéter dans les bras. Mon inquiétude se transforma vite en panique lorsque le médecin remarqua que Simon n'avait plus de réaction oculaire. Les bras mous, transpercés, le regard absent, mon fils était dans un état second. J'avais l'impression qu'il pouvait voir la lumière au bout du tunnel. Aucun pleur, aucune crise, c'était la preuve, cette fois, que Simon était très malade.

Mon petit ange est resté allongé durant trois heures sur une civière. Durant ces trois heures, jamais il ne m'a regardée, jamais il n'a tourné la tête vers moi. Il fixait le plafond sans bouger, sans même cligner des yeux une seule fois. Tellement angoissant qu'à un certain moment, en panique, j'ai dû lui pincer un orteil pour m'assurer qu'il respirait encore. Il ne retenait même plus sa salive. Puis, il y a eu ce battement de paupières. Larme à l'œil, je m'approchai tout près de son visage. Le bécotant, sans retenue.

– Salut, mon ange ! Tu es revenu avec nous ?

– *Poka pui, pui !* me souffla mon fils, faiblement. « J'ai faim, maman » fit-il, en pointant la barre tendre sur la table.

À partir de cet instant, je compris qu'il ne devait plus descendre aussi bas. Finie l'anorexie, mon fils mangera. En période de crise, nous lui ferons manger et boire des aliments liquéfiés à l'aide d'une pipette. Dégueu mais non négociable ! Je ne veux plus jamais le voir aussi comateux.

Je me surprends parfois à regarder Simon en m'imaginant quel enfant parfait il aurait été. Il est si beau, si angélique. Pourquoi la vie lui a-t-elle volé sa gaieté, son droit au bonheur ? Je suis foncièrement convaincue que Simon est intelligent, mais tel un paraplégique, il souffre dans un corps qu'il ne contrôle pas. Son avenir me fait peur, me fait mal en dedans. Sans m'en rendre compte, je m'appuie sur Rémi pour remonter à la surface. Lourd fardeau pour un si petit être, mais grâce à mon *Réminou*, un jour, nous aurons droit à une meilleure qualité de vie. Du moins, j'y croyais fermement jusqu'à hier soir.

L'heure du bain avait sonné. Rémi prenait toute la place dans le bain, ne laissant qu'un minuscule espace pour Simon. J'avais donc décidé de le sortir en premier. Dans mes bras, tout enveloppé dans sa serviette grenouille, je lui parlais devant le miroir qui couvre tout le mur de la salle de bain.

– Regarde, Rémi, maman fait une grimace ! Allez, regarde, mon minou ! Fais comme maman ! *Nnnm* !

Aucune réaction. Bien, voyons ! Deuxième essai. Même chose. Mon cœur s'arrêta net. Oh ! non ! J'étouffais. J'avais de la difficulté à respirer. Rémi se détournait de mon regard à chaque incitation. Il fuyait son reflet dans le miroir. Merde ! Ce n'est pas vrai ! Ça ne peut être vrai !

Je lui fis alors passer l'ultime test. Déposant Rémi par terre, je l'appelai par son nom du bout du corridor, l'invitant à venir me rejoindre. Malheureusement, jamais il se retournera, relèvera la tête ou me regardera. Rémi était trop occupé à admirer ses orteils. Mes simagrées ne l'intéressaient plus.

Bang ! Ce fut un direct au ventre qui me traversa. Mon bébé ne me regardait plus. *Bang !* Il ne se regardait plus dans le miroir. *Bang !* Il ne répondait plus à son nom. *Bang ! bang ! bang !* Je m'écroulai sur le plancher. K.-O. Tout semblait aller trop vite. L'espoir venait de se transformer en doute. Pitié. Pas Rémi. Pas lui aussi.

Si mes craintes s'avéraient fondées, très subtilement, Rémi régresserait et deviendrait, lui aussi, autiste. Mon Dieu, faites que je me trompe. Je vous en supplie ! Ne m'enlevez pas mon bébé. Pas Rémi ! NON !

Le soir venu, courageusement, je racontai la situation à mon chéri. Sa réaction me bouleversa. D'un coup sec, Steve prit Rémi dans ses bras et le plaça devant le miroir du salon en hurlant : « Rémi, regarde-toi dans le miroir ! Tu vas te regarder, oui ou merde ! » Déposant ma main sur le dos de mon mari, je repris Rémi. Pour la première fois, mon mari ne se contrôlait plus. J'éprouvai de la pitié pour lui.

– Arrête, Steve, hurler n'arrangera pas les choses. S'il est autiste, c'est terminé. Le mal est fait et on n'y peut rien.

– Je sais.

– Viens, Rémi, viens avec maman, c'est l'heure du dodo, mon bébé, dis-je, en laissant mon amoureux, seul, pleurer sa peine.

Parfois, l'impuissance est encore plus douloureuse que la tragédie elle-même. Rémi nous glissera peut-être entre les doigts et nous ne pourrons rien faire. Du haut de notre beau grand bateau, nous le regarderons couler. Lentement. Nous lui jetterons une bouée, mais saura-t-il s'en servir ?

L'été de 2006 fut un été très humide, inondé de larmes. Disons que j'avais les yeux très bien hydratés. Je pleurais à tout moment. À tout vent. En faisant les courses, dans la voiture, en allant à une soirée entre amis, dans mon bain, dans mon lit. Imaginez lorsque ma rôtie se renversait sur le plancher, côté beurre d'arachide. L'enfer ! Braille puis braille à la moindre catastrophe. Chaque jour, en promenant les enfants dans leur petit chariot, je réfléchissais… Beaucoup trop, d'ailleurs. Comment allais-je faire avec DEUX enfants autistes ? Comment moi, Johanne Leduc, allais-je survivre à une telle épreuve ? Et puis, de façon générale, comment se sort-on d'une pareille misère ?

Heureusement, le rendez-vous de Rémi pour son évaluation en clinique de développement fut devancé. Le 13 septembre prochain, nous saurons officiellement pourquoi Rémi ne parle toujours pas et pourquoi il ne répond plus à son nom. D'ici là, je vivrai comme un automate. Un robot qui obéit et fait ce qu'on attend de lui, sans plus.

Le coup fatal

Rémi a finalement une place dans une garderie. Ma travailleuse sociale, qui est évidemment au courant de notre situation, a réussi à trouver une garderie subventionnée qui favorise l'intégration des enfants autistes. Alors, indépendamment du résultat de son évaluation en clinique de développement, Rémi pourra conserver sa place. Super ! Il commence dès lundi. En côtoyant les autres enfants de son âge, peut-être parlera-t-il enfin. Qui sait ?

Durant les vacances estivales, j'ai trouvé Simon très éveillé. Il répétait les mots comme jamais auparavant. Faut dire que ma belle-mère est excellente comme enseignante. Elle est la seule personne capable d'un tel exploit. Simon adore sa Mamie et il est prêt à déployer beaucoup d'efforts pour lui faire plaisir. On avance…

Mais depuis quelques semaines, Paulina a plutôt observé une régression chez Simon. Et merde ! Nous étions si contents qu'il prononce enfin des mots. Nous pensions qu'il avait saisi toute la complexité du langage. Que son cerveau se réveillait enfin ! Malheureusement, Simon ne faisait que répéter les sons, tel un perroquet. On recule…

– Il n'a peut-être pas saisi le sens des mots, mais il sait les prononcer pour avoir droit à une récompense. C'est très malin, non ?

– Non.

Hum… encore une fois, déplorant notre attitude, Anne-Marie nous supplia de ne plus intervenir verbalement auprès de Simon. Selon elle, Simon ne fait pas le lien entre les mots et les objets. Autrement dit, il ne comprend pas que les choses ou les personnes ont un nom. Par exemple, il ne sait pas qu'il se nomme Simon et moi, maman. Ce sera d'ailleurs le nouvel objectif à atteindre pour les prochains mois. Lui faire comprendre qui il est.

La première journée à la garderie pour Rémi fut catastrophique. Il n'a pas cessé de pleurer durant plus de deux heures. La directrice m'a demandé de venir le chercher dès 10 h 30. À ce qu'il paraît, son éducatrice n'en pouvait plus. Eh bien, moi non plus, je n'en peux plus, figurez-vous ! La directrice m'a suggéré une entrée progressive. Pour la première semaine, Rémi ira à la garderie seulement deux heures par jour. Par la suite, nous augmenterons ses heures. L'entente me convenait, mais ça fait maintenant un mois et il ne peut être présent plus que deux heures par jour. Cette semaine, j'ai demandé à ce qu'on augmente ses heures d'une heure, tel que convenu au départ, mais la directrice m'a expliqué que le cas de Rémi était plutôt exceptionnel.

– En général, les enfants finissent par s'habituer à l'éducatrice. Pas Rémi. Il pleure autant qu'à sa première journée.

Impossible d'ajouter une heure. Donc, au bout d'une semaine d'essai de trois heures par jour, nous sommes revenus à deux heures par jour.

Chaque jour, lorsque je vais chercher Rémi, je vois son éducatrice pleurer à chaudes larmes, assise par terre, dans le coin de la classe. À une minute près de la dépression nerveuse. Franchement ! Rémi n'est pas si terrible ! Cette éducatrice manque d'endurance ou de formation. Un stage chez la famille Julien-Leduc lui ferait sûrement le plus grand bien.

Du reste, les propos de la directrice m'ont bouleversée. Pourquoi Rémi pleure-t-il autant à la garderie ? Ne devrait-il pas apprécier la présence des autres enfants ? J'aurais tant voulu qu'il s'amuse. Qu'il joue avec les autres.

Septembre 2006

La semaine dernière, Steve et moi sommes allés au rendez-vous d'évaluation pour Rémi. Je tenais à ce que nous soyons deux pour cette rencontre. Malheureusement, l'hôpital s'était trompé de journée. Bravo ! Ne pouvant s'absenter de son travail une seconde fois, Steve fut remplacé par ma sœur.

Dans leur vieille salle d'attente puante, j'ai froid, j'ai peur et je tremble. J'attends l'appel crucial. Je ne sens plus mes pieds. Mon Dieu, vais-je m'évanouir ? Puis, la docteure Oswald ouvre finalement la porte et nous invite à la suivre. Ça y est ! C'est l'heure du jugement dernier. La docteure, accompagnée de la psychologue, nous explique la méthode d'évaluation qu'elles utiliseront. Blablabla… « Parlez tant que vous voudrez, docteure, je ne vous écoute pas. Je veux le résultat. C'est qu'il me reste juste assez de cervelle pour ne pas pisser sur le plancher. »

L'examen débuta et je vis immédiatement la différence entre mes deux garçons. Alors que Simon était resté immobile dans son coin, Rémi se dirigea directement vers le médecin, et ce, à chaque incitation. La différence était marquante. « C'est bon, Rémi, prouve à la madame que tu n'es pas autiste ! Vas-y, bébé ! »

Et ainsi de suite, demande après demande, mon corps se réchauffait peu à peu. Il se regorgeait d'espoir. De mon point de vue, l'évaluation s'était très bien déroulée. Rémi avait participé à toutes les interventions. Probablement un simple déficit d'attention, rien de bien méchant.

– Madâme Lediuk, wRémi pârticipe trèss bien aux demandes. C'est très bon, m'expliqua la docteure Oswald.

– *Good !* répondis-je, regardant ma sœur me faire un clin d'œil.

– Seûlement, il ne pôrte jamais son wregard vers le mien. Il préfwère regârder l'objet plutôt que la peûrsonne.

– O.K.

– De plus, il ne prôvoque jamais l'*activity*. Il attend qu'elle vienne à loui.

– Hum…

– *And* il a tendance à faîre des jeux répétitifs. Il n'imite pas l'*adult*, il ne fait pas de jeu, hum… *You know*, « faîre semblant », ou devient trèss fâché lorsqu'un jouet disparaît. De toute fâçon, vous aûrez une copie du rappôrt détaillé.

– …

– Alors, voici la conclusion du test (ADOS). Pour la commwunication, wRémi a obtenwu un 4. Pour l'intewraction sociale, un 14. Cela lui fait un total de 20 points. Un enfant est diagnostiqué aûtiste à pârtir de 12 points. wRémi a malheureusement 8 points dans la zone aûtistique. Désolée.

– Mais il interagissait quand vous lui offriez des biscuits ! Il participait bien, non ?

– Son wregard était toujoûrs vers l'objet. Il aûrait dû me wregârder dans les yeux poûr attirer mon attention.

– Il n'y a pas d'erreur possible ?

– Non. Je suis wvraiment désolée, madâme Lediuk. wRémi fait également partie du spectre de l'aûtisme. Comme Simôwn.

Cette fois, le mot *autisme* me transperça de bord en bord, faisant éclater ma boule de stress en mille morceaux. Une brûlure indescriptible partit de ma gorge aux pieds. Pourtant, je continuais de fixer la docteure Oswald sans broncher. Incapable de détourner la tête et de croiser le regard de ma sœur, qui jouait avec Rémi. Ne pas pleurer. Je ne dois pas pleurer. Voilà à quoi je pense. De toute façon, de la merde avec les procédures à suivre, je les connais par cœur. Je veux sacrer mon camp au plus vite.

En sortant du local, ma sœur ouvre la bouche pour la première fois depuis l'annonce du diagnostic.

– T'es forte, la sœur, me dit-elle tout bas, en me flattant le dos. T'es vraiment forte !

– Oh ! non !

Si tu savais, la sœur… Je vais m'écrouler dans 3, 2, 1… J'éclate. Impossible de retenir davantage ma peine. En pleine salle d'attente bondée de parents qui attendent peut-être le même diagnostic pour leur enfant, je braille à chaudes larmes. Ma sœur me prend dans ses bras tout en retenant Rémi du bout des doigts.

– Comment on va faire ? DEUX enfants autistes ! Je n'y arriverai pas. J'étais déjà au bout de ma corde, dis-je, m'appuyant sur ma confidente pour ne pas m'évanouir.

– On va t'aider, Johanne. Tout le monde va vous aider. Tu vas voir.

Le retour à la maison fut entremêlé de *braillage* et de moments de silence durant lesquels mon cerveau se demandait comment annoncer une telle nouvelle à ma mère, à mon mari, aux beaux-parents, aux amis et aux thérapeutes qui étaient présentement avec Simon.

Heureusement, je n'étais pas seule à l'annonce du diagnostic. Merci, la sœur, d'avoir insisté pour m'accompagner. Ta présence apaise quelque peu ma douleur, mais à partir de maintenant j'aurai besoin de vous tous, car me relever prendra beaucoup, beaucoup de temps.

En entrant dans la maison, ma mère n'a eu qu'à me regarder pour tout comprendre. Criant des « Oh non ! » à profusion, je croyais qu'elle allait s'affaisser sur le plancher. Hurlant sa douleur, sa rage, elle me faisait pitié. J'aurais tant aimé la consoler, mais j'en ai été incapable. Seule ma sœur réussissait à nous tempérer. Jamais je ne la vis pleurer. La « forte » ici, c'est toi, la sœur.

Cette journée fut, de loin, la plus douloureuse de ma vie. À la suite de ce coup de massue sur la tête, j'étouffais, je suffoquais, totalement anéantie car, ne voyant aucune possibilité d'avenir pour nos *deux* enfants, ma vie n'avait plus de sens. Je ne croyais plus en rien. Je ne croyais plus en la vie. Moi qui aurais tant aimé dialoguer avec mes enfants, leur raconter des histoires, jouer avec eux, m'amuser avec eux. Et merde ! Je sais que j'aurais été une bonne mère. Je le sais. J'ai tout abandonné, tout sacrifié pour eux : ma carrière, ma vie de femme. Même ma santé a pris le bord. Mais quel gâchis ! Maintenant, je regrette tout ! Ma grossesse, mes accouchements, mes enfants. Ô comme je regrette ! Nous n'aurions jamais dû avoir d'enfants. Nous étions heureux avant. D'ailleurs, mon mariage fut notre dernier moment de bonheur, et ça fait maintenant cinq ans que nous sommes mariés. Qu'avons-nous fait ?

Toute une vie à se dévouer corps et âme pour ses enfants sans jamais recevoir un soupçon d'amour, sans jamais recevoir de caresses ou entendre des « Je t'aime, maman ». Donner sans jamais recevoir, est-ce possible ?
J'en doute.

Octobre 2006

Cela fait plus d'une semaine que le diagnostic est tombé et honnêtement, je n'ai aucun souvenir des derniers jours. Un blanc total, et c'est aussi bien ainsi. En mode survie. Avec Anne-Marie, nous avons discuté de tout cela. Elle est prête à prendre Rémi sous son aile, mais non sans conditions, évidemment.

– Je veux bien m'occuper de Rémi, malgré le fait qu'il passe devant beaucoup d'enfants sur ma liste d'attente. Par contre, je t'avertis, Johanne, cette fois, tu devras t'impliquer beaucoup plus que tu ne le faisais. Travailler encore plus. Sans quoi, je me retire de votre famille. Suis-je bien claire ?

– Hum, hum.

Elle m'énerve ! Travailler plus, m'impliquer davantage ? C'est ridicule ! La poitrine me brûle sans cesse. Je ne mange plus, je ne dors plus, je ne vis plus. Parfait, en plus, j'aiderai Paulina durant la thérapie et je ferai des petits pictos insignifiants durant la nuit. Comme ça, je tomberai tellement malade que tu finiras peut-être par comprendre le véritable sens du mot *autisme* !

Ce matin, je reçus tous les rapports de l'hôpital concernant Rémi. Celui de l'orthophoniste, de l'ergothérapeute et, finalement, celui de la psychiatre. Tous sont unanimes. Rémi a un retard modéré pour son fonctionnement global, mais particulièrement important pour les habiletés cognitives et le langage. Merde ! « *Pauvre acquisition des patrons de préhension adaptés, pauvre utilisation des habilités motrices ou fines dans un contexte fonctionnel. Handicapé au niveau des interactions sociales, de l'exploration de l'environnement et des activités de la vie quotidienne. Trouble SÉVÈRE du langage expressif et réceptif, blablabla.* »

J'en avais assez lu. Trop, même. Était-ce si important de savoir que Rémi serait aussi atteint que Simon ? J'espérais tant un autisme léger comme deuxième diagnostic. Le bon Dieu n'a pas su exaucer mon souhait. Sincèrement, avons-nous, Steve et moi, les compétences requises pour éduquer deux enfants handicapés ? À la fin de chacun des rapports se trouve une multitude de recommandations. En appelant à l'hôpital, j'ai vite compris que ce n'était que de belles phrases écrites pour apaiser les parents car, en réalité, aucun de ces services ou de ces recommandations n'existent réellement. « Désolé, madame Leduc, nous ne faisons pas de suivi en ergo ni en orthophonie à l'hôpital. » ALORS POURQUOI INSCRIRE « *RECOMMANDATIONS AUX PARENTS* » DANS VOS RAPPORTS DE MERDE ? Bande de tartempions !

J'ai tellement de peine. C'est indescriptible. L'autre jour, en allant porter toute la paperasse gouvernementale afin d'inscrire Rémi en tant que deuxième enfant handicapé, je croisai des femmes enceintes, accompagnées de leur conjoint, qui entraient au CLSC pour suivre leurs cours prénataux. En leur ouvrant la porte, je me suis mise à pleurer, subitement. Incapable d'arrêter. La symbolique était trop puissante. Je nous revoyais à ces cours prénataux, inondés de bonheur et de beaux projets, flattant ma bedaine. Et là, quatre ans plus tard, je retourne à ce même CLSC, mais munie d'une demande de subvention pour un deuxième enfant handicapé. Rien de tout cela n'était prévu. Ça ne devait pas se passer ainsi. J'éprouve vraiment une grande tristesse. Une tristesse difficile à comprendre. Vais-je m'en remettre un jour ? Simon qui continue d'étendre son caca puant partout, et ce, plusieurs fois par jour. Rémi qui, au lieu de simplement demander de l'aide, passe ses journées entières à hurler dès qu'un jouet se coince ou qu'un autre disparaît de sa vue. Sans compter les autostimulations verbales des deux enfants, qui expulsent des « Aaaaahhh ! » en boucle durant toute la journée. C'est bien simple, mes gars vont finir par m'achever, et c'est déjà commencé.

Deux enfants encore aux couches ayant besoin d'assistance pour toutes les activités du quotidien – manger, s'habiller, se laver, se coucher – c'est épuisant. Par exemple, rien que pour leur enfiler un pantalon, mon Dieu… juste d'y penser, j'en suis essoufflée.

Il faut d'abord capturer l'enfant et le maintenir immobile malgré les coups de pied. Ensuite, prendre le pantalon d'une main, les deux jambes de l'autre, et *zigonner* jusqu'à ce que le pantalon monte à la taille. À bout de force, on espère fortement que les jambes se placeront bien gentiment dans le bon espace. Mais oubliez ça ! Trop facile. Le pied se prendra forcément dans le rebord du dit pantalon. Alors, on *zigonne* encore un peu. Maintenant, les bas. Où ai-je laissé ces foutus bas ? Sur le canapé, bien sûr ! Lâchant prise pour une maudite paire de bas oubliée, il faudra tout recommencer depuis le début car, rapide comme l'éclair, l'enfant chéri est déjà parti jouer au sous-sol, pieds-nus. Le même scénario, tout le temps, sans arrêt. Mon besoin d'aide est immense, pratiquement impossible à combler. Nous avons la chance d'avoir une psychologue et une thérapeute qui travaillent pour nos deux enfants et, bientôt, une jeune stagiaire s'ajoutera à l'équipe. Ma maison sera ensevelie sous une montagne d'aide, pourtant, je me sens seule et abandonnée plus que jamais.

Paulina me suggère de prendre soin de moi. Selon elle, une partie de l'aide gouvernementale devrait être accordée aux parents. Elle a raison. Je commence à réaliser que je n'arriverai pas à faire mon deuil. C'est trop pour la petite madame ! J'aurai besoin d'une psychologue, moi aussi.

J'aime bien Paulina. Munie d'un sens de l'humour très particulier, très polonais, elle est agréable et tellement dévouée. Fidèle au poste, chaque matin, et ce, depuis plus d'un an. Elle ne s'est jamais absentée. Pas une seule fois ! Elle passe maintenant deux heures à la garderie, avec Rémi. Puis quatre heures à la maison, avec Simon. Un travail exigeant. Chaque enfant a un programme adapté à son niveau. Difficile de ne pas tout mélanger. « Patience et concentration », m'explique-t-elle. Au fil des mois, nous avons développé une belle complicité. Contrairement à Anne-Marie, il est facile pour moi de discuter avec Paulina. Je me suis même permis certaines confidences concernant Anne-Marie – ma crainte face à cette femme autoritaire, ma peur de perdre ses services, nos opinions divergentes, etc.

– Tu sais, Johanne, je connais Anne-Marie depuis plusieurs années, elle ne changera pas. C'est une femme d'affaires redoutable. Elle sait ce qu'elle fait et, honnêtement, c'est pour cela que je suis revenue avec elle. Je l'adore. Elle est, sans contredit, la meilleure en ABA au Québec. Vous avez de la chance de l'avoir, crois-moi.

– Mouais ! Peut-être… Mais tu es aussi bonne qu'elle.

– Oh ! non ! J'ai encore beaucoup de croûtes à manger.

– Je ne trouve pas. En tout cas, chez nous, c'est toi qui as la cote, en particulier auprès de ma mère. Elle t'adore.

– Ta mère est super !

– Elle est drôle, c'est vrai. Mais, dis-moi, en parlant de croûtes à manger, il me reste des côtes levées pour le lunch. Tentes-tu ?

– Pas tes côtes levées noyées dans ta super sauce barbecue ?

– Oui, tes préférées !

– Hmmm ! Rémi, mon petit vieux, on va se régaler ce midi !

Il me fait toujours plaisir de gâter Paulina. Dès qu'une occasion se présente, j'essaie de la récompenser avec des petites attentions, des petites douceurs. Elle le mérite amplement. Cette année, je lui ferai un beau dîner de Noël. Champagne, goûters et cadeaux inclus. Anne-Marie aussi aura droit à son petit cadeau de la part de notre famille. Hé oui ! Il faut savoir dire merci, malgré tout.

Simon a eu quatre ans le mois dernier et Rémi, deux ans cette semaine. Nous leur avons organisé deux belles petites fêtes. J'y étais de corps mais pas d'esprit. « Désolée les garçons, votre maman n'avait pas du tout l'esprit à la fête ! » De plus, vous avez reçu mille cadeaux, donc mille heures de travail pour moi. Je devrai photographier tous vos jouets, modifier les photos à l'ordinateur, les imprimer, les plastifier, les découper et leur mettre un beau petit velcro à l'endos. Tout cela pour lundi prochain. Super weekend en perspective ! Travailler et m'impliquer davantage…

Heureuse coïncidence : au moment où nous n'avions plus d'argent pour la thérapie, je reçus la confirmation du CRDI concernant l'aide à l'intervention pour Simon. Désormais, le gouvernement paiera les vingt heures de thérapie ABA directement à Paulina. Par contre, depuis septembre, nous payons Anne-Marie doublement, en plus d'ajouter deux autres heures à Paulina pour aider Rémi. En résumé, la thérapie nous coûtera 570 beaux dollars par semaine. Vite, écrire la lettre à la fondation. Il y a urgence !

Novembre 2006

Eh bien, c'est fait ! Vous ne me croirez pas, mais j'ai finalement envoyé ma lettre à la fondation, ce matin. J'imagine que la motivation était à son comble car, cette fois, je n'ai eu aucune difficulté à la rédiger. Simple comme bonjour. De plus, j'ai bien fait d'attendre le diagnostic de Rémi : deux enfants handicapés valent mieux qu'un. Non ?

Depuis l'époque où je travaillais en tant que directrice artistique, ma vie sociale a beaucoup changé, *j'ai* beaucoup changé. On ne peut subir de telles épreuves sans évoluer sur le plan psychologique. Mes valeurs ne sont plus les mêmes. À cette époque, j'aurais pu m'obstiner des heures avec mon patron pour justifier l'ajout d'une simple ligne bleue sur une publicité. Aujourd'hui, il se la mettrait là où il veut, car je m'en fous totalement ! Changer, c'est bien, mais ai-je trop changé ? Qu'en pensent mes amis ? Aiment-ils encore la Johanne d'aujourd'hui ou préfèrent-ils celle d'avant ? Leur soutien et leur appui sont importants pour moi. J'ai besoin d'eux pour affronter mes journées de fou. Malheureusement, j'ai l'impression qu'ils n'osent plus me parler de leurs problèmes. Ma situation n'est pas simple pour eux. Comment se plaindre d'être fatiguée, d'avoir des enfants insupportables et des conditions de travail pénibles lorsque vous êtes l'amie d'une mère de deux enfants autistes ? En même temps, cette amitié ne doit pas être à sens unique. J'apprécie encore beaucoup nos petits *soupers-sacoches*, ils me font tellement de bien. Malheureusement pour moi, seules mes amitiés les plus solides perdureront.

Vomir, encore vomir. C'est pire que jamais. Le matin au lever, le soir au coucher. Depuis environ un mois, je ne dors presque plus, ce qui a pour effet d'augmenter considérablement mes périodes nauséeuses. Rémi se réveille encore toutes les nuits, vers 2 h. J'ai tout essayé : le remettre dans son lit, me coucher avec lui, insister, céder au chantage. Peu importe mon action, il ne se rendort pas. Anne-Marie m'a conseillé de lui tenir tête. Ce que je fais. Avec pour résultat que, complètement épuisée, je vomis chaque matin. Je lui ai redemandé conseil. Il doit bien y avoir une autre solution.

– Anne-Marie, ta théorie ne marche pas avec Rémi. Que puis-je faire d'autre ?

– Tu me demandes mon avis, je te le donne. La seule méthode efficace pour qu'un enfant comprenne qu'il doit s'endormir seul est de lui tenir tête en le remettant continuellement dans son lit. Il n'y a pas d'autre solution. Il finira par dormir.

– C'est bien beau sur papier, mais en pratique je ne suis plus capable de le veiller jusqu'à l'aube. Je dois dormir plus de trois heures par nuit car, à ce rythme, je ne verrai pas mes 35 ans. En plus, il réveille Simon à tout coup.

– Qu'est-ce que tu veux que je te dise ? C'est la seule façon de procéder. Désolée.

Je n'en peux plus. Les gens autour de moi n'ont absolument pas conscience de ma fatigue. Ils continuent d'exiger le même rendement. JE NE SUIS PLUS CAPABLE D'EN PRENDRE ! Allez-vous finir par comprendre ? Hier encore, j'ai appelé d'urgence mon endocrinologue. Mes taux de glycémie étaient instables. Pas instables ordinaires. Ils passent de vingt-cinq millimoles par litre à deux millimoles par litre en quelques minutes. Mon corps est en état de choc, et ce, depuis plusieurs jours. J'ai perdu le contrôle de tout. Même de mon taux de sucre qui n'en fait qu'à sa guise. Étant donné le volume démesuré de mon abdomen, mon médecin soupçonne une gastroparésie diabétique. C'est-à-dire un ralentissement de la vidange de mon estomac, dû au diabète. C'est la première fois que l'on nomme mon malaise. Je dois prendre une toute petite pilule, dix minutes avant de manger, qui aura pour effet de stimuler mon estomac avant l'arrivée de la nourriture… *Pff !* Quelle nourriture ? JE NE MANGE PLUS RIEN !

Décembre 2006

Un beau matin de décembre, en ouvrant le courrier, je reprends goût à la vie. Voici la preuve que le Père Noël existe vraiment : « *Madame Leduc, Monsieur Julien, nous sommes heureux de vous informer que votre demande d'aide financière auprès de notre fondation a été acceptée. Dès janvier 2007, nous vous verserons la somme de 14 366 $ pour les services de thérapie ABA pour Simon et Rémi.* »

Combien ? *Oh God !* Je ris, je pleure, je danse, je hurle de plaisir, je n'en reviens tout simplement pas. Ma demande a été entendue. Au téléphone, ma mère pleure de joie. Enfin, une bonne nouvelle ! Nous pourrons offrir les mêmes services à Rémi. Extraordinaire !

Comme la fondation fait partie du Groupe Provigo, c'est à l'épicerie du coin qu'une petite fête en notre honneur fut organisée par leurs membres. Accompagnée de mes parents, de mon chéri et des enfants, j'étais très nerveuse lorsque les portes coulissantes de l'épicerie se sont ouvertes et que tous les employés nous ont applaudis durant de longues minutes. Impressionnant. Ils tenaient une grande banderole sur laquelle était écrite « *Félicitations, Simon et Rémi !* » et un immense chèque symbolique. Des ballons, des gros oursons en peluche pour les enfants, des fleurs et des gros bisous accompagnés de larmes pour les parents nous attendaient. Par la suite, la gérante nous a invités à la suivre jusqu'à son bureau situé à l'arrière du supermarché pour un petit goûter en compagnie de quelques employés.

Cette reconnaissance tombait à point. J'avais un réel besoin d'être félicitée, d'être prise en pitié et d'entendre que j'étais courageuse de passer au travers de telles épreuves. Grâce à cette fondation et à leurs employés-donateurs, me voilà heureuse de nouveau. Ce fut un beau cadeau de Noël.

J'étais peut-être un peu plus heureuse, mais pas moins épuisée. La semaine prochaine, nous devrons fêter Noël comme tout le monde. Et, comme tout le monde, nous devrons acheter des cadeaux : à notre famille, à Paulina, à Anne-Marie et, bien sûr, à nos petits loups. Trouver un jeu qui intéressera nos enfants est un véritable casse-tête. L'âge recommandé sur les boîtes s'avère complètement inutile. Nos enfants n'ont pas l'âge mental de leur âge physique. D'ailleurs, quel âge ont-ils réellement ? Voyant que je me posais de nombreuses questions sur un jeu en particulier, le vendeur de la boutique de jouets spécialisés s'approcha.

– Bonjour, madame, puis-je vous aider ?

– Oui, je cherche des jeux pour mes deux enfants.

– Ils ont quel âge ?

– Mental ou physique ?

– Pardon ?

– Ils sont autistes.

– Hum… désolé, madame, mais je ne peux pas vous aider. Je ne connais pas cette maladie.

D'abord, ce n'est pas une maladie et, ensuite, vous devriez lire un peu plus les journaux, car l'autisme fait la manchette ces temps-ci. De toute façon, ce pénible magasinage de fin de soirée était un surplus de travail pour moi. Non nécessaire. J'abandonnai et entrai chez Starbucks. Pour prendre un immense latté.

Un soir, en entendant mon chéri discuter avec ses parents des vacances de Noël, en Abitibi, je compris qu'il me serait impossible de faire ce long voyage cette année. Préparer les valises des deux enfants, la mienne, les cadeaux et tout le reste, en plus du stress de la route hivernale ? Non merci. Disons que la route 117, en plein mois de décembre, n'est pas de tout repos. Et du repos, j'en avais besoin. Mais comment justifier un tel refus à son mari ? Que pensera-t-il de moi ? J'attendis trois jours avant d'avoir suffisamment de courage pour lui en parler. Choqué, ou plutôt déçu, mon mari ne comprenait pas ma décision.

– Reste ici si tu veux, moi, je pars. Je veux voir ma famille durant les fêtes.

Merde ! J'aimerais tant qu'il puisse percevoir mon épuisement. Évidemment, il ne voit ses parents que quelques fois durant l'année. Normal qu'il ait envie de leur rendre visite durant le temps des fêtes. Mais je suis tout de même sa femme… non ? J'imagine que, d'un point de vue extérieur, mon refus ressemble à des caprices de petite fille gâtée, mais la réalité, c'est que je vais casser si mon corps subit davantage de stress. « Péter au frette », comme on dit chez nous.

Finalement, après une longue discussion, mon mari partit le 27 décembre – une journée de verglas – avec les deux enfants à bord. Résultat : j'ai vomi mes tripes durant toute la journée, attendant l'appel de Steve qui confirmerait qu'ils étaient bel et bien arrivés en un seul morceau. En bout de ligne, j'étais aussi nerveuse que si j'avais fait partie de ce foutu voyage. Puis, vers 22 h 20, l'appel arriva enfin. Huit heures plus tard, ils étaient arrivés à destination, sains et saufs. Décompresse et dodo pour trois jours.

C'est donc seule, sans enfants ni mari, que je passai ma soirée du jour de l'An. Heureusement, la sœur vint égayer cette soirée sinistre, car mes amours me manquaient terriblement. Particulièrement en ce soir du 31 décembre, verre de mousseux cheap *à la main, j'aurais tant aimé me coller sur mon mari et lui dire tout doucement à l'oreille combien je l'aime.*

2007

Janvier 2007

Quel début d'année ! Après m'être trompée d'insuline en m'injectant une triple dose et avoir séjourné d'urgence à l'hôpital comme une imbécile, après avoir roulé sur l'autoroute tout en ayant oublié le matériel pédagogique de Rémi sur le toit de la voiture, et suite à mon cri de mort et ma course folle avec mon panier d'épicerie plein à craquer vers un homme que je croyais en train de voler mon véhicule dans le stationnement du supermarché, avant de me rendre compte que je m'étais trompée de Dodge Caravan, je crus bon de consulter une psychologue. Je déraille, c'est évident. Je ne me remets pas du diagnostic de Rémi. J'ai beau chercher, je n'y vois aucun point positif. J'ai besoin d'aide. Ce soir, j'irai à ma première séance de psychanalyse de ma vie. J'aimerais que la psychologue puisse me guider, m'aider à trouver des trucs pour voir la vie en rose de nouveau.

Aujourd'hui, c'est jour d'angoisse : le jour de supervision. Depuis quelque temps, les visites hebdomadaires d'Anne-Marie me traumatisent. Avoir toujours peur de ne pas en faire suffisamment ou de me faire réprimander pour chaque inaction, cela ajoute une lourdeur à ma vie dont je me passerais bien. Anne-Marie supervise d'abord les programmes de Rémi à la garderie. Par la suite, accompagnée de Simon, je vais chercher Rémi et nous revenons tous les quatre à la maison afin de compléter la supervision avec Simon. En général, Rémi progresse de façon remarquable. Tant mieux. Seul son comportement semble difficile à gérer.

– Parfait, dis-je, et pour Simon, comment ça se passe ?

– Simon ? *Pff*… répondit Anne-Marie.

Oh ! quelque chose cloche avec Simon ! Le visage grave, elle m'explique que Paulina et elle ont remarqué, à plusieurs reprises depuis quelques semaines, que Simon semblait avoir des pertes d'attention momentanées. Des absences de quelques secondes. Comme s'il tombait dans la lune. Malgré leurs claquements de mains tout près de son oreille, son regard reste fixe.

– Qu'est-ce que ça signifie, selon toi ?

– À mon avis, il pourrait s'agir de toutes petites crises d'épilepsie.

– Quoi ? Des… Oh non !

– Tu dois consulter un neurologue, Johanne. Je ne suis pas médecin. Mon devoir est de t'aviser. Simplement.

Ce n'est pas vrai ! Pas l'épilepsie ! Anne-Marie l'ignore, mais il y a plusieurs cas d'épilepsie dans ma famille. Des grands-tantes, des cousins. Il est donc fort possible que Simon en soit atteint. Merde, merde, merde ! Suite à sa remarque, je passe des heures en ligne avec docteur Internet à la recherche d'informations sur cette mystérieuse maladie. Inquiète, je réalise qu'il y a beaucoup de parallèles à faire entre le comportement de Simon et l'épilepsie : vomir au beau milieu de la nuit sans raison apparente, avoir des pertes de langage, de la turbulence ou des absences momentanées. Et nous qui croyions ces symptômes reliés à l'autisme ! À l'hôpital, Madame O'Brien me réfère immédiatement à une neurologue. Nous la rencontrerons en mars prochain. D'ici là, rongée par le stress, je gonfle à vue d'œil. Augmentant de 2,5 cm de tour de taille chaque mois, je finirai par éclater. La petite pilule du docteur Endocrino ne semble pas stimuler grand-chose, finalement.

Me dirigeant vers le bureau de ma psychologue, madame Claudette, je suis fébrile. J'ai peur d'être incapable de me confier à une étrangère. Franchement, qu'est-ce que je fais-là ? Ai-je vraiment besoin d'une psychologue ? Prenant mon courage à deux mains, je frappe à sa porte. Une petite brunette vient me répondre. Ambiance très zen, odeur d'encens, musique relaxante. Puis, fou rire. « Trop, c'est comme pas assez, madame la psy. »

– Bonjour, madame Leduc, me dit-elle. Entrez, suivez-moi.

En m'assoyant sur une petite chaise carrée, face à mon interlocutrice, je n'étais pas du tout à l'aise. Où est le fameux fauteuil romain en cuir dont tout le monde parle ?

Dame Claudette m'invite à lui faire part de ma situation, de la raison de ma visite.

– Mon Dieu, dis-je, découragée de l'ampleur de mon problème. Par quoi commencer ?

– Par le début, c'est toujours un bon point de départ, me dit-elle, souriante.

Je lui explique ma condition. Deux diagnostics d'autisme en un an. Ma douleur, mon incapacité de passer au travers. En lui demandant des trucs pour faire mon deuil, sa réponse m'étonne.

– Votre situation est loin d'être facile, madame Leduc. Ce que vous vivez est immense. Autant sur le plan physique que moral. Votre deuil sera donc très long mais, contrairement aux gens qui viennent pour une consultation, votre tête semble bonne. C'est votre vie qui est impossible. Malgré ce que vous pensez, vous faites preuve d'une force exemplaire.

– Ah bon !

Ses paroles venaient de caresser mon ego dans le sens du poil.

– Oh oui ! Honnêtement, je ne sais pas comment vous pouvez être aussi joyeuse. Car vous l'êtes. Depuis le début de la rencontre, vous m'avez fait rire, et ce, à plusieurs reprises. C'est signe d'une grande force intérieure. Vous êtes une femme courageuse qui en a tout simplement trop sur les bras.

– Mais je pleure tout le temps. Je n'y arrive pas. Pas assez solide.

– Je ne suis pas certaine que j'y arriverais moi-même. Accordez-vous du temps. De plus, réservez vous une heure par semaine de bon temps. Une activité, un passe-temps, un loisir, peu importe. Du temps pour vous, c'est très important. Votre mari le fait en allant travailler, en jouant au hockey. Maintenant, c'est à votre tour. Vous devez absolument vous changer les idées pour passer à l'autre étape : l'acceptation. Vous vous êtes totalement oubliée dans toute cette histoire.

Wahou ! En sortant du bureau de la psy, j'étais gonflée à bloc. Cette femme venait de me faire réaliser que ce n'était pas moi le problème, mais plutôt la situation qui était inhumaine. Qu'il était normal que je ne me sente pas à la hauteur, puisque c'était inaccessible. Trop haut.

Je ne suis pas si poche, après tout. Me trouver une activité ! Quelle idée fantastique ! Il est vrai que je ne fais plus rien pour moi. Toujours tout pour tout le monde. J'adore jouer au badminton. J'adore peindre ou encore aller au cinéma. Prendre de longues marches sur le bord du canal Lachine. Oui, je ferai une activité pour moi, rien que pour moi.

Discutant des recommandations de dame Claudette avec la sœur, nous avons réalisé toutes deux que nous aimions le badminton.

– À moi aussi, ça me ferait du bien. Le mardi soir ? Parfait pour moi, Johanne. C'est noté.

– Super ! dis-je, croyant entendre Anne-Marie féliciter mes garçons.

– Mais au fait, je t'appelais pour autre chose, la sœur.

– Quoi d'autre ?

– Je retourne en République au mois d'avril et tu viens avec moi. Ta psy l'a dit : tu dois faire des activités pour toi. Pas le choix, la sœur.

– …

– Johanne ?

– La sœur, tu m'invites encore cette année ? Je… je vais retourner dans le Sud avec toi ? L'avion, le soleil, les vacances… Je ne sais pas quoi dire.

– *Cool !* On part le 12 avril. C'est réglé.

Muette, les yeux pleins d'eau, je raccrochai le combiné. Paulina vit mon air étrange et me demanda si j'allais bien. Mon Dieu ! J'allais si bien que je me sentais mal. J'avais reçu un peu trop de bonheur, d'un seul coup. Je n'arrivais simplement pas à le digérer.

– Je retourne dans les Caraïbes. Ma sœur…

– Allez, Johanne, profites-en. Je suis contente pour toi.

– Ça y est, je pleure comme un bébé. Excuse-moi, Paulina.

Anne-Marie veut commencer l'entraînement à la toilette pour Rémi. Comme avec Simon, Paulina et elle amèneront Rémi aux toilettes à toutes les quinze minutes, puis aux trente minutes. Cela fait maintenant six mois que nous amenons Simon à toutes les quinze minutes, pour rien. Aucune amélioration en vue. Il pisse toujours dans sa couche et joue dans sa merde. En espérant que cela fonctionnera rapidement pour Rémi.

Amener deux enfants à toutes les quinze minutes aux chiottes exige une disponibilité hors du commun. N'oubliez pas une chose : mes deux pisseux ne veulent pas toujours coopérer, et ils répondent rarement à la consigne « toilette ». Pictogramme en main, je dois donc les traîner de force jusqu'à la cuvette de la toilette et, une fois leur petit cul bien ancré, ils doivent y rester durant cinq minutes : mission impossible. Le combat éclate entre nous. Comme le plus fort l'emporte, au bout d'une minute, mes adorables garçons quittent la salle de bain en pissant juste un peu plus loin… dans leur couche. « Maman revient dans quinze minutes, mes chéris ! » Mais maman est trop fatiguée, indisciplinée et écœurée. Et elle abandonne. J'amène Simon aux trente minutes, Rémi aux quarante-cinq minutes. Bref, leur entraînement laisse à désirer, et Anne-Marie l'a vite remarqué. « Paulina travaille pour rien, Johanne, on devrait arrêter l'entraînement si tu ne veux pas le faire. » Bien oui, chère psychologue, faites donc ça ! D'ailleurs, vous commencez à m'irriter le pompon avec vos menaces en carton. Un jour, je me viderai le cœur et vous saurez ce que je pense réellement de votre attitude de mégère.

Simon est inscrit à l'école du quartier, mais il est évident qu'il sera transféré ailleurs ; mon fils a besoin d'un enseignement spécialisé. En signant ma demande, je croise la directrice et lui demande une rencontre en privé.

– Madame Polakis, Simon est un autiste non verbal, je crains qu'il ne puisse faire partie de votre école. Dois-je quand même remplir toute cette paperasse ?

– Autiste ? *Waouh !* Racontez-moi.

Elle boit chacune de mes paroles. Étrangement, notre histoire semble la captiver, tel un bon thriller américain.

– L'autisme me passionne, madame Leduc. Vraiment.

Eh bien moi, il m'envahit, il me mine, il me dilate. D'ailleurs, je ressemble de plus en plus au bonhomme Michelin, à gonfler comme une grosse guimauve sans cervelle perdue dans un épais brouillard. Je dois consulter un spécialiste. Il le faut. Mais qui ? Je ne connais pas mon bobo, seulement la région où il se trouve. Alors, qui s'occupe des gros bedons tous mous ? Le gastroentérologue. Mais voilà, ce dernier me fera part de son pronostic en juillet prochain. D'ici là, buvons de l'eau et suçons des Tums.

Les « absences » de Simon seraient liées à son autisme et non pas à l'épilepsie – réponse prévisible provenant d'une neurologue inconsciente –, mais Simon devra tout de même subir un électroencéphalogramme (EEG) d'une heure pour déceler toute activité cérébrale anormale. Il y a donc matière à s'interroger.

– Lors de cet examen, nous placerons des électrodes sur la tête de votre garçon et il ne devra pas bouger durant plus d'une heure. Vous croyez qu'il y arrivera ?

– Non.

Chantal, une jeune universitaire fraîchement diplômée, aura finalement survécu à sa première journée de stage auprès de mes garçons. Et si elle revient, c'est qu'elle aura accepté – bien candidement, je ne le crains – de plonger tête première dans l'implacable univers autistique et d'en assumer les conséquences.

Durant les prochaines semaines, Simon et Rémi devront s'ajuster à cette jeune et douce intervenante, car elle suivra Anne-Marie lors des supervisions. Ensuite, elle pourra observer Paulina, sans intervenir, toutefois. Non. Seule Anne-Marie décidera à quel moment Chantal sera autonome et apte à mettre en pratique ses quatre années d'université. En attendant, elle prendra des notes.

Bienvenue dans le monde de l'intervention *Dubéenne*, ma belle !

Les deux premières semaines d'avril passèrent très vite. Préparation du voyage. Maillot de bain neuf et vêtements neufs, gracieuseté de maman Leduc. Ma valise est prête. Ma foi, j'ai encore plus hâte que l'année dernière. Mes beaux-parents sont de nouveau fidèles au poste pour s'occuper des enfants. Merci à eux, une fois de plus.

Il est 14 h 18 et l'avion attend l'autorisation pour décoller. Dans quelques heures, nous poserons de nouveau nos pieds sur le sol dominicain. En observant ma sœur à mes côtés, je m'interroge. Aurais-je fait pareil ? Aurais-je été aussi généreuse avec elle si les rôles avaient été inversés ? J'ose l'espérer. En descendant de l'appareil, je revis toutes les mêmes sensations : chaleur humide, petite musique *meringue*… Ah, la République ! J'aime.

Ma sœur et moi sommes les premières en ligne pour la douane, les premières à recevoir nos valises, les premières à débarquer de l'autobus, bref, en trente minutes, nous sommes à la réception de l'hôtel pour l'enregistrement. Curieusement, cela ne semble pas plaire à mon aînée. Ma sœur fatigue.

– Ça va, la sœur ? que je lui demande, intriguée.

– Oui, oui. Je trouve juste que nous sommes arrivées très rapidement.

– Super, non ? Pour une fois… En passant, ta caméra est restée ouverte.

– Hum, hum ! Je le sais, au cas où je voudrais prendre des photos.

Voyons, elle est bien bizarre. Elle passe son temps à regarder partout au lieu de répondre au maître d'hôtel qui attend une réponse. Puis, derrière moi, quelqu'un m'agrippe par les épaules.

– Auriez-vous l'heure, mademoiselle ?

– Ahhh ! dis-je en sursautant.

Immédiatement, je comprends la nervosité de ma sœur. Celle qui vient de me prendre dans ses bras est nulle autre que ma cousine

Annick. Voilà pourquoi sœurette gardait sa caméra ouverte. Vous devriez voir la photo : bouche grande ouverte, air incrédule, ne comprenant pas ce qui se passe. La surprise est vachement réussie. La photo, un peu moins. On dirait que je suis en arrêt respiratoire. Mais bon.

Ma cousine était en vacances avec sa collègue Mimi, au même hôtel que nous. Incroyable ! Quatre nanas sur la rumba ! Annick et moi avons le même âge. Elle habite maintenant Chicoutimi et elle travaille comme médecin là-bas. Nous n'arrivons jamais à nous voir, nous promettant une visite le mois prochain ou un souper à sa prochaine visite à Montréal. Ma cousine m'a beaucoup manqué. Les yeux humides, je l'embrasse fort en la serrant dans mes bras.

Leurs manigances durent depuis environ deux mois. Je ne m'étais rendu compte de rien. Le plus farfelu, c'est que ma cousine m'avait envoyé un courriel me souhaitant de bonnes vacances tout juste avant notre embarquement sur l'avion, et elle avait contribué généreusement à payer ce billet. Sa façon de m'aider à passer au travers, m'a-t-elle expliqué.

Que dire ? Un voyage extraordinaire. Des heures à placoter sur la plage. À rire, à s'amuser, à faire les folles. Maudit que ça fait du bien d'avoir un petit pois à la place du cerveau, de temps à autre. Par contre, côté température… Il faisait froid et il pleuvait tout le temps. Mimi grelottait, enveloppée dans son paréo, tandis que la sœur et moi étions à la recherche de la moindre parcelle de soleil pour faire disparaître notre chair de poule. Seule Annick jouissait de cette froideur nordique tout en s'appliquant de la crème solaire 60. Nous avions du plaisir à revendre. Vraiment magique ! En fin de journée, on s'empiffrait de croustilles Pringles sur le bord de la piscine… à la pluie battante. Moments inoubliables, photos délicieuses.

Nous repartons demain matin, déjà, mais ce voyage restera gravé dans ma mémoire pour toujours. Et, grâce à vous trois, avoir du plaisir sans penser au malheur a été possible.

La descente

Mai 2007

Mon retour de vacances m'est rentré dedans plus violemment que prévu. J'arrive tout juste d'une semaine de repos et je suis plus fatiguée qu'avant mon départ. Que m'arrive-t-il ?

L'autre jour, en sortant de l'épicerie, j'ai cru perdre connaissance et mes deux sacs d'épicerie, qui semblaient peser une tonne, m'ont littéralement glissé des mains. Ce soir, j'irai à l'urgence. J'ai peur que cette fatigue ne cache autre chose. Quelque chose de bien plus grave.

À l'hôpital, après seulement quatre heures d'attente, on me fit passer une radiographie des intestins, en plus d'une prise de sang. Résultats inattendus.

– Madame Leduc, allez-vous à la selle quotidiennement ?

– Pardon ? Euh, oui. Pourquoi ?

– Ce n'est pas ce que vos intestins démontrent sur la radiographie.

– Bizarre. Je vais aux toilettes chaque jour. Faut-il y aller plus d'une fois par jour pour éviter la constipation, docteur ?

– Là n'est pas la question, madame Leduc. Ce que je vous dis, c'est que les radios démontrent des intestins bien pleins. Cela ne ment pas…

– Mais moi non plus, docteur, je ne mens pas. (Et si vous insistez, je vais tout vous raconter en détails.)

– Bon. Nous allons vous donner un laxatif pour nettoyer tout ça. Habitez-vous loin de l'hôpital ?

– Non, à quelques minutes en voiture. Pourquoi ?

– Disons qu'une fois que vous aurez pris ce laxatif, vous aurez approximativement trente minutes pour vous rendre à la maison. Il ne vous faudra pas traîner.

Pourquoi parle-t-il toujours en souriant ? Il m'énerve. J'ai l'impression qu'il se fout de ma gueule avec son histoire d'intestins bien pleins.

En arrivant chez moi, je sortis de la voiture à la hâte, les bras encombrés de sacs Pharmaprix, courant vers l'entrée, mais en relevant les yeux pour mettre la clé dans la serrure, j'aperçus une mouffette fouillant dans notre bac de recyclage, tout juste au pied de la porte. Eh merde ! Reculant sans faire de bruit, je montai l'autre escalier, celui devant la maison. Fouillant à toute vitesse pour trouver mon autre clé, *houpidou*, une petite crampette provenant du côté gauche se manifesta. Oh ! non, le laxatif ! Je l'avais presque oublié, celui-là. Accélérant le rythme, j'essayai tant bien que mal de débarrer la porte, mais ma clé fonctionnait mal. Évidement. Ma montre m'indique qu'il ne me reste plus beaucoup de temps avant le déluge, et la mouffette qui continue de se payer tout un snack dans ma boîte de thon. « Quand ça va bien... » Puis, en forçant un tantinet trop fort sur ma clé, mon trousseau à la con valsa dans les airs, éparpillant mes clés dans toutes les directions : dans mes bégonias *Dragon Wing*, dans la haie de cèdre et, bien sûr, dans le bac de recyclage, à un poil de la mouffette. Ah, bravo ! Aïe ! Une deuxième crampette, provenant toujours du côté gauche.

– Ce n'est pas vrai, j'ai même perdu mes clés d'auto. Steeeeeeeeve ! Réponds ! Ouvre la porte, mon chéri ! hurlais-je en battant la porte à grands coups de poing.

Pas de chance, mon mari était parti se coucher. Normal, il était passé 23 h. C'était trop ridicule. J'étais prise sur mon perron, sans clé, un laxatif en puissance dans le « cul-lulu » et n'ayant qu'une mouffette avec qui partager ma terrible aventure. Merde ! Je ne vais quand même pas y passer la nuit. Aïe ! Là, c'est une crampe digne des ligues majeures. Image du médecin tordu de rire en tête.

– Bon ! Là, ça va faire. Steeeeeeve ! hurlais-je à tue-tête, malgré l'heure tardive. Steeeeve, ouvre la porte, il y a une mouffette qui bloque notre entrée, j'ai perdu mes clés et j'ai un laxatif dans le cu...

La porte s'ouvrit tout doucement. La face de mon mari valait 100 $. À un autre moment, je me serais roulée par terre, mais là, disons que j'avais des choses plus importantes à régler. Mais mon mari, lui, avait tout son temps.

– Chérie, on entend encore ton écho, écoute : « ...xatif dans le cul, dans le cul... » Hi ! hi ! hi ! Même monsieur Latendresse, notre voisin, est à sa fenêtre. Regarde.

– Ah, ah, ah. Très drôle. Occupe-toi donc de la mouffette et de retrouver mes clés au lieu de rire de ton amoureuse. Adieu ! dis-je en descendant à toute vitesse au sous-sol.

J'y passai la nuit, à me tordre de douleur. Une autre nuit blanche. Vais-je pouvoir dormir un jour ? Malheureusement, telle la petite pilule de l'endocrinologue, le laxatif n'eut aucun effet sur ma grosse bedaine. Je suis donc retournée à l'urgence pour une deuxième fois. Le médecin de garde de l'urgence ce soir-là a regardé de nouveau la radiographie de mes intestins et m'a avoué qu'il ne comprenait pas la décision de son collègue. Selon lui, j'avais pris un laxatif et souffert pendant une nuit entière pour rien. Le médecin s'était vraiment foutu de ma gueule. Cette fois-ci, le médecin suggéra plutôt une échographie pour vérifier mes ovaires et mon utérus.

– Et puis ? demandai-je au médecin, en pleine échographie.

– Y a-t-il une possibilité que vous soyez enceinte, madame Leduc ?

– Quoi ? Non, non. Oh ! que non !

– Hum.

– Alors ? Pourquoi ai-je le ventre si enflé ? Que voyez-vous sur l'écran ?

– Nous transmettrons le rapport à votre médecin de famille.

– Je n'en ai pas.

– Alors, nous le laisserons à la clinique externe de l'hôpital. Le médecin de garde vous contactera et vous expliquera les résultats.

– Vous ne pouvez rien me dire, là, tout de suite ?

– Non.

– Juste un petit indice ? Ça restera entre nous.

– Non, désolé. Vous devez attendre de rencontrer le médecin.

Attendre quoi ? Ce médecin a vu la source de mon problème à l'écran. Pourquoi ne pas me l'expliquer immédiatement ? Perte de temps. Je devrai patienter une semaine pour avoir la réponse. N'importe quoi !

Assise dans la salle d'attente, je suis morte de trouille. Je n'ai jamais été aussi nerveuse de toute ma vie. Et si c'était le cancer ? Pire, si j'étais enceinte ? Non ! Pas moi. Je dois m'occuper des enfants. Ne me faites pas ça. Mon nom résonna dans le haut-parleur. Le cœur serré, j'entrai dans le petit bureau du médecin de garde. Personne. Merde ! Attendre, encore. Je vis un médecin passer comme un coup de vent en me disant qu'il arriverait dans quelques secondes. « Grouillez-vous ! Je veux une réponse, immédiatement. Je ne supporte plus l'attente. »

– Bon, excusez-moi, madame Leduc, dit-il, essoufflé.

– Et puis ? Quels sont les résultats de l'échographie, docteur ?

– Rien. Nous ne voyons rien d'anormal. Vos ovaires, l'utérus, tout est beau.

– C'est quoi, alors ? Mon ventre est énorme !

– Aucune idée.

C'est tout. Aucune idée. Et moi, est-ce que j'en ai une idée, vous pensez ? Non pas que j'espérais une mauvaise nouvelle, mais qu'on me donne enfin une explication !

Le lendemain, suite aux recommandations de mon endocrinologue, j'entrai d'urgence à son hôpital. Mais je n'avais même plus la force de monter les escaliers et, en voyant cela, l'infirmière au triage me déposa sur une civière. Ma sœur arriva, peu de temps après.

– Hé ! la sœur !

– Salut ! Qu'est-ce qui m'arrive, la sœur ?

– Tu veux que je te dise ? Tu es épuisée, ma petite sœur. Au bout de ta corde.

– Peut-être bien.

– C'est clair.

Après quelque temps, un médecin arriva. En pesant sur mon ventre de guimauve tout en me questionnant sur mon état général, il soupçonne des flatulences.

– Bien, voyons donc ! dis-je à ma sœur. Des flatulences !

– C'est vraiment n'importe quoi, ajouta celle-ci en riant aux éclats.

Chose certaine, je devrai passer la nuit sous observation et rencontrer un gastroentérologue tôt, le lendemain matin. Remerciant ma sœur d'être venue me voir, je ne dormis que quelques minutes durant toute la nuit – une autre nuit blanche à mon actif –, et dès le petit-déjeuner mou dégueu du matin, le gastro passa me voir.

– Bonjour, madame Leduc. Comment allez-vous ce matin ?

– Fidèle à moi-même : *kapout*.

– Pourtant, votre système digestif se porte à merveille.

– Bien chanceux !

– Mais, dites-moi, seriez-vous un peu fatiguée ?

– Fatiguée ? *Pff !* Excusez-moi, docteur, le mot fatigue déclenche chez moi un fou rire nerveux.

– Ah oui ? Pourquoi ?

– Comment vous dirais-je bien ça…

Et me voilà en train d'expliquer ma vie de fou au médecin de garde. Puis, pour lui, tout devint clair.

– Hum ! Je comprends maintenant. Votre ventre gonflé, votre état de faiblesse générale… Ça ressemble beaucoup à une fatigue chronique… À un *burn out*, si vous préférez. Combiné au stress, ça devient catastrophique.

– *Moui* ! Et alors ?

– Vous avez besoin de vous reposer. Vous ne tiendrez pas le coup très longtemps.

– Dites-moi, docteur, en *burn out,* on demande un arrêt de travail pour se reposer à la maison, mais qu'arrive-t-il lorsque le *burn out* se produit à la maison ? Est-ce qu'on reçoit une ordonnance pour retourner travailler ?

– Bonne question ! dit-il en riant. Je ne saurais vous dire.

– Je ne peux pas en faire moins, docteur. Désolée.

– C'est moi qui suis désolé, madame Leduc. Bonne chance !

De la chance, j'en prendrais bien un camion. Bon ! La madame est fatiguée. Pas de danger qu'il me prescrive une petite pilule pour faire passer tout cela ! Il me reste quoi, comme choix ? Ce sont mes enfants et je ne peux pas les laisser tomber. J'irai jusqu'au bout. Tant pis.

Anne-Marie me demande ce que j'envisage pour la rentrée scolaire de Simon. Bien honnêtement, je m'en fiche présentement. Je n'ai pas la force de faire des projets à long terme.

– Tu sais, tu peux retarder son entrée d'une année.

– Je ne le savais pas.

– Si tel est ton choix, nous continuerons auprès de Simon encore un an. Sinon, nous cesserons dès septembre.

– Que me conseilles-tu ?

– Je ne suis pas tenue de te conseiller. Mais entre nous, il serait avantageux pour Simon de continuer l'ABA encore une autre année. Apprendre le plus possible, car ce n'est pas à l'école qu'il le fera, crois-moi.

Encore prise entre deux options. Quelle sera la meilleure décision ? Indifférent, mon mari me laissa choisir. Trop facile, chéri. Encore un mois pour prendre ma décision. En espérant le meilleur pour Simon.

Juillet 2007

De retour à l'hôpital, j'attends cette fois pour une gastroscopie. Naïve, je n'ai aucune idée de ce qu'est une gastroscopie. Je le saurai bien assez vite. Allongée sur un lit, l'infirmière prend ma pression. En fait, elle aimerait bien la prendre. Mon pouls est tellement faible qu'elle n'y arrive pas. La machine ne détecte pas les basses pressions, m'explique-t-elle. En utilisant la bonne vieille méthode manuelle, elle constate que ma pression n'est pas la même dans chaque bras. Bon, voilà autre chose !

– J'ai toujours su que j'étais une extraterrestre, dis-je.

– Sans farce, vous devriez en parler à votre médecin. Ce n'est pas normal. Je dois vous dire que je n'ai jamais vu une pression aussi basse avant une gastroscopie.

Qu'est-ce qu'elle veut dire ? Roulant jusqu'à la salle d'examen, des cris atroces retentissent de partout. Mon Dieu ! Des salles de torture ! Que va-t-on me faire subir ?

Je comprends très vite pourquoi l'infirmière insistait tant sur le mot *détente* lorsque je vois le boyau d'arrosage que le médecin s'apprêtait à insérer dans ma gorge. *Woh*, le grand ! C'est pour laver les voitures, ce truc-là ? Mais il est impossible de reculer, j'ai la gorge gelée et une espèce de prothèse qui maintient ma bouche grande ouverte.

– Vous pouvez regarder sur l'écran, vous verrez le boyau muni d'une caméra descendre par votre œsophage jusqu'à l'estomac, m'explique gentiment le gastroentérologue.

– Heahauoon !

Ce qui veut dire : « Non, euh… finalement, laissez faire ! Je n'ai plus mal au ventre. » Trop tard, le boyau fait déjà son entrée. Automatiquement, un haut-le-cœur atroce me submerge. Réflexe incontrôlable. Un son provenant des ténèbres sort de ma bouche.

– Vous devez relaxer, vous détendre le plus possible, madame Leduc, sinon, vous aurez mal à la gorge. Laissez la caméra descendre naturellement.

Naturellement, mon œil ! Nous sommes à l'ère du micro-organisme et votre boyau fait au moins un pouce de diamètre. Vous devriez moderniser votre équipement, mon cher.

L'examen ne dure que cinq minutes. Les pires cinq minutes de ma vie. Il y a quelques années, je m'étais cassé le poignet. Le médecin avait dû le replacer à froid, une douleur vive et intense, mais qui n'était en rien comparable avec cette gastroscopie.

– Madame Leduc, l'examen est terminé. Vous n'avez aucun ulcère. Aucune irritation. Tout est beau.

– C'est quoi alors, mon gonflement ? que je lui demande, en replaçant mes lèvres déshydratées à leur place.

– C'est dans votre tête.

Et vlan ! L'insulte suprême. « Dans ma tête ! » L'invention de mon imagination. Même l'infirmière est surprise par cette remarque. Visiblement inconfortable, elle m'aide à me relever et me souffle un : « Désolée, madame » à l'oreille, mais le médecin a déjà quitté la salle sans me dire au revoir.

Au volant de ma voiture, goût de caoutchouc brûlé en bouche, je rage. Je parle toute seule. Insultée vive, je n'en reviens pas. Je n'ai quand même pas inventé mes quatre pouces supplémentaires de tour de taille ? Merde ! Allez tous chez le diable, incultes !

En arrivant chez moi, ma mère, qui s'occupait des enfants, est découragée. Elle m'offre de m'étendre quelques minutes. Question de décompresser un peu. Couchée sur mon lit, je réfléchis. Ça fait maintenant plusieurs mois, voire une année que je suis malade. J'ai passé tous les tests possibles et inimaginables, mais les médecins n'ont rien trouvé. Ils ne trouveront rien puisque le problème est dans ma tête ! Innocent à boyau ! En réfléchissant, un commentaire de ma psychologue refait surface. « Vous vous êtes oubliée dans tout cela et il ne serait pas surprenant que vous ayez oublié de respirer convenablement. » Elle m'avait alors montré comment bien respirer. Ce que je décide d'essayer. Rien à perdre. Visualisant mon inspiration partant des pieds jusqu'à la tête, expirant en sens inverse, une douleur à la poitrine apparait. Aïe ! Mes poumons me brûlent. Perspicace, je poursuis et fais l'exercice durant de longues minutes. Vraiment difficile. Puis, mon corps goûte à la détente. Un état serein comme je n'avais plus ressenti depuis un long moment. En apesanteur, je m'endors instantanément.

Je perdis deux pouces de tour de taille en seulement quelques jours. Je compris alors que je ne respirais plus réellement. Depuis le 20 septembre 2006, jour du diagnostic d'autisme de Rémi, ma respiration était continuellement saccadée, exactement comme en état de choc ou de grande panique. En état de survie, j'expulsais l'air très rapidement, sans prendre le temps d'inspirer suffisamment. Mais en m'imposant ces périodes de respirations profondes, cela eut pour effet de diminuer mon angoisse ainsi que le volume de mon abdomen. Incroyable !

Durant plus d'une année, j'ai été malade comme un chien et ce n'était qu'une question de respiration. Incroyable qu'aucun spécialiste n'ait su résoudre un problème aussi simple.

Août 2007

Je retarde l'entrée scolaire de Simon. Nerveuse, j'informe le directeur de l'école spécialisée pour enfants autistes de ma décision. Celui-ci répond en me disant qu'il n'y a pas simplement l'ABA qui fonctionne pour les enfants autistes et que, très souvent, ils ont besoin de socialiser entre eux pour apprendre. Répétant ses propos à Anne-Marie, elle éclata de rire.

– Qu'est-ce que je te disais ? Ils ne connaissent rien à l'autisme. Socialiser ! Franchement ! Simon ne se soucie pas des autres, il n'en a même pas conscience. Non, crois-moi Johanne, tu as pris la bonne décision.

Espérons-le.

Chantal travaille très fort pour appliquer à la lettre toutes les recommandations du grand boss. Par contre, celle-ci ne se gêne pas pour la critiquer sévèrement, dès qu'une occasion se présente. Anne-Marie lui parle tellement durement que de ma cuisine, j'entends tout ce qui se dit, et j'en suis troublée. Anne-Marie est peut-être la meilleure psychologue en ville, mais elle n'a aucun tact, aucune diplomatie, et je crains qu'elle n'en ait jamais. Son attitude me dérange de plus en plus. Je n'aime pas les gens *contrôlants* et je déteste ceux qui n'écoutent pas l'opinion des autres. Je crois que dans le domaine de l'autisme, nous gagnons tous à partager nos connaissances. La pauvre petite Chantal aura eu le plus difficile des stages, mais si elle passe au travers, elle deviendra sûrement une grande thérapeute.

Le CRDI défraie maintenant les coûts de quatre heures de thérapie par jour pour nos deux enfants. Cette décision tombe à pic. Il ne restait déjà plus un sou de l'argent de la fondation. Plus de 14 000 $ flambés en quelques mois. Incroyable ! De plus, nous avons dû augmenter le nombre d'heures de thérapie à six par jour pour chacun des enfants car, selon Anne-Marie, il est préférable d'alterner entre les deux thérapeutes, pour permettre une meilleure généralisation des consignes, en plus de l'ajout de nouveaux programmes essentiels à leurs cheminements.

Chantal peut désormais intervenir seule auprès des deux enfants. Quatre heures avec Simon et deux heures avec Rémi, tandis que Paulina travaille les heures inverses. Compliqué, n'est-ce pas ? Imaginez un instant leurs feuilles de temps. Je dois approuver chaque heure travaillée en photocopiant et en signant leurs feuilles de temps, avant de les scanner et de les faire parvenir au CRDI. Ensuite, je dois payer deux heures à chacune, en plus des trois heures et demie de supervision d'Anne-Marie. Cela se transforme en un véritable cauchemar mathématique lorsqu'une thérapeute s'absente et que l'autre décide de prendre la moitié de ses heures. N'étant pas au même taux horaire, tous ces chiffres s'entremêlent dans ma cervelle d'artiste. Difficile de m'y retrouver, et comme la directrice interdit à Rémi l'accès à sa garderie s'il n'est pas accompagné d'une intervenante, quand Paulina s'absente, c'est Chantal qui se retrouve à la maison aux prises avec les deux enfants en crise, troublés par ce changement de routine. Ces jours-là, j'essaie de faire de mon mieux pour aider Chantal mais, frustré pour des riens, Rémi refuse toutes mes consignes en hurlant. Je dois donc le maintenir debout contre le mur et éviter qu'il ne s'écrase volontairement sur le plancher. Même chose pour les repas. Il refuse de manger ? Il faut alors lui retenir les mains sur sa chaise haute, sans le regarder, jusqu'à ce qu'il cesse son hurlement d'enfant battu. Pénibles journées pour moi, mais surtout pour Simon, qui se frappe de plus en plus. Pour lui, un cri provoque un coup.

Malgré tout, nous vivions autant de crises que de beaux moments. Un matin, Rémi jouait tranquillement avec ses petits animaux en plastique lorsque, au travers de ses autostimulations verbales, on entendit un mot. Il venait de dire *chien*. Ça sonnait comme « chiant », mais on s'en foutait ! Il l'avait dit ! Un mot était sorti de sa bouche. Étrangement, plus aucun son ne sortit de la mienne. Trop émue. Je suis excitée mais également très effrayée. Et si Rémi parlait, un jour ? Et si Rémi ne disait rien d'autre que « chiant », un jour ? J'avais toujours trouvé dommage que Rémi ne se mette à parler avant son frère. Maintenant, je n'attendais que cela.

Autre beau moment : j'étais en train de préparer le dîner lorsque Paulina me demanda de descendre au sous-sol. À la course, croyant à une autre catastrophe concernant Simon, j'arrivai en une seconde, livide.

– Un problème ? demandai-je.

– Oh non ! Regarde ton fils, me dit-elle, souriante. Regarde-le bien. Vas-y, Simon, montre à maman comme tu es bon.

Assis devant l'ordinateur, mon fils prit la souris et cliqua sur un rectangle de couleur bleu. Ensuite, il le fit glisser dans un trou rectangulaire. Il fit de même pour toutes les autres formes géométriques. Une petite chanson amusante se fit entendre et mon fils pouffa de rire en tapant des mains. Ensuite, il cliqua sur une étoile pour changer de jeu.

Impossible ! Mon petit ange jouait, seul, à l'ordinateur !

– Comment peut-il faire ça ? Il ne parle pas !

– Pas mal, hein ?

– ....

Bouche bée, je me mis à pleurer à chaudes larmes. Effet domino. Braillant toutes deux notre joie, nous regardions Simon s'amuser comme un petit fou. Incapable de mettre des mots sur ce moment extraordinaire, je déposai simplement ma main sur l'épaule de Paulina en signe de remerciement. Tapotant la mienne en retour, il était évident qu'elle ressentait la même fierté maternelle.

Septembre 2007

Nos deux enfants progressent de façon spectaculaire, mais je n'arrive pas à m'emballer. J'ai trop peur qu'ils ne régressent de nouveau. Rémi parle de plus en plus. Il fait maintenant de toutes petites phrases : « Veux, jus, sous-plaît. » Poli, en plus. Il répète des mots pour la plupart entendus dans les films de Walt Disney, et il démontre un grand intérêt pour les animaux. J'aimerais tellement découvrir ce qui passionne Simon pour l'aider à mieux communiquer.

Aujourd'hui, c'est jour d'anniversaire pour Simon. Son cinquième. Sa marraine, son parrain, Chantal et Paulina ont tous accepté l'invitation. La maison est remplie d'invités, mais il manque quelqu'un pour débuter le repas. Puis, on sonne à la porte. Mon beau-frère se lève pour répondre, mais il comprend que c'est Simon qui doit l'ouvrir. Sa surprise est enfin arrivée.

– Allez, Simon, ouvre la porte. C'est pour toi, mon bonhomme.

Craintif, Simon s'avance lentement et ouvre la porte. Tel une rose au soleil, son visage s'épanouit en admirant celle qui se tient tout juste devant lui. Sa Marielou est revenue !

– Bonne fête, Simon ! finit-elle par dire.

– *Pokapui, pui*, dit-il, battant des ailes pour sa princesse.

Pendant plusieurs secondes, ils se regardent sans rien dire. Lui, pour s'assurer qu'il ne rêve pas, elle, pour admirer à quel point il a grandi. Marielou s'accroupit et se place nez à nez avec Simon. Puis, elle dépose un doux bisou sur le front de son bien-aimé. En retour, Simon touche délicatement sa belle chevelure blonde, sa joue et son épaule. Simon n'en revient pas. Il est évident qu'elle lui a manqué. Sentiment extraordinaire pour un autiste. Il me regarde en souriant. « Merci, maman ! »

Simon est heureux et, pour une rare fois dans sa vie, nous venons de lui faire réellement plaisir. Il est tellement ému que je crois qu'il va verser une larme.

– Il m'a reconnue, Johanne, j'en suis certaine.

– Non seulement il t'a reconnue, Marielou, mais il est vraiment content de te voir.

– Moi aussi, je suis contente de te voir, Simon. Tu m'as beaucoup manqué.

C'est alors que Simon s'approche tout doucement de son visage, ouvre les bras et lui fait le plus gros câlin du monde. Sa petite tête simplement appuyée contre l'épaule de Marielou. Les yeux fermés, mon fils est au septième ciel. C'est la première fois que je vois Simon donner une caresse à quelqu'un. Il en reçoit des tonnes, mais il n'en donne jamais. Incapable de se dégager, Marielou abuse de la situation.

– Autant en profiter, ajoute-t-elle en riant.

– Chanceuse !

Nous sommes tous jaloux de ce beau rapprochement. Simon s'éloigne un peu, la regarde droit dans les yeux et la serre de nouveau fortement dans ses bras. Difficile de demeurer insensible devant un tel élan de passion. Émue, Marielou finit par craquer. Des larmes glissent le long de ses joues roses, et Simon s'empresse de les essuyer du bout de ses doigts. Cette rencontre restera gravée en moi.

Du fond du salon, je vois ma belle-sœur nous observer. Elle semble non pas heureuse mais troublée par ce qu'elle vient de voir.

– Ça va, toi ? que je lui demande en m'approchant.

– *Moui.*

– Sûre ?

– En fait, j'ai une question pour toi.

– Vas-y.

– Nous aimerions avoir des enfants. Tu crois qu'il y a des risques que notre enfant soit autiste ? Plus nous y pensons, plus nous hésitons.

– *Oh boy !* Je n'en ai aucune idée. Nous ne savons pas encore pourquoi Simon et Rémi en sont atteints.

– Hum…

– Mais tu sais, au début, j'avais vraiment peur que mes enfants soient diabétiques. Cette pensée me hantait à tous les jours et, finalement, c'est l'autisme qui leur est tombé dessus. Je crois qu'on ne peut pas tout prévoir. On peut prévenir, mais on ne peut pas prévoir. Tu comprends ?

– L'autisme me fait peur, Johanne.

– J'imagine… Mais si vous désirez vraiment avoir des enfants, je crois qu'il vous faudra écouter votre cœur et non votre tête.

Merde ! Que répondre à cela ? L'avais-je bien conseillée ? Et si leur enfant était… Non ! mieux vaut ne pas y penser. Décision difficile à prendre pour eux car, le moment venu, ils joueront à la roulette russe.

La fête va bon train. Nous avons fait disparaître le buffet et nous sommes rendus au gâteau. Nous approchons donc Simon de la table afin qu'il puisse souffler ses bougies. Première tentative ratée : Rémi souffle à sa place. On recommence. Cette fois, écoutant la consigne de ma belle-mère, Simon souffle et éteint toutes les bougies. Je jubile. Simon a compris ce que grand-maman lui a demandé. Elle a dit : « Souffle ! » et Simon a soufflé, sans l'aide de pictogrammes. Une simple consigne verbale. C'est tout. Quel merveilleux cadeau d'anniversaire Simon vient de nous offrir ! Je suis déjà comblée lorsque Paulina montre un morceau de gâteau à Simon et, en remuant la tête, il finit par dire : « Oui ! » Là, tout le monde est sans voix. Nous nous regardons, hébétés. Avons-nous bien entendu ? J'ai envie de me pincer pour en être certaine. Paulina confirme mon doute en présentant de nouveau une portion de gâteau à Simon, qui répond par l'affirmative une seconde fois. Mon fils, Simon, vient de dire : « Oui. » Il vient de répondre « oui » à une question. Vous dire ma joie… C'est intense.

– Ça fait un mois que nous travaillons le « oui » pour vous faire cette belle surprise, explique Paulina. Je suis contente que Simon y soit parvenu. Tape-là ! fait-elle à Simon, fière d'eux.

L'effet escompté est réussi. Les yeux pleins d'eau, ma belle-mère, qui attend ce jour depuis si longtemps, est incapable de prendre sa photo. Me laissant la caméra entre les mains, elle quitte rapidement la cuisine vers le salon. Je donne ma caméra à mon mari et je vais la rejoindre.

– C’est OK, belle-maman, vous avez le droit de pleurer. N’en soyez pas gênée. Pour une fois qu’il y a un peu de bonheur dans notre maison.

– Désolée, je ne m’attendais pas à cela, Johanne. J’ai tellement prié pour qu’il parle un jour… tellement.

– Je le sais, et vos prières ont peut-être été entendues.

– Peut-être.

– Allez ! Retournons-y avant qu’il ne nous reste plus de gâteau.

Le lendemain, assis sur le siège de la toilette, Simon perdit sa première dent. Ce fut ma belle-mère qui la récupéra dans sa main. Décidément, ce fut une belle fin de semaine.

Octobre 2007

Exceptionnellement, nous avions accepté un rendez-vous chez la pédiatre en autisme pour les deux enfants, à la même heure. Plus jamais ! Erreur monumentale. Dans le petit bureau du médecin, Rémi perdit patience après vingt minutes et Simon, une minute plus tard. Se griffant sévèrement au bras, Steve dut le sortir de la pièce pour ne pas qu’il saigne. La docteure Bellavance suggéra de la Clonidine.

– Cela devrait diminuer son agressivité. Voici également les papiers pour leur prise de sang. Elle peut être effectuée aujourd’hui. C’est au troisième étage. C’est comme vous voulez.

Moi, je le veux bien. Mes enfants, je n’en suis pas certaine. Nous avions tout de même tenté notre chance, mais l’attente fut beaucoup trop longue. Impatients, mes enfants dérangeaient affreusement les réceptionnistes au comptoir du laboratoire, qui ne se gênèrent pas pour nous le faire savoir. Alors, tant pis ! On rentre à la maison.

Dans la voiture, Rémi continuait de hurler son impatience. C’est alors que Simon explosa. Sa réaction fut extrême. Je ne l’avais jamais vu perdre ainsi le contrôle. Il se mit à se frapper les cuisses et le thorax à grands coups de poing. L’intensité de ses gestes et de son regard m’ébranlèrent.

– *Doux, doux,* Simon. Ne fais pas ça. Tu vas te faire bobo, lança Steve.

– Et Rémi, cesse de crier, ça suffit ! dis-je, à bout de nerfs.

Mon timbre de voix grimpa d’une coche et Simon péta la sienne. Il prit son œil gauche entre ses doigts et tira dessus de toutes ses forces.

– Hé ! Steve, il va s’arracher l’œil ! Merde !

Steve, au volant de la voiture, faillit entrer en collision avec la camionnette tout juste devant nous.

– Voyons, Simon ! Qu'est-ce qu'il y a, mon ange ?

Rémi hurlait de plus belle et Simon n'en pouvait plus. Je dus lui retenir les bras jusqu'à la maison pour éviter qu'il se blesse davantage. Muette, je l'observais se débattre malgré mon emprise. Au bout de quelques minutes, il ralentit la cadence et me dévisagea longuement. Son regard d'un bleu perçant me traversa. Mon fils, qui ne me regarde pratiquement jamais, me fixait en silence. Je n'aimais pas ce regard. Ce n'était plus le regard d'un petit ange. Que venait-il de se passer ? Pourquoi avait-il voulu s'arracher l'œil ? Rémi avait été vraiment désagréable, mais bon sang ! S'arracher l'œil ! Dégueu !

Suite à l'épisode de l'œil, la docteure Oswald – qui quittait Montréal pour Vancouver – nous suggéra une rencontre avec le pédopsychiatre Philippe Rochefort, un spécialiste en troubles du comportement chez les jeunes autistes. Une sommité, paraît-il. Selon Anne-Marie, ce docteur Rochefort est très sélectif : seuls quelques enfants ont la chance d'être suivis par lui. Ses recherches sont reconnues mondialement.

Confortablement assise dans son bureau à regarder ses nombreux diplômes, j'attendais que cette star dans le domaine me livre une performance à la hauteur de sa réputation. À mes côtés, Paulina était très excitée à l'idée de rencontrer cette sommité dont elle avait tant entendu parler. J'étais soulagée qu'elle accepte de m'accompagner, car j'étais désormais craintive de me retrouver seule avec Simon.

On cogna à la porte et un troupeau d'intellos entra, docteur Rochefort en tête. Psychologue, intervenants et stagiaire prirent place dans le bureau du médecin. Cinq personnes, uniquement pour Simon.

– Tu vois, Simon ? La star, c'est toi, expliqua Paulina à mon garçon.

– C'est vous deux, ajoutai-je.

Rouge tomate, Paulina se présenta au groupe. Je fis de même. Le pédopsychiatre examina très sommairement Simon, posant à l'occasion quelques questions sur son comportement, quel genre de bébé il avait été, mais sans plus. Seul son projet de recherche le captivait, et je compris rapidement que Simon n'en ferait pas partie. Pour cette soi-disant sommité, Simon n'était qu'un enfant autiste de plus à répertorier.

Consultant le psy à sa gauche et la stagiaire à sa droite, le docteur Rochefort conclut finalement à un trouble anxieux enrobé d'hyperactivité.

– Voici du Risperdal. Il devra en prendre une fois par jour, puis vous augmenterez à deux fois si tout se passe bien.

– Qu'est-ce que le Risperdal ? demandai-je, inconfortable à l'idée de droguer mon fils de cinq ans.

– Le Risperdal est un antipsychotique. On s'en sert surtout pour réduire un comportement agressif relié à l'anxiété. Ce qui me semble être le cas chez Simon.

– Mais il est très jeune pour prendre des médicaments. D'ailleurs, son pédiatre lui avait prescrit de la Clonidine mais nous hésitions...

– Non, pas bon ! La Clonidine n'est pas un bon médicament pour un enfant comme Simon.

– Mais il est si jeune... dis-je, en flattant tout doucement les cheveux de mon garçon.

– Madame Leduc, si vous saviez la quantité d'enfants autistes en bas âge qui prennent du Risperdal, dit-il en riant.

D'instinct, tout le groupe se mit à rire. Le maître rit, nous rions. Ils doivent enseigner cela à l'université. Mais là, je n'y voyais rien de drôle. Au contraire, j'étais très inquiète à l'idée d'administrer un antipsychotique à Simon. Je trouvais cette décision beaucoup trop prématurée. Ce psychiatre n'avait vu Simon qu'une seule fois. Quelques minutes. Comment pouvait-il conclure à un trouble anxieux, si rapidement ? De plus, Simon était tout sauf un enfant hyperactif. Nous devions continuellement lui pousser dans les fesses pour qu'il avance. J'aurais grandement préféré une analyse plus approfondie avant l'administration d'un antipsychotique. Mais que faire ? Suivre son instinct et risquer de perdre les services d'un bon spécialiste, ou aller contre son gré en risquant d'affaiblir la santé de son fils ? Le fait que le docteur Rochefort soit le seul à pouvoir aider Simon compliquait drôlement la situation. Paulina, visiblement déçue par cette piètre performance, me questionna sur la pertinence de ce genre d'entretien et elle m'avouera avoir été très nerveuse à l'idée que ces experts en autisme ne se mettent à la juger sur sa façon d'intervenir auprès de mon fils.

– Te juger ? Ils ne peuvent pas te juger, ils ne connaissent rien à l'ABA. À mon avis, ce sont vous, les thérapeutes qui côtoient nos enfants quotidiennement, qui sont les vraies spécialistes. Ce sont vous qui faites la différence. Toutes ces sommités ne sont là que pour les subventions et le prestige.

Le soir, en regardant la petite bouteille de pilules, je n'arrivais pas à croire que mon bébé de cinq ans doive désormais prendre du Risperdal.

– On prescrit ce médicament aux schizophrènes !

Puis, j'ai pleuré jusqu'à ce que mes yeux deviennent tellement bouffis qu'ils ne s'ouvrent plus, et je me suis endormie. D'ailleurs, j'aurais dû les laisser fermer. Ça m'aurait fait moins mal.

Passer un EEG pour un enfant comme Simon demande toute une préparation. Il faut prévoir des jeux, des petites surprises, avoir des renforçateurs alimentaires pour une année et, surtout, des nerfs d'acier. L'idée ? Simon ne doit pas se rendre compte qu'il a des électrodes insérées dans son cuir chevelu durant l'heure que durera l'examen.

L'installation des capteurs électriques se déroula, somme toute, assez bien. Simon coopéra. Échange de regards entre Paulina et moi. Une étape de franchie.

– Super, Simon ! T'es vraiment bon !

Féliciter continuellement mon fils l'aide à prendre confiance en lui et à oublier tout le reste. En changeant de jeu aux dix minutes, Paulina a su préserver la joie de Simon durant une heure. Un véritable exploit, car Simon pouvait disjoncter à tout moment et ne plus vouloir rester assis ou, pis encore, arracher tous les fils. J'étais tellement nerveuse que je me surpris à me ronger les ongles.

Le test terminé, la technicienne lui enleva les fils et Simon eut droit à une montagne de bisous. Mon fils ne s'aperçut de rien. Ni des capteurs électriques ni de l'effort déployé autour de lui pour qu'il reste calme. Parfait. Nous pouvions dire mission accomplie.

L'EEG s'était bien déroulé, mais il avait achevé la mère. À la maison, je dus faire des séances de respirations profondes durant de longues minutes pour reprendre le dessus. Mon ventre était gonflé et dur comme le roc, à un point tel que j'avais de la difficulté à respirer. Complètement affaiblie, j'allai m'étendre sur mon lit. Ma gentille maman prit la relève. Elle s'amusait avec les deux enfants dans le jardin depuis un moment lorsque j'entendis Simon perdre la carte. Il riait sans arrêt et virevoltait dans le jardin de manière totalement désorganisée. Du haut de ma chambre, je l'aperçus. Du jamais vu ! Était-ce un choc post-traumatique ? Possible. Durant l'électroencéphalographie, pour ne pas déplacer les électrodes, nous contrôlions tous ses faits et gestes.

Simon semblait à l'aise, mais peut-être ne l'était-il pas réellement ? Quoiqu'il en soit, le méchant était en train de sortir, et ce n'est qu'au bout d'une heure et demie d'euphorie que Simon arrêta net de rire. Mon petit homme redevint alors sombre et maussade pour le reste de la soirée. Triste retour à la réalité.

Depuis quelques temps, Simon pleure et vomit souvent en se réveillant le matin. Effet secondaire du Risperdal ? Le docteur Rochefort jure que non et n'y voit aucune corrélation. Je n'en suis pas si certaine. Simon a toujours été fragile concernant les médicaments, mais il n'a jamais autant vomi. Je n'aime pas ça.

Dans à peine une heure, il devra subir un scanner de la tête et rester à jeun, ce qu'il est depuis 7 h. Sur le gros nerf, Paulina et moi travaillons conjointement afin d'éviter que Simon ne veuille ses renforçateurs alimentaires qu'il a l'habitude de mériter lors des sessions ABA. Le plan de match est simple : éviter toute nourriture dans la maison. Personne ne mangera en présence de Simon. Rémi devra attendre notre départ pour s'empiffrer de Froot Loops. Quant à moi, diabétique, je déjeunerai en cachette dans ma chambre et je ne dînerai pas. Pas le choix.

11 h 30, départ pour l'hôpital. Simon, assis à l'arrière de la voiture, regarde le paysage se dérouler devant ses yeux. Il est souriant. Aucune crise en vue. Super !

– S'il ne ressent pas la faim d'ici une heure, nous aurons réussi, dis-je à Paulina.

– Croisons-nous les doigts.

Paulina est nerveuse. Lors de ces rendez-vous cliniques avec Simon, elle écope de toute la pression. Elle veut bien faire son travail et cela se comprend. Seulement, avec Simon, il est impossible de prévoir ce qui va se passer. Disons que mon petit ange aime nous surprendre. Pétera-t-il sa coche en arrivant à l'hôpital ou en sortant de l'hôpital ? Se frappera-t-il avant ou après s'être projeté sur le plancher ?

Nous attendons l'infirmière bien tranquillement lorsque mes radars sonnent l'alarme. L'anxiété de mon garçon vient de grimper d'un cran. Alertée, Paulina intervient rapidement, et en se promenant avec lui dans les corridors de l'hôpital, elle réussit par miracle à le tempérer. Puis, enfin, l'infirmière arrive. Elle se présente et nous faisons de même. Je n’avais encore jamais entendu quelqu’un parler aussi lentement. Une lenteur déconcertante, à taper sur les nerfs.

– Votre fils doit passer un CT de la tête aujourd’hui, n’est-ce pas ?

– Oui, c’est bien cela.

– Parfait. Je dois vous faire part des possibilités qui s’offrent à vous.

– Ah bon !

– Simon peut passer le test sans sédation, ce qui…

– Impossible ! répondons-nous rapidement, Paulina et moi, question d’accélérer la cadence de la conversation.

– Bon, alors, il reste les sédatifs. On pourrait lui faire boire un sédatif, mais étant donné son poids de cinquante livres, la quantité à boire serait trop importante.

– De toute façon, Simon ne voudra pas le boire.

– D’accord. Hum…

– (Aboutissez, bon sang !)

– … Il y a un autre sédatif, mais… hum… je crains qu’il ne soit applicable pour Simon car, au réveil, les enfants sont souvent très agités. Généralement, nous ne les administrons pas aux autistes.

Pourquoi m’en parler, alors ? Je garde ma remarque pour moi, mais Paulina la devine en me souriant. Comme c’est long ! Activez-vous le *mâche-patate* qu’on en finisse !

– Le plus efficace, poursuit l’infirmière, serait une anesthésie générale. Le réveil est moins brutal, mais l’enfant doit être à jeun.

– C’est ce qui était prévu au départ, madame. Simon est à jeun depuis 7 h. Un exploit, d’ailleurs. Alors, allons-y pour l’anesthésie générale ! dis-je gaiement.

– Hum… Eh bien voilà, il n’y a pas d’anesthésiste au département aujourd’hui, poursuivit l’infirmière.

Mon sourire disparait aussitôt.

– Pardon ?

– L’anesthésiste n’a pas été convoqué, il faudra revenir une autre journée.

– Quoi ? hurlais-je, en regarda Paulina pâlir. Je ne peux pas revenir une autre journée, je veux que mon fils passe son CT de la tête aujourd’hui même.

– Impossible.

– C’est une blague ?

– Non. Désolée.

– Ce n'est pas vrai ? Vous savez ce que cela exige comme effort à mon garçon d'être à jeun ? La madame que vous voyez ici a dû se faire remplacer pour m'accompagner. Ce qui signifie qu'un autre enfant autiste, dont elle avait la responsabilité, sera affecté par ce changement de routine. Ce qui signifie également que je devrai la payer de ma poche pour être ici auprès de mon fils, et que ma mère a dû annuler un rendez-vous pour s'occuper de mon autre enfant à la maison. Et tout cela pour rien ? Remboursez-vous le stationnement au moins ?

– Je suis désolée, madame Leduc.

– Non, je ne crois pas que vous le soyez réellement. D'abord, qui est l'épais qui n'a pas transmis le message à l'anesthésiste ?

Emportée par la rage, je suis debout, à un pouce du nez de l'infirmière, à lui postillonner mon désarroi en pleine face. Cette infirmière va payer pour toutes les autres. J'en ai marre de cette indifférence générale.

– Vous, le personnel du merveilleux monde médical, vous qui êtes au-dessus de tout, cette toute petite erreur de calcul n'affectera pas votre vie. Bien sûr que non ! Mais avez-vous pensé un seul instant à mon fils ? Non, sûrement pas, puisqu'il n'a qu'à revenir un autre jour, n'est-ce pas ? Tout le monde s'en fout ! Vous n'avez pas de cœur ! Des…

– Laissez-nous en discuter quelques minutes, intervint Paulina, voyant que je n'arrêterais jamais.

– Paulina, dis-je tout doucement, en embrassant mon fils sur la tête, ça ne peut pas être vrai. Dis-moi que je rêve. Je ne veux pas avoir à revenir une seconde fois simplement parce que l'anesthésiste n'a pas été convoqué !

– C'est ridicule, je te l'accorde.

– Et si on essayait sans sédatif ? Nous sommes déjà ici. Nous pourrions à tout le moins essayer. Non ?

– Peut-être.

En vérité, nous savions dès le départ que ce serait une très mauvaise idée, mais il y avait une infime possibilité que Simon veuille s'étendre sur cette planche pour entrer dans le scanner, et je voulais tenter ma chance.

Assis sur le plateau, devant le scanner, Simon est tellement nerveux que Paulina lui donne sans arrêt des croustilles pour qu'il reste tranquille. Au moment de le coucher sur le plateau, Simon refuse.

– Insiste, ordonnais-je à Paulina.

– Je ne veux pas, Johanne, j'en suis incapable. Il restera marqué si je continue.

Là, plus rapide que l'éclair et sans que personne ne l'anticipe, Simon griffa Paulina au visage.

– Merde ! Bon, viens, Simon, viens mon bébé, c'est terminé. On rentre à la maison. Je suis désolée, Paulina, dis-je en la regardant s'essuyer la joue couverte de sang.

– Ça va aller.

Je venais de pousser le bouchon beaucoup trop loin et cela me prit des jours avant de réussir à me remettre de cette agression. Simon, des mois. L'idée que j'avais eue de le forcer à se coucher n'avait fait qu'empirer son anxiété. Depuis, il refusait qu'on lui touche la tête ou qu'on lui enfile un chandail. Constamment paniqué, Simon ne voulait même plus s'étendre sur son lit. Rien ne devait plus lui effleurer la tête… Pas même les doux bisous de sa maman.

Mon père, outré, se transforma en Hulk de nouveau. Il fit parvenir une lettre au ministre de la santé, informant celui-ci des bévues du système de santé. Nous espérions tant une réponse, mais rien ne vint. Aucun intérêt.

Au téléphone, la réceptionniste du département d'imagerie nucléaire tenta d'obtenir un deuxième rendez-vous pour Simon, mais elle n'avait rien avant midi.

– Impossible de devancer les rendez-vous, madame Leduc, le local d'examen n'ouvre qu'à midi.

– Mais mon fils doit être à jeun. Ce serait plus facile pour lui si l'examen avait lieu le matin.

– C'est que, habituellement, personne n'est à jeun pour un CT de la tête. Vous comprenez ?

Préférant me taire, je lançai le téléphone contre le mur. Qu'est-ce que c'est que cet hôpital de merde ? Aussi mal foutu que le précédent. Une débilité généralisée.

Simon retourna passer un scan de la tête, à jeun, à midi, endormi. Tout se passa bien, cette fois. Par contre, cela prit un mois de désensibilisation pour qu'il accepte à nouveau d'enfiler un chandail ou de se coucher sur le côté. Un mois ! Et en ce qui concerne mes bisous, il me fallut patienter trois autres mois pour qu'ils soient de nouveau tolérés. Qui dit désensibilisation dit pleurs et souffrance.

Un mois.

Novembre 2007

Après nous être fait dire par Anne-Marie que Simon émiettait ses biscuits en raison d'une déficience intellectuelle probable, Steve et moi sommes partis en vacances. Plus capables ! Nous avions besoin d'un temps d'arrêt pour refaire le plein d'énergie. Deux jours d'hôtel à se faire servir et à se faire masser. À boire, à jaser, à rire. Comme la vie peut être agréable, parfois !

Assis en face de moi à déguster un délicieux repas, je réalise que mon mari me fait encore vibrer. Même après toutes ces années, mon cœur palpite autant. Je crois que j'aime cet homme profondément. Je l'aime comme au premier jour.

Notre union reste un mystère pour bien des gens car, malgré nos difficultés, notre amour perdure. Ne cherchez pas à comprendre. Nous nous aimons. Un point c'est tout.

– *Cheers,* mon minou, dis-je, levant mon verre. À nos quinze années de vie de fou et... à ton petit cul. Bien sûr.

– Bien sûr, ajouta Steve en prenant mon petit menton pointu entre ses doigts.

– Arrête, chéri ! Sinon, je vais être obligée de t'embrasser partout !

Évidemment, il recommença. Vilain garçon ! Enseveli sous une tonne de bisous, il paya l'addition beaucoup plus rapidement que prévu. Ces deux jours-là, mon mari me fit revivre notre voyage de noces. Notre vie d'avant. Une vie sans tracas, sans soucis. Une vie sans enfants.

La grande faiblesse de Rémi est le bruit. Il a terriblement peur des sons : la tondeuse à cheveux, la tondeuse à gazon, le séchoir, la balayeuse. Jusqu'à présent, mon angoisse était plutôt reliée aux difficultés de Simon, mais depuis qu'Anne-Marie a créé un programme de désensibilisation au bruit pour Rémi, elle est mitigée. Il est très pénible d'être un témoin muet de toute cette souffrance. Pour le désensibiliser de la tondeuse à cheveux, Rémi doit se faire couper les cheveux, un petit peu, tous les jours. Quand arrive l'heure fatidique, je sors le petit sac noir et avant même que j'aie le temps de sortir la tondeuse du sac, Rémi crie déjà, terré sous le canapé.

– Il tremble, dis-je, inquiète. Pauvre petit loup ! Est-ce vraiment nécessaire ?

– Sa peur grandira si nous ne la cassons pas maintenant, m'expliqua Anne-Marie. Il ne peut pas passer sa vie à trembler devant le *clipper*. Allez, Rémi, viens t'asseoir.

Mon bébé hurle tellement que je n'en peux plus. M'implorant du regard (« Maman, fais quelque chose »), mon fils recherche le réconfort d'une mère, mais rien ne viendra. Forcé de suivre Chantal, Rémi entre dans la salle à manger et Anne-Marie lui enfile le tablier de barbier en lui donnant un *Smarties*. « Bravo, Rémi ! T'es super bon ! C'est le temps de couper tes cheveux. » Lorsqu'elle met la tondeuse en marche, mon fils explose. Rémi tente de s'échapper, mais Anne-Marie le maintient bien en place sur sa chaise. Chantal se place derrière lui afin de s'assurer qu'il ne bascule pas avec la chaise. Rémi n'a plus aucune possibilité de fuite. Insulté, il hurle chaque fois que la tondeuse à cheveux lui frôle la tête. Pauvre bébé. Ce petit jeu dura de longues minutes. Le problème, c'est qu'il avait également peur de la petite balayeuse murale. Même technique. Effrayé par l'engin, il devait d'abord le tolérer quelques secondes à ses côtés, puis une minute. Le tout, sans crier. Un jour, Chantal essaya de lui faire toucher la balayeuse, mais Rémi n'était pas prêt. Je crus que mon fils allait perdre connaissance. Son regard de détresse m'était insupportable. « Maman ne peut pas t'aider, mon pitou, ta maman n'a pas de couilles. »

J'aurais dû m'interposer. Je n'aimais pas cette façon de faire, pas du tout. Alors, pourquoi n'avoir rien dit ? J'étais contre cette méthode, mais je les laissais faire tout ce qu'elles voulaient dans ma propre maison. Pourquoi ?
J'aurais dû, j'aurais donc dû...

Il était évident maintenant que Rémi parlerait. Contrairement à Simon, son cerveau effectuait le lien entre l'objet et le mot. Il comprenait le sens des mots. Ma joie était immense. Quel plaisir de l'entendre dire : « Maman ! » Ce petit mot si doux caresse, à tout coup, mon ego. De plus, il semblait avoir une mémoire exceptionnelle et n'avait pas de déficience intellectuelle. Soulagée de pouvoir enfin dialoguer avec Rémi, je volais. Et, planant tel un cerf-volant, je ne vis pas Anne-Marie tirer sur la corde d'un petit coup sec, me ramenant brusquement le nez au sol. Ce matin-là, elle était d'une humeur exécrable. Une fois de plus. Mais elle avait bien mal choisi sa journée car, n'ayant dormi que trois heures en deux jours, j'étais prête à mordre quiconque me provoquerait. J'avais la rage.

– Johanne, où sont les pictogrammes d'identification des membres de la famille que je t'avais demandés le mois passé ?

– Je n'ai pas encore eu le temps. Par contre, voici ceux de la généralisation pour Rémi. 65 pictos ! Pour les animaux, il ne me reste qu'à apposer le petit velcro à l'endos. Ils seront prêts demain.

– Bon ! Ça ne fonctionne plus, Johanne. Simon a besoin des pictogrammes de vos visages cette semaine. Steve ne pourrait pas t'aider ?

– Euh, non ! dis-je rapidement. Je n'imaginais pas mon mari en train de découper des petits cartons après sa journée de travail.

– Je suis venue chez toi pour rien, alors. Paulina doit commencer ce programme depuis un mois déjà. Si tu n'avais pas le temps, il suffisait de le dire à ce moment-là.

– Oh ! non, Anne-Marie ! Arrête ça tout de suite. Désolée d'avoir encore fait le mauvais choix, mais je croyais que les pictos pour Rémi pressaient davantage.

– Si tu doutes, pose des questions aux filles, assiste aux séances... Je ne sais pas. Johanne, tu n'es même pas au courant des programmes de tes garçons. Tu ne t'impliques pas.

– Assister aux séances... *Pff !* fis-je en souriant. Tu sais que je n'ai pas le temps. Je dois surveiller Rémi ou bien... nettoyer cette foutue maison que mes enfants salissent avec grand plaisir. Je n'arrive pas à faire tout ce que tu me demandes. Chaque semaine, ce travail exige trop d'heures. Il y a beaucoup trop à faire. Comment font les autres parents qui travaillent à l'extérieur ?

– Ils y arrivent...

Bien sûr qu'ils y arrivent, ils ont des femmes de ménage et des servantes. Pour être capable de se payer une telle thérapie de luxe, la majorité de la clientèle d'Anne-Marie est très fortunée. Chantal m'a déjà raconté que, durant une session de thérapie chez une famille bien nantie de Westmount, elle s'était perdue dans la maison. Imaginez ! Elle ne trouvait plus la sortie. Une servante lui avait alors montré le chemin. *Fort heureusement, au Domaine Leduc-Julien de Lachine, vous ne courez aucun risque. Nos portes de sorties sont bien visibles et la servante... c'est moi.*

– Johanne, lors du diagnostic de Rémi, poursuivit Anne-Marie, tu étais d'accord avec mes conditions. Tu savais ce qui t'attendait et tu as accepté. J'ai privilégié Rémi pour vous aider. Je suis consciente du travail que je vous demande, mais les parents doivent faire leur part. Je ne peux pas tout faire moi-même.

– J'imagine ! Tu suis la ligne directrice de tes programmes, c'est ton boulot. Je comprends. C'est pour ça que je ne disais rien. Mais...

– Mais quoi ?

Je dus faire un effort de concentration pour bien choisir mes mots. J'avais peur de choquer celle qui attendait une réponse.

– Je n'ai pas l'impression que tu te soucies vraiment des parents qui traversent de grands moments de tristesse, de deuil. Tu es trop sévère, Anne-Marie. Pénible, même.

Aussitôt dit, aussitôt regretté. Connaissant Anne-Marie, ma dernière affirmation me coûterait des explications. Cette phrase ne passerait pas.

– *Woh* ! Qu'est-ce que tu veux dire au juste ?

– Hum... laisse faire ! dis-je, tentant désespérément de me sortir indemne de cette impasse.

– Non, je ne laisse pas faire. Si tu as un problème avec moi, il faut que je le sache.

Ça y est ! Par ma faute, le moment de vérité venait de sonner. J'avais provoqué cet entretien. À moi de le terminer. L'occasion ne se représenterait pas deux fois. Je devais le faire. Son attitude exaspérait toute ma famille depuis fort longtemps, et quelqu'un devait le lui dire. Nerveuse, je pris une grande respiration et me lançai.

– Anne-Marie, tu ne t'en rends peut-être pas compte, mais tu nous parles de façon très rude. Tu n'es pas toujours très gentille. À un tel point que je suis stressée à chaque supervision. Et même si j'avais eu le courage de te dire ce que je ressentais réellement, tu ne m'aurais pas écoutée.

– Super! Je fais peur aux mamans, maintenant !

– Depuis quelque temps, tes supervisions m'angoissent parce que je sais que tu vas me reprocher mes inactions : ne pas avoir eu le temps d'acheter tel ou tel jeu, ne pas avoir amené les enfants aux toilettes, ne pas avoir imprimé les bons pictogrammes dans le bon format. Peu importe ce que je fais, ce n'est jamais suffisant à tes yeux. N'oublie pas que nous sommes de simples parents sur qui la vie s'acharne. Nous n'avons pas étudié l'ABA par choix, nous l'avons subi. Demande-le aux autres parents, tu verras ce qu'ils en pensent.

– Johanne, tu n'es pas ma copine. Je suis une psychologue que tu engages pour améliorer la qualité de vie de tes enfants autistes. Je n'ai pas à mettre des gants blancs chaque fois que je m'adresse à toi et je ne fais pas de cachettes non plus, je dis les vraies affaires. Maintenant, si c'est devenu insupportable pour toi...

– Anne-Marie ! regarde ton attitude. Tu vois ? Exactement ce que j'essaie de t'expliquer depuis le début. On ne peut pas te parler sans te choquer.

– Boooon ! Si tu n'aimes pas mon attitude, faudra trouver une autre solution.

– Oh ! arrête !

Merde ! Je vais pleurer. Non ! Pas maintenant. Elle ne doit pas me voir pleurer. Elle ne gagnera pas.

– Arrête, Anne-Marie ! Ne me menace pas en plus. Tu sais très bien que je n'ai aucun autre choix et que mes enfants ont besoin de Paulina et de Chantal pour progresser.

– On a toujours le choix.

– Je suis fatiguée, épuisée, brûlée en dedans, voire anéantie. Tu comprends ? Non, sûrement pas ! Tu ne peux pas comprendre, tu n'as pas d'enfant. Cette douleur, il te faudrait la vivre de l'intérieur pour la comprendre. C'est tellement difficile, tu n'as pas idée. Je te souhaite de connaître un jour la maternité, tu réaliseras alors l'exagération de tes propos.

– C'est vrai, je n'ai pas d'enfant, mais je côtoie quotidiennement beaucoup plus d'enfants autistes que toi.

– Je fais vraiment de mon mieux, Anne-Marie. Désolée.

Ça y est. Des larmes brûlantes me coulent sur les joues. Merde. De quoi ai-je l'air maintenant ?

– Alors, on fait quoi ? demande-t-elle, me fixant droit dans les yeux sans broncher.

– Devine ? dis-je, en tentant de faire disparaître ces larmes de honte.

– Parfait, je vais donc rejoindre les filles et continuer la supervision avec Simon. Si c'est ce que TU veux.

Opinant du chef, j'aurais dû lui faire mes adieux. Et en s'engageant dans l'escalier, Anne-Marie se retourna pour me balancer cette phrase inéluctable, en plein visage.

– Tu sais, Johanne, je ne changerai pas juste pour toi. Désolée.

Bang ! Elle venait de gagner. Je m'étais mise à nu pour absolument rien. Lui parler n'avait rien réglé. Elle ne changerait pas. Appréciée des autres parents, elle était intouchable. De plus, en tant que psychologue, elle connaissait maintenant mes points faibles. Je la détestais.

Anne-Marie Dubé resta auprès de mes enfants uniquement parce que je n'avais aucun autre choix à cette époque-là; du moins, c'est ce que je croyais. Je tolérais sa présence dans ma maison uniquement par amour pour mes fils.

Paulina fut au courant de notre escarmouche. Étrangement, elle me donna raison.

– Tu as bien fait de lui parler. Anne-Marie peut être très dure parfois. Les discussions sont souvent musclées entre elle et moi.

– Oui, mais… à la prochaine supervision, l'ambiance sera épouvantable. En ce qui me concerne, je n'aurai aucun problème à faire semblant, ce sont mes enfants. Mais elle…

– Anne-Marie m'a demandé de tes nouvelles. Elle était inquiète pour toi. Elle semble prête à continuer comme avant. Je crois qu'elle a tourné la page.

– Elle est terrible. Difficile à suivre.

– J'avoue. Tu sais, elle travaille beaucoup trop. Elle a besoin de repos.

– Et moi, alors ? Honnêtement, Paulina, comment fais-tu pour l'endurer ?

– Honnêtement ? Aucune idée. Je dois être masochiste.

Et nous avons éclaté de rire. Paulina m'avait souvent parlé d'un rêve qu'elle chérissait : poursuivre ses études en ergothérapie à l'Université de Sherbrooke. Cette idée m'avait toujours parue étrange. Aujourd'hui, je comprenais. Tant et aussi longtemps qu'elle travaillerait pour mère Supérieure, elle ne serait jamais son égale. Paulina demeurera toujours une petite thérapeute junior aux yeux de sa patronne, et ce, malgré toutes ses années d'expériences en ABA – une différence salariale marquante de 86 $ l'heure. Un pensez-y bien.

Paulina avait raison, Anne-Marie fit comme si notre discussion n'avait jamais eu lieu. Sourire aux lèvres lors des supervisions, elle était devenue encore plus redoutable. Parfois, je la soupçonnais de profiter de son statut de psychologue pour abuser de ma vulnérabilité. Elle s'y plaisait et, au lieu d'obtenir une diminution de tâche, j'avais gagné des heures supplémentaires. Bravo !

Cette semaine, mon travail consiste à inventer un système de rideaux qui formera un écran blanc afin de faciliter la concentration de Simon lors de ses séances d'ABA. Selon Anne-Marie, mon sous-sol contient trop de distractions visuelles, ce qui nuit considérablement au travail des thérapeutes avec Simon – contact visuel rarissime, paraît-il. N'importe quoi !

Je fais donc appel à Monsieur Bricole. Je colle et je découpe et mon mari cloue et visse.

– Voyons donc, Johanne ! Les murs et les plafonds sont blancs. Les meubles sont blancs. Il n'y a aucun cadre, aucune décoration. Elles sont devenues un peu zélées, tes thérapeutes ! Doit-on également enlever tous les livres de la bibliothèque ? me demande Steve, en fixant la tringle à rideau.

– Anne-Marie me l'a demandé...

– Quoi ?

– Elle m'a demandé d'enlever tous les livres…

– Jo !

– Mais j'ai dit non.

Agréablement surpris que sa douce moitié ait osé répondre non, Steve me félicite.

Cette modification *Décormag : spécial Halloween* du sous-sol nous coûta cher et le résultat ne fut pas celui escompté. Bien au contraire. Au moindre coup de vent, Simon se mettait à fixer les rideaux qui, en valsant, créaient de magnifiques jeux d'ombre et de lumière. Beaucoup plus intéressant à regarder qu'une thérapeute frustrée, avouons-le.

Anne-Marie n'a jamais pensé que Simon détournait son regard lors des séances de thérapie simplement parce que l'activité proposée était inintéressante à ses yeux. Une fuite volontaire et consciente de la part de mon garçon. Rien à voir avec un trouble de l'attention. Pourquoi ne pouvait-il pas bénéficier de cette liberté d'expression ? La liberté de regarder où bon lui semble.

Graduellement, les thérapeutes lui interdiront tout ce qu'il aime, tout ce qui l'amuse ou l'apaise. L'erreur sera fatale.

Dans quelques instants, je saurai si Simon est épileptique. Nerveuse, l'attente me semble interminable. Peu importe le résultat, nous en sortirons perdants. Si le résultat est positif, cela exigera une prise de médicaments à vie et une santé précaire pour Simon. Par contre, nous aurons les réponses à toutes nos questions. Ce qui ne sera pas le cas si le résultat s'avère négatif. Nous devrons alors continuer de chercher la raison de ses « absences », et encore plus de questions sans réponses apparaîtront.

– Bonjour, madame Leduc, fit la docteure Jones en entrant. Bonjour, Simon. Comment vas-tu, mon grand ?

Mon fils ne parle pas, ai-je envie de répondre.

– Ça pourrait aller mieux, me contentais-je de lui dire.

Consciente de son erreur et visiblement mal à l'aise, la docteure Jones nous souria.

– Euh… *Moui !* Bon, j'ai reçu les résultats de son électroencéphalogramme d'une heure.

– Et ?

– Pour déceler l'épilepsie, Simon doit faire une crise durant l'heure où nous réalisons le test. Si le test est négatif, ça ne veut pas dire qu'il ne fait pas de crises. Ça veut simplement dire qu'il n'en a pas fait durant l'heure du test. Vous comprenez ?

– Et ?

– Nous avons observé une toute petite zone active au centre de son cerveau, mais c'est nettement insuffisant pour conclure à l'épilepsie.

– Mais ça signifie qu'il a fait une crise durant l'heure où il était branché ?

– Oui.

– Donc, c'est de l'épilepsie ?

– Vous savez, vous éprouvez peut-être vous-même ce genre de décharge électrique sans vous en rendre compte. C'est très léger. Nous ne prescrivons pas de médicaments pour si peu.

– Peut-être, mais moi, je ne me mords pas les avant-bras et je n'ai pas un comportement épileptique. Simon, oui.

– Ce n'est pas suffisant pour traiter.

– On fait quoi, alors ?

– Il devra passer un autre EEG. De quatre heures, celui-là.

– Quatre heures ? Je ne suis pas certaine qu'il en soit capable. Vous savez, ces tests sont très éprouvants pour lui.

– C'est la seule façon d'en être absolument certains.

Merde ! Un autre test. En assoyant Simon dans son siège d'auto, je le serrai fort dans mes bras tout en le bécotant partout.

– Il faudra être courageux, mon bébé. D'accord ? Tu vas être super bon, je le sais. Maman t'aime beaucoup.

Impatient, Simon me repoussa sèchement et s'essuya le visage de mes larmes. De retour à la maison, ma mère n'eut qu'à me regarder. Elle savait.

– Les nouvelles sont mauvaises ?

– Il a fait une crise légère durant l'heure du test. Légère ou pas, il en a fait une. *Mom…*

– Oh non ! Pas l'épilepsie ? Pas Simon ? En larmes, ma mère se laissa choir sur le canapé. Maudit !

– Paulina, demandais-je du haut de l'escalier, à quelle fréquence Simon a-t-il ses « absences » ?

– Aux vingt minutes, pourquoi ?

– Mon Dieu !

Le 23 décembre 2007

Le temps des fêtes. Temps de réjouissances. Bien voyons ! Temps d'angoisse et de fatigue extrême en ce qui me concerne. Noël dans les Laurentides, jour de l'An en Abitibi. Un mois de préparations pour une semaine de festivités. Au retour, un mois de lavage. Vive Noël !

Je venais tout juste de fermer la dernière valise lorsque ma montre sonna. 19 h 30, déjà !

– Steve, c'est l'heure du Risperdal ! criai-je en descendant l'escalier avec les valises.

Grimaçant, frissonnant, Simon avala sa pipette d'un seul coup. Gentil garçon.

– Attention, Steve, ne le balance pas tout de suite après. Il va vomir.

– Il me l'a demandé en faisant « Veux » de sa main et en pointant la balançoire. Je ne peux pas lui refuser ça. Hein, Simon ?

– Sauf que depuis deux semaines, il vomit et il saigne très facilement du nez. Alors, attends un peu avant de lui faire toucher le plafond avec les orteils, veux-tu ?

– Quels sont les effets secondaires possibles avec le Risperdal ?

– Attends, c'est écrit ici. Effets secondaires : étourdissements, constipation, anxiété, modification des menstruations, diminution du désir sexuel, insomnie, nausées, etc. Vomissements dans seulement 1 % des cas.

– Bon, à part les étourdissements, le reste ressemble à son quotidien.

– Modification des menstruations ?

– Il saigne du nez !

– Innocent ! dis-je, en tapant l'épaule de mon mari.

L'instant d'une petite blague et Simon vomissait ses tripes sur le plancher.

– Tu vois ! Il ne digère pas le Risperdal. Ça le fait vomir ! Je le savais !

– On dirait bien. Appelle son médecin !

– Steve, on est le 23 décembre et il est 19 h 40. Tu crois sincèrement que son médecin va répondre au téléphone ?

– Alors, on arrête le médicament.

– On ne peut pas l'arrêter vite comme ça !

– Tu suggères quoi alors, docteur *Mom* ? s'impatienta mon mari en nettoyant les dégâts.

Je ne le savais pas. Je ne le savais *tellement* pas. Encore aux prises avec une situation compliquée. Devait-on continuer l'administration de son médicament et voir Simon vomir deux fois par jour durant les vacances de Noël – ce qui incluait dans la voiture –, ou devait-on simplement tout arrêter et devoir peut-être gérer une période de désintoxication accompagnée d'importants effets secondaires ? Pile ou face ?

Face ! Nous décidâmes de tout arrêter. Advienne que pourra !

Finalement, ce fut un véritable *joyeux* Noël. Les enfants… presque adorables. Pas de casse. La magie n'était pas encore présente, car nos enfants se foutaient éperdument du père Noël. Mais ils seront peut-être contents de le voir apparaître, un jour, par la fenêtre. Chose certaine, Steve et moi l'étions : le gros bonhomme barbu venait de nous offrir un beau voyage. Incroyable ! Un deuxième voyage de noces. J'en rêvais, j'en bavais. Merci, papa Noël.

C'est donc bien candidement que nous avons entamé cette nouvelle année. Mais ce qui allait suivre en 2008 s'avérerait notre pire cauchemar jusqu'à maintenant.

2008

Janvier 2008

Fini le badminton. Mon épaule droite ne coopère plus. *Kapout !* Je croyais à une tendinite, mais mon endocrinologue pense plutôt que c'est une capsulite rétractile due au diabète, et il me réserve un rendez-vous avec un rhumatologue. Heureusement qu'il a inscrit *Urgent* sur la requête. Ce rendez-vous, je l'aurai dans un an. En attendant, peindre deviendra un passe-temps plus approprié pour la vieille que je suis devenue.

L'arrêt du Risperdal ne fut pas l'idée du siècle. Selon le docteur Rochefort, nous n'aurions jamais dû l'arrêter complètement. Plutôt le cesser graduellement. Oups ! Ça fait maintenant un mois que Simon n'en prend plus.

Au début, ça allait. Il ne faisait pratiquement pas de crises, mais depuis quelques semaines, son agressivité avait triplé d'intensité. Il se frappait les côtes et les cuisses, il se grafignait et il se pinçait avec la rage au cœur. Il était continuellement en colère, sans que l'on sache pourquoi. De plus, il avait recommencé à fouiller dans sa couche. Il en remettait partout. Dégueu !

Un soir, il n'arrivait pas à s'endormir. Vers 23 h 30, nous l'entendions encore frapper très fort sur la fenêtre de sa chambre. Épuisés, Steve et moi l'avons laissé faire. « Il finira bien par s'endormir. » Le lendemain, j'eus la surprise de ma vie en entrant dans sa chambre. Il y avait de la merde partout. Sur la fenêtre, sur sa commode, dans ses draps, sur son oreiller. Mon fils s'était endormi le visage littéralement collé dans un tas de merde. L'odeur… insupportable. J'eus envie d'appeler le Groupe Qualinet, vu l'ampleur des dégâts. Je n'en pouvais plus. Il fallait devancer notre visite avec le docteur Rochefort. Simon allait de mal en pis.

– Comment va notre petit Simon ? s'informa-t-il, d'entrée de jeu.

– Mal. Très mal. Il se frappe continuellement. Pourquoi son agressivité est-elle revenue en force, docteur ? Il allait si bien durant le congé des fêtes. Ses crises avaient beaucoup diminué. Nous lui donnions seulement du Tylenol au besoin et, curieusement, ça le calmait. Alors je m'interroge sur la pertinence du Risperdal·

– Je sais ce que vous pensez, mais vous n'auriez jamais dû cesser le Risperdal. Je crois pertinemment que Simon a besoin d'un antipsychotique et que le Risperdal en est un excellent.

– Mais le Risperdal le faisait vomir sans arrêt !

– J'en doute ! Ajuster un médicament peut prendre beaucoup de temps. On doit laisser l'organisme s'y habituer tranquillement.

– Du temps, docteur, nous n'en avons plus. Simon s'autodétruit de plus en plus sévèrement, et ça m'inquiète. Et puis, comment expliquer que le Tylenol semble aussi efficace que le Risperdal Il ne se frappait plus.

– Durant la semaine qui a suivi l'arrêt du Risperdal, Simon avait probablement encore des traces de Risperdal dans le système. Son agressivité est revenue lorsque celui-ci a complètement disparu.

– Docteur Rochefort, ça fait maintenant plusieurs mois, voire des années, que nous remarquons une différence marquante dans le comportement de Simon suite à l'ingestion du Tylenol. Il y a forcément une explication.

– Bruno, tu peux vérifier les composantes du Tylenol et s'il y a des recherches à ce sujet concernant les enfants autistes ? demanda-t-il à son assistant. Nous allons vérifier quand même. Ça vous va ?

– Bien oui.

Convaincue qu'ils ne trouveraient rien à ce sujet, je pris la décision d'amasser mes propres données. En lien avec le Tylenol, j'imprimai tout ce qui existait comme information sur le Web, et je notai chaque détail du quotidien de mon fils ou chaque changement de comportement pouvant se rapporter de près ou de loin au Tylenol. Nous verrons bien.

Mars 2008

Simon a rendez-vous avec une psychologue de l'hôpital pour une évaluation psychologique exigée par la commission scolaire. Franchement ! Entre vous et moi, comment peuvent-ils juger le quotient intellectuel de mon fils s'il ne parle pas ? Ne pas répondre à une question ou à une consigne ne signifie pas que vous ne les comprenez pas.

– Bonjour, Simon.

– *Pokapui, pui*, fit Simon, souriant, en papillonnant devant le visage de la psychologue. Elle lui plaisait. C'était clair.

– Je présume que vous êtes la maman de Simon ? demanda-t-elle à Paulina en lui tendant la main.

– Non, la thérapeute. Paulina Tazieff, enchantée.

– Je suis l'heureuse élue, dis-je. Johanne Leduc, mère désespérée.

– Oups ! désolée. Julie Deschênes, psychologue. C'est que votre garçon…

– Je sais, il ressemble beaucoup à Paulina.

– Les mêmes yeux. C'est curieux.

Parlant le même jargon *psychologique*, la psy préféra s'adresser à Paulina plutôt qu'à moi. J'étais devenue un simple bibelot.

– Durant l'examen, j'utiliserai les tests *Griffiths : Vineland II.*

– Pourquoi le *Vineland II* ? demanda Paulina.

– Oui, pourquoi ? dis-je, sans savoir de quoi il était question.

– C'est celui que nous utilisons ici, à l'hôpital. Tout simplement.

– Ah bon ! fit Paulina, perplexe.

– Ah bon ! conclus-je.

Je n'y comprenais que dalle ! « Alors, commencez qu'on en finisse. Le bibelot en a marre. »

Le test débuta. Première consigne : capter l'attention de Simon. La psy devra calculer son temps de réaction ou la durée de son attention, et Simon devra se retourner lorsqu'elle le nommera. Paulina sait qu'il en est capable. Elle travaille cette consigne depuis plusieurs mois déjà, mais l'intonation de la voix ou l'intérêt de Simon peuvent brouiller les cartes. Attendons de voir.

– Simon, regarde le beau camion, demanda madame Deschênes. Oh ! il fait « *pout pout* » ! Regarde !

– *Pui, pui !* répondit Simon en se baladant à travers la pièce, se foutant éperdument du « camion *pout pout* ».

C'est raté. Le temps de réaction de mon garçon me parut une éternité. Dès lors, je savais. Il n'aurait pas la note de passage. Paulina me regarda, visiblement déçue. Honnêtement, je m'en doutais – ce test ne changerait rien à ma vie. Par contre, une question me hantait : à quel âge mental cette psychologue évaluera-t-elle Simon ?

L'examen dura plus d'une heure. Une heure durant laquelle chacune de ses questions me traversa tel un poignard. Cet interrogatoire n'avait qu'un seul but : me démontrer l'inintelligence de mon fils. Démonstration inutile et combien humiliante pour tout le monde, y compris pour l'enfant. Simon était incapable de participer, et alors ? Qu'est-ce que ça changeait pour lui ? Pire encore, avait-il conscience qu'il n'était pas à la hauteur ? Se sentait-il niais ? Heureusement, mon petit ange décrocha après trente minutes d'interrogatoire, optant pour l'évasion dans son monde. Bonne idée, Simon ! De toute façon, pourquoi étirer le plaisir sur plus d'une heure ? À mon sens, quinze minutes auraient suffi amplement pour rédiger un rapport. Malheureusement, la psychologue comprit son stratagème et devint très ferme, et en insistant pour qu'il place le petit cube bleu dans le bon espace, elle poussa le bouchon trop loin. C'en était fini. Simon éclata en sanglots et se frappa les cuisses violemment, tout en se mordant les bras. « Bravo, madame la psy. On voit que vous avez le tour avec les enfants. »

– Viens, mon bébé, dis-je. C'est terminé. On rentre à la maison.

– D'accord, ajouta la psychologue, on pourrait terminer le test maintenant. Il semble fatigué et je ne voudrais pas trop pousser.

Trop tard, madame. Mon fils a les avant-bras pleins de morsures et les cuisses toutes bleues.

En sortant du local de consultation, Paulina, outrée par ce qu'elle venait de voir, s'indigna.

– Ce test, c'était n'importe quoi, Johanne ! Ils jugent le quotient intellectuel des enfants autistes non verbaux de la même manière qu'ils jugent les surdoués. Elle n'aurait pas dû utiliser ce genre de test. Ignares !

Simon demeura nerveux toute la journée. Se frappant allégrement à tout moment. Et tout cela pour être accepté à l'école, une école spécialisée. Une école sensée comprendre et accepter les enfants comme lui, peu importe leur quotient intellectuel.

Ce n'est que trois mois plus tard, en lisant le rapport de cette psychologue, que Steve et moi avons eu le choc de notre vie. Simon avait des retards importants dans tous les champs de compétence. Ça, nous le savions déjà, mais à cinq ans, il était évalué à dix-huit mois d'âge mental. Un retard beaucoup plus sévère que prévu.

Dix-huit mois.

Ce chiffre résonna longtemps dans ma tête.

Cela fait plus de trois heures que je poireaute, assise sur ce banc. J'attends qu'on m'appelle. Plus j'attends, plus je suis nerveuse. Plus je suis nerveuse, plus mon cœur bat de façon intermittente, et donc, plus j'angoisse. Avoir mal au dos, aux épaules, au ventre, j'en fais mon affaire. Mais le cœur… c'est le moteur. Il ne doit pas faire défaut. S'il vous lâche, c'est fini. Je suis bien trop jeune pour mourir tout bonnement d'un arrêt cardiaque !

Les symptômes avaient commencé en janvier dernier. Je ressentais des soubresauts au niveau du cœur. Une sensation de battements irréguliers. On aurait dit que mon cœur prenait une pause, un battement sur deux. J'avais tout simplement attribué cette désagréable sensation à la fatigue et au stress. Je n'en avais parlé à personne. Inutile d'alerter qui que ce soit pour si peu. Ce malaise disparaîtrait aussi vite qu'il était apparu. Mais voilà, les pauses étaient de plus en plus fréquentes, les battements, de plus en plus irréguliers. Tellement que cela m'empêchait de dormir. Je n'ai pas eu le choix de lui en parler.

– Steve, voudrais-tu mettre ta main sur mon cœur et me dire ce que tu ressens.

– Pas la peine, ma chérie, je sais qu'il bat la chamade pour moi.

– Justement, il arrête de battre, par moments.

– *Woh !*

– Là ! attends… voilà ! L'as-tu senti ?

– Oui. Il a arrêté un court moment. Bizarre !

– Merde ! Ça veut dire quoi ?

– Que tu n'es pas en forme.

– N'importe quoi. Le cœur n'arrête pas de battre à 35 ans par manque d'exercice physique.

– Bien…

– Arrête !

– Bon, prends le temps demain matin et va à l'urgence. J'irai travailler à ton retour. C'est peut-être comme ton père ? C'était quoi déjà ?

L'arythmie. J'y pense depuis l'apparition de mes tout premiers symptômes. Mon corps me laisserait-il tomber ? Il était évident que mon manque de sommeil me rattraperait un jour, mais, de grâce, pas maintenant.

En arrivant à l'urgence, l'infirmière m'avait immédiatement couchée sur une civière et branchée à un appareil qui enregistre les battements cardiaques. Heureusement, mon rythme cardiaque était frivole. Pas besoin d'enregistrer longtemps. Elle revint au bout de cinq minutes.

– Nous avons suffisamment d'information. Vous pouvez aller vous asseoir dans la salle d'attente, le médecin de garde vous appellera bientôt.

J'en suis là. Trois heures plus tard. À attendre que le médecin dise mon nom dans l'interphone. Il n'y a pas d'urgence, avait dit l'infirmière. De toute façon, urgence ou pas, je serais encore là, à attendre. Aujourd'hui, il faut être en transe, par terre et l'écume à la bouche pour être classé *Urgent*.

– Madame Johanne Leduc, salle 8.

– Allez, mon petit cœur, c'est à notre tour.

Couchée sur la civière de la salle 8, j'attends. Encore. Cinq, dix, quinze minutes. *Bof !* Rendue là, si je tombe en transe, l'écume à la bouche, ils se débrouilleront.

Sur ces belles paroles philosophiques, un médecin franchit la porte.

– Bonjour, madame Leduc. Qu'est-ce que je peux faire pour vous ce matin ?

Pourquoi posent-ils toujours cette question stupide ? Regardez les notes dans le dossier avant d'entrer ! Merde ! On doit toujours tout expliquer deux fois.

– Le cœur est en train de me lâcher, docteur. Je crois qu'il en a assez de cette vie de fou.

– Bien non. Rassurez-vous, madame Leduc, il ne vous lâchera pas tout de suite. Que ressentez-vous comme symptômes ?

– Il bat de façon irrégulière. C'est très dérangeant. Je n'arrive plus à dormir. Chaque fois que mon cœur s'arrête, je ressens une faiblesse. S'ensuit une difficulté à respirer.

– Hum…

– Est-ce de l'arythmie, docteur ? À mon âge ?

– D'après ce que je vois sur l'électrocardiogramme, il s'agirait plutôt d'extrasystoles ventriculaires.

– !?

– Un bien long mot, mais qui ne veut pas dire grand-chose. Votre cœur n'arrête pas de battre, madame Leduc. Au contraire, il bat un coup supplémentaire, et c'est ce battement en extra qui crée l'impression d'une pause par la suite.

– C'est grave ?

– Non, pas vraiment. Un peu de repos, évitez la caféine, le stress, l'alcool ou toute forme d'excitant, et ça devrait cesser naturellement.

– Oups ! Là, il y a un problème, docteur.

– Quoi donc ?

– Voyez-vous, comme je suis en manque de dodo, je dois me soûler à la caféine pour rester en vie et passer au travers de mes longues et stressantes journées. Et, grâce à l'alcool, j'évite de sombrer dans la folie. Quant aux excitants, ils sont les bienvenus dans cette misérable vie de merde. Alors, vous n'auriez pas une petite pilule ? On sauverait du temps.

– Non, désolé, conclut le médecin en riant, mais j'ai bien aimé vos explications. Je n'avais encore jamais entendu de telles excuses. Vraiment très drôle.

Drôle ? Il n'y avait pourtant rien de drôle là-dedans. J'étais sérieuse. La triste vérité. Je m'endors durant le jour et je souffre d'insomnie la nuit. Alors, même si mes petits anges me laissent dormir, mes yeux demeurent grands ouverts. J'imagine qu'avec les années, j'ai habitué mon corps à ne dormir que quelques heures par nuit. Belle habitude ! Reste que je me sens mal dans mon corps. Le dos me brûle, le cœur me pompe, les articulations me font souffrir, mes enfants m'énervent. Je n'en peux plus. Mais ça, vous le saviez déjà.

Alors ? Que pouvais-je faire ?

Rien.

Le SimRémi Show

12 avril 2008

Dans le hall d'entrée de la polyvalente, ne sachant trop que faire ni où me placer pour ne pas déranger tous ces étudiants en pleine pratique, j'attends l'arrivée des premiers spectateurs du *SimRémi Show*. Fébrile, je dois me pincer pour y croire. Ce soir, mes enfants seront applaudis. Ce soir, nous vivrons une expérience inoubliable. Et tout ceci grâce à la sœur.

Il y a un mois, ma sœur, venue souper à la maison, m'avait offert le cadeau du siècle. Nous sirotions notre café Starbucks lorsqu'elle sortit une enveloppe-surprise de son sac à dos.

– La sœur, j'ai une surprise pour vous deux, avait-elle dit.

– Un cadeau ? En quel honneur ?

– Ouvre, tu vas voir.

Dans l'enveloppe se trouvait un petit carton d'invitation. Un petit carton qui allait changer bien des choses. Au centre, en caractères gras, on pouvait lire : « ***SIMRÉMI SHOW - Spectacle bénéfice - Le 12 avril 2008*** » ainsi que l'adresse de la polyvalente où ma sœur enseigne et le coût du billet.

– C'est quoi ça ? demandai-je, pas trop certaine de bien comprendre.

– Devine.

– Un billet de spectacle ?

– Un spectacle-bénéfice ? ajouta Steve.

– Dans le mille !

– Pour nos enfants ? Le cœur va me lâcher, dis-je, en me tenant la poitrine à deux mains pour calmer mes extrasystoles en pleine action. « Évitez les situations stressantes », avait dit le médecin.

– Il s'agit d'un spectacle que mes étudiants ont conçu pour Simon et Rémi, à l'auditorium de l'école. La totalité de l'argent amassé par la vente des billets vous sera remise à la fin de la soirée.

– C'est quoi ? Une pièce de théâtre ? demanda Steve.

– Non, certains étudiants chantent, d'autres dansent, d'autres animent. Un show de variétés.

– Incroyable !

– Oui, je suis très fière d'eux. Ils ont accepté tout de suite. Ils sont très excités.

– Mon Dieu ! Quelle surprise ! Je n'en reviens pas. Un spectacle, pour nous… La sœur, tu vas encore me faire pleurer.

– Bien là… me dit la sœur, pleurant à son tour.

– Est-ce qu'on peut faire quelque chose pour t'aider ?

– Vendre des billets.

Malgré ma timidité à quémander, nous avions réussi à vendre presque tous les billets et, ce soir, il y aurait salle comble. Cela me rendait nerveuse, car, épuisée, j'avais peur de ma réaction. Comment faire face à la musique tout en ayant le parfait contrôle de mes émotions dans l'état de fatigue extrême où je me trouvais ? Je ne voulais pas gâcher cette belle soirée par des pleurs inutiles qui n'en finissent plus. Je devais y arriver. Dans une heure à peine, cet extraordinaire spectacle-bénéfice débutera.

Devant moi, les étudiants répètent leur numéro, le plus sérieusement du monde. Seuls ou en petits groupes, ils occupent chaque petit recoin du rez-de-chaussée. Je réalise alors l'ampleur du travail pour eux. Des mois durant, ces étudiants ont dû pratiquer sans relâche pour atteindre cette perfection tant attendue. Visiblement, ce spectacle les rendait heureux. En créant le *SimRémi Show*, la sœur a fait d'une pierre deux coups. Brillant !

Parlant du loup, la voilà qui court parmi tout ce beau monde. Oreillette en place, *broue* dans le toupet, elle dirige et supervise les moindres détails ainsi que l'équipe. Du gardien de sécurité aux régisseurs en passant par ces ados surchauffés d'énergie. Un exploit. Une trentaine d'étudiants s'illustreront sur scène dans quelques minutes, cela entraîna forcément beaucoup de : « Madame, ça ne marche pas ! » « Madame, j'ai perdu mon microphone ! » « Madame, Saïm a disparu ! » Mais où avait-elle trouvé le temps d'organiser un tel spectacle ? Entre deux feux à éteindre, l'héroïne vint me voir.

– Salut, *sister*.

– Salut. Les affiches des enfants à l'entrée sont superbes.

– Pas mal, hein ? Ça va être bon, tu vas voir.

– J'ai bien hâte.

– Madame Leduc, le rideau ne s'ouvre plus ! hurla un étudiant sorti en trombe de l'auditorium. Et Saïm demeure introuvable !

– Bon, je te laisse, la sœur, à tantôt. J'arrive, Dimitri !

J'avais pitié de ma sœur. Ça faisait beaucoup à gérer pour une seule personne.

– Courage, la sœur ! Il reste moins d'une heure.

– Moins d'une heure ? Merde ! Raïcha, trouve-moi Saïm, s'il te plaît ! Ça presse !

– Madame Leduc…

– Hé, salut Vlad ! Je suis super contente de te revoir !

– Vlad ! crièrent deux étudiantes dernière le comptoir de l'accueil.

– Un ancien, m'expliqua la sœur en courant vers l'auditorium. À tantôt !

– Ah, c'est votre sœur ? constata Vlad. Alors, c'est pour vous le spectacle de ce soir ?

– Oui, pour mes enfants. Simon et Rémi.

– Madame, ce sera un honneur pour moi et mes amis de chanter pour votre famille, ce soir. Nous avons composé un petit rap spécialement pour vos enfants.

– C'est vraiment très gentil. Vous êtes tous très gentils. Merci, et j'ai bien hâte de vous entendre *rapper*, mon cher monsieur Vlad.

Quelle belle jeunesse ! Des adolescents dévoués, le cœur à la bonne place, voilà ce que je voyais partout autour de moi. « Donnez-leur des responsabilités, une mission ou un but, et vous verrez, ces ados vous épateront », m'avait dit ma sœur, un jour. J'en avais la preuve sous les yeux, et ce qui me frappait le plus, c'était l'amour qu'ils portaient à leur professeure. Ce lien, ma sœur avait su le créer au fil des ans. Maintenant, il portait fruit. Il était évident que l'on ne déploie pas autant d'efforts pour n'importe qui. J'étais contente pour elle.

Tout à coup, quelqu'un me tapa sur l'épaule. Les tout premiers spectateurs venaient d'arriver : Marielou et Marc. Encore plus énervés que moi, ils avaient très hâte de revoir Simon. Puis, tante Armande et toute la famille venue de Sherbrooke. Puis, Popol et Lucie. Wahou !

– Merci d'être venus.

– Fait plaisir, ma belle.

En placotant avec eux, je ne vis pas le temps passer et lorsque je levai les yeux, j'aperçus une immense file indienne de gens qui attendaient pour entrer. Mon Dieu ! Ils étaient tous venus… pour nous. Je dus me concentrer pour ne pas pleurer à chaque : « Bonjour, et merci d'être venus. » J'ai failli céder en embrassant ma meilleure amie, mais détournant mon regard au bon moment, je vis mes enfants faire leur entrée. Accompagnés de Steve et de mes beaux-parents, mes petits amours étaient adorables.

– Voilà, enfin, les stars de la soirée !

Les gens se retournèrent à leur arrivée. Visiblement, tout le monde avait hâte de savoir qui étaient Simon et Rémi du *SimRémi Show*. Leurs regards n'étaient pas critiques, mais plutôt d'une admiration éperdue envers mes enfants. Incroyable ! Ce soir, personne ne les jugerait. Ils seraient aimés de tous. Une première.

Submergée d'une immense fierté, mon corps se réchauffa en un éclair. Pour la première fois depuis fort longtemps, j'étais à nouveau fière de mes enfants. Fière de qui ils sont, peu importe leurs différences. Mes enfants méritaient cette fierté maternelle depuis belle lurette.

Le spectacle débuta devant une foule en délire. À mes côtés, Simon semble très nerveux. Il se tire les doigts. Moi aussi. Il n'y a pas dix minutes, Paulina avait dû le sortir de l'école – Simon pleurait trop fort. Disons que les bains de foule ne sont pas son dada, et il avait dû paniquer en voyant tous ces gens debout dans le hall d'entrée en train d'envahir son espace vital. Maintenant que le spectacle débutait, j'espérais que la musique et les jeux de lumières l'apaiseraient un peu.

Trois animateurs font leur entrée sur scène. Ils sont adorablement comiques. Le public rit. La glace est brisée. En coulisse, ma sœur me fait un « *thumbs up* » ! C'est parti ! Le groupe de musique de l'école entame une pièce de son cru. Un peu trop *hardcore* pour la madame, mais je les adore. Assise en première loge, je dois me répéter sans cesse que ces étudiants sont là pour mes enfants, et que ce spectacle a été créé spécialement pour nous ! Irréel. Chants gospel, meneuses de claque et rappeurs me transportent ailleurs. Le spectacle est vraiment bien rodé. Ma sœur a réalisé un travail extraordinaire. Les numéros s'enchaînent, sans anicroches. Et que dire du talent de ces étudiants ? Leurs paroles, leurs regards me réchauffent le cœur.

Puis, les animateurs nous invitent à regarder l'écran géant qui se trouve à notre gauche, pendant qu'une toute petite ado prend place au beau milieu de la scène, assise sur un tabouret, micro à la main. Une superbe photo de Simon jouant près de sa balançoire apparaît. La ballade débute. Je fonds.

– *Strumming my pain with his fingers, singing my life with his words, killing me softly with his song, killing me softly...*

Mon Dieu ! Cette jeune fille chante ma vie ! « *Killing me softly.* » Ses paroles expriment si bien ce que je ressens au plus profond de mon être que j'ai l'étrange sensation qu'elle arrive à me lire – chose que personne n'a réussi à faire jusqu'à présent –, que cette étudiante arrive à saisir l'immensité de ma peine. C'est troublant, voire intimidant. Mais cette chanson m'émeut, et il sera difficile de ne pas craquer car, derrière moi, les spectateurs reniflent déjà.

Dérangeant de voir défiler son quotidien sur un écran géant, et ce, devant deux cents personnes, lorsqu'en seulement cinq minutes de belles photos, on résume une année entière de bonheur. Il est vrai que ma sœur a choisi nos plus belles photos, mais je sais qu'il n'en existe pas d'autres. Ces cinq minutes me font tout de même réaliser à quel point j'aime mes enfants et mon mari. Voir le sourire démesurément grand de Simon sur la dernière image me donne des ailes. Ce sourire vaut la peine qu'on se batte. Tout en le regardant à l'écran, je m'approche doucement de son oreille et lui souffle :

– C'est pour te voir sourire de nouveau que ces gens sont ici, ce soir, mon ange.

Mon fils ferma les yeux et se roua de violents coups de poing sur les cuisses. Rapidement, je tentai de lui retenir les mains avant que quelqu'un ne le remarque. Me retournant, mine de rien, je souris à ma meilleure amie, qui me regardait. C'est alors que je la vis pleurer. Merde ! Avait-elle vu Simon se frapper ou était-elle simplement émue par la vidéo ? J'espérais vraiment la deuxième option car, pour moi, il était hors de question que quiconque soit témoin de cette violence inexplicable.

Le spectacle dura plus de deux heures. Sans intermission. Il était évident que mes enfants quitteraient après la première heure. Quand même, ils virent la moitié du spectacle, et j'étais très fière d'eux. Ils dirent au revoir aux gens du public sur un extrait de la célèbre chanson *So Long, Farewell* de la *Mélodie du bonheur*. Trop mignon.

En quittant la scène, on leur donna des oursons en peluche et des ballons. Puis vint le temps de dévoiler le montant récolté durant la soirée. Roulement de tambours, tel un téléthon, les étudiants nommèrent les chiffres apparaissant, un à un, sur l'écran. Mon Dieu ! Ce montant ne pouvait être vrai. Pas autant ? L'auditorium se mit alors à gronder sous les applaudissements. Je n'en revenais pas. Je pris tendrement la main de mon mari pour ne pas craquer. Il me répondit d'un clin d'œil : « Je t'aime. »

Ce fut à notre tour de monter sur scène pour remercier tout le monde. J'avais le trac, mais je devais le faire. Je devais expliquer aux gens que l'argent amassé était bienvenu, mais que leur présence l'était davantage. J'avais besoin de réconfort et ils venaient de me l'offrir sur un plateau d'argent. Je me sentais comme une artiste recevant le prix du public. Je n'en revenais tout simplement pas.

– Ce soir, vous venez de me donner la petite tape dans le dos nécessaire pour continuer, pour ne pas tout abandonner. Et croyez-moi, j'en avais vraiment besoin. (Applaudissements.) Depuis quelques années, j'ai eu l'impression de vieillir avant mon temps. Mais ce soir, grâce à vous tous, j'ai rajeuni de dix ans. Merci.

La soirée terminée, les gens quittèrent tranquillement l'auditorium. Certains faisaient la queue pour échanger quelques mots avec nous, d'autres mimaient le signe d'une conversation téléphonique (*On s'appelle !*) du fond de la salle. C'est à ce moment qu'une vieille dame s'approcha de moi.

– Mademoiselle, je voulais vous dire que vous êtes un exemple de courage pour nous tous.

– Mon Dieu ! C'est gentil. Merci.

– Nous avons eu les billets de quelqu'un qui connaît votre sœur et… je ne les ai pas payés.

– Madame, ce n'est vraiment pas…

– Si, dit-elle, en ouvrant tout doucement sa main rongée par l'arthrite.

– Non, vraiment…

Mais avant même que je puisse lui dire à quel point ce n'était pas nécessaire, une poignée de monnaie résonnait au creux de ma main.

– Vous savez, mademoiselle, vous et votre mari n'êtes peut-être pas chanceux d'avoir deux enfants autistes. Par contre, eux, si.

– Ah bon ?

– Mais oui. Vous êtes des parents extraordinaires. Un jour, ils le réaliseront. Ils comprendront la chance qu'ils ont eu de vous avoir comme parents. J'en suis certaine. Ils ont les meilleurs parents du monde.

– Oh, madame ! dis-je, refoulant un sanglot. Merci. Merci beaucoup. Mais reprenez votre argent, seule votre présence suffisait.

Elle m'étreignit longuement et partit. Je n'ai jamais su qui elle était ou d'où elle venait mais, chose certaine, cette vieille dame transforma ma perception des choses. Elle me fit voir la vie sous un angle bien différent, car si elle disait vrai et que nous étions de bons parents, que nos enfants étaient choyés par la vie, cela signifiait qu'en bout de ligne, Anne-Marie avait tort.

Depuis trois ans, Anne-Marie Dubé critiquait nos actions et nos inactions, notre façon d'agir et de penser. Même nos choix vestimentaires étaient jugés inadéquats. Ces trois années de remarques quotidiennes avaient fini par créer l'illusion d'une incompétence parentale chronique, et j'y croyais fermement jusqu'à ce que cette vieille dame traverse ma vie et me prouve le contraire. Durant tout ce temps, pas une seule fois, il ne m'était venu à l'esprit que nous étions la raison de vivre de nos enfants. Qu'au fond, nos enfants souriaient grâce à notre sourire ou riaient grâce à notre joie de vivre, et que l'ABA n'avait rien à voir dans tout cela.

Le lendemain du SimRémi Show, Steve et moi quittions Montréal pour Cuba. En amoureux. Je savourerai chaque moment de ce voyage qui fut merveilleux. Mon cœur faisait des soubresauts ventriculaires, il faisait un froid de canard et la bouffe était dégueu, mais nous étions en vacances. Lui et moi. Seuls au monde. Tranquilles.

En paix.

En amour.

Le déclin

Notre retour à Montréal fut merdique. Comme toujours. Durant notre absence, Simon s'était de nouveau laisser crever de faim. La thérapie barbare de Miss Perfection n'avait servi à rien. Non, erreur ! Elle avait servi à traumatiser mon garçon face à la nourriture pour le reste de ses jours. Lui faire avaler de force son repas n'avait fait qu'amplifier sa colère et son angoisse envers l'humanité. De plus en plus violent, Simon était devenu méconnaissable. Que se passait-il ? Mes beaux-parents, qui avaient toujours eu beaucoup d'aisance avec Simon, n'y arrivaient plus. Simon était devenu un autre enfant. Un cas lourd… pour tout le monde. Un cas d'institution.

– JAMAIS, Steve ! Tu m'entends ? Il n'en sera jamais question ! JAMAIS !

– Johanne, Simon va finir par nous achever.

– JAMAIS ! hurlai-je en pleurant.

Je suis incapable de me séparer de mes fils. Notre amour est viscéral. Et puis, les institutions et les maisons de répit me font peur. Simon est tellement vulnérable – un petit bébé sans défense qui exige une patience inhumaine – et je constate que nous sommes les seuls à garder notre calme. Enfin… la plupart du temps. J'ai beau lire, m'informer sur Internet, assister à des conférences ou à des formations, je ne comprends toujours rien à l'autisme. Plus j'essaie, plus je m'engouffre. Pourquoi Simon n'arrive-t-il pas à expulser les mots de sa bouche alors que Rémi y arrive ? C'est quoi, le problème ? S'il pouvait parler, au moins, son agressivité diminuerait. Il semble pourtant capable de prononcer certains mots, alors pourquoi ne les utilise-t-il pas ? Comprend-il ce qu'on dit ? Saisit-il le sens général de nos paroles ? Les mots ne sortent pas, mais est-ce qu'ils entrent dans son cerveau ? Et s'il nous comprenait depuis toutes ces années sans jamais pouvoir participer à la conversation ? Horrible ! Comprendre sans jamais se faire comprendre. Ne pas pouvoir dire ce que l'on pense ou ce que l'on ressent à la personne qui vous parle ou qui parle de vous. Être enfermé dans une bulle de verre comparable à un scaphandre. Non, impossible ! Anne-Marie m'a déjà expliqué que Simon ne peut pas comprendre lorsque nous parlons entre nous. « Beaucoup trop d'information à gérer. » N'empêche, cela expliquerait sa colère. Pauvre petit loup, il doit avoir le sentiment de vivre dans un monde parallèle au nôtre. Un monde où tous s'amusent, sauf lui. De toute façon, ma décision est définitive : pas d'institution ! Pas pour Simon.

Simon refuse de s'alimenter, encore et toujours. En vérité, Simon se nourrit, mais d'objets non comestibles. C'est bien meilleur. Depuis la fonte des neiges, il s'est mis à mâchouiller tout ce qui lui tombe sous la main, tout ce que l'hiver lui avait caché durant six longs mois : les pommes pourries de l'automne passé, les moelleux bâtons de *popsicle* oubliés dans le jardin... même les vieux mouchoirs détrempés qui traînent dans les parcs le font saliver ! La terre, le gazon, la pâte à modeler. Bref, il bouffe n'importe quoi, sauf, bien sûr, mes repas. Je devrais peut-être ajouter un bon vieux mouchoir morveux à mon pâté chinois... qui sait ?

– Anne-Marie, pourquoi Simon mange-t-il toutes ces cochonneries ? Il aime vraiment ça ?

– Hum... ça ressemble beaucoup à la maladie de Pica.

– De Pi... Quoi encore ?

– De Pica. Un trouble du comportement qui fait que certaines personnes se mettent à manger des objets non comestibles, comme de la terre, des cheveux et parfois même de la vitre.

– De la vitre ? Tu veux rire ?

– Non. Le Pica est de plus en plus fréquent chez les enfants autistes de l'âge de Simon, et aucune thérapie ne semble fonctionner.

– C'est incurable ?

– Ça peut durer des années.

– Il n'y a rien à faire ?

– Non, mais on peut quand même tenter un programme qui viserait à renforcer le *non-comportement*.

– C'est-à-dire ?

– Les filles pourraient aller dehors avec Simon et lui donner des renforçateurs alimentaires chaque fois qu'il ne tentera pas de mettre dans sa bouche un objet non comestible qui se trouve dans le jardin. On récompense sa capacité de résister à la tentation.

– Et ça peut fonctionner ?

– Peut-être…

Super ! Simon avait bien besoin de ça, en plus de tout le reste. Le Pica ! *Pff !* Vous voulez mon avis ? C'était n'importe quoi !

Nous avons reçu le résultat de l'EEG de quatre heures de Simon : *négatif*. Selon la docteure Jones, Simon ne souffrirait pas d'épilepsie. J'aurais dû m'en réjouir, mais j'en étais incapable. Simon avait pourtant vécu des petites activités cérébrales pouvant s'apparenter à l'épilepsie durant son dernier EEG, mais la docteure Jones n'y voyait pas d'analogie. « Madame Leduc, votre fils est autiste, pas épileptique », avait-elle conclu hors de tout doute, malgré mon insistance. Ce n'était pourtant pas l'avis de sa pédiatre en autisme, docteure Bellavance. Celle-ci suggérait l'essai du Frisium.

– Je ne suis pas d'accord avec ma collègue, nous ne pouvons écarter l'épilepsie d'un simple revers de la main. Nous sommes en présence d'activités cérébrales positives chez un enfant dont le comportement agressif pourrait facilement correspondre à celui d'un épileptique non soigné. Voyons ! C'est insensé !

– Je suis d'accord avec vous. Si, au moins, Simon pouvait me dire ce qu'il ressent, ça nous faciliterait la tâche. Alors, que suggérez-vous ?

– Dans le cas d'un enfant du profil de Simon, et par expérience, je conseille souvent aux parents d'agir et de voir ce qui se passe par la suite. Si son comportement s'améliore, nous aurons les réponses à nos questions. Sinon, on cesse le Frisium. C'est tout.

J'hésitais. Que faire ? Suivre l'avis de laquelle de ces deux médecins ? Pile ou face ?

Face.

Juillet 2008

Le bordel ! C'est tellement compliqué ! Paulina doit partir en France deux semaines avec Anne-Marie pour implanter le programme ABA chez une famille très fortunée de Paris – toutes dépenses payées par la famille –, une occasion en or pour Paulina de se faire valoir auprès de sa patronne, mais un véritable cauchemar pour nous. De trois personnes-ressources, nous n'en avons plus qu'une seule : Chantal. Une stagiaire qui croyait bien faire, mais qui n'avait malheureusement pas l'expérience requise.

Je ne saurais dire si le fait que Rémi ait été omniprésent à la maison durant ces deux semaines infernales eut quoi que ce soit à voir avec la descente aux enfers de Simon, mais le résultat fut spectaculaire.

Avec du recul, je crois que ce n'était qu'une question de temps, un point de non-retour inévitable. Simon en avait tout simplement plein son casque, et ce fut sa façon de nous le dire.

Voici donc le début de la fin.

L'enfer

Comme Rémi ne pouvait rester seul à la garderie sans être accompagné de sa thérapeute, et que Chantal ne pouvait lui accorder plus de trois heures par jour, Rémi rata la plupart des activités prévues avec son groupe de la garderie. *Première frustration.* Ensuite, Simon, qui suivait habituellement la thérapie ABA durant quatre heures avec Chantal, vit sa routine être modifiée du jour au lendemain, sans avertissement. Simon n'avait plus de points de repère : sa Paulina avait disparu. *Deuxième frustration.* Ajoutez à cela l'inexpérience de Chantal, qui appliqua à la lettre les consignes d'Anne-Marie sans réfléchir et sans essayer de comprendre, et ce qui devait arriver arriva : le vase déborda. Un vase déjà bien plein.

Mes enfants explosèrent.

Rémi fut impossible à contrôler. Il était complètement désorganisé, il criait et pleurait pour un rien. Je devais le maintenir appuyé contre le mur jusqu'à ce qu'il se calme, et ce, plusieurs fois par jour. Apoplectique, il égrenait la patience de Simon qui, à bout de nerfs, réagissait fortement aux pleurs et aux cris stridents de son frère en se ruant de coups. Chantal intervint comme on le lui avait enseigné mais sans plus. Appuyant fermement sur les poignets de Simon, sans jamais croiser son regard, elle lui retenait les bras afin de réduire sa colère. Mais moi, je le vis me regarder. Son désespoir me scia en deux.

– Ne le regarde pas, Johanne, détourne ton regard, exigea Chantal.

Impuissante, les larmes me montèrent aux yeux. Tout en retenant Rémi fermement pour qu'il se calme, j'absorbais tous les coups de poing que Simon s'infligeait aux cuisses, tout juste derrière moi. *Bang ! bang ! bang !* « Arrête, mon bébé ! Je t'en prie ! Arrête, maman n'en peut plus ! »

Chaque jour, chaque fois que Simon croisera Rémi dans la maison, Simon se mettra à crier, à pleurer et à se frapper avec violence. Comme nous lui retenions les mains, il finira par se cogner les jambes à l'aide de ses talons. Ses tibias deviendront vite remplis d'ecchymoses, ses bras pleins d'égratignures, et son regard... plein d'amertume.

25 juillet 2008

Rencontre d'urgence avec le docteur Rochefort. Il fallait trouver une solution au problème de Simon et vite, sans quoi, Anne-Marie se retirerait du dossier. Évidemment.

– Docteur Rochefort, Simon se frappe sans arrêt. Faites quelque chose !

– Avez-vous les résultats du dernier EEG, celui de quatre heures ? demanda-t-il à son acolyte.

– Oui, c'est négatif, répondis-je, avant qu'il ne puisse bouger le petit doigt. La docteure Jones ne veut pas le traiter. Elle n'en voit pas la nécessité. Ils ont découvert un pôle positif au centre de la tête de Simon, mais elle s'obstine à croire que son agressivité n'est due qu'à son autisme.

– Docteure Jones est très compétente, j'ai pleinement confiance en elle.

– Tant mieux. Alors, on fait quoi ? Je n'en peux plus de le voir se frapper. D'ailleurs, pourquoi mon fils se frappe-t-il autant ?

– Malheureusement, c'est une conséquence fréquente de l'autisme. Bon, nous allons augmenter son Risperdal.

– C'est tout ?

– Il faut d'abord commencer par ça. Nous verrons pour la suite.

L'augmentation du Risperdal n'eut pour effet qu'une légère amélioration au niveau de sa compréhension, qui ne dura que deux jours. Ensuite, plus rien, et tout redevint comme avant. Pire encore, mon fils se transforma en pitbull enragé. Le docteur Rochefort avait également prescrit une pilule de Risperdal à action rapide, mais elle eut autant d'effet sur mon fils qu'un *Smarties*.

Le 2 août, alors que nous partions pour l'Abitibi, je craignais la catastrophe. Comment Simon allait-il réagir à cet autre changement de routine ? Et mes beaux-parents, comment allaient-ils réagir en voyant l'état de santé de Simon ? Et ce long trajet en voiture... Comment éviter que Rémi ne crie une seule fois durant les huit longues heures que durera le trajet ? Simon s'autodétruira. Et je trépasserai.

Malgré le fait que Simon fût très heureux en Abitibi – baignade dans le lac, ballades en bateau, en véhicule tout-terrain et en mouche à chevreuil –, son agressivité augmenta considérablement. De plus en plus souvent, de plus en plus longtemps et de plus en plus intensément. Et la journée de mon anniversaire s'avéra, sans équivoque, la pire de toutes.

Elle avait pourtant bien débuté, mais à un certain moment, pour je ne sais quel motif, Simon se frappa le côté droit de la tête à maintes reprises. Son oreille ressembla vite à un chou-fleur. Le médecin écarta rapidement la thèse de l'otite. « Votre fils est autiste, madame Leduc. Ne cherchez pas ailleurs. » Évidemment.

Évitant à tout prix que son oreille droite explose, j'eus la brillante idée d'entourer Simon de mes bras. J'espérais tant lui apporter un peu de réconfort, mais ce fut l'inverse. Mon fils se débattit avec rage et me griffa le visage au passage, tout en se martelant la tête de plus belle. *Toc ! toc ! toc !* Un son irréel. Pénible à entendre. Épuisée, dévastée, je fus incapable de retenir davantage mes larmes. Me cachant le visage dans le creux de ma main, je sentis ce regard vulnérable et lourd que ma belle-mère posa sur moi. L'impuissance venait d'atteindre tout le monde. C'était la première fois qu'elle était témoin de ma grande détresse. J'aurais préféré qu'elle me croie en parfait contrôle de la situation. Mais voilà, ce n'était plus le cas.

– Je n'en peux plus, chuchotais-je, en sanglots. Je suis désolée.

– Va t'étendre dans la chambre, Johanne, on s'occupe de lui. Allez, prends une pause.

Couchée sur le lit, je pleure de douleur. Incapable d'arrêter. J'ai l'impression que ces larmes proviennent de mon estomac tellement elles me font souffrir. Au bout d'un moment, Steve entra et vint s'asseoir sur le bord du lit. Je séchai rapidement mes larmes, mais en vain.

– Salut, chérie ! dit-il, en me flattant la joue balafrée. Tu t'es encore battue ?

– Oui, et j'ai encore perdu.

– Allez, viens, le souper est prêt.

– Déjà ?

– Il est passé 18 h et j'ai faim. Ma mère t'a cuisiné ton plat préféré, et mon frère et sa blonde nous attendent. Ça va te changer les idées.

– Les enfants ?

– Tranquilles, le ventre plein. Allez, viens !

Merde ! Ma belle-famille m'attendait pour le souper de fête, mais je n'avais pas faim. J'avais mal au cœur et à la tête. Malgré tous leurs efforts, mon anniversaire était gâché.

Les yeux bouffis, j'étais terriblement gênée en entrant dans la cuisine. Mon beau-père perçut mon malaise et me versa un peu de vin rouge pour me détendre.

– Tiens, Jo, dit-il, si ça peut te faire oublier ta journée.

– Dans ce cas, oubliez le verre, je vais prendre la bouteille… à la paille. Merci.

Tout le monde éclata de rire, mais moi, je ne pensais qu'à une chose : demain, nous devrons retourner à Montréal. Comment Simon arrivera-t-il à faire ce long voyage sans se frapper ? Un stress intense s'empara de moi à nouveau et me barra le dos.

Le lendemain, nous n'avions pas quitté la ville que Simon se frappait déjà la tête. *Toc ! toc ! toc !*

– Steve, il va faire une commotion cérébrale d'ici à ce qu'on arrive à Montréal.

– Donne-lui le Risperdal haute vitesse.

– Du Risperdal, du Frisium, du Risperdal à action rapide… Un chausson avec ça ?

– Je le sais, il va être gelé comme une balle, mais il faut se rendre à Montréal.

Le Risperdal n'eut aucun effet sur Simon. Rien. Je pris alors une décision qui, sans le vouloir, allait changer ma vie. Pour éviter que Simon ne se blesse davantage en route, je pris la décision de lui tenir les mains jusqu'à Montréal. Huit heures durant, le dos tourné, le bras et la main gauche engourdis et meurtris. J'avais des ecchymoses partout sur l'avant-bras et la main. Mon truc n'avait fonctionné qu'en partie. Simon avait diminué de moitié ses assauts, mais lorsque l'envie le reprenait, mon bras servait de bouclier pour contrer ses coups. De son point de vue, la ballade en voiture se passa relativement bien. Mais au retour, tout changea. Offrir mes mains en guise de support avait créé chez Simon une réelle dépendance. Désormais, il ne pouvait plus s'en passer. Je tenais les mains de mon garçon du matin au soir. Les doigts entrelacés, nous étions devenus une seule personne. Il était le prolongement de mon corps. Deux siamois. Par moments, la symbiose était parfaite. Par d'autres, c'était le combat. Son désir de s'automutiler était bien plus fort que moi. J'essayais de garder le contrôle sur ses mouvements, mais en vain. Après le neuvième round, mes épaules m'abandonnèrent. À bout de force et ne présentant plus aucune résistance, c'est avec mes poings qu'il se frappait la tête. J'avais l'impression de battre mon fils. Et si, par malheur, je me libérais une main en seulement quelques secondes, Simon s'infligeait de graves blessures. Il n'y avait donc plus de risque à prendre. Mes mains seraient jumelées aux siennes sans possibilité de détachement, sous aucun prétexte.

Tout le temps. Toujours.

Je coupais donc les légumes avec ses mains sous les miennes. Je mangeais ou j'allais aux toilettes avec mon fils assis sur moi. Dans son bain ou dans le mien, nous étions inséparables. Simon voulait aller dehors, nous y allions. Il voulait descendre au sous-sol, nous descendions. Je voulais aller aux toilettes... nous n'y allions pas. J'étais à sa merci pour tout, à l'exception d'une seule chose : aller chercher Rémi à la garderie. Obligation parentale. Non négociable.

Chaque jour, j'appréhendais cette heure fatidique. En désaccord, nous faisions de la lutte gréco-romaine dans le portique. Simon refusait catégoriquement d'entrer dans la voiture. Une bagarre à finir entre lui et moi. « *Niaisage !* » avais-je dit tout haut, en essayant de l'attacher au siège de la voiture. C'est à ce moment qu'il arrêta net de bouger. Il soutint mon regard durant de longues secondes. « Contact visuel rarissime, paraît-il ? » Et puis, je compris. Je vis la peur dans ses yeux. Tout ceci n'était pas un petit jeu. Mon garçon était terrorisé à l'idée de s'asseoir dans notre voiture. Il implorait ma pitié.

– Nous devons y aller, mon bébé. Maman n'a pas le choix.

Les yeux en accent circonflexe, mon fils ne desserrait pas les doigts. Lui arrachant ma main, je parvins de justesse à m'asseoir au volant et à lui reprendre les mains avant qu'il ne saigne de l'œil.

Conduire en lui tenant les mains n'était pas l'idée du siècle, j'en conviens, mais avais-je le choix ? J'étais en attente d'un accompagnateur dans tous les centres d'aide possibles et imaginables. Curieusement, personne n'était disponible présentement pour tenir les mains d'un enfant autiste en détresse. Le bras étiré au maximum, il m'était impossible de retenir tous les coups. J'en échappais un de temps en temps et Simon me le reprochait du regard.

– Désolée, mon ange ! Oh, regarde, on arrive !

La garderie. En stationnant la voiture, Simon se déchaîne. Il le sait. Nous sommes arrivés et sa maman devra lui laisser les mains le temps de sortir de la voiture. Le combat éclate, une seconde fois. Même scénario. Et ce sera le même pour rembarquer dans la voiture et en ressortir une fois revenus à la maison avec Rémi qui, lui, voudra sûrement s'enfuir.

Tout le temps. Toujours.

Tout devenait ardu. Les changements de couches, l'habillage, le déshabillage. Rémi qui voulait des câlins. Simon qui n'en voulait pas. Rémi qui ne comprenait pas pourquoi sa maman tenait les mains de son frère, et encore moins pourquoi celui-ci se massacrait autant. Rémi qui frappait son frère, à son tour. En réalité, il n'y avait plus beaucoup de place pour Rémi dans cette maison. L'attention n'était que pour Simon. Je ne pouvais plus éduquer Rémi, et il faisait désormais à sa guise. Il mangeait ce qu'il aimait, où et quand il le voulait. Éviter à tout prix les crises pour le bien de Simon.

L'un au détriment de l'autre.

Tout le temps. Toujours.

Témoin de toute cette violence, Rémi était devenu un enfant agité. Faisant des bêtises à gauche et à droite. Normal, il avait carte blanche. Combien de fois a-t-il fait déborder le lavabo de la salle de bain ? Grimper dans la bibliothèque en jetant tout par terre ? Étendre ma crème de nuit sur mon couvre-lit ? Vider mes bouteilles de shampooing dans la toilette ? Un coup n'attendait pas l'autre. De plus, ses autostimulations verbales avaient augmenté de façon exponentielle, et je craignais qu'il ne s'automutile, à son tour, ne serait-ce que pour gagner un peu d'attention. Et un jour, alors que nous étions au sous-sol, j'entendis claquer la porte d'entrée. Merde ! Rémi venait de s'enfuir.

– Steeeeve ! Rémi est sorti ! criai-je du fond du sous-sol, Simon sur les genoux.

– Merde ! Merde et re-merde ! avait juré Steve en sortant des toilettes, déculotté.

Mon mari retrouva Rémi tout juste avant l'intersection, six maisons plus loin. Ouf ! Moins une.

Au fond de moi, j'enviais Rémi. J'aurais aimé m'enfuir en courant, moi aussi. Fuir cet enfer.

Une autre fois, alors que nous jouions dans la cour, Rémi disparut de mon champ de vision.

– Rémi ?

Mais notre cour est cadenassée tel un château-fort, alors il ne peut pas être loin.

– Viens, Simon, maman doit se lever.

Simon s'objecte et se frappe, mais mon esprit est ailleurs. Où est Rémi ? En m'avançant près de la clôture, je l'aperçois devant la maison. Comment a-t-il pu sortir de la cour ? Puis, je vis la réponse : il avait creusé un trou sous la clôture de mailles !

– Rémi ! Reviens ici tout de suite !

Le petit maudit se sauva en courant ! Merde !

– Simon, attends maman ici, je reviens tout de suite !

Je fermai la barrière. Laissant Simon à lui-même. Son regard était rempli d'incompréhension. Il se rua alors de coups, sans relâche. Je partis rapidement à la poursuite du plus jeune, qui courait sur le trottoir.

L'un au détriment de l'autre.

Tout le temps. Toujours.

Agrippant Rémi par le chignon, je profitai de l'absence de Simon pour le gronder amplement. Mais Rémi ne comprenait pas ma colère. Désemparé, il se mit à hurler à tue-tête.

L'un crie, l'autre frappe. « Excusez-nous ! » avais-je dit aux voisins. « La maison qui rend fou, vous connaissez ? » Mais ne voyant rien de mal à courir sur un trottoir, Rémi recommencera.

Au retour, j'avais peur de voir l'état dans lequel se trouverait Simon. En ouvrant la barrière, mon cœur ne fit qu'un bond. Simon saignait de l'œil. J'éclatai alors en sanglots. Envahie de remords, je lâchai aussitôt Rémi pour m'occuper de Simon.

– Pauvre bébé. Maman s'excuse.

En moins d'une seconde, Rémi était rendu à l'intérieur de la maison, il avait barré la porte et il s'empiffrait de biscuits interdits. Du patio, nous le regardions manger ses biscuits à même la boîte, en rigolant. Moi, j'essayais de pleurer, mais Simon m'en empêchait en continuant de se frapper à la tête. Mes bras allaient dans tous les sens, et que dire de ma vie !

Ce soir-là, Simon finira par vomir. Et moi aussi.

Je n'avais plus de qualité de vie. Réduite à zéro. Steve eut alors une idée : acheter un casque spongieux de style *kickboxing* pour Simon.

Hum… pas sûr !

– Johanne, on ne peut pas lui tenir les mains sans arrêt pour le reste de nos jours. J'ai autre chose à faire de ma journée.

– Je sais, mais il risque de paniquer avec ça sur la tête.

– Mais peut-être aussi qu'il va aimer ça, qu'il va se sentir en sécurité. Regarde Simon, papa t'a acheté un beau chapeau !

Mon fils paniquait déjà. Aïe ! Il tournait ses doigts entre les miens, écrasant mes bagues au passage. Steve insista. Je lâchai les mains de mon fils en espérant qu'il arrête de se frapper, comme par magie. Mais Simon pleure fort et, une fois le casque sur la tête, il se met à se frapper à grands coups de poing. Ne ressentant aucune douleur, aucune satisfaction, il changea de trajectoire. Son poing heurta son nez si violemment qu'on entendit un léger craquement.

– Arrête, Steve ! Enlève-lui ce maudit casque ! Il saigne du nez !

– Merde !

– Bravo ! Bonne idée, ton casque !

– Écoute bien, si t'as une meilleure idée, dis-le, parce que je ne suis plus capable d'endurer ça !

– Viens ici, Simon, dis-je en lui reprenant les mains. C'est fini, mon bébé.

– Embarque, Rémi ! On s'en va en vélo. Papa a besoin de pédaler un bon coup.

Steve avait raison. Cette situation absurde était en train de nous rendre fous. Jamais, auparavant, nous avions haussé le ton entre nous. Maintenant, c'était à chaque fois que l'on ouvrait la bouche. À ce rythme, notre mariage ne résisterait plus très longtemps.

Retour dans le cabinet du docteur Rochefort. Cette fois, Steve m'accompagnait. Devant nous se trouvaient la stagiaire, l'infirmier, la psychologue et le pédopsychiatre qui se massait le menton en regardant Simon.

– Docteur, dis-je, brisant le silence, depuis notre retour de l'Abitibi, nous devons lui tenir les mains durant toute la journée, sinon il se frappe. Qu'est-ce qui se passe avec notre garçon ?

– Cela ressemble à un trouble anxieux.

– Il pleure tout le temps et il a l'air déprimé. Pourrait-il être bipolaire en plus ?

– Le trouble bipolaire prend beaucoup de temps à diagnostiquer. Généralement, il se concrétise vers l'adolescence, et je ne crois pas qu'il s'agisse de cela.

– Pourquoi ? C'est impossible à l'âge de Simon ?

– Disons que ça ne s'est jamais vu.

– Mais c'est possible !

– Oui, finit-il par avouer, mais il n'ajouta rien de plus. Il attendait la suite.

– Devrions-nous cesser le Frisium, alors ? demandais-je, à court d'idées.

– Hum… Je vais laisser cette décision à ma collègue, la docteure Bellavance, qui avait jugé bon de lui en prescrire.

– Elle est en vacances jusqu'à la fin du mois d'août. Nous ne pouvons pas attendre.

– Le Frisium ne relève pas de mon équipe. Désolé. Par contre, je pourrais lui prescrire de la Fluoxetine.

– ?

– Du Prozac. Un antidépresseur. Une demi-dose pour commencer.

Découragé, Steve me regarda. D'un signe de la tête, je lui donnai mon autorisation. Au préalable, nous avions convenu d'une stratégie. Si le médecin ne pouvait nous aider, Steve laisserait Simon se frapper durant l'entretien. Ce qu'il fit à l'instant.

Toc, toc, toc !

Impossible de m'habituer à l'écho occasionné par l'onde de choc.

Perplexe, le docteur Rochefort dévisagea longuement Simon. Suspense. Tous les regards convergeaient vers mon petit ange. En silence. Suspendus aux lèvres du médecin, nous espérions… comment dirais-je… une illumination, du genre : « Mon Dieu, madame Leduc, ça n'a pas de sens ! Il faut faire quelque chose ! » Eh bien, non. Rien. *Niet.* Aucun éclat lumineux ne vint à notre secours. Seul le téléavertisseur du docteur Rochefort résonna dans ma tête. Il le fureta du coin de l'œil puis, coup de théâtre ! Le doc se leva et nous offrit sa main en guise de condoléances.

– Ça vous va ?

– Euh… non...

– Désolé, je suis attendu. Bonne chance !

Et il sortit tout bonnement, suivi de sa horde de chiens de poche. Bredouilles, Steve et moi étions estomaqués.

– Ils ne vont pas nous laisser comme ça ? Pas possible. Steve ? Le médecin… Ils sont partis !

– N'importe quoi ! Nous devrions leur laisser Simon pour le week-end. Ils verraient ce que c'est que de tenir les mains d'un enfant qui se frappe sans arrêt. Pas fort, monsieur Rochefort !

Mon mari était hors de lui. Moi, détruite. Ce pédopsychiatre détenait notre dernière bouée, mais il venait de la garder pour lui, en sachant pertinemment que nous coulions à pic. Il était évident que nous n'étions d'aucun intérêt pour ce chercheur de réputation mondiale.

– Du Prozac Franchement ! Pourquoi pas du Viagra, un coup parti ?

– Steve, ils n'ont même pas bronché en voyant Simon se frapper ? dis-je, les yeux noyés dans une rage indescriptible. Qui peut rester indifférent à ça ?

– Eux.

– Merde ! On fait quoi, là ?

– Je ne le sais pas… Je ne le sais pas.

Dans la voiture, pour éviter la folie, mon mari se répétait en boucle les dernières paroles du docteur Roche*pas*fort. Assise derrière, auprès de Simon, j'embrassais mon fils partout. J'étais tellement désolée pour mon petit ange.

– Maman t'aime fort, mon bébé, dis-je, mes lèvres sur son front. On va trouver une solution. Promis.

J'aperçus alors le regard sombre d'un homme désemparé dans le rétroviseur. Un regard vide d'espoir. Mon Dieu ! Nous étions désormais seuls au monde. Docteure Bellavance en vacances, nous avions épuisé toutes les ressources imaginables, et je venais de promettre l'impossible à mon fils : trouver une solution. Mon mari secoua simplement la tête et nos regards ne se croisèrent plus du trajet.

Au retour, ma mère hurlait sa douleur. L'incompréhension était totale.

– Il n'y a rien à comprendre, *mom*, tout le monde s'en sacre ! Un autiste qui se mutile ne dérange personne.

– Par contre, un diabétique non soigné qu'on retournerait chez lui du revers de la main… Là, on ferait la une.

– C'est comme ça.

– Eh bien, c'est dégueulasse.

Le lendemain, Anne-Marie et Paulina eurent le choc de leur vie. L'état de santé de Simon avait réellement dépéri au cours des deux dernières semaines. Paulina, qui croyait retrouver un petit bonhomme relativement joyeux, vit un corps inerte, couché sur le canapé, une serviette humide en guise de bonnet et l'écume à la bouche.

– Mon Dieu, Johanne ! Qu'est-il arrivé à Simon durant notre séjour en Europe ?

– Demande-le à Chantal, dis-je, en lui offrant les mains de Simon. Je serai en haut avec Rémi.

Après une longue discussion entre psychologue et thérapeutes, Anne-Marie remonta à la cuisine et vint me rejoindre. J'appréhendais ce qui allait suivre.

– Johanne, dit-elle de son petit air hautain, Chantal a agi correctement. Elle a respecté à la lettre le programme. Je ne la tiens donc pas responsable de ce qui est arrivé. Seulement, Simon a besoin de soins que nous ne pouvons lui apporter. Tu dois aller à l'urgence avec lui.

– *Pff !* À l'urgence ? Ils vont me retourner chez moi, comme l'a fait le docteur Roche*pas*fort.

– Je ne pourrai pas justifier les heures de travail des filles encore très longtemps. Tenir les mains d'un enfant pour éviter qu'il ne se frappe ne fait pas partie de leur tâche.

– Ni de la mienne.

– Essaie de comprendre. Les filles te dépanneront encore une semaine, mais c'est tout.

– Merci. C'est trop.

J'avais besoin de Paulina et de Chantal. Elles me permettaient de pisser en paix, au moins une fois par jour, et j'y tenais.

En bons parents, nous avons suivi les conseils de madame Dubé et nous sommes allés à l'urgence un vendredi matin. Ça faisait maintenant plus de quatre heures que nous attendions que quelqu'un se préoccupe de Simon. Imaginez l'état mental de Simon après quatre heures d'attente, à regarder une fresque de poissons rouges. Son anxiété avait atteint un sommet encore inégalé.

Vers 11 h, Steve alla lui chercher un sandwich au thon dégueu provenant d'une machine distributrice. Simon se mit alors à faire des autostimulations verbales. « *Poka pui, pui !* » Il avait faim. Le sandwich le rendit fou. Steve et moi étions soulagés, Simon avait retrouvé l'appétit. Heureux, il mangerait et sa patience s'étirerait de quelques minutes. Mais voilà qu'une infirmière nous informe qu'en sapant, Simon trouble le silence qui règne dans leur paisible salle d'attente, et elle nous demande de le faire taire. « Mon fils mange avec passion, pour une fois. On ne va pas lui dire de se taire ! »

– Madame, mon fils souffre de troubles anxieux sévères. Il s'automutile. Qu'attendez-vous pour lui faire rencontrer un médecin ? Qu'il se lance contre le mur ?

– Si saper les dérange, ils n'ont encore rien vu ! chuchota Steve.

– Hum… attendez-moi un instant.

– Nous ne faisons que ça, madame, répliqua Steve.

Au bout d'un court instant, elle revint nous voir, *fièrepette*.

– Nous vous avons libéré un petit local privé pour vous permettre d'attendre sans déranger les autres patients. Veuillez me suivre, je vous prie.

– Trop aimable.

Le local était petit mais, au moins, nous étions tranquilles, et Simon pouvait manger sa mayonnaise au thon avec les doigts, sans écœurer personne.

– Encore une demi-heure et on s'en va, annonçai-je à mon chéri. Il y a des limites à imposer ça à Simon.

Tout à coup, la porte s'ouvrit. Une neurologue entra et le sandwich virevolta en l'air. Affolé, Simon vint se rasseoir sur Steve.

– Bonjour, monsieur Julien, madame Leduc et le petit Julien !

– Simon. Simon Julien. Monsieur Julien… Simon Julien.

– Oui. Excusez-moi, dit-elle en regardant son dossier. Que puis-je faire pour Simon ?

– Bien des choses. Entre autres, éviter qu'il ne s'automutile. Ça serait déjà pas mal.

– Il prend des médicaments ?

– Du Risperdal et du Frisium.

– Il souffre d'épilepsie ?

– Possible !

– !?

Je lui expliquai alors la divergence d'opinion entre sa pédiatre et sa neurologue, le retrait imminent du docteur Rochefort dans le dossier et notre doute sur l'efficacité du Frisium. Bref, notre besoin d'aide était urgent.

– À mon avis, ce n'est pas de l'épilepsie. Son agressivité est sûrement reliée au Frisium.

– Vous pouvez savoir cela… comme ça ? À l'œil nu ? Sans avoir vu les électroencéphalogrammes ?

– Oui.

– Surprenant ! dis-je, ironique.

– De toute façon, pourriez-vous lui faire passer des prises de sang ? demanda Steve. Ça fait longtemps qu'il n'a pas eu son bilan de santé.

– Pourquoi ?

– Pourquoi pas ? demandais-je.

– Il a peut-être des carences alimentaires ou il est peut-être malade, compléta Steve. Je ne le sais pas. Il ne va pas bien et il ne peut pas nous le dire.

– Je n'en vois pas la nécessité.

– Vous n'en voyez pas la néces… Écoutez-moi bien ! ragea Steve. Hum… un instant ! Regardez plutôt ceci.

Mon mari lâcha les mains de Simon. Les coups fusèrent instantanément. *Bang ! bang !*

Pauvre Simon ! Mon mari explosa. Pauvre Steve !

– ÇA FAIT DES SEMAINES QUE MON FILS SE DÉTRUIT. IL Y A LÀ NÉCESSITÉ, MADAME !

– Un test sanguin serait à propos, non ? ajoutais-je. Elle n'allait pas rester de glace comme le docteur Rochefort, tout de même ?

Pire encore. Sa réponse nous cloua le bec. Nous regardant droit dans les yeux, se croisant les bras en s'appuyant contre le mur, elle nous acheva par cette délicieuse pointe d'ironie, plantée en plein cœur.

– D'accord, vous voulez quoi comme test ? Dites-moi ce que vous voulez et je vous ferai une belle requête sur un beau petit papier rose. Allez-y, je suis prête. Dites-moi !

J'aurais pu lui sauter au visage. J'aurais dû.

– ON NE LE SAIT PAS. C'EST POUR ÇA QUE NOUS SOMMES À L'URGENCE, VOYEZ-VOUS ?

– *Booooooon !* Dans ce cas, je vais vous envoyer le docteur Lemoyne pour qu'il ausculte Julien… Euh, Simon ! Mon rôle se termine ici.

– Ça peut prendre combien de temps ?

– Aucune idée, il est le seul médecin disponible présentement.

– Dans ce cas, nous, on sacre notre camp. Mon fils ne peut pas attendre davantage.

– C'est votre choix. Bonne chance !

– Bien oui, c'est ça !

Une autre journée de perdue ! Une fois de plus.

20 août 2008

Durant la semaine, j'avais tout essayé pour Simon. J'avais même entrepris l'ABA moi-même. Rémi étant à la garderie avec Paulina, nous étions tranquilles à la maison. « Simon ! pas de friandises si tu te frappes !» avais-je osé lui dire. Curieusement, cela fonctionna. Le *Smarties* devant lui, je lâchais ses mains doucement et s'il attendait une seconde sans bouger, il avait droit au morceau de chocolat. Sinon, rien. Étonnamment, ses mains restèrent sagement clouées au lit. Une, deux secondes. « Vas-y, mon ange, prends-le. » Heureux de manger des *Smarties*, il en voulut davantage et, au bout d'une demi-heure, il était rendu à cinq secondes d'attente sans s'infliger un seul coup. Fière de nous, je racontai mon exploit à Anne-Marie.

– C'est curieux, Anne-Marie, mais en contrôlant ses renfos, Simon résiste seul à l'envie de se frapper, sans que j'aie à lui retenir les mains. Je commence à croire qu'il nous manipule un peu.

– Simon ? Impossible.

– Tout de suite après l'exercice des *Smarties*, je lui ai donné son repas. Il s'est assis tranquillement à la table et il a mangé toute son assiette, sans se frapper une seule fois. J'étais simplement à ses côtés.

– J'en doute. Simon a une déficience intellectuelle. Il ne peut pas nous manipuler de cette façon.

Merci de me le rappeler.

– Je me dis que peut-être Paulina pourrait pratiquer ça, pour voir ?

– Johanne, Simon est malade. Tu dois le faire entrer dans un hôpital psychiatrique. C'est la seule solution.

– En psychiatrie ?

– Oui.

– Et merde !

– Je me suis informée pour toi. Tu dois d'abord passer par l'urgence d'un hôpital et le médecin est censé faire une demande de transfert à l'hôpital psychiatrique. C'est la procédure.

– Pas question. Attendre quatre heures pour rien. Non merci, j'ai déjà donné.

– Sinon, tu peux toujours demander une requête à ton pédiatre et appeler toi-même à l'hôpital psychiatrique. Demande à parler au docteur Michel Corriveau. Un des meilleurs, paraît-il. Mais le temps d'attente est très long. Ça ira plus vite par l'urgence.

– La requête, ce n'est pas un problème, m'obstinai-je, préférant la mort à l'urgence. Je vais appeler tantôt. Merci.

– Johanne, les filles ne travailleront plus avec Simon à partir d'aujourd'hui. Je te suggère de retourner à l'urgence avec lui, demain.

Merde ! Anne-Marie et sa troupe venaient de nous abandonner, elles aussi. Au téléphone, la secrétaire du docteur Corriveau me fit comprendre qu'il y avait plus d'une année d'attente pour un suivi. Tous des cas aussi urgents que celui de mon fils. Tous des enfants et tous se mutilaient gravement. Nom de Dieu !

Demain, je retournerai à l'urgence avec Simon.

Cette fois, j'étais seule avec Simon à attendre. Dès notre arrivée à l'urgence, je sentis une différence dans l'attitude du personnel. Quelque chose de différent : de l'empathie. Au départ, les gens m'avaient sévèrement dévisagée – croyant sûrement que ce petit garçon de cinq ans, le visage ensanglanté, était maltraité –, mais lorsque je lâchai les mains de Simon pour déposer sa carte d'assurance-maladie sur le comptoir de l'accueil, ils comprirent. Le son que firent les jointures sur sa tête résonna jusqu'au fond du corridor, et cela leur coupa le sifflet. Les regards accusateurs se transformèrent vite en regards de sympathie. Une vieille dame me fit un beau sourire. Une autre vint me voir pour me parler de l'autisme. Un concierge, une secrétaire, tous eurent le cœur brisé de voir Simon, le visage meurtri par la vie. Cette fois, nous étions au bon endroit. On s'occuperait de nous.

À peine installés, une infirmière vint nous chercher et nous amena dans une chambre d'appoint.

– Vous pouvez attendre ici, ça ne sera pas long. L'infirmière en chef va venir vous voir.

– Super ! Merci. Et dire que nous avions des provisions pour un mois ! dis-je à Simon.

Quelques minutes suffirent. L'infirmière en chef avait parlé au médecin qui, lui, avait fait une demande de transfert dans un hôpital psychiatrique qui, lui, nous attendait.

Steve passa nous prendre, accompagné de ma sœur.

Dans la voiture, la tête me tournait, réalisant tout à coup qu'on transférait Simon dans un hôpital psychiatrique. Comment pouvait-on être heureux de ce dénouement ? Une partie de moi croyait aux miracles, l'autre doutait. Est-ce qu'on venait de prendre la bonne décision ?

Cet hôpital était immense. L'endroit était superbe, mais bien loin de la maison. En arrivant, une psychologue nous accueillit chaleureusement, dans un petit bureau. Elle repassa avec nous le fil des événements depuis la naissance de Simon jusqu'à aujourd'hui. Pour bien comprendre, elle devait tout savoir.

– Simon prend-il des médicaments ?

– Oui. Du Risperdal et du Frisium. Nous avons refusé de lui donner de la Fluoxetine.

– Bonne idée ! ajouta-elle. Ses dernières prises de sang datent de quand, madame Leduc ?

– De plus d'un an.

– Un an ? Mais Simon prend du Risperdal sur une base régulière ?

– Oui.

– Sa glycémie et son cholestérol n'ont pas été contrôlés depuis tout ce temps ?

– Non. Nous en avons fait la demande à plusieurs reprises mais sans succès.

– Pas nécessaire, paraît-il, renchérit Steve.

– Vous savez, le docteur Corriveau n'aime pas beaucoup le Risperdal. Avec cet antipsychotique, il y a un risque de diabète chez de jeunes patients. Il va sûrement sevrer Simon dès maintenant.

– Mon Dieu ! Je suis diabétique.

– Raison de plus ! Je ne comprends pas cette façon de travailler. Ça me dépasse.

– Et moi donc !

La rencontre dura plus d'une heure. Simon resta calme, assis sur son papa. Ma sœur était à mes côtés. Sa présence me réconfortait et, malgré le fait qu'elle avait le cœur brisé de voir son filleul ici, dans cet hôpital, elle se montra forte et courageuse.

– Voilà ce que nous allons faire. Je vais transmettre toutes ces informations au docteur Corriveau. Pendant ce temps, Hélène va vous montrer la chambre où Simon passera la nuit.

– Vous le gardez à coucher ?

– Oui. Cette nuit et plusieurs autres. Le temps que le docteur Corriveau comprenne ce qui arrive à Simon.

– Puis-je rester auprès de mon fils ?

– Sans problème. Venez, c'est par là.

En nous dirigeant vers sa chambre, ma sœur me vit la binette. Elle décoda mon état de panique.

– Une étape à la fois, la sœur.

– Mais comment on va faire, la sœur ? Si Simon passe plusieurs nuits ici, qui va s'occuper de Rémi ?

– On va s'arranger.

– Mais comment ?

Ce soir-là, dans ce petit lit d'hôpital, je me blottis contre mon fils. À un pouce de mon visage, Simon me faisait de beaux sourires. Il était véritablement heureux de faire dodo avec sa maman. Il déposa sa petite main gelée sur ma joue, puis s'endormit. Tel un ange.

Ce contact si doux était le lointain souvenir d'une nuit, où, après seulement vingt-quatre heures d'existence, il avait déposé sa toute petite main sur mon sein et il s'était endormi. Il y a de cela si longtemps.

Le lendemain, au déjeuner, Simon vomit son repas. Nous avions été transférés dans une toute petite chambre, au côté d'une jeune fille qui, elle, vomissait par intérêt – troisième rechute d'anorexie. La vie est ainsi faite.

Simon n'allait pas bien. Je n'arrivais plus à lui retenir les mains. Il se frappait, il me frappait. Il pleurait, je pleurais. Nous attendions de rencontrer le docteur Corriveau lorsque ma sœur entra.

– Mon Dieu, la sœur ! cria-t-elle en nous apercevant. Simon saignait du nez et moi, j'avais l'air du diable. Une autre nuit blanche.

– Prends une pause. Fais-moi plaisir. Va chez moi, prends un bon bain chaud et ne reviens pas avant une heure.

– Merci. Je n'en peux plus.

– Ça se voit.

Ce répit essentiel me fit le plus grand bien. Malheureusement, je ratai la rencontre avec le docteur Corriveau qui, pour une raison encore obscure, avait devancé notre entretien. Ma sœur s'était bien acquittée de son rôle de marraine. Elle leur avait expliqué au mieux de sa connaissance le long et pénible déclin de Simon. À mon arrivée, elle discutait avec une enseignante à l'école de l'hôpital. Et merde ! L'école ! J'avais complètement oublié que Simon devait commencer la semaine prochaine. En théorie, car il faudrait certainement reporter son entrée scolaire de quelques jours.

– Ah ! voici ma sœur. Johanne, je te présente madame Taillon, l'institutrice de l'école, ici, à l'hôpital.

– Enchantée, dis-je. Mais où est Simon ?

– Ne vous inquiétez pas, madame Leduc, un préposé s'occupe de votre fils présentement.

Madame Taillon n'eut le temps de me poser qu'une seule question avant que la chef du département entre, suivie de l'infirmier en chef.

– Bon, eh bien, au revoir, madame Leduc. Nous aurons à nous reparler très bientôt, conclut-elle.

L'infirmier prit place en face de moi tandis que la femme resta debout.

– Bonjour, je me présente, Célesta Venn, chef du département ici, à l'hôpital. Et voici Paul Plante, chef infirmier de l'unité 209.

– Enchantée.

– Je vais faire ça court, aujourd'hui. Ça vous fait beaucoup à apprendre et nous aurons l'occasion de nous reparler incessamment. Paul vous expliquera tout en détail dans un instant.

– Parfait.

– Bon ! En gros, Simon sera logé à l'unité 209, qui se trouve au deuxième étage de l'hôpital, pour une durée indéterminée. Il sera observé par le docteur Corriveau. Celui-ci lui fera passer une batterie de tests pour bien comprendre ce qui lui arrive. Ensuite, vous serez convoquée à une rencontre pré-bilan pour entendre nos hypothèses et partager avec nous vos impressions, et vice versa.

– Combien de temps ça prendra ? Je veux dire, Simon demeurera hospitalisé combien de temps ?

– Jusqu'à ce qu'on trouve la raison de son automutilation. Parfois, on trouve rapidement le bon médicament. Mais parfois, ça peut être long.

Long ? Long comment ? S'il doit être ici plusieurs mois, je ne tiendrai pas le coup. À l'hôpital, sur un lit d'appoint, je ne dormirai jamais. Et Rémi ? Je vais vomir.

– Également, vous savez peut-être que le docteur Corriveau n'aime pas beaucoup le Risperdal. Simon devra d'abord être en sevrage avant qu'on lui administre une tout autre médication. Mais Paul vous expliquera les détails en ce qui concerne la pharmacologie ainsi que le fonctionnement de l'hôpital, comme les heures de visite, etc.

– Les heures de visite ? Je ne peux pas rester avec Simon ?

– Non. Les enfants sont pris en charge par notre personnel. Les parents viennent seulement aux heures de visite. Je crois que c'est de 15 h à 19 h, si je ne me trompe pas. Paul ?

– De 14 h à 16 h et de 19 h à 20 h, rectifia l'infirmier.

Le plancher venait de s'ouvrir sous mes pieds. J'avais le vertige. Mon bébé serait seul dans cet hôpital de fous. Sans sa maman. Il ne s'en remettrait jamais !

– Madame Leduc ? Ça vous va, pour l'instant ?

– …

– Il va s'en sortir. Le docteur Corriveau est un excellent psychiatre, il trouvera. Il trouve toujours.

– …

Permettez-moi d'en douter. J'avais ma dose de soi-disant sommités ! L'infirmier prit la relève de la discussion, mais ma tête ne suivait plus. Séparée de mon fils ! Moi qui avais été fondue à lui pendant pratiquement un mois ! Comment allais-je faire ?

– À quelle heure commencent les visites, demain ? demandai-je, interrompant la discussion.

– À 14 h, répondit la sœur, en me caressant tout doucement le dos.

– J'ai déjà hâte, dis-je, en pleurant.

Ce soir-là, assise dans mon bain, je pleurai à en vomir, à me sortir cette douleur par la bouche. Mon fils me manquait terriblement. Je venais de perdre une partie de moi. La déchirure était si profonde qu'elle me brûlait de partout. Je revoyais sans cesse son visage en pleurs lors de mon départ. « Traître ! » avais-je lu dans ses yeux. Mon fils avait raison. J'avais trahi sa confiance. Je l'abandonnais à un moment de sa vie où il avait justement besoin de moi. Me le pardonnerait-il un jour ? Moi, pas. Plus tard, incapable de dormir, je repensais continuellement à Simon. Que faisait-il présentement ? Dormait-il ? Pleurait-il ? Respirait-il ? J'étouffais moi-même. Je quittai alors mon lit et j'allai me coucher dans sa chambre, cherchant désespérément ce petit être qui, jadis, rigolait sur ce lit lorsque je lui mordillais la bedaine.

Juste ici, si près de moi.

La séparation

Le lendemain, à 14 h pile, je fus fidèle au poste. J'avais tellement hâte de prendre Simon dans mes bras. Il me manquait terriblement.

– Je viens voir Simon Julien, dis-je au préposé à l'accueil.

– Oui, entrez, madame Julien.

– Comment va-t-il ?

– Pas mal. Il est dans sa chambre, au fond du corridor. C'est la dernière à votre droite. Vous pouvez me laisser son sac de vêtements, je vais les ranger dans son casier.

– Merci. C'est gentil.

J'avais la trouille. Ce long corridor semblait ne jamais finir. De chaque côté se trouvaient des chambres d'enfants incompris, comme Simon. Mon Dieu ! La misère humaine peut prendre différentes formes, et j'étais témoin de l'une d'elles.

Malgré les portes closes, je pus entrevoir, par un petit hublot, ces enfants que l'on aurait voulu effacer de notre vie modèle. Certains se mordaient, d'autres criaient, d'autres se collaient aux carreaux, dégoulinants de bave, un sourire béat au milieu du visage. À voir leur excitation, il était évident qu'ils avaient été oubliés là depuis belle lurette. Mais à qui la faute ? Aux parents anéantis, à bout de souffle ? À notre belle société, où la beauté prévaut sur l'intelligence ? Peu importe, j'avais envie de les prendre tous dans mes bras, en hurlant haut et fort : « Maudit autisme de merde ! »

J'arrivai à la chambre de Simon. J'avais peur d'y entrer et de voir dans quel état se trouvait mon petit ange.

– *Toc ! toc !* Salut, mon bébé ! Comment vas-tu, ma grosse bulle ?

Mon fils était couché sur un lit, le visage contre le matelas, inerte et enseveli sous une tonne de couvertures. Au son de ma voix, seuls ses yeux bougèrent légèrement. Il me regarda un court instant, puis rebaissa presque aussitôt les yeux vers le sol. « Traîtresse ! »

Je flattai le dos de mon garçon pendant que la préposée m'expliquait son rôle. Il y aurait une personne attitrée à Simon jour et nuit avec pour simple tâche de lui tenir les mains, afin d'éviter qu'il ne se frappe. Simon avait eu beaucoup de difficulté à s'endormir et il n'avait pas voulu déjeuner, mais depuis une heure, il était plutôt calme. Calme ou anéanti ?

– Allez, Simon, fit-elle, ta maman est là. Tu ne vas pas faire le paresseux. Allez, debout.

Elle força mon fils à se relever, ce qui déclencha une avalanche de coups.

– Viens, Simon, viens sur maman.

– Je vous laisse. Je serai à l'accueil si vous avez besoin de moi.

– Merci, madame.

Je pris mon fils sur moi et je le serrai fort. Son odeur me manquait. Assise sur une vieille chaise berçante, j'essayai de me racheter.

– Ça va aller, mon bébé. Tu vas voir. Ça va aller. Le gentil médecin va tout réparer.

Finalement, c'est moi que j'essayais de convaincre. Nous sommes demeurés ainsi, à nous bercer, durant les deux heures de visite permises. Appuyé sur mon épaule, Simon regardait simplement le ciel par la fenêtre. J'avais beau le chatouiller, lui raconter une bonne blague, rien n'y faisait.

– Allez, Simon, ris, fais quelque chose !

– …

– Maman s'excuse, mon bébé, crachai-je en pleurnichant dans le cou de mon petit ange. Je suis tellement désolée.

En relevant les yeux, je crus que j'allais m'effondrer. Une larme coulait tranquillement, le long de sa joue. Une seule larme. Et mon petit ange ferma simplement les yeux. Mes poumons se remplirent d'un vent glacial. Indolent, mon fils abandonnait le combat. Il se laisserait mourir. Je compris que nous étions sa raison de vivre. Seul, plus rien n'aurait d'importance à ses yeux. « À quoi bon ? »

Comment lui expliquer que nous l'aimions encore, que nous ne l'abandonnions pas, que son séjour ici serait de courte durée et uniquement pour son bien ? Je n'osais même pas me mettre à sa place, ça faisait trop mal. Sur le chemin du retour, je dus arrêter la voiture à plusieurs reprises tellement je pleurais. Je me détestais tant. Si j'avais eu suffisamment d'énergie et une santé moins précaire, Simon serait avec nous, à la maison. Sa place n'était pas là-bas.

– Maman, je ne passerai pas au travers. C'est beaucoup trop difficile. Ça fait trop mal. Je n'y arriverai pas.

– Oh, Johanne ! fit ma mère, en pleurs au bout de la ligne. Qu'est-ce qu'il faut faire ? Maudit !

– Il n'a versé qu'une toute petite larme, *mom*. Une seule. Sans bouger, sans remuer. Il n'a pas souri une seule fois. Ce n'est pas lui, ça ! Il me déteste. C'est atroce.

– Attends, je te passe ton père.

Venant de ma mère, ça signifiait : je n'en peux plus, au suivant.

– Allô, Jo !

– Salut ! Je ne sais pas comment y arriver, *pops* ! J'ai l'impression d'abandonner Simon.

– Bien oui, mais laisse retomber la poussière. Attends un peu. Le temps va sûrement arranger les choses. Ça fait seulement une journée qu'il est là-bas. Ça va prendre du temps.

– Mais c'est tellement douloureux.

– Je le sais, mais vous n'avez pas d'autre choix pour l'instant. Prends-le comme une pause, pour refaire le plein d'énergie. Tu en as besoin, ma fille.

– Je le sais. Merci. Repasse-moi maman, s'il te plaît.

Mon père trouve toujours les bons mots. Il est vrai que nous devions attendre. Simon ne serait pas bien, et ce, pour un long moment. À nous d'être là pour lui.

Le lendemain, Simon semblait aller mieux, si vous n'êtes pas du genre exigeant ! Lorsque j'arrivai dans le salon communautaire, il se leva et vint me voir. Il marchait un peu courbé, en se frottant le front avec les jointures de Ronald – son préposé préféré, aux dires de celui-ci.

– Tiens, mon pitou, va avec ta maman. Il est mieux aujourd'hui, madame. Il n'a pas beaucoup mangé, mais il aime prendre de longues marches dans les corridors avec son vieux copain. Hein, Simon ?

– Merci, monsieur. Viens Simon, on s'en va au cinéma manger des croustilles !

– Hé ! Tu es chanceux, mon bonhomme. Bon film.

Lors des visites, nous allions dans un petit local réservé aux parents.

Il était toujours libre.

Nous en profitions alors pour lui faire jouer son film préféré sur notre lecteur DVD portatif et lui offrir des croustilles, des biscuits, des noix et, bien sûr, des bisous partout. Les premiers jours, Simon ne demandait rien, il repoussait même nos câlins. Mais au fil du temps, il se mit à manger avec appétit toutes les friandises que nous lui apportions et rire de nos niaiseries, comme avant. L'entendre rire était un pur délice. Ma raison de vivre. Ma dose quotidienne de vitamines, Simon. Mais le temps des visites passait si vite. À peine installés et déjà, nous devions nous quitter jusqu'au lendemain. Une heure et demie de voiture pour une heure de bonheur. Trop peu.

Bien entendu, cette heure de détente n'était pas toujours de tout repos. Simon se frappait encore beaucoup et il se blessait pratiquement toujours aux deux mêmes endroits : entre les yeux, en se frottant avec ses jointures, ou au menton, d'un petit coup sec de l'épaule. Son attitude était également très changeante. En une fraction de seconde, il passait du rire aux coups. Il lui arrivait de se frapper tout en rigolant. C'était très déroutant.

– Comment peut-il rire et vouloir se faire mal en même temps, Johanne ? s'interrogeait ma mère, en sortant de l'hôpital.

– Je ne le sais pas et c'est pour ça qu'il est ici. J'ai fait ma part. À eux de faire la leur.

Écœurée de maintenir cette surcharge de *mea culpa* sur mes épaules, je parvenais enfin à déléguer. Enfin, je le croyais.

En sonnant à la porte de l'unité 209, je ne savais jamais à quoi m'attendre. Tantôt, Simon était content de me voir et accourait en souriant, tantôt, il refusait ma visite, enveloppé dans ses couvertures en remuant la tête. Je repartais alors le cœur en miettes, repoussant cette pénible attente de vingt-quatre heures. Subir un tel rejet de la part de son enfant vous brise pour la journée. Forcée de patienter jusqu'au lendemain soir pour avoir droit à une deuxième chance, je vivais d'angoisse et d'eau fraîche.

Au début de son hospitalisation, Steve et moi lui rendions visite à tous les jours. Ensemble. Nous déposions Rémi chez mes parents et le reprenions, une heure et demie plus tard, propre et en pyjama, prêt pour le dodo qu'il entamait sur le chemin du retour. Pauvre petit loup. Nous avions expliqué à Rémi que Simon était malade, et je crois qu'il comprenait. « Simon, hôpital », disait-il. Mais ce mode de vie était trop fatigant pour un petit garçon de trois ans.

Après un mois, Steve et moi étions épuisés. Rémi aussi. Nous décidâmes d'alterner nos visites. Rémi pouvait alors rester à la maison avec le papa ou la maman de garde. Sage décision. Mais ma séparation avec

Simon était de plus en plus douloureuse, car je ne voyais mon fils qu'aux deux jours.

– Vous savez, madame Leduc, les enfants ont parfois besoin de couper le cordon d'avec leur mère pour mûrir, m'avait expliqué une infirmière en me voyant pleurer à la sortie du local des parents.

Peut-être LES enfants, mais pas MES enfants. Ils ont besoin de leur mère et moi, d'eux. Simon était heureux avec moi, et ce, même dans ce local minuscule et déprimant. Nous séparer faisait mal, chaque fois.

– Dans une minute, la visite sera terminée, Simon, devais-je lui annoncer au moment où nous commencions tout juste à nous apprivoiser.

Se ruant de coups, Simon savait. Puisqu'il était même difficile de ranger nos effets personnels, j'ai décidé de tout laisser sur place. Tant pis ! Forçant mon fils à sortir du local, il se barre les deux pieds, me rendant la tâche impossible.

– Allez, Simon. Il faut y aller.

Bien sûr, après avoir servi de vadrouille sur plus de dix mètres, il finira par se lever. Et, une fois les portes de l'unité franchises, Simon marchera tête baissée en tenant fermement les mains du préposé jusqu'à sa chambre, sans se retourner une seule fois pour saluer sa mère.

– Au revoir, mon bébé, dis-je, la main appuyée sur la fenêtre de la porte d'entrée. Maman t'aime fort.

Mais Simon n'était déjà plus qu'une image dans ma tête.

Deux jours à ressasser cette dernière scène. Celle d'une mère qui abandonne froidement son enfant dans un hôpital psychiatrique, à l'âge de cinq ans. Alors, venez me dire que la séparation est une belle opportunité pour nous deux, et je vous mange la face.

9 septembre 2008

C'était « jour de supervision » pour Rémi, mais surtout jour de fête pour Simon à l'hôpital. Son gâteau d'anniversaire aura beau être super sucré, il me laissera un goût amer en bouche. D'ailleurs, tout me laissera un goût amer en bouche, spécialement la présence d'Anne-Marie.

– Salut, dis-je, en entrant dans le local d'intervention de la garderie.

– Salut, Johanne, répondit Anne-Marie. Ça va ?

– Bien oui. Ça va.

– Rémi avance très bien, ajouta Paulina.

– Tant mieux.

– Et Simon ? Tu dois être hyper contente qu'il soit enfin à l'hôpital ? Enfin libre de tes journées ? me demanda Anne-Marie, *fièrepette* d'avoir contribué à faire interner Simon.

Me sentir libre ? Non mais vraiment, la maternité restera toujours une zone grise pour cette psychologue !

Depuis que Simon était enfermé là-bas, j'étouffais. Ah, bien sûr que j'étais libre ! Libre de pouvoir pleurer toute la journée ou de me lancer par la fenêtre du deuxième étage. Et puis, contente de quoi ? De ne plus pouvoir être auprès de mon enfant ? De ne plus pouvoir l'embrasser où et quand je le voulais ? Contente d'en être rendue là ? Ce n'était pas par choix si Simon était là-bas. C'était une situation infernale. La pire épreuve de ma vie, et cette psy osait me demander si j'étais contente ? J'aurais pu la mordre.

– Viens, Rémi, c'est l'heure de partir. Ce soir, nous irons voir Simon à l'hôpital et nous lui apporterons un beau gâteau de fête ridicule qu'il ne mangera pas !

– Ah, c'est sa fête ? Alors, souhaite-lui bonne fête de notre part, ajouta Anne-Marie.

– Bien oui.

Sa fête se déroula de manière aussi médiocre que je l'avais imaginée. Triste, le visage maculé d'une couleur cornichon, Simon se foutait éperdument de son ridicule gâteau au chocolat que nous n'avions même pas pris soin de sortir de son emballage de plastique. Lamentable ! Nous étions tous lamentables. Simon, ma mère, Steve et moi-même. Faire semblant n'a jamais été notre fort. Personne n'avait le cœur à la fête, et surtout pas le fêté. Au bout d'une heure de *niaisage*, je jetai le gâteau aux poubelles et je reconduisis Simon à sa chambre.

– Bonne nuit, mon petit ange ! Maman t'aime fort.

– (« C'est ça, oui ! » aurait-il répondu s'il avait pu.)

L'orgueil me fit ravaler mes larmes, mais je me serais volontiers laissée choir sur le sol en plein corridor pour m'endormir et ne jamais me réveiller.

« J'ai la tête qui éclate, j'voudrais seulement dormir,
m'étendre sur l'asphalte, et me laisser mourir[1]*. »*

---

[1] Extrait de *Le monde est stone* de *Starmania*.

Ma première rencontre avec le docteur Corriveau venait tout juste de se terminer. Cette rencontre m'avait permis de poser une multitude de questions au pédopsychiatre et ça m'avait confortée. D'un tempérament plutôt calme et posé, monsieur Corriveau avait pris le temps de répondre à toutes mes questions, des plus légitimes aux plus farfelues. En réponse à ma question : « Pourquoi Simon se frappe-t-il ? », voici ce qu'il a répondu, une réponse plutôt surprenante et ô combien inquiétante de la part d'un pédopsychiatre.

– Il se pourrait que Simon ait reçu trop d'heures de thérapie, et que le programme ABA ait été trop intensif pour lui, ce qui aurait provoqué un surmenage.

– Simon est en *burn out*, comme sa mère ?

– Oui.

– Ah bon ? Mais je croyais que le plus d'heures était le mieux ?

– Non. Pas toujours, madame Leduc. Ça reste une hypothèse, mais il est possible qu'on ait trop exigé de lui.

Il se pourrait qu'on ait trop exigé de toute ma famille, docteur. Cette Anne-Marie est une véritable mercenaire.

– Mais, vous savez, les thérapeutes ne faisaient pas que de l'ABA. Elles allaient dehors, au parc et au magasin avec Simon.

– Prendre une marche peut devenir un effort considérable pour une personne autiste si on exige d'elle une obéissance exemplaire et une concentration constante.

– Je comprends.

Le psychiatre prit une courte pause pour réfléchir, en regardant ses notes. Moi aussi. Pourquoi n'avais-je rien dit concernant la façon de faire d'Anne-Marie ? Cette psy ne méritait pas ma sympathie. Mais, jouant l'autruche, je repoussais sans cesse mon imputabilité à demain. Reconnaître et avouer publiquement ma grande naïveté et mon manque de jugement envers cette psy prendrait du temps. Je devrai pourtant m'y résoudre un jour.

La question suivante vint crever ma bulle d'un coup sec. « *Paf !* »

– Seriez-vous d'accord à ce que nous invitions madame Dubé et son équipe à faire une session d'ABA, ici, à l'hôpital, devant notre équipe ? En observant sa réaction lors d'une session de travail, nous pourrions mieux comprendre Simon. Nous pourrions également vérifier si les thérapeutes provoquent un stress différent chez Simon. Ainsi, nous serions en mesure de préserver cette hypothèse ou de l'éliminer.

– (*Oh boy !*) Oui, sûrement.

Eh merde ! Un petit signal en moi me disait que ce n'était pas une bonne idée du tout. Anne-Marie Dubé, ici, dans cet hôpital, devant se justifier en face de tous ces experts ? Un carnage assuré ! Miss Perfection, Madame *Je-sais-tout*, aura l'impression qu'on l'épie pour mieux lui voler sa *super* technique. Mon Dieu ! Avec ses grands airs, elle deviendra la conférencière invitée de la journée et, malheureusement, cela n'impressionnera personne ici. Une bombe nucléaire. Forcément.

– Hum ! Laissez-moi leur en parler d'abord, dis-je nerveusement. Mais en attendant, vous pourriez visionner les séances d'ABA avec Simon que j'ai filmées depuis deux ans ?

– Oui, bien sûr. Simplement les déposer à la réception de l'unité.

– Parfait.

Qui sait, peut-être ces vidéos suffiront et éviteront à madame Dubé de jouer les vierges offensées ? Voulant à tout prix m'extirper de cette conversation cahoteuse, je parlai plutôt des bienfaits étranges concernant l'acétaminophène – nos nombreuses observations, le changement de comportement de Simon – et, contrairement au docteur Roche*pas*fort, le docteur Corriveau trouva l'idée intéressante.

– Hum ! fit-il en souriant. Notre seconde hypothèse, c'est que Simon ressent de la douleur. Quelque part. L'acétaminophène viendrait donc le soulager, momentanément, de cette douleur. Possible.

– Il souffrirait ?

– Possible qu'il souffre d'encéphalites, effectivement.

– Et le Tylenol l'apaiserait ?

– Oui.

– Pauvre Simon, et il ne peut pas nous le dire.

– Vous savez, il se peut aussi que ce soit un tout petit ingrédient composé dans l'acétaminophène qui agit sur le cerveau de Simon et qui modifie son comportement agressif. Un élément qui influencerait son cerveau autistique. Rien à voir avec la douleur. Cela demeure encore nébuleux. C'est pour cela que nous devons faire des recherches à ce sujet.

– C'est compliqué.

– Très. Mais si tel était le cas, cette découverte mériterait que l'on s'y attarde davantage. Il serait intéressant de savoir quel ingrédient du Tylenol agit sur le cerveau autistique et le modifie à ce point.

Savoir, comprendre. J'en rêve. Simon demeure un mystère. J'avais espéré que cette équipe trouverait immédiatement le problème chez mon garçon. Mais non. Le néant. Ces spécialistes ne sont même pas en mesure de déterminer si Simon a mal ou non. L'enfer ! En terminant, le médecin me confirma que Simon finissait son sevrage de Risperdal et que, déjà, un autre médicament lui avait été prescrit : le Revia.

– Un autre ? Pourquoi ? J'aurais préféré un arrêt complet des pilules pour un certain temps.

– Dans l'état où se trouve Simon, mieux vaut le médicamenter. Le Revia est un inhibiteur d'opiacés qu'on utilisait, à l'époque, lors des traitements des toxicomanes, et …

– Des toxicomanes ? Simon ?

– Hum… disons que c'est une molécule qui agit sur le cerveau en stimulant certains opiacés naturels, comme les endorphines. Chez certains de mes petits patients qui prennent du Revia, on a vu des modifications remarquables. Certains ont cessé immédiatement leur automutilation et se sont même mis à parler.

J'avais déjà entendu ça auparavant…

– Il se pourrait que Simon se frappe pour recréer l'effet produit par les endorphines suite à une activité physique intense, ou en réponse à une sensation de douleur. Même chose pour la sérotonine.

– Ah bon ! Opiacés, vous dites ? demandai-je, notant tous ses propos dans les moindres détails. Parfait, merci docteur. À la semaine prochaine.

C'était quoi un opiacé, merde ? J'étais complètement perdue. J'aurais dû étudier en sciences, comme la sœur. Un baccalauréat en petites pilules ! Voilà ce que l'orienteur de la polyvalente aurait dû me suggérer. Pas les arts plastiques ! C'était bon à rien. Pour une cervelle artistique comme la mienne, tous ces termes à dix piastres ne représentaient nul autre qu'un logo de bière ou des publicités torrides pour un nouveau parfum. *L'Opiacé.*

Le lendemain, Simon prenait du Tylenol pour une durée de sept jours. Ce médecin m'avait cru et il avait eu toutes les raisons de le faire, puisqu'après seulement quatre jours, Simon allait beaucoup mieux. Un changement visible, net et tranchant. Tous constatèrent la différence, mais personne ne pouvait l'expliquer. Un vrai mystère.

Le véritable mystère pour moi, ce fut l'arrêt spontané de Tylenol au bout de la septième journée. Simon redevint agressif ! Mais bon…

Douleur physique ? « Possible. »

Durant tout le mois de septembre, Simon passa une batterie de tests. Prises de sang et radiographies n'ont pas semblé inquiéter le docteur Corriveau sauf, peut-être, le résultat d'un électro fréquencemètre de nuit et d'une thermographie au visage.

Concernant l'électro, le kinésiologue s'interrogea sur une possibilité de cauchemars. « Simon ne dormirait pas profondément. Il serait agité la nuit. » Non ? Vous dormiriez bien, vous, dans un hôpital psychiatrique, avec des compagnons de chambre qui hurlent à tue-tête durant la nuit ? Quant au résultat de la thermographie – qui relevait en rouge la zone des sinus frontaux de Simon –, elle démontrait une zone de chaleur anormalement élevée.

– Comme notre nez fait entrer et sortir l'air, cette zone devrait plutôt apparaître en bleu. Nous ne savons pas pourquoi elle apparaît en rouge chez Simon. C'est étrange.

Résultat d'une encéphalite, alors ? « Non, aucun rapport. »

Il n'en demeure pas moins que Simon se frappait souvent entre les deux yeux. Était-ce la conséquence ou la cause de son *spot* rouge dans le front ?

L'examen devra être fait et refait et refait avant d'émettre une conclusion qui vaille la peine d'en parler, et d'éliminer enfin une des cinq hypothèses concernant son autoagressivité. Chose certaine, Simon devra demeurer à l'hôpital encore fort longtemps.

Octobre 2008

Simon a beaucoup maigri depuis le début de son hospitalisation en août dernier. Il me paraît si chétif. La peau et les os. Heureusement, sa période d'accalmie a permis à son visage de reprendre une teinte plus naturelle, passant d'arc-en-ciel à ivoire blanc-bec. Et, avec ses deux palettes de couleurs en moins, Simon avait retrouvé son petit air espiègle.

Samedi dernier, le docteur Corriveau signa une autorisation de sortie afin que nous puissions faire prendre une bouffée d'air frais à Simon. Nous sommes donc allés pique-niquer au parc. Un splendide soleil d'automne rayonnait sur le feuillage doré des arbres. Une brise chaude soufflait légèrement, caressant nos petites joues froides au passage. La sœur qui courait après Rémi qui courait après Steve qui courait après la sœur qui courait après Rémi. N'est-ce pas de toute beauté ?

Tel un lézard au soleil, Simon se fermait les yeux pour absorber chaque rayon de lumière. Cette chaleur naturelle lui avait tant manqué.

Quel bonheur ! Assis sur moi, il s'amusait à regarder Rémi courir après Steve qui courait après… Oui, bon, vous avez compris. Cela faisait plus d'un mois que les deux frères ne s'étaient pas revus, et Simon semblait heureux de revoir Rémi. C'est alors que Rémi bifurqua du circuit et s'approcha en courant vers Simon. Rapidement. Trop rapidement. Simon sursauta et se mit à tourner ses doigts entre les miens.

– Simon, dit Rémi, en pointant Simon de son index. Il est malade, *mamân*.

– Oui. Vas-y doucement avec lui, d'accord ? dis-je, en retenant les coups que Simon essayait de s'infliger au menton.

Rémi s'approcha délicatement du front de Simon et y déposa un tout petit bisou, tout en lui flattant les cheveux. Sa délicatesse nous surprit. Le petit frère prenant soin du plus vieux. La réaction de Simon fut étonnante. Je m'attendais à une poussée d'angoisse, mais non. Simon pencha la tête et en redemanda.

« Ne pas pleurer, ne pas pleurer. »

C'était la première fois que Simon démontrait de l'affection pour Rémi. Curieusement, l'éloignement les avait rapprochés. Mes enfants s'ennuyaient l'un de l'autre. Autistes ou pas, ils se manquaient. Cette proximité entre mes deux enfants était merveilleuse à voir. De plus, la journée entière fut merveilleuse. Après s'être gavés la panse de cochonneries, Steve et Rémi eurent l'idée de construire un igloo en feuilles, de huit étages. L'idée de me lancer de,dans avec Simon me démangeait.

– Allez, *sister*, vas-y, que je filme ça ! me lança ma sœur, caméra à la main.

Et puis, pourquoi pas ?

– Viens, Simon, dis-je à mon frère siamois, en le forçant à me suivre. Attention ! On court, on court et *zouk !* Tombés !

Bien candidement, je m'amusais à faire virevolter les feuilles devant le visage de Simon. Distraite par cette activité familiale intense, j'en oubliai les mains de mon fils. Rémi se lança à son tour, puis Steve. Bref, pour une rare fois, nous avions du plaisir ! En famille. Une sensation de légèreté m'envahit. J'étais bien. Puis, j'allumai ! Ses mains ! Je ne les tenais plus depuis le saut de la mort dans le tas de feuilles. Voilà pourquoi je me sentais si libre. Étrangement, Simon ne cherchait pas à se frapper non plus. Sa pensée était ailleurs. Ma sœur, qui filmait la scène depuis le début, me fit signe de la tête. Je ne rêvais pas, Simon jouait dans le tas de feuilles de façon autonome.

– *Youhou !* Vas-y, Simon ! Toi aussi, Rémi ! dis-je, le visage en point d'interrogation. Je ne comprenais plus rien. L'instant d'avant, Simon voulait s'arracher la face et maintenant, il s'amusait de façon totalement autonome.

Pendant de longues minutes, et jusqu'à ce que son cerveau connecte, Simon eut un *fun noir* à lancer des feuilles mortes en l'air. Il était heureux. Puis, *bang !* Un coup partit en direction du menton. Je m'empressai de lui reprendre les mains.

Le jeu était terminé.

Le mal était de retour.

Nous étions troublés par cette démonstration de joie. Qu'est-ce que ça signifiait ? Pourquoi se frappait-il le visage si le simple fait de lui changer les idées, en remplaçant son automutilation par une activité agréable, l'en dissuadait ? L'hypothèse de la douleur ne tenait plus la route. Une autre venait de la détrôner.

Le trouble anxieux.

Troisième hypothèse, selon Célesta Venn, jointe au téléphone.

– Il y a de fortes probabilités que Simon souffre d'un trouble anxieux. Effectivement.

– En raison de l'ABA, c'est ça ?

– Difficile pour nous d'en être certains pour l'instant.

Si l'ABA d'Anne-Marie Dubé s'avérait être la cause principale de l'automutilation de Simon, je ne lui pardonnerais jamais. Pas plus qu'à moi, d'ailleurs.

La semaine suivante, nous volions, assis sur un gros nuage. Simon ne se frappait plus. Dans les corridors, il courait loin devant nous, en riant comme un fou. Nous avons donc été autorisés à l'amener chez mes parents pour quelques heures. Sa première sortie en voiture depuis deux mois.

– Je viens chercher Simon. Le papa nous attend dehors avec son frère. Je suis vraiment excitée.

– Ça ne sera pas très long, madame Leduc. Éric est parti à la salle de séjour avec Simon. Nous allons l'appeler sur son téléavertisseur.

– Merci.

Dépêchez-vous, je veux profiter de toutes les secondes autorisées avec mon garçon. Simon sera fou de joie d'être en visite chez grand-maman.

Cinq minutes. Dix minutes. Toujours pas d'Éric ni de Simon en vue. Voyons !

– Et puis ? Les avez-vous trouvés ?

– Non. Nous ne sommes pas capables de les localiser. Normalement, le préposé aurait dû répondre depuis trois minutes. C'est bizarre !

– Bizarre ?

Là, l'inquiétude me transperça. Vous savez de quelle inquiétude je parle, n'est-ce pas ? Celle que tout parent qui se respecte craint le plus en présence d'un étranger. Celle qui précède le doute qui précède l'abus. Vous me suivez ? Merde ! Où sont-ils ? Que font-ils ? Et puis, qui est ce Éric ? Connais pas. Jamais vu.

Selon la procédure, l'infirmier qui n'obtient pas de réponse après trois minutes doit aviser la sécurité de l'hôpital. Ce que fit Marcel avec amertume.

– Oui, nous avons un problème. Nous cherchons un préposé de l'unité 209 parti à la salle SS-3342 avec un patient : Simon Julien. La mère attend pour sortir avec son garçon. Non. Le préposé n'a pas répondu à nos deux appels. Merci.

– Et puis ? demandai-je.

– Trois agents sont partis à leur recherche.

– Je ne la trouve pas drôle du tout.

– Moi non plus, croyez-moi.

« À toutes les unités, code 12, je répète, à toutes les unités, code 12. Merci », fit une voix sortie de nulle part.

Quinze. Vingt. Trente minutes à me morfondre et à m'imaginer le pire. Ça m'a paru une éternité. C'est alors qu'un « *Poui, poui !* » résonna au loin.

– Simon ! Ils arrivent ! criai-je. J'entends mon garçon !

– *Crrrchhh*, fit le son du récepteur demeuré ouvert. Marcel ? Le préposé vient de nous contacter, ajouta l'agent au micro.

– Oui, c'est beau. Il arrive justement à l'unité 209. Merci.

– 10-4.

– Simon, mon bébé ! Viens, on s'en va chez grand-maman. J'aimerais avoir son manteau, et vite, demandais-je sèchement à monsieur Éric. Nous avons perdu de précieuses minutes.

– T'étais où ? La mère attend depuis plus de trente minutes ? hurla Marcel. Tu n'as pas entendu sonner ton téléavertisseur ? On t'a appelé deux fois !

– Non. J'ai seulement entendu l'agent qui appelait dans l'interphone. Nous étions au sous-sol, faudrait peut-être vérifier si nos téléavertisseurs fonctionnent au sous-sol, dit-il simplement.

C'est en sifflant qu'il apporta le manteau et les bottes de Simon.

– À tantôt, Simon, ajouta-t-il tout bonnement, en flattant les cheveux de mon fils.

Pas touche *pic-pic !* La lionne en moi fut à un cheveu d'attaquer un préposé.

Disait-il la vérité ? Je ne le saurai jamais, mais à l'avenir, j'aurai toujours un doute envers les préposés. D'autant plus que l'agent de sécurité ajouta ceci, en nous reconduisant vers la sortie.

– Vous savez, madame Leduc, les téléavertisseurs fonctionnent très bien au sous-sol.

Tout juste le temps d'avaler ma salive avant qu'un frisson de dégoût me traverse. Molle molle, je n'avais plus aucune résistance dans les genoux.

– Ah bon ! dis-je, en m'appuyant sur Simon pour ne pas tomber.

– Je tenais à ce que vous le sachiez.

– Pas sûre que je tenais à le savoir.

– T'étais où ? cria Steve en nous apercevant du haut de l'escalier. Ça fait 45 minutes qu'on attend ! Rémi est dans l'auto en train de manger toutes les croustilles de Simon !

– J'arrive ! Merci, monsieur l'agent. À plus tard.

– Salut, Simon, à tantôt, mon bonhomme.

Perplexe, je fus incapable d'en parler à mon mari, mais une fois chez mes parents, je vérifiai tous les morceaux, les *racoins*, les parcelles de peau de mon fils. Ma mère, blanche comme le lait, me regardait faire, sans rien dire. Heureusement, tout était en règle. Heureusement…

Si vulnérable, un tout petit bébé sans défense, incapable d'expliquer ce qui est arrivé. Incapable de comprendre ce qui est arrivé. Mais qu'était-il réellement arrivé ?

Encore une rechute ! Ce n'était pas possible, Simon allait si bien depuis une semaine. Il était souriant, il ne se frappait plus. Maudit !

Cela arriva mardi soir. Nous sortions de la cafétéria et, en ouvrant la porte, sans raison apparente, Simon s'était frappé le menton. Un petit coup d'épaule anodin et subtil, qui en entraîna un autre, puis un autre. C'était la rechute assurée. Merde ! J'appris par la suite qu'il prenait un nouveau médicament. Du Remeron. « C'est quoi encore, cette merde ? » Pourquoi étions-nous les derniers avisés lors de changements concernant Simon ? Sur le Web, on parle de la *mirtazapine* (Remeron) comme étant un antidépresseur tricyclique utilisé pour aider à soulager les symptômes de la dépression. Un inhibiteur recréé à partir de la noradrénaline et de la sérotonine. Vous suivez ? Pas moi. Car en plus de ne rien comprendre aux termes, les sites anglophones ne racontent pas la même histoire que les sites francophones. Comme quoi, même sur le Web, les spécialistes s'obstinent. Par contre, tous s'entendent pour dire que cette merde peut provoquer de nombreux effets secondaires. La liste est longue : possibilité de constipation, étourdissements, sécheresse de la bouche, fièvre, douleurs musculaires, faiblesse, somnolence, gain de poids, nausées, agitation, anxiété, hallucinations, sautes d'humeur, frissons, mouvements involontaires soudains, problèmes de vision, et j'en passe. Une toute petite pilule inoffensive avalée par un enfant autiste âgé de six ans qui prend déjà du Revia, du Tylenol et du Bénylin ! Une bombe.

Cette fois, Simon régressa très rapidement et termina la semaine en sang. Je dus signer une demande d'obtention de mitaines de boxe en coton pour le protéger de lui-même, mais mon fils perdait sa bataille. Ces mitaines n'avaient fait qu'augmenter sa rage contre l'humanité.

Ce dimanche, j'avais pourtant téléphoné pour savoir si Simon était en état de nous recevoir. « Pas de problème, Simon va bien », m'avait-on répondu. Mais en arrivant, je vis mon fils en contention sous une épaisse couverture de laine, défiguré, terrorisé, me disant « non » de la tête. « Va-t'en, maman ! »

– Pourquoi m'avez-vous dit qu'il était content ? Je suis venue pour rien !

– Il était bien il y a une heure, madame.

– Ça fait une semaine qu'il ne l'est pas. Ne me dites pas qu'il l'était il y a une heure ! Je veux parler au docteur Corriveau. Demain, il sera ici ?

– Non. Il est parti en Europe pour trois semaines.

– PARDON ?

– Il ne revient qu'après l'Action de grâces.

– QUOI ? Trois semaines ! Qui va le remplacer ?

– Personne.

– Non, non, non ! Mon fils prend une cochonnerie qui s'appelle du Remeron. C'est clair que ce n'est pas pour lui. Il faut à tout prix lui retirer la prescription et lui redonner du Tylenol.

– Je ne peux rien faire, madame. Il faut parler avec Célesta.

– La chef du département ?

– Oui. Dites-lui que Simon ne va pas bien et que vous n'êtes pas satisfaite.

– Ce n'est pas une question de satisfaction ou non. C'est simplement le gros bon sens. Mon fils dépérit depuis qu'il prend du Remeron, alors on arrête le Remeron. C'est tout.

– Dites-le-lui, à elle. Demain, c'est lundi. Célesta arrive toujours très tôt.

Lundi matin, je laissai un message à Célesta Venn, à Paul Plante et également au docteur Corriveau, mais je ne reçus aucun retour d'appel. Ce soir-là, Steve me raconta que Simon l'avait mordu en sortant du local. Mordu !?

Mardi matin, le roi, la reine et le petit prince ont reçu un deuxième message. Mais comme ils n'étaient pas là, la maman de Simon a dit : « Puisque c'est comme ça, je rappellerai mercredi. »

Mercredi matin, le roi, la reine et le petit... *Drring !* Ah ! la reine !

– Madame Venn. J'attendais votre appel avec impatience.

– Oui, j'ai reçu vos messages.

– Voilà, comme je vous disais, j'aimerais que vous cessiez le Remeron.

– Hum... nous n'avons pas l'autorisation du docteur Corriveau.

– Et ?

– Nous ne pouvons modifier aucune prescription sans l'accord du médecin traitant.

– Appelez-le.

– Il est en vacances.

– (Inspire, expire.) Simon est en train de s'achever. C'est une mesure exceptionnelle. Une urgence. Il doit bien y avoir un médecin de garde autorisé à intervenir lorsque le docteur Corriveau quitte ? Un plan B ?

– Non. Il faut attendre le retour du docteur Corriveau.

– C'est ridicule ! C'est dans trois semaines ! À ce rythme, Simon sera dans le coma.

– Vous savez, madame Leduc, parfois, un médicament donne un résultat inverse au début et finit par être efficace ensuite. Mieux vaut attendre… pour voir.

Pour voir quoi ? En combien de rounds Simon tombera K.-O. ? C'est n'importe quoi ! Pincez-moi, quelqu'un !

Je suis dans la voiture, en route pour chercher Rémi à la garderie. Pianotant nerveusement sur le volant, je sais que je dois le faire. Je dois parler à Anne-Marie de la convocation demandée par le docteur Corriveau. Mais comment ? Choisir les bons mots, voilà comment !

Oui, mais comment ?

Mes expériences antérieures de discussion avec madame Dubé ont toujours été désastreuses, et une confrontation serait de trop à mon horaire, présentement. J'appréhendais le pire. Je m'étais fait mille et un scénarios, mais à quoi bon ? Froissée, elle monterait sur ses grands chevaux puis, au bout de dix minutes, je m'avouerais vaincue, exaspérée, comme toujours.

– Salut, Rémi.

– *Mamân !* cria Rémi de son petit accent *polonofrançais*.

– Salut, mon bébé. Ça va bien ?

– Ça-va-bien ! répéta-t-il mécaniquement.

– Johanne, Steve m'a dit ce matin que le docteur Corriveau soupçonnait mon intervention d'être en cause dans l'automutilation de Simon ! beugla Anne-Marie d'entrée de jeu, tout en continuant de transcrire ses notes dans le cartable de Rémi, sans pour autant relever une seule fois les yeux pour me regarder.

Super ! Mon chéri m'avait devancée. Un élément imprévisible nommé *Steve* venait de brouiller mon plan de match. « Maintenant, démerde-toi, ma vieille ! Le tsunami *Anne-Marie* est en route. »

– Je…

– Parce que si c'est cela, tu sais que je devrai le rencontrer pour lui expliquer moi-même ce que je fais et pourquoi je le fais. Mon intervention n'est nullement en cause, ici. Simon est malade.

– Je ne crois pas que le docteur Corriveau pense cela pour l'instant. Il évalue toutes les possibilités. C'est une hypothèse comme une autre.

– Non. Ce n'est pas une hypothèse. L'ABA ne provoque pas d'automutilation grave chez les enfants autistes, et Simon n'a pas non plus reçu trop d'heures. Simon est incapable de s'organiser seul. Il a besoin qu'on le fasse pour lui. Plus il recevra d'heures d'intervention, meilleur ce sera pour lui.

– Justement, le docteur Corriveau aimerait pouvoir assister à une séance ABA.

Et vlan ! L'invitation était lancée. « Bon coup, Johanne ! Bien récupéré. »

– Avec Simon ? demanda Chantal.

– Oui. À l'hôpital. À vous de donner vos disponibilités.

– *Woh !* cria Paulina. À l'hôpital ? Avec Simon qui se frappe ? Ce n'est pas une bonne idée, Anne-Marie. C'est quoi ? Il veut admirer des pros à l'œuvre ?

– Il voudrait vérifier si son agressivité varie d'une thérapeute à une autre, ajoutais-je.

Sentant la soupe se réchauffer drôlement, je me limitai à cette explication pour l'instant. Dévoiler la véritable raison ne ferait qu'empirer les choses. Mais ce fut raté ! Elles éclatèrent toutes de rire. Elles n'étaient pas niaises. Dommage.

– Ces gens veulent connaître ma façon de travailler, n'est-ce pas ? Tu sais comment ça s'appelle, Johanne ? Une formation. Et ça, ça se paye.

– Bien non, ils veulent vérifier leurs hypothèses une par une, dis-je, exaspérée.

– Crois-moi. Ils sont curieux de connaître ma technique. Ils sont tous comme cela.

– Bon, comme tu veux. Peux-tu les appeler et confirmer une date avec eux ?

Me voilà vaincue et exaspérée, comme toujours.

– Je t'apporterai mes disponibilités la semaine prochaine. À toi de les appeler, ajouta Anne-Marie.

– Bien sûr.

En sortant du local, je les entendais déjà discuter d'une stratégie d'approche pour cette rencontre qui allait être pénible pour tout le monde. Qui serait la première à intervenir, qui dirait quoi et, surtout, quoi ne pas dire. « Faites attention, les filles, vous serez probablement filmées. » « Merde ! » avais-je entendu avant de monter l'escalier avec Rémi. Mon fou rire me fit beaucoup de bien.

L'Action de grâce ! Steve est parti à la chasse en Abitibi. Trois jours, seule avec les enfants. Lourde tâche. Simon est littéralement drogué. Il prend du Revia, du Remeron et du Benadryl depuis deux jours. Il est fiévreux. Madame Venn soupçonne des allergies.

« En plein mois d'octobre ? »

Toujours est-il que les préposés doivent se mettre à trois pour le changer de couches ou lui donner son bain. Simon, mon petit ange, mord tout ce qui lui passe sous la dent, mais il ne mange plus. Au coin des parents, assis sur moi, Simon regarde *Shrek* en pleurant et en se frappant sans relâche. Il porte maintenant les mitaines vingt-quatre heures sur vingt-quatre. Mais pas avec moi. Je les lui retire dès que je le prends en charge. J'ai besoin du contact de ses mains sur les miennes. En les lui retirant, je découvre de toutes petites mains blanches, ratatinées et moites. Ça devait faire des heures qu'il portait ces mitaines. Maintenant libre de ses gestes, Simon était plus calme. C'est alors qu'il me pointa la bouteille d'eau sur la table. Il avait soif.

– Tiens, petit loup. Bois un peu. Ça va te faire du bien.

Un peu !? Il cala le litre d'eau en quelques secondes. Puis il en redemanda encore. Merde ! Il but deux litres d'eau en un clin d'œil ! Me rappelant l'un des effets secondaires possibles du Remeron, soit la déshydratation, j'examinai l'intérieur de sa bouche.

– Simon, ouvre encore la bouche pour maman, s'il te plaît.

Simon l'ouvrit légèrement. Je dus faire vite, tout juste le temps d'apercevoir une mince pellicule blanchâtre tapisser sa langue ainsi que l'intérieur de ses joues. L'évidence même d'une déshydratation. Mais tout au fond… ses molaires, elles étaient noires ?

– Attends, Simon ! Mais… Qu'est-ce que… ?

Mon fils referma la bouche. *Zut !* Pourquoi y avait-il du noir sur ses dents ? Du chocolat ? Non. Il n'en avait pas mangé. Hum… à moins que… Et merde ! Du métal ! Des amalgames !

– Les salauds, ils t'ont plombé !

J'étais folle de rage. Je jurais haut et fort dans le local des parents. Comment avaient-ils pu faire une chose pareille ? Je n'avais signé aucune autorisation, et ce n'était vraiment pas le meilleur moment pour foutre du métal dans la bouche de mon garçon. « Réfléchissez un peu, merde ! »

Dans l'énervement, je haussai le ton. Suffisamment pour que Simon perde le contrôle de ses gestes. Incapable de le maîtriser, je le tournai face à moi. Il lâcha prise quelques instants en me regardant dans les yeux et se mit à pleurer comme un bébé. Sans rage, sans mouvement brusque, il pleurait. Simplement. Moi aussi.

– Désolée, Simon. Maman n'est plus fâchée. C'est fini. Pauvre bébé. Tu es tanné d'être ici, hein ?

Et là, mon fils fit le geste « Veux » en me pointant. Oh ! mon Dieu ! Il venait de me dire « Veux, maman » et il espérait une réponse.

– Oh ! mon ange ! dis-je en braillant, maman ne sait pas quoi faire. J'aimerais tellement te ramener à la maison, mais je ne peux pas.

Un frisson traversa son corps et *bang ! bang ! bang !* Les coups recommencèrent de plus belle. Je pleurais si fort que je n'arrivais plus à le retenir. Du sang giclait partout, sur nos chandails, sur nos mains, sur nos visages, sur le canapé, partout. Me ressaisir me prit plusieurs minutes et tout mon courage, mais je devais absolument discuter avec l'infirmier.

Écourtant ma visite, j'allai reconduire Simon, personnellement, jusqu'à sa chambre. Son vieux copain l'attendait sur la chaise berçante.

– Bonjour, monsieur Ronald. Je vous laisse Simon plus tôt, ce soir. Je dois parler avec l'infirmier. Simon vient de boire deux litres d'eau en peu de temps, il se frappe sans arrêt, il est déshydraté et il est plombé par-dessus le marché !

– Paul est à l'accueil. Allez-y. Viens, mon pitou. On va aller se préparer pour le dodo. Mon Dieu ! Il est couvert de sang ! Vous aussi !

– Je le sais. Faites attention. Vous devriez peut-être mettre des gants, ce soir.

– Pauvre pitou. Il s'est fendu la lèvre. Ça n'a pas de sens. Je…

– Monsieur Ronald ?

Le préposé releva la tête. Il pleurait. Ce grand-papa de cinq petits garçons pleurait à chaudes larmes devant moi.

– Je ne laisserais même pas un chien dans un état aussi lamentable. Votre fils me fait tellement pitié, madame Leduc. Il n'a pas fait pipi de la journée. Il est très malade et personne ne semble s'en préoccuper réellement. En plus, le doc est parti en vacances.

– Je sais. Un vrai cauchemar !

– Allez leur brasser la cage de ma part. Faites quelque chose, et vite.

– J'y vais. Salutm Simon, à demain. Je t'aime. Bisou.

Monsieur Ronald venait de brasser la mienne. Il venait de me donner le coup de pied aux fesses dont j'avais besoin. Je sentis la rage monter en moi, telle la lave en fusion d'un volcan prêt à tout faire sauter. Finie la rigolade, je passais en mode attaque !

– Monsieur Paul, j'ai à vous parler.

Je sortis les crocs et fonçai vers le poste d'accueil. L'infirmier goutta à ma bonne humeur.

– Comptez sur moi, madame Leduc, je contacterai le médecin de garde dès ce soir et je veillerai personnellement à ce que Simon soit hydraté convenablement.

– Merci. Autre chose, je veux faire cesser le Remeron. Là, tout de suite. Depuis qu'il en prend, il se frappe. C'est infernal.

– Il avait déjà recommencé à se frapper bien avant sa première dose.

– Non. Le soir-même.

– Certaine ?

– Oui.

Hésitant, l'infirmier quitta la pièce et alla consulter le dossier de Simon. Je l'observais à travers la vitre du poste d'accueil et, par sa réaction, j'ai su que j'avais raison. Je note tout.

– Vous avez raison. Il a effectivement reçu sa première dose à 18 h 30 mardi soir dernier, tout juste avant votre visite.

– Monsieur Plante, le Remeron peut provoquer de l'anxiété, de l'agitation et des spasmes musculaires. Pourquoi en donner à un enfant qui est déjà anxieux, agité et qui se frappe ?

– Le docteur Corriveau prescrit souvent le Remeron à ses patients. Il a toujours eu de bons résultats.

– Pas cette fois. Faites quelque chose. Je suis très inquiète pour Simon et je n'attendrai pas le retour du médecin.

– Je vais voir ce que je peux faire.

– Ah oui, j'oubliais ! Depuis quand Simon a-t-il des amalgames ?

– Depuis ce matin. Il est passé chez le dentiste. Comme il était déjà endormi pour son nettoyage, le dentiste en a profité pour…

– Anesthésié, en plus ? Je n'ai jamais signé d'autorisation pour qu'on l'endorme ni pour qu'on lui noircisse les dents. En avez-vous d'autres belles surprises comme celles-ci ?

– Non. Mais vous savez, madame Leduc, nous n'avons pas besoin de l'autorisation d'un parent pour l'anesthésie générale lorsqu'un patient est résident.

– Non, *je ne savais pas.*

Super ! Ils ont carte blanche en plus. Il y avait tellement de choses qui m'horripilaient que je ne savais plus quoi dire. Me semblait que tout dérapait. « Ne pas pleurer, ne pas s'effondrer. Tenir bon, pour Simon. »

– Pouvez-vous lui prescrire du Tylenol ? S'il vous plaît ? demandais-je, la voix rauque. J'aimerais qu'il puisse se détendre un peu. Avec toutes ses ecchymoses, il doit souffrir.

– C'est curieux que le Tylenol le calme. Je n'ai jamais vu ça.

– C'est comme ça depuis qu'il est né. Dites-moi…

Cette question me brûlait les lèvres depuis un bon moment.

– Pourquoi le docteur Corriveau a-t-il prescrit un nouveau médicament à un enfant aussi fragile que Simon, et ce, deux jours avant de quitter Montréal ?

– Je ne peux pas répondre pour lui. Faudra lui poser la question à son retour.

– Regardez l'état de santé de mon fils, monsieur Plante ! Son état s'est aggravé depuis son admission, en août. Il n'avait pas le visage en sang comme ça lorsqu'il a été admis dans votre hôpital. Il a une plaie entre les deux yeux qui suinte continuellement. Vous trouvez ça normal qu'il soit plus *magané* maintenant qu'il ne l'était à son arrivée ?

– Non.

– Simon est en train de devenir fou ! Vous savez ce que je crois ? Je crois que ce soir, si Simon avait pu s'ouvrir les veines, il l'aurait fait.

– …

Ma dernière remarque ébranla solidement l'infirmier. Bouche bée, il me fixa longuement. « Sérieusement, madame ? » J'étais très sérieuse. Mon fils en était rendu là. Au fond de la cuve.

Et puis, j'eus envie de jouer le tout pour le tout. Quitte ou double.

– Si vous ne cessez pas le Remeron d'ici lundi, je retire mon fils de votre hôpital.

– Je comprends.

– Vous avez deux jours.

Qui ne risque rien n'a rien !

Le lendemain matin, le téléphone de l'hôpital était en panne. Ah, super ! Impossible de parler à qui que ce soit, ça sonnait toujours engagé. Je devais absolument savoir à quelle heure le médecin de garde passerait voir Simon avant de me rendre à l'hôpital. Je voulais également savoir si Simon avait finalement uriné. Bref, je voulais savoir comment allait mon fils. Hier, il était réellement en piteux état.

En fin de matinée, toujours pas de nouvelles. Toujours pas de ligne téléphonique. Mon père décida de faire un petit détour en direction de l'hôpital. À ce qu'il paraît, Simon avait fait pipi, mais le médecin ne lui avait toujours pas rendu visite. Paul m'avait pourtant promis qu'il passerait aujourd'hui. « Maudit téléphone ! »

Attendre, encore attendre. Au bout d'une heure et demie, j'eus enfin la ligne. « Bonjour, bienvenu à l'hôpital psychiatrique pour enfants de l'est de l'Île. Si vous connaissez le numéro de la personne ou de l'unité à joindre, composez-le main… » Bien oui, bien oui. « *Voup… Voup… !* » Allez, répondez !

– Unité 209, un instant s'il vous plaît, s'empressa de répondre le préposé à l'accueil. Musique d'ascenseur. *« Guantanemera, guajira guantanamera… Yo soy un hombre since… » Buzzzzzz !*

NON ! La ligne vient de couper. Ce n'est pas vrai !

Recompose. « *Mip, mip, mip, mip !* » Engagé ! Nooooon ! La ligne ne fonctionne plus de nouveau. Ridicule !

Eh bien, croyez-le ou non, je n'ai obtenu la ligne qu'une heure et quart plus tard. L'horloge du salon indiquait 15 h 07. C'était foutu pour aujourd'hui.

– L'unité 209, Béatrice à l'appareil, comment puis-je vous aider ?

– C'est Johanne, la maman de Simon.

– Ah ! bonjour, madame Leduc.

– Bonjour, j'aimerais savoir si le médecin de garde est passé voir Simon ?

– Non. Il ne passera pas aujourd'hui, finalement. Il a seulement téléphoné.

– PARDON ? J'attendais sa visite pour passer voir mon fils. Vous auriez dû m'appeler.

– Désolée, notre téléphone fonctionnait très mal aujourd'hui et...

– Oui, je le sais. Bon, comment va Simon en ce moment ?

– Il dort. Il est demeuré couché pratiquement toute la journée. Il a bien bu et il a fait pipi. Allez-vous venir tantôt ? Ça lui ferait du bien.

– Non. Les visites se terminent à 16 h. Merci de l'invitation, mais il est trop tard. Au revoir.

Je n'avais donc pas le temps de me rendre. Ce fut une véritable torture de ne pas pouvoir prendre mon fils dans mes bras. J'en avais tant besoin. Et avant même de raccrocher le combiné, je pleurais de rage et de découragement. « Ça allait donc bien mal ! » Écœurée que toute cette fiente me tombe sur la tête, je frisais la crise de nerfs. Heureusement, Steve serait de retour à Montréal cette nuit. J'avais tellement besoin de lui. Jamais je n'y serais parvenue si j'avais été célibataire avec deux enfants autistes. Mon mari était la seule personne au monde qui pouvait réellement comprendre ma douleur, ma fatigue et ma détresse et m'aimer malgré tout.

Ce soir, Simon sera comme les autres. Assis dans la salle de séjour, il attendra que l'on vienne, indéfiniment. Car ce soir, personne ne lui rendra visite.

Le lendemain soir, c'est en courant que j'arrivai à l'unité 209. Durant la journée, j'avais essayé d'obtenir des renseignements sur Simon, mais on m'avait clairement fait comprendre de ne plus appeler durant le jour. Ça dérangeait le personnel. « Hon ! Désolée. » À 19 h 30, l'infirmier en chef m'ouvrit la porte.

– Bonsoir, madame Leduc. Désolé pour hier. Avec le téléphone qui fonctionnait mal, c'était le bordel.

– Je comprends. Comment va Simon aujourd'hui ?

– Mieux qu'hier. Le médecin a diminué le Revia.

– Pourquoi le Revia ? C'est le Remeron, le problème.

– Pour le Remeron, il attend le retour du docteur Corriveau.

– C'est quoi votre problème avec le Remeron ? On dirait que personne n'ose y toucher ?

Le doc fut de retour le lendemain. Je ne mis donc pas mes menaces à exécution, puisque, dès qu'il mit les pieds dans l'hôpital, il cessa le Remeron. Merci Doc ! Merci, car Simon redevint calme. Instantanément. Comme par magie ! Le surlendemain, j'avais rendez-vous avec la travailleuse sociale de l'hôpital. Parfait. J'en avais gros sur le cœur et j'exigeais des explications.

– Salut, Claudine. J'espère que tu es en forme ce matin, parce que la madame n'est pas contente.

– Je suis là pour ça, mais d'abord, je dois vous dire que j'ai rencontré Simon ce matin et qu'il allait bien.

– Je le sais. Tant mieux.

Claudine Ménard est la travailleuse sociale attitrée à Simon pour toute la durée de son hospitalisation. Ayant perdu Lyne Genest, notre TS du CLSC de Lachine, j'étais très heureuse de pouvoir compter sur

Claudine. Je lui fis part de tout. De tout ce qui était incompréhensible à mes yeux : le départ du docteur Corriveau deux jours après avoir prescrit le Remeron à Simon, et ce, sans plan B, le système bureaucratique ridicule qui empêchait un médecin de garde de pouvoir faire son travail correctement et modifier les prescriptions d'un collègue, le fait que l'état de santé de Simon s'était détérioré depuis son arrivée, la contention, la détresse de mon fils, le fait qu'il ne buvait plus, qu'il ne mangeait plus, mais qu'il continuait de vomir régulièrement, et le fait que je n'avais pas l'impression que les préposés tenaient réellement les mains de Simon, à en juger des nombreuses plaies sur son visage. Sa réponse me secoua.

– Docteur Corriveau avait effectivement émis un plan B avant son départ, mais les membres du personnel ont préféré attendre son retour.

– Pourquoi ? Simon dépérissait à vue d'œil ! Il souffrait terriblement !

– Mystère et boule de gomme !

Inspire, expire. Ne pas mordre.

Ce n'est pas possible. D'un hôpital à l'autre, c'est toujours la même rengaine. Quelle merde ! Et lorsque je voulus savoir quelles étaient ces dites recommandations, Claudine ne fut pas autorisée à me les dévoiler. Évidemment.

Omerta : la loi du silence.

– Bon, j'ai compris. Tout le monde se couvre. Tout le monde s'en fiche. Dans ce cas, passons immédiatement au point C avant que je ne me lance par la fenêtre.

– Ma fenêtre ne s'ouvre pas.

– Raison de plus.

– Bon, dans ce cas, passons au point C.

– Parfait. Je ne veux plus voir Simon en contention.

– Il n'est pas sensé l'être.

– Il l'est. J'ai l'impression que c'est plus simple de l'enrouler comme un *fajita* que de lui tenir les mains. Sauf que j'ai remarqué une diminution de masse musculaire au niveau de ses cuisses. Il ne marche pas assez, il ne bouge pas assez. Un préposé est payé pour lui tenir les mains, qu'il le fasse !

– Je vais en glisser un mot au docteur Corriveau lors de notre prochaine rencontre.

– Merci Claudine.

Nous ne connaîtrons jamais les détails du plan B ni pourquoi il ne fut pas appliqué, mais je compris une chose : les médecins savent très bien se sortir indemnes d'une situation où ils ont eu l'air fous.

24 octobre 2008

Jour d'anniversaire. Super, Rémi a quatre ans et toutes ses dents ! Mes beaux-parents sont en ville pour souligner l'événement. Nous lui avons organisé une petite fête. Un savoureux banquet entouré de parents et d'amis. Le tout, bien sûr, enseveli sous une montagne de cadeaux. Rémi est aux anges. Moi, en enfer. Il manque quelqu'un à cette fête. Il manque Simon. Ce matin, la maison me paraissait si vide. Mon fils me manque de plus en plus. J'aimerais tant lui offrir un peu de bonheur. Ajouter une toute petite goutte de joie dans sa vie morose. Mon petit ange aurait aimé être avec nous pour souffler les bougies. Il y avait droit.

Tout juste avant l'arrivée des invités, j'ai pleuré, en silence. Encore. Et encore. Cela fait maintenant quatre ans que je pleure, en silence. Je n'en peux plus. J'ai l'impression d'être seule au monde. Un cas unique. Personne de mon entourage ne vit pareille douleur, alors pourquoi moi ? Si vous saviez comme j'envie mes amies dont les enfants sont heureux – ces enfants faciles d'accès, dociles. Mon Dieu ! Quelle chance vous avez ! Une vie simple, sans questionnement. Sans larmes. Bien sûr, ce n'est pas bien d'envier les autres.

L'envie : un des sept péchés capitaux.

Mais je n'y peux rien. C'est plus fort que moi. J'en veux à toute la planète. Et puis, de toute façon, j'étais déjà dans le péché avec les six autres capitaux, alors un de plus…

Moi qui ne souhaitais qu'une seule chose dans la vie : rendre mes enfants heureux ! « Eh bien, c'est raté, ma vieille ! » Assise sur le lit de Simon, je plie ses vêtements pour ensuite les ranger dans son petit baise-en-ville et les lui apporter à l'hôpital. Faire sa valise est toujours difficile. Je me demande : que fait mon Simon d'amour, en ce moment ? À quoi pense-t-il ? Après deux mois d'hospitalisation, le vide a pris toute la place. Dans sa chambre, dans ses tiroirs, sur son lit, dans ma vie. Partout.

Ce soir-là, Steve rendit visite à Simon en compagnie de mes beaux-parents. C'est un enfant triste, enroulé dans un drap, la langue blanche, complètement déshydraté, qu'ils trouvèrent couché dans la salle de séjour. Merde !

De retour à la maison, Steve me raconta qu'aidé de son père, il leur avait fallu un gros cinq minutes pour dérouler Simon avant de voir apparaître une parcelle de peau.

– Steve ! C'est de la contention ! hurlai-je. Ils n'ont pas le droit. Ils doivent nous demander la permission avant de mettre un enfant en contention, et ça doit être prescrit par son médecin. La TS était sensée leur avoir parlé.

– Bien, ils l'ont fait quand même. Simon avait l'air d'une momie.

– Johanne, il a bu un demi-litre d'eau en quinze secondes, m'informa ma belle-mère, la larme à l'œil.

– Mais Paul, l'infirmier, m'avait promis qu'ils l'hydrateraient convenablement.

– Sortez-le-moi de là, et vite ! cria mon beau-père, avant de sortir prendre l'air.

La santé de Simon m'accaparait tellement que la progression de Rémi passa presque sous silence. Et pourtant, petit Rémi s'améliorait de façon spectaculaire. Je sentais qu'à présent, il nous écoutait, il gérait l'information sans la rejeter systématiquement. Faut dire que, depuis l'hospitalisation de son frère, l'autorité parentale était de retour à la maison. Grosse différence. Il communiquait de plus en plus, mais formuler une phrase demeurait difficile pour lui. Alors, pour arriver à ses fins, il utilisait des phrases apprises par cœur. Cela m'amusait, mais exaspérait Anne-Marie. Tant pis ! Écholalie ou pas, au moins, il communiquait. Sa prononciation n'était pas encore au point, mais de l'entendre dire : « *Chounouit* » pour sandwich, ou l'expression « Les femmes et les enfants d'abord ! », en entrant dans le bain, me faisait aimer cet enfant davantage, chaque jour. Échanger avec son enfant, entrer en relation avec lui, c'est tout simplement merveilleux. Un cadeau du ciel. Pouvoir dire : « S'il… » et entendre : « …vous plaît », c'était tout simplement jouissif ! Mon fils complétait mes phrases. Notre relation circulait donc dans les deux sens, et communiquer, c'est ça. Je souris, il rit. Voilà ! Et puis, un jour, au moment où vous vous croyez la pire des mères, arrive le plus beau cadeau qui soit : l'amour. Avec un grand A. Ce fut, de loin, la plus belle déclaration d'amour que l'on ne m'ait jamais faite. Et ce fut Rémi qui la composa pour moi.

– Mamân ? demanda-t-il, l'accent européen en sus. Je peux te faire un câlin, s'il te plaît ?

– Bien certainement, mon bébé. Gros câlin. *Mmm*, on s'aime, nous !

– Oooooh mamân ! Je t'aime !

– …

– Je t'aime, mamân !

– Oooooh, Rémi, moi aussi ! Mon petit ange...

Serrant mon fils dans mes bras, je jubilais.

Une douce chaleur me traversa. Mon fils m'aimait. Retenant mes larmes du mieux que je pus, ma lèvre inférieure se mit à sursauter. Rémi m'imita, et nous avons éclaté de rire. Moi qui avais fait une croix là-dessus. Moi qui n'y songeais plus, depuis longtemps. Ça faisait six ans que cet amour était à sens unique. Six ans. Et voilà que contre toute attente, mon vœu le plus cher se réalisait enfin : Rémi était capable d'amour envers sa mère. J'avais tant espéré.

L'espoir : ce truc qui vous tue chaque jour en vous maintenant en vie.

Anne-Marie, Paulina et Chantal rencontrèrent Simon à l'hôpital le 13 novembre 2008. Aux dires d'Anne-Marie, l'expérience fut épouvantable.

– Johanne, je ne comprends pas pourquoi nous avons fait subir ce test à Simon. Il me faisait pitié.

– Ça ne s'est pas bien passé ? demandai-je.

– Non. Simon s'est frappé sans relâche durant toute l'heure de l'intervention, avoua Paulina.

Il se frappe sans relâche, tous les jours, depuis votre départ pour Paris. Rien d'étonnant.

– Vous êtes intervenues à tour de rôle ?

– Les filles, oui. Moi, je discutais avec leur soi-disant psychologue, derrière la vitre sans tain, m'expliqua Anne-Marie.

La patronne faisant faire le sale boulot par ses subalternes. Quelle bravoure !

– Johanne, ce test-là n'a servi à rien. Si ce n'est que de traumatiser Simon, encore plus. Nous le referions demain en inversant l'ordre des filles, et les résultats seraient complètement différents.

– Il s'est frappé plus avec l'une de vous deux, n'est-ce pas ?

– Oui.

– Laquelle ?

– Nous ne pouvons pas te dire laquelle.

Pas besoin. Je le saurai tôt ou tard. Dans un mois, ce sera la rencontre pré-bilan et on m'informera de tous ces détails. Frustrée, Anne-Marie m'expliqua que Chantal était demeurée fragile suite à cette expérience douloureuse et que tous en étaient sortis perdants.

Pas vraiment. Les spécialistes de l'hôpital, eux, en avaient eu pour leur argent. Une hypothèse venait de se transformer en conclusion.

Le syndrome polyalgique idiopathique diffus ? Voilà pourquoi j'avais mal partout. Incapable de simplement répéter le nom, je demandai à mon rhumatologue de le simplifier pour moi.

– Il s'agit de la fibromyalgie.

– Ah, oui ! déjà entendu parler », avais-je dit au docteur.

Menteuse.

En raison de l'intensité de ma douleur et qu'il existait, en ce qui me concerne, un risque de neuropathie diabétique périphérique, le rhumatologue me prescrit un anticonvulsivant, à prendre au besoin.

– Un anticonvulsivant pour des douleurs musculaires ?

– Oui. Le Lyrica pourrait stabiliser vos transmissions nerveuses dans votre moelle épinière. Ce qui pourrait améliorer la qualité de votre sommeil et ainsi diminuer vos douleurs. La fibromyalgie est associée à votre grande fatigue.

– Pour améliorer mon sommeil, docteur, il faudrait que je change de vie. Votre Lyrica n'empêchera pas mon fils de me réveiller à 2 h.

– J'ai bien dit : *pourrait*.

Cet anticonvulsivant *pourrait* également augmenter ma somnolence et diminuer ma capacité de concentration. Hum… non merci. Pas question que je diminue d'une fraction mon attention, et encore moins que je somnole davantage. J'étais déjà assez zombie comme cela.

– Il se *pourrait* que je n'en prenne pas.

– Je vous comprends, mais prenez la prescription quand même.

– Merci.

Dès mon retour à la maison, j'ai consulté docteur Internet des heures durant pour en savoir un peu plus sur ce syndrome bizarroïde. Sur Wikipédia, on explique que la fibromyalgie est un syndrome caractérisé par des douleurs diffuses dans tout le corps, souvent associées à des troubles du sommeil.

Mon Dieu ! C'est tout moi. « *...Une douleur diffuse pendant plus de trois mois, sur onze des dix-huit points caractéristiques de la maladie.* »

En ce qui concerne les causes, les facteurs sont nombreux. Le problème se situerait dans le système limbique, une région du cerveau qui jouerait un rôle dans les émotions, la mémoire et l'apprentissage. On parle également d'anomalies physiologiques du système nerveux reliées à une diminution probable des neurotransmetteurs comme la sérotonine et les facteurs génétiques. Les gens ayant de faibles taux de magnésium seraient à risque, et des facteurs métaboliques comme le stress, la dépression et l'anxiété ajouteraient à ce risque.

Plus je lisais sur la fibromyalgie, plus je tissais des liens entre cette maladie et moi-même, mais également entre la fibromyalgie et Simon. C'est insensé, puisque la fibromyalgie touchait majoritairement les femmes de 30 ans et plus. Il n'en demeure pas moins que les symptômes s'apparentaient à ceux de Simon : migraines, troubles intestinaux, nausées, spasmes musculaires, raideurs matinales, douleurs au visage, démangeaisons de la peau, sensations de brûlure, sensations de fibrobrouillard, engourdissements dans les pieds, troubles vasculaires, maladresse, difficultés de concentration, état dépressif, anxiété, augmentation de l'acuité des sens, pertes de mémoire et problèmes de pression. En ce qui me concernait, je les avais tous cochés. Pour Simon, seules les migraines et les sensations de brûlures étaient difficiles à confirmer, mais il avait tout le reste.

Jointe au téléphone, Célesta Venn trouva la piste intéressante et elle en discuterait avec le docteur Corriveau cet après-midi, lors de leur réunion quotidienne. Excitée comme une puce, j'appelai ma mère.

– *Mom*, madame Venn ne m'a pas trouvée cinglée.

– Déjà ça de pris.

– Elle va en parler au doc cet après-midi.

– Ma fille, c'est toi qui va finir par trouver pourquoi Simon se frappe.

– En tout cas, ce n'est pas une piste plus bête que les autres. Sur le Web, ils parlent d'hérédité. C'est peut-être possible.

– Ça vient de moi.

– *Mom*, arrête de te culpabiliser tout le temps.

– Tu sais, j'ai mal partout, moi aussi.

– Je sais, mais ça s'appelle de l'arthrose.

– Mouais.

Enfin, je pouvais mettre un nom sur mes bobos. Lorsque Anne-Marie me parlait et que je n'arrivais pas à la suivre, c'était le fibro-brouillard causé par la fibromyalgie qui créait cette sensation de flou. Même chose pour les extrasystoles ventriculaires, les brûlures au dos, les raideurs matinales ou ma douleur à l'épaule. Je venais de comprendre bien des choses. C'était presque merveilleux.

L'hôpital me demanda de leur transmettre une liste détaillée des symptômes de la fibromyalgie. Le docteur Corriveau garderait cette hypothèse en tête de liste. Excitée d'avoir peut-être trouvé une piste intéressante, j'eus envie de la partager avec Anne-Marie. Mauvaise idée.

– Franchement ! La fibromyalgie ! Johanne, c'est n'importe quoi !

– Ce n'est pas ce que pense le docteur Corriveau. Il étudie cette piste-là, comme les autres. Nous en sommes seulement au stade des hypothèses.

– Il y a quelques années, j'ai eu un grave accident de voiture. Les médecins m'avaient alors diagnostiquée *fibromyalgique*. Je n'y ai jamais cru. La fibromyalgie, ça n'existe pas, Johanne. C'est utile lorsque les médecins ne trouvent rien d'autre à nous dire. Ils nous collent un diagnostic de fibromyalgie simplement pour nous faire taire.

– Placebo ou pas, j'ai quand même tous les symptômes. Ça fait des années que j'ai mal, sans savoir pourquoi. Aujourd'hui, je comprends enfin ma douleur.

– C'est ce que je te dis. C'est dans ta tête.

– Merci.

– Tant mieux pour toi si tu avais besoin de mettre un nom sur tes douleurs, mais c'est totalement ridicule de penser que Simon en soit atteint.

– Ça peut être héréditaire et le Tylenol l'apaise. Il souffre peut-être en silence, lui aussi ?

– Crois-moi, Johanne, Simon ne souffre pas de fibromyalgie, conclut-elle en riant. C'est vraiment l'hypothèse la plus stupide que j'ai jamais entendue !

M'énerve !

Dès mon retour à la maison, une autre psychologue me fit suer. Elle me téléphona de l'hôpital pour discuter du programme d'intervention de Simon. Mauvais *timing*. Il est vrai que je n'avais pas leurs diplômes de psy, mais j'avais suffisamment d'expérience pour savoir ce qu'il fallait faire ou ne pas faire avec Simon. Cette fois, une lumière rouge s'alluma dans ma tête : danger.

– Ne faites pas ça, dis-je au téléphone, ne le punissez pas. Pitié. Simon est déjà à plat. Je crains que lui interdire l'accès à un renforçateur lorsqu'il se frappe ne fasse qu'augmenter son automutilation. Je crois qu'en ce moment, il a plutôt besoin d'encouragements, de stimulations et d'un peu de chocolat dans sa vie.

Franchement, lui retirer son renfo sous prétexte qu'il se frappe ! Erreur monumentale. De plus, comment pouvaient-ils émettre un plan d'intervention avant de connaître les raisons de son automutilation ? À moins qu'ils ne cachent l'information à *matante* Johanne ? Vilains.

– Je comprends votre inquiétude, madame Leduc, mais les résultats de l'analyse fonctionnelle démontrent clairement que Simon est influencé par la présence de l'adulte. Lorsque l'adulte quitte la pièce, Simon se frappe beaucoup moins.

– Cela ne veut pas dire qu'il soit moins angoissé pour autant. L'idée d'intervenir auprès de Simon m'inquiète. Vous n'êtes pas sans savoir qu'appliquer une intervention de ce genre nécessite une bonne formation. Et nous sommes loin du baccalauréat en éducation spécialisée en ce qui concerne le personnel de l'hôpital en charge de Simon. Vos préposés ne se donnent même pas la peine d'emmener Simon prendre une marche. Vous pensez qu'ils auront la patience d'étudier un plan d'intervention aussi complexe ?

– Que suggérez-vous alors ?

– Des activités. Changez-lui les idées, tout simplement. Simon s'emmerde dans votre hôpital.

– Vous avez des exemples ?

– Rien de compliqué : écouter de la musique, sauter sur un ballon, danser, jouer dans un bol d'eau. Un rien l'amuse. Vos employés devraient être capables de suivre.

– J'imagine.

– Vous devriez également augmenter ses heures d'école, essayer la zoothérapie, la musicothérapie et introduire des pictogrammes-photos de tout ce qui l'entoure pour qu'il puisse communiquer et faire des demandes. Redonnez-lui le contrôle de sa vie et vous verrez, il vous surprendra.

– Je n'en doute pas un instant, mais comment illustrer les longues périodes où il est au repos ? Parfois, il peut passer deux heures à ne rien faire.

– IL NE DOIT PAS PASSER DEUX HEURES À NE RIEN FAIRE ! (Inspire, expire.) Je croyais avoir été claire à ce sujet. Simon doit changer d'activité toutes les trente minutes. Je ne veux plus le voir végéter deux heures sur son sac de pois. Comprenez-vous, madame Lefrançois ?

– Oui. Je vais en glisser…

– … un mot, évidemment.

Paul Plante : la seule personne réellement efficace de l'unité 209. À part, bien sûr, le docteur lui-même. Au bout d'une semaine, il avait pris en photo toutes les pièces de l'établissement, les jouets préférés de Simon et ses renfos. J'avais travaillé toute la nuit pour pouvoir les lui remettre dès le lendemain soir. Un travail colossal, mais qui en valait le coup car, dès le premier jour, le changement fut radical. Simon n'était plus le même petit garçon. Enjoué, il dansait, rigolait et s'amusait avec les membres du personnel. Il faisait des demandes et imposait même ses choix de films aux autres pensionnaires. Sa démarche n'était plus courbée, il n'était plus enveloppé dans une lourde couverture et les préposés avaient reçu l'ordre de faire des activités avec Simon… aux trente minutes.

Yes !

La génétique.

Le corps humain est tout simplement fascinant. La docteure Nancy Macpherson, qui travaille au département de recherche de l'hôpital, me le fit réaliser en me donnant mon tout premier cours de Génétique 101, version accélérée. Tellement accélérée en vérité que je n'arrivais pas à suivre l'institutrice. De nature plutôt candide et paresseuse, l'hémisphère gauche de mon cerveau est rarement sollicité. Jusqu'à ce jour, dans ma vie, je m'étais débrouillée sans lui. Aujourd'hui, je n'avais plus le choix. Engourdi et poussiéreux, il surchauffa très rapidement.

– Bonjour, madame Leduc. Je vais d'abord prendre quelques minutes pour vous expliquer la base de la génétique. Ça sera plus facile pour vous de comprendre ce que nous cherchons concernant votre garçon.

– Allez-y. Je suis prête.

– Les caryotypes sont les mêmes pour tout le monde. L'être humain compte quarante-six chromosomes constitués de vingt-trois paires dont vingt-deux paires de chromosomes homologues, les autosomes, et une paire de chromosomes sexuels, les gonosomes. Ils sont numérotés de un à vingt-deux. Du plus long au plus petit. Les deux chromosomes sexuels sont le X et le Y. L'homme bénéficie de la paire XY et la femme, de la paire XX. Un chromosome ressemble à un fil de laine que l'on déroulerait. Une fois déroulé et agrandi des milliers de fois, ce fil fait apparaître les gènes – ADN –, et on en retrouve près de mille seulement sur le chromosome X. C'est d'ailleurs sur ce chromosome que nous nous attarderons dans le cas de Simon. Nous cherchons une anomalie sur le gène FMR1 du chromosome X. Nous appelons cette anomalie génétique : le syndrome du X Fragile. Lors d'une telle anomalie, une protéine intercepterait les transmissions des neurotransmetteurs et l'information entre les deux hémisphères serait alors brouillée, voire inexistante. Ce syndrome s'apparente beaucoup à l'autisme. Il est donc primordial de faire ce test, car les traitements divergent. Le docteur Corriveau et moi-même pensons que le comportement de Simon s'apparente à ceux souffrant du X Fragile. Mais tout cela, c'est beaucoup d'information, n'est-ce pas ?

– À peine.

– Est-ce que vous avez des questions, madame Leduc ?

– Oui. Hum… d'abord, qu'est-ce qu'un caryotype ?

Dès le tout premier mot, mon cerveau avait bloqué. « Bravo, hémisphère gauche, maman est fière de toi ! » Madame Macpherson éclata de rire et elle comprit que la réunion serait plus longue que prévue. D'une patience remarquable, elle me réexpliqua tout, depuis le début. C'est alors que je compris pourquoi il y avait plus de garçons autistes que de filles.

– Les garçons n'ont qu'un seul chromosome X. Ils sont plus à risque que les filles ?

– Seulement ceux dont l'autisme est attribuable au chromosome X. C'est le grand malheur avec l'autisme. Il semble y avoir plusieurs types d'anomalies sur différents gènes de plusieurs chromosomes.

– Vous cherchez une aiguille dans une botte de foin.

– Exactement.

– Mais, dites-moi, si Simon a le chromosome X défectueux, cela voudrait dire que j'en serais la cause ? C'est moi qui lui ai donné mon X, non ?

– Oui. Vous seriez porteuse du gène déficient.

Bang ! Une flèche en plein cœur. Ma faute. Ce serait à cause de mon maudit chromosome X que mes enfants souffriraient autant. Le salaud ! Du coup, je n'étais plus certaine de vouloir connaître la vérité. Pas prête. Trop lourde à porter pour la madame. La docteure Macpherson perçut mon malaise.

– Vous savez, seulement 3 % des cas en laboratoire sont positifs au test du X Fragile. Les appareils canadiens ne sont pas assez puissants pour détecter les anomalies plus délicates. Seuls les évidences sont décelables. La majorité des résultats ne sont pas concluants. Ne vous attendez pas à de grandes révélations, madame Leduc.

« Tant mieux. »

Comment vivre en se sachant responsable de tous nos malheurs ? « On a la misère que l'on mérite. » Non. « On a la misère que l'on se crée, soi-même. » J'étais condamnée à toute cette merde depuis ma naissance. C'était programmé dans mes veines depuis la nuit des temps. Mais pourquoi ? Pourquoi moi ? Pourquoi ?

Les semaines suivantes ressemblèrent à des montagnes russes. Au pic, Simon était joyeux. Au creux, il pleurait et se frappait violemment. Il souffrait terriblement. C'était insupportable à voir. Cette humeur en dents de scie était difficile à gérer pour la mère hystérique que j'étais devenue. J'étais rendue au bout de mon rouleau. « Madame Leduc, Simon ne souffre pas », osa l'infirmière de garde. « Enlevez-vous ça de la tête. S'il souffrait, il n'agirait pas ainsi. On le saurait immédiatement. Ça se verrait. »

– Ah oui ? Vous percevez ça, vous ? Alors, dites-moi, Victoria, selon vous, ai-je mal quelque part en ce moment ? Ai-je la démarche ou l'attitude de quelqu'un qui souffre ?

– Non. Mais…

– Ai-je l'air d'une mère sur le bord de la crise de nerfs et à un cheveu de perdre le contrôle de ses gestes face à une infirmière qui affirme n'importe quoi ? Hum ?

Cette infirmière aurait dû savoir qu'une douleur permanente échelonnée sur une longue période peut finir par passer incognito. Souffrir en silence pour oublier… ça existe. Surtout chez un enfant qui n'a pas les outils pour le dire. En ce qui me concerne, j'avais le dos en feu et l'épaule en décomposition avancée, mais j'avais surtout la main qui me démangeait de lui en foutre une en pleine face. Je n'en pouvais plus de ces affirmations gratuites. Heureusement, ma mère tempéra sa fille.

– Viens, Johanne, on s'en va d'ici.

– Comment peuvent-ils affirmer que Simon ne souffre pas, maman ? Pourquoi répondent-ils toujours ça ? C'est pénible.

– Je ne sais pas, mais… hi, hi, hi ! Tu as été géniale ! s'éclaffa ma mère, au beau milieu du corridor. Tu as tellement bien répondu, ma fille ! Tu lui as cloué le bec à celle-là !

– Vraiment ?

– Oh, oui ! Crois-moi.

Et nous avons ri durant de longues minutes. Pour rien, mais cela nous fit un bien fou.

Décembre 2008

La rencontre prébilan ne m'apprit rien de nouveau. Nous étions dix personnes autour de cette table, dont neuf spécialistes, et pas un seul ne comprenait ou ne pouvait expliquer le comportement d'automutilation de Simon. Chacun y allait de ses observations, de ses hypothèses, mais rien n'était concluant. Encore trop tôt pour se prononcer.

– Trop tôt ? Désolée de mon fou rire, mais ça fait trois mois que Simon est hospitalisé, et vous trouvez que c'est trop tôt ? Vous avez eu amplement le temps de l'observer. Non ? Désolée, mais cette lenteur me démange.

– Oui, de votre point de vue, cela peut paraître très long, mais pas du nôtre. Le cas de Simon n'est pas simple à évaluer, s'excusa Célesta Venn.

– Pourquoi ? Vous avez pourtant l'habitude ? Vous avez des cas plus lourds encore. C'est quoi le problème avec Simon ? Pourquoi personne n'arrive-t-il jamais à le saisir ? Toujours *le* cas d'exception.

– Le problème provient du fait que votre garçon n'a pas de déficience intellectuelle.

– Et c'est un problème ?

– Bien, dans un certain sens, oui. Simon est très intelligent. Il nous rend la tâche complexe et ardue.

– Ah bon ? dis-je, trop émue pour rétorquer.

Mine de rien, Madame Venn venait de me faire le plus beau compliment qui soit. Elle avait dit : « Simon » et « Intelligent » dans une même phrase !

– Oui, il est très brillant, renchérit le psychologue. C'est pourquoi il nous déjoue continuellement. Il ne réagit jamais comme nous l'avions anticipé. C'est un petit garçon rempli de potentiel. Seulement, quelque chose l'empêche d'avancer, d'évoluer. Il faut trouver pourquoi. Beaucoup de pistes restent à explorer.

C'était merveilleux de les entendre dire du bien de mon petit ange. Ils étaient tous unanimes : Simon avait les capacités intellectuelles nécessaires pour communiquer. Aucun doute pour personne. Sauf pour moi. J'étais la seule à demeurer sceptique. Pourquoi ? Simon pouvait parler. Pourquoi ne les croyais-je pas ? Pourquoi avais-je perdu tout espoir qu'il m'appelle *maman*, lui aussi ? Puis la réponse vint d'elle-même : Anne-Marie. Aveuglée par son expérience, j'avais laissé cette femme me convaincre du contraire. Durant toutes ces années, elle avait tort et, moi, je la croyais. Contrairement aux spécialistes de l'hôpital psychiatrique pour enfant, Anne-Marie ne croyait pas en Simon. Elle était même convaincue d'une déficience intellectuelle sévère chez mon fils, et elle n'avait aucun espoir qu'il puisse parler un jour. À côtoyer d'autres spécialistes, je commençais à prendre du recul face à cette psychologue. À voir clair. Et plus je lisais ou participais à des formations, plus je rencontrais des gens du milieu autistique, et plus je doutais d'Anne-Marie Dubé.

La réunion tirait à sa fin et une question me brûlait les lèvres. Noël approchait à grands pas et nous voulions ramener Simon à la maison pour la période des fêtes. Était-ce envisageable ?

– Certains enfants restent à l'hôpital durant les vacances de Noël, mais la plupart rejoignent leurs parents et reviennent en janvier, m'expliqua madame Venn. En ce qui concerne Simon, c'est possible. Je suis certaine que le docteur Corriveau n'y verra pas d'objection. Nous pourrons poursuivre nos observations en janvier.

– Merci.

Lorsque j'eus la confirmation officielle du congé de Simon pour Noël, je pleurai durant de longues minutes. Assise sur le plancher de la cuisine, le téléphone près du cœur, je fondis littéralement en larmes. Enfin. Simon allait être de retour parmi nous. J'allais pouvoir serrer mon petit ange dans mes bras, où et quand je le voudrais, sans aucune restriction de temps ou de lieu. J'allais pouvoir lui offrir un peu de bonheur. Comme il serait heureux de dormir dans son propre lit, de visionner ses propres films, de s'asseoir dans son propre canapé pour grignoter ses propres croustilles ! *Sa* maison, *sa* famille. Personne d'autre. Comme avant. Je comptais les dodos. Encore une semaine et j'annoncerai la grande nouvelle à Simon : il rentre à la maison.

23 décembre 2008

Ça y est ! C'est l'heure ! Nous sommes tous dans la voiture. Steve, Rémi et moi-même. Direction : l'hôpital. But : ramener Simon à la maison. J'avais trop hâte. Trop hâte de voir l'étincelle dans ses yeux. De voir son visage reprendre vie. J'avais hâte de lui faire plaisir. J'en avais des fourmillements dans les jambes. Je ne tenais plus en place. J'étais tellement excitée que je n'arrêtais pas de parler, de bouger, de rire, et ce, depuis quarante-huit heures. Une vraie folle. Le *mâche-patate* en feu, je m'énervais moi-même.

– Rémi, je pense que ta maman est sur le gros nerf, ricana Steve dans la voiture.

– Bien quoi ? dis-je, en m'assoyant.

– Ça va, ma femme ?

– Hum, hum !

– Johanne, tu es en pantoufles !

– Ah merde ! Tant pis, tu me passeras tes bottes ! Allez, c'est parti !

– Bien là !

– Allez, allez ! Pas de temps à perdre.

Rémi s'est tordu de rire durant tout le trajet. Disons que Steve en beurrait épais. Pas grave. Avoir l'air innocente était le dernier de mes soucis. Ce soir, j'étais la plus heureuse des mères. Ridicule ou pas, avec ces paquebots dans les pieds, j'irai chercher mon fils.

En sonnant à l'unité 209, j'étais fébrile. J'avais le cœur qui voulait me sortir du corps, ainsi que les pieds des bottes. Pas grave ! Paul, l'infirmier, arriva avec Simon.

– *Nice* vos bottes, madame Leduc, dit-il en riant.

– Euh, oui, merci, dis-je avec le fou rire, en pensant à Steve en pantoufles dans la voiture à -25 degrés Celsius. Hé ! salut, Simon !

D'instinct, mon fils me prit les mains et se dirigea vers le local des parents.

– Non, Simon, pas ce soir. Regarde le picto. Nous allons à la maison, dis-je, la voix remplie de joie.

Simon regarda un long moment le pictogramme de la voiture et celui de la maison. Il releva la tête et arrêta de se frotter le front avec mes jointures. Me fixant un bon moment, il hésitait. « C'est une blague ? » « Non », confirmai-je.

– Maison.

Puis, son visage s'illumina comme si le sang, longtemps retenu par un élastique, reprenait place dans ses veines. Il venait de comprendre. Il pointa le picto et me dit le plus beau mot qui soit.

– Oui.

– Oui, dis-je. Maison.

– Oui, oui, oui, répétait-il, sans arrêt. Il papillonnait tellement qu'il aurait pu s'envoler jusqu'à la voiture. « *Poka-pui, pui, pui !* »

– *Poka-pui, pui*, certain, mon bébé. On rentre à la maison.

J'avais beaucoup de difficulté à rester calme. Pleurer aurait été plus simple. Simon était déchaîné. Il essayait de mettre ses bottes lui-même et d'enfiler son manteau par les pieds. Il y avait urgence. La tuque et les mitaines à l'envers. « Grouille-toi, maman ! »

L'infirmier était content pour nous. Il nous souhaita un joyeux Noël et Simon lui répondit par : « Bye ! » Puis Simon me regarda, le sourire fendu jusqu'à la tuque, une tuque devenue trop grande pour sa tête, tant il avait maigri. Un frisson s'empara alors de moi. Ce que je lus sur le visage de mon fils m'ébranla. Simon venait de lui dire : « Adieu ! Moi, je m'en retourne chez moi. La-la-li-la-lère ! » Pour lui, tout était fini. Il ne remettrait jamais les pieds dans ce lieu sinistre. Merde ! Comment lui faire comprendre qu'en janvier, il devra y retourner ?

Pas le temps, il est déjà dehors.

Simon riait sans cesse. Durant tout le trajet. Quarante-cinq minutes de *fun noir*. Par contre, une fois la voiture garée dans notre stationnement, il frissonna. Un coup partit très rapidement et heurta sa mâchoire.

– Ça va aller, mon bébé.

Il était parti de la maison en été. Il y revenait l'hiver. Simon ne comprenait plus rien. Peut-être s'attendait-il à jouer dans la piscine en arrivant ?

Une fois à l'intérieur de la maison, Steve lui fit faire le tour du propriétaire. Le salon, le sous-sol, sa chambre, mais Simon restait indifférent face à tout cela. Même l'immense fresque de fond marin apparue dans sa chambre durant son absence ne semblait pas l'émerveiller. Non, autre chose le tiraillait. Il tira subitement sur les bras de son père et l'entraîna à toute vitesse dans la cuisine.

– Il a faim, dis-je.

– Qu'est-ce que tu veux, Simon ? lui demanda Steve.

– Ça alors ! m'exlamai-je.

Notre Simon nous renversa. Il pointa l'armoire à friandises en disant : « Oui. » Il voulait des croustilles ! Incroyable ! Il était absent durant quatre mois, mais il se souvenait parfaitement bien de l'endroit où étaient rangées les croustilles ! Croyez-moi, cette fois, il a eu droit à tout le sac. Au grand malheur de Rémi, d'ailleurs. Nous avons passé la soirée en famille. À regarder la télévision. Rémi collé sur papa et Simon collé sur maman. Lorsque vint l'heure des dodos, Simon me suivit jusqu'à sa chambre, sans rouspéter, et nous nous sommes couchés, nez à nez. Il me fit le plus beau des sourires en me serrant doucement la main qu'il plaça sous sa petite joue froide. Heureux, il s'endormit. Moi aussi. Il m'avait tellement manqué.

Simon se réveilla à 8 h 30. Debout depuis déjà 5 h 30 en raison de son frère, j'avais très hâte d'entrer dans sa chambre pour le bécoter partout. D'autant plus qu'il fallait réagir vite. À l'affût du moindre son, je devais m'élancer vers sa chambre afin d'éviter qu'il ne se blesse trop sévèrement.

– Bonjour, Simon, dis-je en ouvrant la porte. Tu as bien dormi mon… Mon Dieu !

Du sang ! Son lit était inondé de sang. Arrivais-je trop tard ? Pourtant, je m'étais précipitée au premier son. Son visage était enseveli sous une épaisse croûte de sang séché. Malgré son masque, Simon me sourit et s'agrippa aussitôt. En observant bien, je ne vis aucune trace de sang sur ses doigts ni aucune éclaboussure sur les murs. Soulagée, je conclus à un simple saignement de nez, mais l'idée d'être arrivée une seconde trop tard me traumatisa.

– Aujourd'hui, c'est une journée spéciale, Simon. Ce soir, le père Noël viendra te voir et t'apportera plein de beaux cadeaux.

– … (Rien à cirer.)

– Bon, dans ce cas, viens décroûter tout ça.

Le Père Noël était, de loin, la dernière chose dont Simon avait besoin en ce moment. Être chez lui le comblait amplement.

Exceptionnellement, Noël eut lieu à Lachine cette année-là. Moins compliqué et ô combien agréable de recevoir ma famille pour le temps des fêtes. Simon sembla heureux, même si ses pulsions d'autodestruction furent constantes ; un de nous devait lui tenir continuellement les mains. Comme avant. Alors, quoi ? Quatre mois d'hospitalisation pour revenir bredouilles à la case départ. Nous en étions au même point qu'en août dernier. Bravo, groupe ! Aucun changement, aucune amélioration. Décourageant. Tant de souffrance pour rien. Seul point positif, il y avait une équipe derrière nous, prête à nous aider. Enfin, je le croyais.

Avoir Simon à la maison me séduisait, mais redevenir esclave de ce mode de vie me tourmentait. Déchirés entre notre besoin de liberté et notre amour pour Simon, nous vivions l'impasse. Puis, un beau matin, Steve en eut assez.

– Viens Simon, on s'en va glisser.

– Glisser ? demandais-je à mon mari. Comment lui tiendras-tu les mains ?

– Je ne le sais pas, mais il est temps que Simon vive un peu d'action dans sa vie.

– Mais s'il se...

– Il ne se frappera pas, crois-moi. Il n'en aura pas le temps.

Eh bien, mon mari eut l'idée du siècle. Amener Simon dévaler les pentes le transforma. Au retour, il n'était plus le même petit bonhomme. Il entra en trombe dans la maison. Super excité. Il courait partout et de façon autonome. Au dîner, il avala tout rond ses raviolis. Sans vomir. Sans se cogner la tête. Sans pleurer.

– Simon, demanda Steve, on y retourne ?

– *Pouka, pui pui*, fit Simon. « Mets-en ! »

Mon mari tint promesse. Chaque jour, il amena les garçons descendre la colline sur leur traîneau rouge. Impressionnant. Son dévouement était une source d'inspiration pour moi, car je n'avais ni la force ni la patience pour ce genre d'excursion : trop peur de tout. Peur de les perdre ou peur qu'ils ne se blessent. Peur qu'ils dérangent les autres. Peur que cela ne se passe pas comme prévu. Peur d'avoir peur. Mais pas Steve. Mon homme n'avait peur que d'une seule chose : que le ciel lui tombe sur la tête ! Et, grâce à lui, Simon vécut une semaine de rêve. Malheureusement, ce rêve tirait à sa fin. L'heure fatidique approchait. Demain, retour en enfer. Mon cœur se brisera à nouveau car, demain, il retournera à l'hôpital.

J'allais vomir. Je ne faisais que penser à ça. Ce soir, Simon serait séparé de nous. Je le perdrais une seconde fois. Et pour combien de temps ?

– Comment vais-je faire, maman ? demandais-je à ma confidente au téléphone. Je veux Simon avec nous, ici. Je vais trop m'ennuyer.

– Oh, ma fille ! Je ne sais pas quoi dire.

– Je ne peux pas lui faire ça. Il croit qu'il est revenu pour toujours et il est si heureux avec nous. C'est cruel. Nous l'abandonnons une seconde fois. Il n'aura plus confiance en nous. J'ai peur qu'il ne se referme davantage. De le perdre à jamais.

– Il sera peut-être content d'y retourner. Parfois, Simon est surprenant.

– *Mom !*

– Je le sais, c'est ridicule. J'essaie juste de t'aider.

– Je me sens dégueulasse.

Le soir venu, je pleurais sans arrêt. En faisant sa valise, en préparant ses effets personnels, en jouant, en mangeant, en parlant. Tout le temps. Comment lui expliquer ? Son regard incrédule brûlera le mien car, cette fois, il saura ce qui l'attend. Il résistera et ce sera encore plus déchirant.

– Tu es prête, Johanne ? Sa valise est dans l'auto, Rémi aussi.

– Non.

– Allez, on n'a pas le choix. C'est pour son bien.

– Sûrement, oui.

– Viens avec papa, Simon. On s'en va en voiture.

À contrecœur, je lui montrai le picto « Voiture ».

– En premier, voiture. Ensuite… hôpital, dis-je, la voix rauque.

Simon regarda longuement la photographie de l'hôpital. Puis, il l'arracha de la séquence et la lança par terre. Je repris la photo et l'écrasai entre mes doigts avant de la remettre dans ma poche, en jurant.

Assis à mes côtés, dans la voiture, Simon ne semblait pas réaliser ce qui allait arriver. Je lui montrai plusieurs fois l'image de l'hôpital toute froissée, mais il s'obstinait à pointer celle de la voiture. Je fus incapable de retenir davantage mes larmes. Je pleurais si fort que Steve se retourna.

– Ça va aller, Jo.

Non, ça n'ira pas. Je ne m'en remettrai jamais. J'aime mon fils. Nous n'avons pas choisi d'élever nos enfants pour en être séparés au moindre problème. Je veux vivre auprès d'eux, quoi qu'il arrive. Ce ne sont que des ENFANTS ! MES ENFANTS !

Nous arrivions. Mon corps se mit à trembler. Je crus que le cœur me sortirait de la poitrine. C'est alors que je sentis battre celui de mon fils, à travers son épais manteau. Simon me regarda. Je lui fis signe de la tête. Il comprit et son poing heurta durement son nez. NON ! Pitié.

Mon père nous attendait devant l'entrée de l'hôpital pour ramener Rémi chez lui. En sortant de sa voiture, il n'osa pas me regarder.

– Comment va Simon ?

– Mal. C'est trop cruel…

Je fus incapable de continuer. Pourquoi était-ce si douloureux ? Le visage enfoui dans les doux cheveux de Simon, j'éclatai. Muet, mon paternel déposa sa main sur mon épaule et ses yeux s'embrouillèrent. Mon père, cet homme si fort, pleurait.

– À tantôt, Rémi, coupa Steve.

– Ba-bye, papa. À tantôt !

– Viens Simon, nous, c'est par ici, dis-je à mon fils.

Simon regarda Rémi s'éloigner, le regard jaloux. « Pourquoi pas moi ? »

– Allez, Simon ! N'essaie pas de comprendre, mon ange. Viens.

Simon se tourna vers moi et ce fut la dernière fois que j'entrevis ses beaux yeux bleus. Il baissa la tête et avança en s'usant le front avec ma bague. Sa démarche était tellement courbée qu'il ne vit l'escalier qu'à la dernière minute. Le choc. À la vue des marches, il se barra les pieds. Steve dut le prendre dans ses bras jusqu'au deuxième étage. Simon se débattait, en hurlant à tue-tête. Une scène d'horreur. En arrivant à l'unité 209, Béatrice nous ouvrit la porte. Nous étions épuisés. Des gouttes de sueur perlaient sur notre front.

– Allô Simon ! Tu as passé de joyeuses fêtes ?

– Trop joyeuses. Le retour est pénible.

– Vous devriez partir immédiatement, madame Leduc. Étirer la séparation n'est pas l'idéal.

– L'écourter non plus. Nous irons au coin des parents avec lui. La clé, s'il vous plaît.

Simon et moi pleurions à chaudes larmes. Steve était le seul à avoir encore toute sa tête. Comment faisait-il pour rester solide ? J'aurais aimé avoir sa force. Je crois que mon Steve en avait gros sur les épaules. Il était l'HOMME de la maison, et un homme se doit d'être fort. Qui plus est, je comptais terriblement sur ce vieux principe, et il le savait. Mon sauveur s'occupait l'esprit en étalant une panoplie de cochonneries sur la table et en préparant un film pour Simon. Gestes inutiles, car nous étions ailleurs. Un silence mortuaire régnait dans la pièce. Seul un petit bruit sourd interrompait ce silence. Celui de toutes petites jointures heurtant le crâne d'un tout petit garçon.

Au bout d'un moment, alors que j'avais réussi à reprendre quelque peu le contrôle de mes émotions – me disant que c'était la meilleure chose pour lui, blablabla –, Simon se leva brusquement et pointa le pictogramme de la maison. Oh non ! Refusant d'obtempérer, je détournai mon regard vers le sol. « Lâche ! »

Deuxième tentative.

Simon prit ses bottes et les lança sur les genoux de son père en disant : « Oui. » Il gémissait, tel un petit chiot demandant la porte. Steve me regarda longuement. Je braillais tellement que je ne le vis pas pleurer, mais je l'entendis. Mon mari hurlait. Ce cri du cœur provenant des ténèbres me déchira l'âme. Il était évident que Steve n'en pouvait plus.

C'était la première fois que je l'entendais râler de cette manière. Il avait beau être solide, il n'était pas fait en pierre, et sa peine ne fit qu'augmenter la mienne.

– Qu'est-ce qu'on fait, Steve ? finis-je par cracher.

– Il veut retourner à la maison, c'est clair.

– Je sais, mais qu'est-ce qu'on fait ?

Steve pleurait si fort qu'il fut incapable de répondre.

– Merde !

Simon chialait toujours lorsque mon mari reprit son statut d'homme fort. Il se redressa, renifla un bon coup et prit les bottes de Simon.

– Viens, Simon, on s'en va.

– Quoi ?

– On s'en va. Je ne suis pas capable de le laisser ici. Toi non plus. Alors il rentre à la maison.

– À la maison ? Mais… on ne peut pas partir ! Le médecin… Béatrice… Il n'aura plus de suivi.

– Tant pis. On trouvera une autre solution.

– *Pouka, pui, pui*, hurla Simon. « Réussi. »

Steve descendit directement à la voiture, comme s'il avait peur que quelqu'un lui enlève Simon, pendant que j'allai ramasser ses effets personnels et annoncer ce changement de dernière minute à Béatrice.

– Puis-je avoir son sac de vêtements, s'il vous plaît ? Nous le ramenons à la maison, finalement. Simon ne veut pas rester.

– Madame Leduc, ce n'est pas la bonne décision. Simon va s'habituer à son retour. Il lui faut du temps.

C'est alors que mon regard croisa, tristement, celui de Léo. Ce jeune résident oublié là depuis trop longtemps me fit réaliser à quel point nous devions sortir Simon de cet endroit maudit.

– Non ! pas Simon. Sa place est avec nous, à la maison.

– Comme vous voudrez.

Pauvre Léo ! Autiste non verbal, agressif, baveux et boutonneux. À 12 ans, personne ne se donnait déjà plus la peine d'aimer cet enfant repoussant. Et pourtant, chaque fois que je prononçais son nom, il me faisait de si jolis sourires édentés.

– Merci, Béatrice.

– De rien.

– Au revoir, mon beau Léo.

– (Sourire)

Léo déposa son front meurtri sur la fenêtre de la porte et il se remit à hurler, en se cognant la tête. Un geste pénible à regarder. Je m'éclipsai aussitôt mais, au loin, j'entendis les préposés venir à bout de la bête. Puis, plus rien.

– Quelle vie de chien !

Je fermai les yeux et priai pour qu'un jour, cet enfant ait droit de parole et puisse envoyer chier tout ce beau monde.

Dans la voiture, j'étais excitée comme une puce. Je n'en revenais pas. Simon non plus. Il jubilait.

– Je ne peux pas croire qu'on ait fait ça, Steve.

– C'est sa faute. Les yeux en accent circonflexe, le look *pitou piteux*.

– Je sais. Irrésistible, comme son père.

– Du chantage affectif, oui.

– Bien joué, Simon ! Maman est fière de toi. Tape là !

– Il m'a regardé et a dit « Oui », Jo. J'ai craqué, sanglota Steve.

– C'est correct, Steve. Au fond, je suis bien contente. J'étais incapable de réfléchir. Il fallait prendre une décision et tu as été génial.

– Il a dit : « Oui. »

En arrivant, mon père nous ouvrit la porte. Son visage s'illumina lorsqu'il aperçut Simon à mes côtés.

– Nous n'avons pas été capables, *pops*.

– Il a fait son numéro de *pitou piteux*, se défendit Steve.

– Ah, bien tant mieux ! Entrez. Viens Simon, viens donner un gros bisou à grand-papa. Grand-papa est bien content de te revoir, mon bonhomme.

– Où est maman ? demandai-je.

– Au deuxième, elle donne le bain à Rémi.

Ma mère pleurait, le visage enfoui dans le creux de ses mains, lorsque j'ouvris la porte.

– Oh, Johanne, c'est terrible ! cria-t-elle en me sautant au cou. Comment était Simon ? Ton père pleurait terriblement lorsqu'il est arrivé. Et quand ton père pleure…

– Simon va bien, maman. Il est en bas.

– Quoi ?

– Nous n'avons pas pu. Simon nous a fait comprendre qu'il ne voulait pas rester, et nous l'avons écouté. Pour une fois.

– Simon… Il est brillant, tu sais.

– Je sais.

– Je suis contente. Mais…

– On va trouver une solution. Un jour à la fois.

– Mais…

– *Mom*, je suis heureuse et soulagée qu'il revienne à la maison.

– Ça va être épouvantable pour toi. Tu ne peux pas lui tenir les mains tout le temps. Johanne…

Les pleurs repartirent de plus belle. Nous sommes demeurées ainsi durant de longues minutes, à pleurer, l'une contre l'autre. Conscientes de la lourde tâche qui m'attendait.

– On va voir. Pour l'instant, descends vite lui dire bonjour pendant que je surveille Rémi.

– Mon beau Simon ! cria ma mère du haut de l'escalier. Attends un peu que grand-maman t'attrape ! Petit coquin !

Simon ne se frappera pas une seule fois durant tout le trajet du retour. Idem à la maison. Il était si fier. Il avait communiqué et nous l'avions compris.

Ce soir-là du 6 janvier 2009, ce ne fut pas Steve qui prit la décision de revenir à la maison, mais Simon. En nous lançant ses bottes et en disant « Oui », mon fils avait fait la plus importante demande de sa vie et, de loin, la plus belle. Les jours suivants, on aurait dit qu'il n'osait pas se frapper, de peur de retourner à l'hôpital. J'aurais voulu rassurer mon fils. Lui dire que jamais plus nous ne serions séparés, qu'il était de retour chez lui pour y rester. Mais était-ce la vérité ?

2009

Janvier 2009

Le docteur Corriveau n'exigea aucune explication de notre part et m'offrit simplement un suivi en clinique externe. Sa magnanimité enleva un énorme poids de sur mes épaules, car je craignais tant qu'il nous abandonne bêtement. Mais il fit l'inverse et nous proposa un suivi où je pourrais désormais dialoguer directement avec lui, sans devoir passer par les infirmiers ou la travailleuse sociale. Le scénario idéal.

– Pour l'instant, je vous suggère de maintenir le Tylenol, aux quatre heures, et une rencontre avec un oto-rhino-laryngologiste est prévue pour le 8 janvier.

– Pourquoi un oto-rhino ?

– Simon semble avoir une inflammation au niveau des sinus frontaux. Cette zone ressort rouge à chaque thermographie, sans que l'on sache trop pourquoi. Un peu bizarroïde, même. Le docteur Mali vous attend pour vérifier tout cela.

– Ici ?

– Non. À l'externe. D'ailleurs, voudriez-vous être accompagnée par notre infirmier ?

– Non, ça ira. Merci. Mon mari m'accompagnera.

Simon avait réussi à garder son calme durant plus de trente minutes. Assis sur Steve, mains entrelacées, il résistait. Combien de temps saura-t-il contrôler son anxiété ? Valait mieux ne pas savoir. « Grouillez-vous ! » avais-je envie de crier au docteur Mali, tellement je redoutais que Simon se frappe. S'il fallait qu'il se mutile devant tous ces jolis minois dans la salle d'attente ! Et que dire du regard que leurs parents porteraient sur nous ? De la peur ? De la pitié ? Non. Du jamais vu. « C'est quoi, ça ? »

– C'est trop long, Steve. Simon ne tiendra pas le coup.

– Il le faut. Sors les *peanuts*.

Depuis son retour à la maison, Simon m'en faisait vivre de toutes les couleurs. Parfois, sa rage était telle qu'il paraissait en transe. Se ruant de coups, il râlait. Mais parfois, sa joie de vivre était si douce que, en paix avec lui-même, il riait et s'amusait. Me repoussant telle une vieille chaussette trouée et encombrante, mon fils jouissait alors d'un peu de liberté. Ses courtes périodes de réjouissance me permettaient de travailler avec lui. De repousser un peu plus loin ses limites. D'essayer toutes sortes de choses, sous différents angles. Des angles encore inexplorés. Des zones de son cerveau demeurées vierges. Et, en l'observant, en notant ou en comparant mes notes lors de ces formations de tous genres sur les différentes techniques d'enseignement, mon cerveau se dilatait. Quelque chose clochait. Mais quoi ?

Un soir, durant une formation intitulée *Comment entrer en relation avec un enfant autiste*, la psychologue invitée me fit réaliser un détail important laissé-pour-compte par Anne-Marie. Un détail qui, jusqu'à ce jour, nous avait échappé : nous ne savions pas ce qu'aime Simon. Pis encore, nous n'avions même pas cherché à le savoir.

– Parfois, ce n'est pas évident, expliqua la conférencière. Leurs champs d'intérêt sont souvent très définis. Une fois, nous avons eu un petit bonhomme de 9 ans qui était très agressif. Il parlait très peu. Durant plus d'une année, nous avons cherché à entrer en communication avec lui, sans succès. Jusqu'au jour où nous avons découvert qu'il se passionnait pour les différents types d'asphalte.

– (Rires dans la salle.)

– Sans blague ! Cet enfant adorait l'asphalte. Nous avons donc apporté en classe tout ce que nous avons pu trouver sur l'asphalte. Des livres, divers échantillons, des vidéos, des camions, etc. Eh bien, par l'asphalte, nous sommes entrés en relation avec lui. Il nous fallait une porte d'entrée et nous l'avions trouvée. En quelques semaines, son agressivité disparut et il se mit à parler.

– Comment avez-vous fait pour lui enseigner quoi que ce soit ? questionna la femme à mes côtés. C'est bien beau de découvrir qu'il aime l'asphalte, mais on fait quoi avec ça, après ?

– Vous appliquez le même enseignement. Seulement, au lieu de dire : « Mets pareil » en manipulant des jouets sans intérêt, vous prenez, dans ce cas-ci, des morceaux d'asphalte. Vous adaptez l'enseignement à leur passion.

– Et si l'enfant n'a pas de passion ? demandais-je.

– Chaque enfant a un intérêt pour quelque chose, madame. Autiste ou pas. C'est à vous de le découvrir.

Le choc ! Simon aurait un intérêt caché ? Une passion ? Non ! Pas Simon. Impossible. Mon cerveau se mit en mode *recul accéléré*. Qu'est-ce que mon fils aimait ? Moi qui l'avais tant observé, j'étais incapable de répondre à cette simple question. Honteux.

Ce fut ainsi durant plus de trois heures. Je sortis de cet atelier complètement transformée. Mon cahier de notes complètement noirci d'informations, de conseils et d'idées. Je réalisai que je ne savais rien de l'autisme. Je ne savais rien de mes enfants. Imaginez, les autostimulations comme le *flapping* régulariseraient le système nerveux ! Dire qu'Anne-Marie le leur interdisait ! Ou, mieux encore, un autiste n'est pas plus lent à gérer l'information. Non, pas toujours. C'est qu'il gère beaucoup plus d'information à la fois que nous. De l'information inutile qui surcharge le travail et amène une lenteur de réaction. Par exemple, en entrant dans une classe, l'enfant autiste peut prendre deux fois plus de temps à choisir une chaise et à s'asseoir, mais lorsqu'il le fera, il saura exactement le nombre de carreaux aux fenêtres, le nombre de chaises et de tables dans la classe et, pourquoi pas, la quantité précise de carreaux de vinyle sur le sol. Il les aura tous calculés.

Des exemples comme celui-ci, la conférencière nous en livra des dizaines. Elle nous expliqua également que c'était à nous, les parents, de comprendre nos enfants. Et non à eux de le faire.

– Vous devez respecter leur rythme, leurs goûts et leurs choix. Ne JAMAIS leur imposer les vôtres. Très important.

– (Hein ?)

– Finalement, fixez-vous un seul objectif à la fois et simplifiez vos consignes. Nous parlons beaucoup trop pour rien. Comme moi, présentement. Alors, sur ce, bonne soirée à tous !

Mon Dieu ! Qu'avions-nous fait à Simon et à Rémi ? Depuis quatre ans, nous leur imposons tout sans leur laisser aucun choix. Même la saveur de leur pâte dentifrice était contrôlée ! Et que dire de leurs passions ? Rémi adore les animaux, mais Simon ? Pourquoi ne pas avoir cherché ce qui l'animait ? Évidemment, Simon est imprévisible, incompréhensible. Il ne se décode pas en claquant des doigts. Il ne suit pas toujours le même trajet ni la même logique, et il est donc difficile à suivre, mais tout de même, nous aurions pu essayer. En seulement quatre ans, l'état général de Simon s'était grandement détérioré. Mais qui blâmer ? Son agressivité était apparue subitement, sans prévenir, et elle pouvait se déclencher à tout instant. Comme en ce moment-même !

Principale raison, d'ailleurs, de l'excitation de mes extrasystoles ventriculaires. Si le médecin n'appelait pas Simon bientôt, c'est moi qui en aurai besoin.

– Il va craquer, Steve. C'est une question de temps.

– Pas tant qu'il restera des *peanuts*.

– Justement, il les a toutes mangées.

– Oh, c'est la fin !

Puis, comme par magie, et après deux heures d'angoisse intense, on l'appela.

– Sauvés !

– Viens, Simon, c'est à ton tour, mon ange.

À peine installés dans le bureau du docteur Mali, contents d'avoir été appelés, celui-ci prononça cette superbe phrase :

– Bon, que puis-je faire pour vous ?

– (Inspire, expire.) Vous n'avez pas lu le dossier ? La requête provient du docteur Corriveau, psychiatre à l'hôpital psychiatrique de l'est de la ville.

– Non.

– Non ? Prenez quelques minutes pour le lire, ça vaut la peine.

Quelque peu froissé, « Oto, le rhino » pivota sur sa chaise et nous tourna le dos durant de longues minutes. Steve et moi étions tout simplement bouche bée. MONSIEUR lisait, confortablement ancré dans son fauteuil. « Un petit café, doc ? »

– Simon aurait les sinus rouges, finit-il par dire, selon… ce qui ressemble à une thermographie. C'est que je ne vois absolument rien sur cette foutue photocopie.

– (M'énerve.)

– A-t-il déjà passé des radiographies ?

– Non.

– Hum... viens ici, Simon.

– Je dois m'approcher avec lui. Il se mutile.

– Aucun problème.

Le docteur Mali prit alors un bâtonnet d'auscultation et, muni d'une lampe frontale, il regarda l'intérieur du petit nez de Simon. « Aïe ! »

– Il n'a rien, finit-il par conclure.

– Pardon ?

– Je ne vois rien. Pas d'enflure. Un peu de sécrétions dues au rhume, mais c'est tout.

– Et vous voyez ça à l'œil nu ?

– Oui.

– Jusqu'aux sinus frontaux ?

– Hum, hum !

– Allez-vous lui faire passer une radiographie ?

– Pas besoin.

– ?!

– Bien. Je ferai parvenir mon rapport au docteur Corriveau, très rapidement.

Deux heures d'attente, à un cheveu d'une catastrophe nucléaire dans la salle d'attente, pour seulement ça ?

– *Pokapui, pui*, hurla Simon, qui comprit pourquoi Steve lui enfilait son manteau.

– Votre Simon… il ne serait pas un peu autiste, par hasard ?

– ?!

Se taire. « Vous avez le droit de garder le silence. Si vous ne voulez pas exercer ce droit, tout ce que vous direz pourra être utilisé contre vous. » Je l'aurais étripé. De la bouillie pour les chats.

– C'était quoi, ce spécialiste de merde ? hurlait Steve en attachant Simon dans son siège d'auto. Méchant épais !

– ...

Parfois, vaut mieux se taire. Silence complet jusqu'à la maison. Interdiction de parler. En mode décompression. À la maison, ma mère servit de *punching bag*.

– Et il termine en nous demandant si Simon ne serait pas un peu autiste.

– Et vous, pas un peu con, docteur ? ajouta ma mère.

– Le docteur Corriveau envoie régulièrement des patients autistes à cet hôpital. La requête provient d'un psychiatre spécialisé en autisme qui provient, également, d'un hôpital psychiatrique. Merde !

– Je n'en reviens pas, ma fille. Vous êtes allés là-bas pour rien.

– Écris-moi tout ça sur un bout de papier, ajouta mon père, au travers jurons et insultes. Demain, le ministre de la Santé connaîtra notre famille, une seconde fois.

La lettre partit une semaine plus tard. J'attends toujours l'accusé de réception.

Avisé au téléphone, le docteur Corriveau fut très déçu de son collègue, mais notre mésaventure leur servit de leçon : désormais, il y aurait toujours un membre de l'hôpital pour accompagner les parents lors de rendez-vous externes.

Le docteur avait prescrit un nouveau médicament à Simon. Le Paxil. *Un antidépresseur inhibiteur sélectif de la recapture de la sérotonine.* En gros, un médicament ordonné en présence de troubles obsessionnels compulsifs, de troubles de stress post-traumatique, d'anxiété ou de phobies. Bref, du poison à rat pour un enfant tel que Simon. Il allait bien depuis deux jours, j'avais donc terriblement peur que ce médicament vienne tout bousiller. J'étais seule avec lui tout le weekend, et les nombreux effets secondaires m'effrayaient. Il n'y avait donc pas de risques à prendre : j'attendrais le retour de Steve pour lui administrer sa première dose.

En cette fin de semaine froide de janvier, il y eut un signe divin. Un miracle. Un prodige. Appelez ça comme vous voulez, mais à 17 h 47 précisément, Simon, mon petit Simon – cet être refermé sur lui-même –, ouvrit la porte et pénétra dans notre monde. Encore aujourd'hui, avec le recul et avec tout ce que j'ai appris sur l'autisme, je n'arrive toujours pas à m'expliquer ce qui a bien pu arriver ce soir-là, alors que je m'apprêtais à déguster un savoureux repas en toute liberté et que Simon s'amusait au sous-sol.

– Mômon !

Je faillis m'étouffer avec mon morceau de poulet.

– Ça y est. J'ai la berlue ! J'entends des voix maintenant !

N'osant pas avaler ma bouchée, de peur de rater quoi que ce soit, je fixai la reproduction de William Bouguereau devant moi. En attente, je suppliai presque la petite fille au bouquet de fleurs de réentendre ce son.

Elle exauça mon vœu.

Non seulement Simon redit : « Mômon », mais il vint me chercher en me tirant par la main. Il me fit descendre au sous-sol et il pointa l'ordinateur, tout en faisant le signe « Aide ». Je rêve. C'est ça. Je suis au beau milieu d'un de ces maudits rêves cruels que je refais sans cesse dans lesquels Simon parle et me dit qu'il m'aime.

– Simon, pince-moi. Dis-moi que je rêve.

– Teur.

– Tu veux que maman ouvre l'ordinateur ?

– Teur.

– Tiens, mon ange, il faut appuyer juste ici.

L'ordi s'ouvrit et Simon me repoussa en disant : « Be-bye ! », le sourire fendu jusqu'aux oreilles.

Je rêvais. Cela ne pouvait qu'être un rêve… ou trop de caféine.

Je remontai l'escalier en pensant qu'il avait peut-être déjà dit quelques mots dans le passé, mais jamais pour combler un besoin comme il venait de le faire. Il était venu me chercher jusque dans la cuisine pour ouvrir son ordinateur. Il a dit : « Mômon » ce qui signifie qu'il sait qui je suis. Il comprend alors.

Par la suite, les mots fusèrent de sa bouche avec une facilité déconcertante. En deux jours, Simon disait plus d'une vingtaine de mots. C'était vingt fois plus qu'une semaine auparavant. Je disais : « Beurre » et il répétait : « Eurre » en pointant le beurrier. « Dent » et il touchait ses dents. Idem pour tous les autres mots. Sans effort. Non seulement il les prononçait, mais il en connaissait le sens. C'était formidable. Son cerveau venait de débloquer. Au téléphone, mon beau-père qui allait aux nouvelles resta muet à l'annonce de l'extraordinaire. Moi, j'étais transportée. Je n'y croyais pas. Je flottais si haut que j'en oubliais tout le reste. C'était un dimanche. 22 h 07 : Steve entra dans la maison et Simon avala sa première dose de Paxil.

Le lendemain, assise dans mon bain, j'eus l'impression que ma gorge était en feu et que mon estomac se tordait au point de ressembler à un fusilli. Ma douleur était telle qu'un train m'aurait roulé sur le corps et je n'aurais rien senti.

Simon venait de rechuter.

Encore.

Finis les sourires, les échanges, la communication entre nous. Le matin du 13 janvier, notre liberté nous fila entre les doigts. Nous étions, de nouveau, soudés l'un à l'autre.

Cette fois, ma déception m'anéantit. Je m'étais fait avoir, comme une gamine ! J'y avais cru. J'étais certaine que Simon était en train de se sortir de ce long cauchemar. Qu'en communiquant, il arrêterait de s'autodétruire. Mais non ! Terriblement écœurée de vivre déception après déception, terriblement écœurée de pleurer pour mes enfants, terriblement écœurée de ma vie de merde. Je n'en pouvais plus. Cinq années à pleurer presque quotidiennement. C'en était assez. Je hurlais.

– J'EN AI MA CLAQUE ! Merde !

Je vis alors mon reflet de femme épuisée sur le chrome du robinet du bain.

– Je veux que Simon parle, tu comprends ? dis-je au reflet. Ce n'est pas sorcier.

– …

– Je refuse de croire qu'il passera sa vie sans dire un mot. Non ! Pas mon Simon.

– …

– Simon parlera. Je te jure qu'il parlera.

Et le reflet me sourit.

Je venais de trouver un sens à ma vie.

À ma demande, le docteur Corriveau cessa immédiatement le Paxil. Mais il me rappela que c'était également à ma demande qu'il l'avait prescrit à Simon. D'abord, je n'ai jamais demandé de Paxil, seulement de l'aide. Simon se frappait de plus en plus, et je ne savais plus quoi faire. De plus, c'était bien avant qu'il ne dise : « Mômon. » Bon. Cela dit, j'ai le dos large, alors, oui, c'était ma faute.

Le retour de Simon à la maison signifiait également le retour d'Anne-Marie, de Paulina et de Chantal dans sa vie. Je craignais cette première rencontre. Je ne voulais pas provoquer davantage de stress chez Simon. Après tout, nous ne savions toujours pas ce qui avait provoqué son automutilation. Le surmenage demeurait la première hypothèse. Et comment réagira-t-il en revoyant les thérapeutes ? Pour moi, il était évident qu'elles ne toucheraient plus jamais à Simon. Mais ce n'était évident que pour moi.

La première fois qu'il les rencontra, il voulut sortir immédiatement du local de la garderie. Ce que l'on fit. Chantal vint alors reconduire Rémi à la voiture. Pauvre Simon. Chaque jour, il devait affronter sa peur en m'accompagnant à la garderie, en plus de tolérer la présence de Chantal à la maison, et ce, tous les après-midi. Cette situation était insoutenable, voire irrespectueuse. Celle qui avait déclenché son agressivité était de retour à ses côtés. Bien sûr, Chantal travaillait uniquement avec Rémi, mais les consignes demeuraient les mêmes, et Simon les entendait. Puis, un jour de supervision, je compris que la présence des thérapeutes devenait de plus en plus insupportable… pour nous deux.

– Salut, nous dit Anne-Marie lorsque nous sommes entrés, Simon et moi, main dans la main, dans le local de la garderie.

– Salut.

– Mamân ! cria Rémi. Gros câlin.

– Salut, Rémi. Bisous.

– Puis, comment va Simon ? demanda la psy, tout en continuant de transcrire ses notes.

– Ça va. Et Rémi ? Il avance bien, je crois ?

– Écoute, Johanne, je ne passerai pas par quatre chemins, me lança Anne-Marie en quittant, enfin, son agenda des yeux.

– (Elle me regarde. C'est grave.)

– Rémi régresse. Je ne sais pas ce qui se passe, mais il est de plus en plus agressif envers les amis, et de plus en plus souvent.

– Ah bon ? Je croyais qu'il allait bien ? dis-je en regardant Paulina.

– Oui, académiquement. Mais son comportement se détériore, m'avoua-t-elle.

– Je ne le savais pas !

– Johanne, je comprends ta démarche, mais la place de Simon n'est pas à la maison. Il devrait être à l'hôpital en train de se faire soigner par des professionnels, et non pas… par sa mère.

Quoi ? En quoi ma décision de garder Simon à mes côtés la concernait ?

– Sa présence à la maison affecte Rémi.

– Pardon ?

– Son agressivité déteint sur Rémi.

– Mais pas du tout ! Ils ont commencé à jouer ensemble !

– Être auprès de Simon n'est pas bon pour Rémi.

– Bon, venez les enfants, on rentre à la maison. Maman en a assez entendu.

De quel droit se permettait-elle de parler de nous ainsi ? Avoir mon fils auprès de moi était la plus belle chose qui pouvait nous arriver, à tous les deux. Il était sorti détruit de cet hôpital. Le visage en sang. Le corps meurtri. L'âme en miettes. Merde ! Il commençait tranquillement à revivre. Sa place était à la maison. Avec sa famille. Avec son frère. C'est de nous dont il avait le plus besoin. Pas de tous ces spécialistes. Cette psy se croyait tout permis. En réalité, elle ne connaissait rien de nous. Rien de la vie de famille. Elle était d'une froideur à glacer le sang.

– Je dis cela pour t'aider, Johanne, ajouta-t-elle, le nez replanté dans ses notes. Tu vas te retrouver avec un problème dédoublé.

– Si tu veux nous aider, invente un programme contre l'agressivité. Allez, viens Rémi.

– C'est déjà fait. Mais ça ne suffira pas.

M'énerve.

Ce fut en contrant les coups de Simon d'une main et en retenant Rémi par le manteau de l'autre, pour éviter qu'il ne fugue, que nous nous rendîmes à la voiture. Le regard des autres parents, venus chercher leurs enfants, ne m'atteignit même pas tellement j'étais en furie.

Quelle psychologue de merde ! Il est vrai que Rémi traversait une période plus difficile. Il est vrai qu'il était en crise existentielle, mais Simon n'en était pas le coupable. À cinq ans, le développement de Rémi était parsemé de trous. Doué et très intelligent, il dépassait les autres sur le plan scolaire, mais au niveau des émotions, il avait deux ans de retard. Son vocabulaire n'était pas suffisamment fluide. Il lui manquait encore beaucoup de mots pour arriver à bien s'exprimer. Alors, comme la plupart des enfants âgés de trois ans, il réagissait au lieu de demander. Frapper devenait une solution de rechange très efficace pour avoir le jouet d'un ami. J'avoue que Simon n'était pas le meilleur exemple fraternel – un frère qui se cogne le nez, sans réagir, peut être troublant –, mais il est et restera son frère. Pour la vie. À nous d'adapter l'enseignement de Rémi face à ce défi de taille. Simon a les mêmes droits que Rémi. Voyons !

– Donne-lui son 4 %, Johanne, me suggéra ma mère. Fais-moi plaisir.

– J'aimerais tellement ça.

– Elle n'a pas le droit de te parler ainsi. Elle est membre d'un ordre professionnel.

– Je le sais. Mais si nous perdons Anne-Marie, nous perdrons également Paulina. Et Rémi a besoin d'elle.

– Tu as raison. Paulina est une excellente thérapeute, mais...

– Il ne lui reste qu'une année et demie à la garderie.

– Alors endure, ma fille.

– Oui, par amour pour Rémi.

Pourquoi le Tylenol soulage-t-il Simon si rapidement ? A-t-il des migraines ? Des troubles intestinaux ou de sinus ? Des candidats ? Des allergies au gluten ? Des otites séreuses ? Une anomalie des structures du tronc cérébral ? Un dysfonctionnement des trompes d'Eustache ? La fibromyalgie ? Pourquoi se mutile-t-il ? Est-il un X fragile ? Un bipolaire ? Souffre-t-il de psychoses infantiles ? De troubles de la personnalité limite (*borderline*) ? D'épilepsie ? Du syndrome Gilles de la Tourette ? De dépressions saisonnières ? D'anxiété ? De dépendance affective ? D'encéphalopathies ? Sans compter les innombrables noms de syndromes à coucher dehors… Et sa langue, pourquoi est-elle pleine de plaques rouges ? Est-ce la langue géographique ? Du reflux gastrique ? Une carence en calcium ou de simples brûlures ? Que sais-je ?

Voilà à quoi je passais toutes mes soirées, et une partie de mes nuits. J'exigeais des réponses. Malheureusement, le Web en offrait plus que mon quotient était capable d'en absorber. J'étais complètement perdue dans cet univers médical. Toutes ces pathologies concordaient avec le comportement de mon fils. Simon était comme un résumé de tous ces malaises. Alors, lequel choisir ? La seule personne avec qui je pouvais réellement partager mes recherches, c'était le docteur Corriveau, car Anne-Marie rejetait mes hypothèses les unes après les autres. Chaque fois que je croyais avoir trouvé une piste, elle me traitait comme si j'étais la dernière des connes. « Johanne, un trouble de personnalité limite !!? Tu es ridicule. » « Des psychoses ? Pathétique ! » J'essayais simplement de sauver mon enfant. Je n'étais pas plus idiote que tous ces docteurs qui se croyaient tous plus intelligents que moi. Aucun de ces professionnels n'avait réussi, jusqu'à maintenant, à élucider le mystère de l'automutilation de Simon. Ils avaient tous échoué. Alors, j'avais ma place au sein de ce long processus de guérison, et j'y tenais. Si Anne-Marie aimait réellement Simon, pourquoi faisait-elle cela ? Pourquoi me nuisait-elle ? Que gagnait-elle au change ? Puis, au fil des semaines, la réponse vint d'elle-même : Anne-Marie devait prouver à ses thérapeutes qu'elle avait raison, c'est-à-dire que la place de Simon n'était pas à la maison, mais bien dans un hôpital psychiatrique, et que sa mère était une incapable.

Pour sauver la face, Anne-Marie devait avoir raison et, moi, tort.

Prouver que j'étais fêlée augmenterait sa crédibilité auprès de ses employées, qui l'idolâtreraient davantage. Une lutte à finir. Un duel entre elle et moi, où il n'y aurait qu'un seul vainqueur.

La trahison

Anne-Marie était devenue une psychologue sournoise. Sans pitié. Une femme redoutable, prête à écraser l'autre pour redorer son image. Et l'autre, c'était moi. Le jour où j'annonçai à Paulina ma grande joie d'avoir enfin déniché une orthophoniste compétente pour Simon, Anne-Marie réduisit cette joie en miettes en quelques secondes.

– Salut Johanne, Paulina m'a raconté ce matin. Elle se prend pour qui, cette madame Nadon ?

Paulina ! Je fixai, avec indignation, celle que je considérais comme une amie. Pourquoi avoir bavassé ? J'attendais des explications, des excuses mais, bizarrement, rien ne vint.

– Elle ne connaît pas Simon, reprit Anne-Marie, elle ne l'a jamais vu. Comment peut-elle savoir s'il a un grand potentiel ou non ? Fais attention, Johanne, ça sent l'arnaque. Cette bonne femme ne veut que ton argent.

– Je ne le crois pas.

– Ce qui est étonnant avec toi, Johanne, c'est ta grande naïveté.

– Eh bien, l'arnaqueuse, comme tu dis, est venue chez moi hier soir pour déposer dans ma boîte aux lettres un logiciel pour Simon.

– Ça ne veut rien dire.

– *Gratos*.

– *Anyway*, je t'aurai prévenue ! ajouta Anne-Marie, le nez désagréablement planté dans ses notes.

– Franchement ! Madame Nadon habite Pincourt. Elle aurait fait quarante-cinq minutes de voiture, à 23 h, pour nous arnaquer ? En plus, nous n'avons discuté qu'une seule fois au téléphone.

– Justement ! hurlèrent Paulina et Anne-Marie en riant. Elle a senti le *gros* poisson mordre au bout de sa ligne.

Merci de l'adjectif. Ce haussement de ton énerva Simon, qui se rua de coups en utilisant l'anneau métallique de mon gant comme arme de poing. Du sang perla de son arcade sourcilière.

Assez ! Cette conversation avait assez duré.

– Il se frappe encore beaucoup, n'est-ce pas ? osa dire Anne-Marie. Ce qui me fit sortir la vapeur du nez.

– Allez, viens, Rémi, on s'en va. Ton frère n'en peut plus. (Et ta maman non plus !)

– Johanne, attends !

Mais nous étions déjà partis. Ce fut en beau maudit que je sortis de la garderie. Et je passai une partie de la soirée dans le même état.

– Reviens-en, Johanne ! Oublie-les ! Elles disent n'importe quoi !

– Non, je n'en reviens pas, Steve ! C'est moi qui endure ça toutes les semaines. Anne-Marie me rabaisse continuellement. Tout ce que je dis ou fais pour Simon, c'est ridicule à ses yeux. Ma confiance en moi est au plus bas, figure-toi.

– Oh, chérie ! Viens ici, ajouta mon amoureux en me serrant dans ses bras. Viens voir papa Steve.

– Je n'en peux plus. Tu comprends ? Je suis épuisée.

– Je connais un bon truc pour te redonner confiance, dit-il, jouant du sourcil.

– Steve, sois sérieux !

– Je le suis.

À cette époque de ma vie, j'étais vulnérable. Très fragile. Mon estime de moi-même était à son plus bas niveau, et chaque rechute de Simon la rabaissait davantage. Je doutais de tout. Je ne croyais plus en rien. Il y avait eu tant de déceptions, tant d'efforts pour presque rien. Les résultats n'étaient jamais ceux espérés. Je ne me sentais jamais valorisée, mais toujours critiquée. J'avais tant besoin d'encouragement, et ils ne venaient pas. À cette époque de ma vie, il ne fallait pas me dénigrer. Bien au contraire. Heureusement que mon mari était là pour s'occuper de mon petit moral. Merci, chéri.

J'avais enfin trouvé une orthophoniste et j'étais fière de moi. Après trois années de recherche, une orthophoniste acceptait enfin de rencontrer Simon. Au téléphone, madame Nadon m'avait plu immédiatement. De prime abord, c'étaient ses nombreux produits spécialisés en vente sur son site Internet qui avaient attiré mon attention. Mais la discussion avait vite pris une autre tournure lorsqu'elle me demanda pourquoi avais-je tant besoin de tous ses logiciels.

– J'aimerais que mon fils parle. Qu'il puisse enfin jouir de la vie comme les autres petits garçons de son âge. Qu'il cesse son automutilation. C'est insupportable. Je n'en peux plus. Lui non plus.

– Mon Dieu, madame Leduc, c'est épouvantable !

Cette mère de quatre enfants trouva ma situation irréelle. Elle ne comprenait pas pourquoi le CLSC et le CRDI n'étaient pas plus impliqués. Moi non plus.

– Vous ne pouvez pas rester dans cette situation. Ça n'a aucun sens. Vous avez besoin de soutien, madame Leduc.

– Je le sais, les spécialistes le savent, mais rien n'arrive.

– Demandez l'aide de votre travailleuse sociale. Il doit bien exister un organisme, un centre, qui pourrait vous aider ?

– Nos deux travailleuses sociales ont quitté en même temps et elles n'ont pas encore été remplacées.

– Mais il vous en faut une !

– Je le veux bien, mais…

– Mettez-leur de la pression. C'est votre droit.

– Je peux réessayer.

– Bon, cela dit, je crois que votre Simon doit d'abord et avant tout rencontrer une ergothérapeute. Votre fils me semble totalement désorganisé sur le plan sensoriel.

– Une ergo ? Vous parlez de ces petits êtres introuvables dont on soupçonne l'existence, mais que personne n'a jamais vus ?

– Oui, dit-elle en riant. Mais Sylvie est bien réelle, vous savez.

– Peut-être, mais voudra-t-elle d'un enfant comme Simon ? Jusqu'à présent, elles ont toutes refusé. Je n'ai même plus de pédiatre. Simon est un cas trop complexe pour tout ce beau monde.

– Mon Dieu, madame Leduc, je n'ai jamais vu pareille situation ! C'est absurde.

– C'est comme ça. La maladie mentale dérange les gens. Personne n'essaie plus de comprendre. L'évitement devient la solution idéale.

– Oui, bon. Je ne suis pas de leur avis. En tout cas, Sylvie saura quoi faire avec Simon. Elle est très compétente.

– Tant mieux, dis-je, perplexe.

– Maintenant, en ce qui me concerne, il y a normalement deux ans d'attente sur ma liste, mais je crois bien pouvoir faire une exception pour votre petit Simon. Laissez-moi mijoter tout cela.

– D'accord.

– D'ici là, j'irai vous porter un logiciel qui aidera peut-être Simon à développer sa communication. On ne sait jamais ! Et lorsque vous l'aurez installé, appelez-moi. Je vous expliquerai comment il fonctionne.

– Parfait ! Madame Nadon, comment vous remercier ?

– En sauvant votre fils. Je suis outrée qu'en 2009, vous n'ayez pratiquement aucun service. J'ai l'impression de revivre les années 60. Votre situation me bouleverse. Je tiens à vous aider au mieux de ma connaissance.

– C'est très gentil. Vraiment.

– Je vous appelle bientôt pour fixer un rendez-vous et vous donner la réponse de Sylvie, si ça vous va.

– Parfait pour moi.

– Dans ce cas, au plaisir.

Voilà l'arnaqueuse dont Anne-Marie disait se méfier.

Bien évidemment, je n'étais certaine de rien. Je n'en étais qu'aux balbutiements de ma théorie. Mais tout de même. Suite à de nombreuses observations et à de nombreux essais, je constatai qu'en alternant chatouilles et consignes, Simon tentait de communiquer, et ce, malgré son état lamentable. Je n'eus d'abord droit qu'à de légers rictus, mais le jour où, me voyant marcher comme une poule, mon fils éclata de rire, je compris. Le résultat valait l'effort. Ce jour-là, Simon oublia de se frapper et me demanda : « Core-poule, mômon » durant toute la journée. Il riait tellement qu'il en pleurait. Entendre son rire de « vieille matante » résonner dans le salon n'eut pas de prix ! Bien sûr, mon imitation de poule mouillée était très réussie, mais était-ce simplement cela ? Je veux dire, remplacer les pleurs par le rire, le rire par la communication ? Néanmoins, en un gloussement, sa colère se transforma en rire. Une découverte extraordinairement dérangeante, car elle venait contredire tout ce qu'on m'avait enseigné jusqu'à présent. Dans l'enseignement ABA, le temps consacré au rire est infime si on le compare au reste. Disons que la rigueur et la discipline accaparent tout l'espace. Il est vrai qu'il vaut mieux apprendre à s'asseoir correctement à une table qu'apprendre à être heureux ! De plus, je réalisai que le fameux contact visuel, tant exigé par Anne-Marie, n'était pas crucial pour Simon. Au contraire. Si, terrée dans la cuisine, la tête dans le frigo ou dans l'armoire, je demandais à mon fils de me donner un bisou, Simon entrait dans la cuisine et m'embrassait. Le plus simplement du monde. Par contre, si j'exigeais un contact visuel, Simon décampait au sous-sol. Autre détail troublant. Au fil des ans, Simon s'était inventé un système de communication sans que nous le sachions. Par exemple, en guise de « Non », mon petit futé nous tournait le dos. Chaque fois qu'il ne voulait plus de biscuits, il se retournait en espérant que notre cervelle universitaire allume et que notre éreintante question cesse. En revanche, en exigeant ce contact visuel, nous le forcions à nous faire face. Nous brisions donc, chaque fois, son précieux système de communication.

Bravo, les diplômés !

À mes yeux, il apparaissait de plus en plus évident que Simon possédait la capacité de communiquer et qu'il comprenait très bien, sans être obligé de croiser nos pupilles. Il était de plus en plus évident qu'Anne-Marie Dubé avait fait de grossières erreurs et que, en humble fautive, elle continuait. Toute cette rigidité, ce contrôle parental paranoïaque émanant de son ABA ou cette volonté exténuante de tout rendre parfait, à quoi servaient-ils réellement ? Pourquoi nos enfants ne pouvaient-ils pas flâner de temps à autre ? Pourquoi devions-nous les maintenir continuellement occupés ? Pourquoi devions-nous leur imposer *notre* mode de vie ? Le leur ne valait rien ? Qui possédait ce droit décisionnel sur nos familles ?

Madame Dubé.

À partir de ce moment, c'en fut fini pour moi. Je n'en pouvais plus. Au diable, les bonnes manières, les petites pattes bien placées sous la table et les mains sur les cuisses ! Au diable, les consignes ennuyeuses ! Au diable, le contact visuel ! Au diable, l'ABA ! Les jouets musicaux ont effectué un retour parmi nous, au grand bonheur de Simon. Ainsi que les permissions autrefois bannies. Mes petits loups avaient désormais la permission de faire des autostimulations, d'écouter la télé à un pouce de l'écran, de tripoter les « glu-glu » gluantes qui lèvent le cœur, de dévier l'eau du robinet sur le comptoir, de mâchouiller leur chandail, de taper sur l'écran de l'ordinateur, de manger dans le salon, d'arracher le gazon ou, encore, de se rouler dans la boue et d'en étendre partout, et ce, même sur leur mère. La folie était de retour chez nous. L'atmosphère était plus conviviale. Tous s'en portaient mieux. Moi la première. J'avais repris le contrôle de ma maison. J'étais à nouveau maître chez moi. *Je* décidais de ce qui était bien ou pas pour ma famille. Une sensation de bien-être inexplicable.

Mais, malgré tous ces changements et tous mes efforts, Simon restait fragile. Au moindre son strident de son frère, au moindre jouet défectueux, au moindre coup de téléphone, les gifles recommençaient. Par contre, en retirant toute rigueur de son quotidien et en le laissant maître de ses choix, tout en les respectant, mon garçon semblait reprendre, peu à peu, confiance en lui. Ses épaules se redressèrent. La position de son corps passa d'homme de Cro-Magnon à Homo sapiens. Simon redécouvrait le monde. Notre monde. Consciente que le travail serait long et pénible, j'apercevais, pour la première fois depuis sa chute en enfer, une douce lueur au bout du tunnel.

– Il change, *mom,* dis-je à ma mère au téléphone. C'est épuisant mais ça fonctionne.

– Et si tu arrêtes ?

– Il se frappe. Instantanément. Je ne dois jamais m'arrêter. À aucun moment. Toujours le faire rire, sauter, danser, avec le gros sourire plaqué sur le visage. C'est vraiment exigeant.

Ce parfait contrôle de mes émotions était harassant, car Simon n'était pas toujours un petit ange, et ne jamais le chicaner devenait très exigeant.

– C'est impossible, ma fille. Tu vas t'épuiser.

– *Mom*, j'ai le choix entre deux réalités: être l'esclave ou le bouffon.

– Et tu préfères le deuxième ?

– J'ai besoin de l'entendre rire. J'en ai été privée trop longtemps.

– Je m'inquiète pour toi. Tu ne dors pas suffisamment. Attention, l'épuisement te guette.

– Il ne me guette plus, *mom*, ça fait trois ans qu'il fait partie de ma vie.

– Je sais, mais les médecins, que font-ils ? Ils ne t'aident pas beaucoup, je trouve.

Là, ma mère marquait un point. Où était l'équipe promise par le docteur Corriveau ? Ces spécialistes ne devaient-ils pas effectuer un suivi à domicile ?

– De toute façon, tu en connais autant sinon plus que tous ces spécialistes. Tu devrais écrire un livre, ma fille. Je suis certaine que tu aiderais bien des familles.

– Non, peut-être pas un livre, mais je pense que je commence à comprendre un peu pourquoi Simon est si agressif envers lui-même. Je commence à penser que le docteur Corriveau avait peut-être raison sur ce point.

– Tu crois qu'elles en sont responsables, n'est-ce pas ?

Bang ! La question qui tue ! Elle me hantait depuis plusieurs semaines. C'est qu'il y avait matière à s'interroger. Avant qu'Anne-Marie ne débarque avec ses gros sabots, Simon était un enfant joyeux qui courait et riait. Certes, il était enfermé dans son monde, mais quatre années plus tard, ce même enfant est toujours enfermé dans son monde, et il passe la majorité de sa journée à pleurer en se massacrant. Il n'arrive même plus à manger assis à une table. Alors, qu'avons-nous gagné à lui fourrer de force de la nourriture entre les dents ?

Et si les thérapeutes avaient joué davantage avec Simon, au lieu de lui imposer un enseignement si rigoureux ? Le même enseignement, mais dans des endroits agréables, différents du sous-sol. Des exercices cognitifs, mais les deux pieds dans la piscine, dans le sable, ou les fesses sur un banc de parc. Ne s'en porterait-il pas mieux aujourd'hui ? Bien sûr, les thérapeutes allaient au parc, mais seulement pour appliquer leurs consignes : marche, cours, jappe. Jamais pour y travailler les pictogrammes ou faire de la gouache en chantant des comptines. Ce que Simon aurait adoré. Simon apprend mieux dans son bain lorsque la douche lui coule dans la face. Il ne se frappe plus lorsqu'il tripote de la boue. Il rit lorsqu'il se met les deux pieds dans la peinture. Ce sont là les activités qu'il aime. Rien à voir avec les associations d'images ou tout autre exercice ennuyeux du programme ABA. Il n'était pas rendu à ce niveau, et il ne l'est toujours pas. Les renforçateurs alimentaires n'étant plus efficaces depuis plusieurs mois, n'aurait-il pas fallu s'ajuster ? Simon n'avait plus envie de faire le beau pour un bretzel. Il avait envie de voir sa mère faire la poule.

– Disons que l'équipe du docteur Corriveau y a vu un ABA bâclé.

– Mais toi ?

– Peut-être, je ne sais pas. Je ne sais plus.

– C'est toi, la mère. Tu le sais mieux que quiconque.

– Plus maintenant. Je doute de tout. Tu crois que je devrais en parler aux filles ?

– NON !

– J'aurais aimé savoir ce qu'elles en pensent. Pour aider d'autres familles.

– Laisse faire les autres. Ne te mets pas dans le pétrin pour rien. Tu connais Anne-Marie !

– Oui. Tu as raison.

Une mère a toujours raison. Pourquoi on ne les écoute pas ?

L'idée d'en parler à Paulina me démangeait. En allant la reconduire à l'arrêt d'autobus, c'était sorti tout seul. Bravo !

– C'est étrange, Paulina, je me demande… Comment dire…

Ferme-là ! Arrête pendant qu'il en est encore temps ! Silence dans ta bouche, comme dirait Rémi.

– Nous aurions peut-être dû agir autrement avec Simon. Je ne sais pas. Lui enseigner les mêmes trucs, mais différemment.

– Ah bon ?

– Oui. Depuis qu'il est à la maison, j'ai essayé beaucoup de techniques différentes pour entrer en relation avec lui et, dernièrement, les résultats sont surprenants. Par contre, ce que je fais va à l'encontre de l'ABA. Pourtant, ça fonctionne. Mieux, même.

– Ah bon !

– Bien sûr, ce ne sont que des hypothèses pour l'instant.

– (Silence polonais)

Son silence me rendit nerveuse. Elle semblait fâchée, ou peut-être insultée par mes propos ? J'en perdis toute jugeote.

– Tu crois que je devrais en parler à Anne-Marie ? Non pas pour aider Simon. Non. Pour lui, c'est foutu, mais pour aider les autres enfants ?

Maudite grande trappe ! Je connaissais la réponse bien avant de la poser. Alors, pourquoi l'avoir fait ?

– Sois bien sûre de toi, m'ordonna sèchement Paulina. Sois certaine de ce que tu insinues avant d'en parler à Anne-Marie.

– C'est justement ça, le problème. Je ne suis certaine de rien.

– Anne-Marie est très susceptible, ces temps-ci. Alors, attends.

– Tu as raison. De toute façon, j'ai encore plein de trucs à vérifier. Disons que je suis bien loin d'écrire ma thèse sur le sujet.

– Hum !

Paulina demeura de glace jusqu'à l'arrêt d'autobus. Pourquoi ? Qu'avais-je dit de si fâchant ? Je voulais simplement connaître son avis. Pourquoi se portait-elle à la défense de mère Supérieure, elle qui, jusqu'à nouvel ordre, voulait la quitter ? Il est vrai que, depuis quelques temps, j'avais observé un changement d'attitude chez Paulina.

Subtilement, elle devenait de plus en plus imbue d'elle-même. Elle aussi. Allant de petits commentaires déplacés concernant ses collègues du CRDI, comme quoi Anne-Marie et elle sont les meilleures, et eux, tous des cons. Idem pour les médecins, les orthophonistes, les ergothérapeutes. Paulina acquérait de plus en plus d'expérience et prenait de plus en plus d'assurance. Malheureusement, assurance semblait rimer avec désobligeance.

Et tant qu'à me mettre les pieds dans la bouche, j'en parlai également à Chantal. Je voulais être équitable envers les deux thérapeutes. Contrairement à Paulina, Chantal fut intéressée à connaître ma théorie.

– Certainement, et tu devrais la partager avec Anne-Marie.

– Non. Vraiment pas. Elle serait fâchée, voire insultée.

– Bien non. Anne-Marie est très ouverte à nos opinions. Tu te trompes à son sujet.

Pauvre petite Chantal ! Tu ne la connais pas autant que moi. Il te manque un chapitre complet du livre, ma belle.

– Non. Je préférerais que vous gardiez ça pour vous, Paulina et toi. Sincèrement, je ne tiens pas à ce qu'Anne-Marie l'apprenne, et encore moins de ses thérapeutes. Lorsque je serai sûre de moi, je lui parlerai. D'ailleurs, elle ne travaille plus auprès de Simon. Je ne suis pas certaine de devoir lui dire. Mieux vaut attendre qu'elle termine avec Rémi.

– À ton goût, mais je reste convaincue qu'elle ne se fâcherait pas.

Le lendemain, sur mon répondeur, un message changea la donne. *« Salut, Johanne, c'est Anne-Marie. Je suis littéralement sous le choc. Les filles viennent de m'apprendre que tu me tiendrais responsable de l'automutilation de Simon. Je n'en reviens pas. En plus, tu n'as pas eu le courage de me le dire de vive voix. Hum... Il faut qu'on se parle. Aujourd'hui. Demain, je quitte pour l'Europe. Je ne reviens que le 9 février. Je ne peux pas laisser cette affirmation grotesque en suspens. Johanne, si tel est le cas, cela remet en question mon implication auprès de Rémi. Il y a bris de confiance entre nous et je ne pourrai plus continuer avec Rémi. Désolée. J'attends ton appel. Bye ! »*

M-E-R-D-E !

Qu'avais-je fait ?

– *Mom !* J'aurais dû t'écouter et fermer ma boîte.

– Bien non !

– Bien oui !

– Paulina, je la croyais de ton côté ?

– Moi aussi ! Elle dit que c'est Chantal qui a tout déballé et elle me jure qu'elle n'aurait jamais fait ça. Merde, par ma faute, Rémi risque de perdre sa place à la garderie et de se retrouver sans thérapie.

– Demande à la directrice de la garderie si elle peut faire une exception pour quelque temps.

– Madame Chénier ? Elle tolère la présence de Rémi uniquement parce qu'elle en est obligée. Je ne crois pas qu'elle m'accorde quelque faveur que ce soit. Merde. Je ne peux pas avoir les deux enfants avec moi à la maison. *Mom*, Simon va s'arracher la moitié de la face avec Rémi sur les talons.

– On va trouver une solution.

– Je vais vomir.

– Tu as des droits. La thérapie, c'est un besoin essentiel pour tes enfants. Anne-Marie ne peut pas…

– Oh ! que oui, elle peut ! Crois-moi. Anne-Marie décide de tout.

– Attends, je te passe ton père.

– Johanne ?

– Salut, *son père* ! Es-tu fier de ta fille ?

– Tu ne l'as quand même pas envoyée promener ?

– À ce prix-là, j'aurais dû.

– Ce n'est pas si grave que ça. Elle en fait tout un plat. Je ne vois même pas où est le problème.

– J'ai parlé aux filles avant elle.

– Et puis ? C'est un crime ?

– Elle y voit un bris de confiance.

– Elle n'aurait pas la mèche un peu courte, ta Anne-Marie ? Franchement ! Ce sont *tes* enfants. Tu as le droit de parler aux thérapeutes si tu le veux.

– Je le croyais aussi.

– Ce sont des enfantillages, Johanne. Mets ton énergie ailleurs. Appelle-la et règle-moi ça au plus sacrant.

Mon père avait tellement raison. Le soir, j'ai laissé un long message de regrets et d'excuses à Anne-Marie. Comme quoi je n'avais pas voulu la blesser, blablabla, et que tout cela n'était qu'un malheureux malentendu, que je ne la tenais pas responsable de l'automutilation de Simon et que je n'avais jamais dit ça. Bien au contraire. Voilà, elle comprendrait.

9 février 2009

À 9 h 32, l'appel d'Anne-Marie arriva. Elle était de retour à Montréal et n'avait pas écouté mon long message pathétique.

– Mon répondeur ne fonctionne pas. Tu disais quoi ?

– (Inspire.) Que je ne voulais pas te choquer ni te blesser, et que c'était pour cette raison que j'avais d'abord parlé aux filles. C'est tout.

– Les filles m'ont dit que tu me tenais responsable de l'automutilation de Simon.

– Jamais. Je ne t'ai jamais accusée de quoi que ce soit. Ni personne. Au contraire, je suis très satisfaite de votre travail avec Rémi.

– Je me suis renseignée auprès d'un collègue de l'Ordre des psychologues du Québec. Selon lui, tu m'as placée dans une fâcheuse situation et il y a bris de confiance entre nous. Tu n'as plus le choix, Johanne, tu dois me dire ce que tu me reproches, sinon je serai dans l'obligation de rompre le service avec Rémi.

– Ça n'a pas rapport, Anne-Marie. Tu mélanges les deux enfants. Rémi, ce n'est pas Simon.

– Tu es la mère des deux enfants.

– Je ne tiens pas à te le dire. C'est mon droit et, étant donné ta réaction, il serait préférable d'attendre que tu termines avec Rémi. On pourrait s'en reparler à ce moment-là.

– Je te répète que ce n'est pas un choix. Je te donne jusqu'à mercredi pour prendre ta décision.

Un ultimatum ! Cette folle de psy me lance un ultimatum ! Et si je refuse ?

– Je ne veux pas te le dire. Un point c'est tout !

D'ailleurs, cela ne servirait à rien. Si je parle, elle nous quittera de toute façon. J'en suis certaine. Je ne lui accorderai donc pas ce plaisir. Elle partira sans connaître mes observations. Elle ne les mérite pas.

– Désolée, mais c'est non, dis-je, en plein combat avec Simon qui se ruait de coups au visage.

– Je n'ai rien à me reprocher concernant Simon. Je n'ai commis aucune erreur.

– (Bien sûr, *Miss perfection*.)

– La preuve, c'est que personne après moi n'a changé quoi que ce soit. Simon est un cas lourd, voire impossible. Je comprends ta démarche, tu es une maman très sympathique, mais c'est moi qui détiens les diplômes, Johanne. Pas toi.

Le chat venait de sortir du sac et moi, je venais de comprendre. Anne-Marie ne supportait pas l'idée que je lui apprenne quelque chose sur l'autisme. Madame *Je-sais-tout* avait l'amour-propre insulté au vif. Voilà la véritable raison de toute cette mascarade.

– Bon, je dois te laisser, Anne-Marie. Simon n'aime pas trop le téléphone.

– Je n'ai pas terminé.

– Moi, si.

– D'accord, mais tu as jusqu'à demain soir pour y penser. Si je n'ai pas de tes nouvelles d'ici là, ce sera terminé. À compter de mercredi, Rémi sera seul à la garderie.

Paniquée, j'appelai au CRDI, au CLSC et, finalement, à l'Ordre des psychologues du Québec. Toutes des boîtes vocales. MERDE !

Simon vécut sa pire journée. Normal, sa maman n'était pas présente d'esprit et elle ne jouait pas avec lui, pas plus qu'elle ne faisait la poule. Sa maman était occupée à sauver l'avenir de son frère. Ajoutez à cela ma face de frustrée apeurée et Simon explosa. Malheureusement pour lui, le téléphone se mit à sonner au même instant.

– Merde ! Mes retours d'appel. Viens, Simon. Maman doit répondre.

Mais Simon refusa. Je tirais sur mes mains pour me libérer. Rien à faire. Simon, têtu comme une mule, continuait de résister. Aux grands maux, les grands remèdes ! Je traînai mon fils jusqu'au téléphone. Bougon, Simon eut droit à son premier cours de ski de plancher.

– Allô ? Aïe !

– Madame Leduc, c'est Geneviève Couture du CRDI, ça va ?

– Oui, juste un instant, je vous prie. Mon fils vient de me mordre.

En assoyant Simon sur mes genoux, j'avais cru bien faire, mais les oreilles de Simon se retrouvèrent vite trop près de mes paroles. Avec mes 120 décibels qui lui martelaient les tympans, cette conversation sérieuse fut très pénible pour lui. Parfois, il se frappait tellement que j'en échappais le téléphone. La patience de madame Couture fut très appréciée.

– Excusez-moi, vous disiez ?

– Bon, advenant une cessation immédiate des services d'Anne-Marie Dubé et de son équipe, il n'y aurait pas de délai pour trouver une thérapeute pour Rémi. Ça devrait se faire assez rapidement.

– On parle de... ?

– D'environ une semaine. Deux, tout au plus.

– Parfait, vous pouvez commencer à chercher une nouvelle thérapeute dès aujourd'hui.

Une chose de réglée. Ensuite, la travailleuse sociale qui s'occupait temporairement de mon dossier me rassura. Selon elle, j'avais agi en toute légitimité.

– Il est tout à fait normal qu'un parent veuille discuter des moyens utilisés avec les thérapeutes, madame Leduc. Je suis outrée par l'attitude de votre psychologue. Quel est son nom, déjà ?

– Pourquoi ?

– J'aimerais écrire un mémo à mes collègues. Il y a beaucoup de parents vulnérables en attente de services. Ils pourraient facilement tomber sous son charme.

– Je comprends. Anne-Marie Dubé.

Puis, ce fut au tour de madame Guilbaut, syndique adjointe de l'Ordre des psychologues du Québec, de me rappeler.

– D'après ce que vous m'expliquez de la situation, les raisons évoquées par votre psychologue sont nettement insuffisantes pour mettre un terme à votre contrat.

– Étrange, elle dit s'être informée auprès d'un collègue de l'Ordre qui lui aurait confirmé qu'il s'agissait bel et bien d'un bris de confiance.

– Non. Encore moins d'un bris de confiance. Quel est le nom de votre psychologue ?

– Je ne veux pas la dénoncer, je veux simplement avoir votre opinion.

– Je suis juste curieuse de savoir à qui elle s'est informée. Il est évident qu'on l'a mal conseillée.

– Non, vraiment, je ne voudrais pas lui causer préjudice. Mais, dites-moi, avait-elle le droit de me lancer un ultimatum ?

– D'abord, cela ressemble beaucoup plus à une menace qu'à un ultimatum. Vous obliger à répondre avant sa prochaine évaluation qui aura lieu dans deux jours, ce n'est certes pas la façon préconisée par l'Ordre. Son comportement laisse à désirer. J'en suis étonnée.

– Que dois-je faire ? Quels sont mes recours ?

– Vous pouvez essayer de régler ce différend à l'amiable, en allant à cette rencontre, par exemple. C'est la solution la plus agréable pour tout le monde. Discutez-en avec elle. Peut-être changera-t-elle d'avis ?

– Elle ne changera pas. Je crois qu'elle ne veut plus de nous, et ce, depuis un petit moment déjà.

– Dans ce cas, rédigez une plainte en bonne et due forme et demandez-lui de mettre sur papier les raisons de ce bris de contrat. Suite à cela, nous ouvrirons un dossier. En recevant sa lettre ainsi que votre version des faits, nous vous contacterons.

– Peut-elle mettre fin à un contrat si rapidement ? Il s'agit d'enfants dans le besoin.

– Non. Elle doit vous accorder un délai raisonnable.

– Elle ne le fera pas.

– Madame Leduc… donnez-moi son nom.

Je lui ai donné.

J'appelai ensuite celle concernée pour confirmer ma présence à la garderie, ce mercredi. Elle n'en fut pas peu fière. J'appelai aussi la directrice de la garderie pour l'aviser d'un changement d'équipe inéluctable et que, mercredi, nous désirions en discuter dans son local.

– Quelque chose ne va pas avec Paulina ?

– Nous avons un différend à régler. Je vous en parlerai jeudi, après notre réunion.

– Vous pouvez utiliser le local jusqu'à 14 h, comme d'habitude.

– Merci. Hum… dites-moi, madame Chénier.

– Oui.

– Si jamais Rémi se retrouve sans thérapeute, pourrait-il venir à la garderie, seul, pour une petite période de temps ?

– Non.

– Une semaine ou deux, tout au plus ?

– Non. Tu le sais, Johanne. Nous en avons souvent discuté. Il doit toujours être accompagné d'une thérapeute.

– Mais s'il demeure à la maison, il perdra sa place à la garderie, n'est-ce pas ?

– Au bout de trois jours, oui.

Trois jours. C'est bien peu pour trouver une thérapeute.

11 février 2009

J'allais vomir. Les mains glacées, je tremblais. Qu'allais-je dire à Anne-Marie ? Le minimum. Je ne voulais plus de ses services, car il y avait bel et bien eu bris de confiance, mais il provenait de son équipe. Pas de moi. Les thérapeutes m'avaient promis de ne rien dire, mais elles avaient trahi ma confiance. Ce bris entaillé dans notre relation s'était avéré irréparable. De plus, la réaction excessive d'Anne-Marie m'avait fait réaliser que jamais plus je ne parlerais. Je détestais son attitude de mégère, son autorité mal placée, et ce, depuis fort longtemps. Aujourd'hui, je n'avais plus confiance en sa façon de faire. Fallait simplement étirer un peu l'élastique. Une semaine ou deux, tout au plus.

Dès mon entrée, je sentis la pression sur moi. Leurs regards funestes me transpercèrent.

– Vas-y, Johanne, on t'écoute, ordonna la mégère, qui croisa les jambes comme sa mère le lui avait montré. En femme distinguée.

Bien habillée, bien mise, Anne-Marie me répugnait. C'était grâce à nos chèques qu'elle se pavanait en Audi et qu'elle chaussait des Gucci, ou qu'elle partait en croisière trois fois par année. Et nous, les parents, que nous restait-il ? Ce matin du 11 février, je n'oublierai jamais ce sourire hautain qui me leva le cœur. Une fois de plus, sa noblesse domina ma petitesse. Le regard vers le sol, les mains en prière, j'étais misérable à m'excuser de tout et de rien. Telle une voleuse. « Désolée si mes propos ont été mal interprétés. Désolée d'avoir blessé qui que ce soit. Désolée de la tournure des événements. Désolée de n'être qu'une maman sans couilles ! Désolée d'être désolée. »

– Oui, bon, j'imagine, trancha Anne-Marie, mais ce qui m'intéresse est de connaître la vérité. Que me reproches-tu, exactement ?

– Rien.

– Ce n'est pas ce que les filles m'ont dit.

– Elles se sont trompées, dis-je en fusillant Paulina du regard. Je n'ai accusé personne.

– Pourtant, les propos parvenus à mes oreilles étaient plutôt accusateurs, Johanne.

Rien à faire. Valait mieux changer de tactique pour en finir au plus sacrant. Lui livrer le minimum, tout juste agacer sa curiosité.

– Bon, Simon souffrirait de troubles anxieux et…

– Grosse découverte.

– Et… à partir de cette hypothèse, je me suis mise à jouer avec lui, à le faire rire pour réduire cette anxiété. Comme ça semblait fonctionner, je me suis demandé si nous avions réservé une place suffisante pour le jeu durant ses quatre années de thérapie. J'aurais aimé connaître vos opinions à ce sujet, mais dans un contexte plus amical, autour d'un bon repas, mais je vois que ce ne sera pas possible.

– Tu n'es pas ma copine. Je suis la psychologue de tes enfants. Je ne dîne pas avec mes patients.

– C'est vrai que tu n'es pas une copine.

– Hum ! Donc, tu trouves que mon intervention ABA n'était pas adaptée pour Simon ? Tu remets en doute mes compétences ?

– Non.

– Johanne, les filles m'ont raconté que tu considères Simon comme « foutu » et que ta « théorie » pourrait aider d'autres familles. Tu as été vexante.

– Vexante ?

– Comment crois-tu que je me sois sentie après de tels propos ? explosa Paulina. Tu m'as insultée !

– Pardon ?

Première nouvelle : j'aurais insulté la pauvre Polonaise ! Lorsque nous en avions reparlé par la suite, en l'absence d'Anne-Marie, jamais Paulina ne m'avait avoué s'être sentie « insultée » ou « vexée ». À l'inverse, elle déplorait le commérage de sa collègue. Quatre années d'amitié, entre elle et moi, volatilisées en une seule phrase. Estomaquée, je réalise alors que je suis seule dans mon clan. Anne-Marie aura finalement réussi à les convaincre que j'étais une misérable mère sans cervelle.

– Paulina ! Simon EST foutu ! C'est la triste réalité. Mais je ne vous ai jamais accusées d'être responsable de cela. Voyons !

– Il n'en demeure pas moins que tu m'as insultée.

– Franchement !

– Pourquoi ne pas être venue m'en parler à moi plutôt qu'aux filles ? répéta Anne-Marie, pour la énième fois.

– Parce que j'ai préféré demander conseil à Paulina.

Un brin de panique se lut sur leur visage. Échange de regards entre elles. Ne leur laissant pas le temps de réagir, je m'adressai directement à Paulina. Je savais que ma réponse saboterait leur belle complicité. Tant pis !

– Tu as répondu qu'étant donné les pénibles discussions antérieures entre Anne-Marie et moi, ceci ajouté à sa grande susceptibilité, il serait préférable d'attendre d'être certaine de moi avant de lui en parler. N'est-ce pas, Paulina ?

– …

– J'ai donc suivi tes judicieux conseils, mais pas Chantal, il faut croire.

Paulina devint rouge pourpre. Chantal, minuscule. Paulina voulut contre-attaquer, mais Anne-Marie lui coupa la parole en levant simplement la main d'un petit coup sec.

– Laisse les filles en dehors de ça, veux-tu ?

– Je n'aurais pas dû leur parler. C'est clair. Tout le monde m'avait suggéré de me taire, mais j'ai cru bien faire. Je me suis trompée. Désolée.

– Tout le monde ?

– Ma famille.

– Tu en as parlé à ta mère ? hurla Paulina.

– Bien, c'est elle qui s'occupe de Simon, présentement. Il faut bien qu'elle soit au courant de la situation.

– Je n'en reviens pas.

– Quoi ?

– Je suis très inconfortable avec ça, rageait Paulina. Ta famille n'a qu'une seule version des faits : la tienne.

– Normal, c'est MA famille ! hurlais-je.

– C'est ridicule. Je me suis trop impliquée. Voilà mon erreur. Je ne pourrai plus faire d'interventions chez toi, pas plus qu'ailleurs. C'est fini. Je n'accompagnerai plus les enfants à l'hôpital.

– Tu vois ce que tu as fait, Johanne ? Tu es la seule responsable de ce qui arrive.

Du chantage de vierges offensées ! La vraie raison était que Paulina serait dorénavant incapable d'affronter le regard de ma mère. Ma mère qui l'avait tant vantée, tant gâtée. Il n'y a pas deux mois, ces trois bonnes femmes recevaient d'onéreux cadeaux de Noël de la part de notre famille. Pour bien dire, la mémoire a la faculté d'oublier rapidement. La chanceuse.

– C'est ton choix, dis-je. De toute façon, tu n'étais pas obligée de le faire, et je t'en remercie. (Étirer l'élastique.)

– Johanne, je me sens mal à l'aise de poursuivre avec Rémi, recommença Anne-Marie.

– Je ne vois pas en quoi ça implique Rémi. Depuis vingt minutes, nous ne parlons que de Simon.

– Tu es le client payeur, et Rémi, le client receveur.

– ?

– Johanne, je comprends ta démarche, mais tu agis comme une mère désespérée qui veut à tout prix trouver une raison à l'automutilation de son fils. C'est normal. Mais tu devrais consulter une psychologue. Tu en as besoin. Crois-moi, tu ne tiendras pas le coup.

Woh là, le coup en bas de la ceinture !

Nous venions de transiger vers les ligues majeures. Anne-Marie s'attaquait désormais à ma personne. Rien à voir avec le sujet d'origine. En quoi mon état psychologique la concernait-elle ? Des affirmations tout à fait gratuites. Anne-Marie ne venait plus à la maison depuis plusieurs mois, et je ne lui avais jamais laissé sous-entendre quoi que ce soit concernant l'état de ma santé mentale. Alors, comment pouvait-elle être au courant d'informations personnelles à mon sujet ? Il était évident qu'une fois de plus, elle profitait de son statut de psy pour me rabaisser, et ce, devant les thérapeutes. Totalement disgracieux de sa part ! Être désespérée ou en détresse psychologique sont des problèmes personnels que l'on discute en consultation privée. Seul à seul. Une consultation commandée par le *client-payeur*, et c'était loin d'être le cas présentement.

Bouche bée, mon regard croisa pour la première fois celui de Chantal. Implorant son appui, je sentis le découragement m'envahir lorsque, froidement, elle se retourna pour jouer avec Rémi.

– Simon a besoin de soins d'experts, continuait Anne-Marie. Que tu le veuilles ou non. Il est sévèrement atteint.

– …

– C'est rendu que tu émets toi-même des diagnostics par le biais d'Internet. Un trouble de personnalité limite par-ci, la fibromyalgie par-là. Ça va être quoi, après ?

– (Ne pas pleurer)

– Johanne, tu dérapes, mais le plus pathétique, c'est que tu oses remettre en doute mes compétences. C'est moi qui détiens les diplômes, pas toi.

– Je sais, tu me l'as déjà dit au téléphone.

– Oui, tout juste avant que tu me raccroches la ligne au nez.

– Simon se frappait.

– Maintenant, ta nouvelle hypothèse est que l'ABA causerait l'automutilation ?

– (Rires de Paulina)

– Comment peux-tu imaginer un seul instant en connaître plus que moi sur l'autisme ?

– (J'en étais certaine.) Je suis tout de même la mère de *deux* enfants autistes !

– C'est dix fois moins que moi.

– Tu crois connaître ce qu'est l'autisme ? Vraiment ?

– Et toi ?

– (M'énerve.) Je n'ai pas cette prétention, mais j'observe, je note et je constate. Mon Dieu ! Je voulais simplement savoir si en jouant un peu plus…

– Simon ne sait pas jouer.

Deuxième coup bas.

– Ah non ? demandai-je, le cœur brisé. Dis-moi, Anne-Marie, toi qui sais tout, sais-tu ce qu'aime Simon ?

– S'autostimuler ! s'empressèrent de répondre Paulina et Anne-Marie en chœur. Chantal se contenta d'un sourire.

– C'est ce que vous croyez ? Vraiment ? demandai-je, la boule dans la gorge. Eh bien, cela confirme ce que je craignais. Malgré toutes ces années à ses côtés, vous ne connaissez pas mon Simon. Vous ne l'avez jamais compris.

– Simon est impossible…

– Arrête ! Mon petit ange adore la musique, jouer dans l'eau, faire de la gouache, se faire chatouiller, il…

– Les filles ne sont pas payées pour jouer dans l'eau, Johanne. On appelle ça du gardiennage, pas de l'intervention appliquée.

– Eh bien, par le jeu, Simon a commencé à dire des mots.

– Mais avec nous aussi, il parlait. N'est-ce pas, les filles ?

– Peut-être, mais son vocabulaire a triplé depuis janvier.

– Tu vois comment tu es, Johanne ? Tu es incapable de reconnaître le travail des filles. D'avouer qu'il prononce quelques mots grâce à elles. Non. Toujours toi, toi, toi !

– Je ne sais pas s'il parle grâce aux filles, ou parce qu'il est terrifié à l'idée de retourner dans cet hôpital, ou simplement parce qu'il vieillit. Non. Aucune idée. Seul le résultat compte pour nous.

– Montre au moins un minimum de respect pour les thérapeutes en reconnaissant leur travail. Tu sais, c'est vraiment dommage que tu n'aies eu que nous. J'aurais aimé que tu puisses comparer les filles aux autres thérapeutes. Tu aurais pu constater à quel point elles sont les meilleures. Dommage !

Dommage, en effet, car j'aurais pu vous foutre à la porte bien avant et ainsi épargner quatre années d'enfer à notre famille.

Cette discussion s'éternisait et ma patience s'effritait. Tout cela ne rimait à rien. Jusqu'à présent, j'avais su garder mon calme, mais je n'en pouvais plus.

– Bon, on fait quoi ? demandai-je, promptement.

– Je ne sais pas comment gérer tout ça, avoua Anne-Marie, exaspérée. Je ne crois pas pouvoir continuer auprès de Rémi dans de telles conditions. J'ai vécu des préjudices, je me suis sentie brimée dans mon travail de psychologue. À ta vue, je suis incapable de m'occuper d'enfants comme Simon et…

– Je ne pense pas ça. Depuis le début, j'affirme le contraire. Je ne me plains pas de ton travail avec Rémi.

– Tu sais, Rémi est une belle exception à l'autisme. La plupart des enfants que je côtoie ressemblent beaucoup plus au profil de Simon.

– Curieux, tu as toujours prétendu le contraire.

– Je savais exactement ce que je faisais avec Simon. Je n'ai fait aucune erreur durant les quatre années passées avec lui.

– Bien sûr.

– Arrête ! De quoi vas-tu m'accuser si Rémi régresse ?

– Rémi va très bien. Pourquoi dis-tu ça ?

– L'autisme est sournois, Johanne. Parfois, tout va bien et parfois, tout s'écroule. Rémi n'est à l'abri de rien.

Troisième coup bas.

Elle m'ébranlait sur ce que j'avais de plus solide : Rémi.

– *Anyway*, tu aurais dû simplement m'en parler au lieu de passer par les filles.

– Désolée.

– Aussi, si tu t'étais impliquée davantage auprès de tes enfants, tu aurais vu que les thérapeutes jouaient avec eux. Mais je comprends, tu étais fatiguée et désemparée.

Le coup fatal. Et dans les côtes, celui-là.

L'onde de choc se fit sentir dans tout mon corps. J'étouffais. Avais-je bien entendu ? Je ne pense pas que quelqu'un ait pu être aussi méchant avec moi qu'Anne-Marie venait de l'être. Me dire, dans le blanc des yeux, que je ne m'étais pas assez impliquée auprès de mes fils fut le reproche le plus cruel que l'on me fit, et il prendra certainement des années à se dissiper.

On pouvait me reprocher bien des choses, comme d'avoir cru en cette psy, mais jamais de ne pas m'être assez engagée auprès de mes enfants. Ah ça, non ! J'avais tout sacrifié pour mes amours. Ma carrière, ma vie de femme, ma santé, tout. Je travaillais sans relâche à leur faire des (*mots d'église*) de *pictos*, à inventer des (*mots d'église)* de systèmes de communication, à motiver Simon pour qu'il cesse son (*mot d'église)* d'automutilation, à nettoyer sa (*mot d'église*) de merde sur les murs. Qu'aurais-je pu faire de plus ?

Anne-Marie continuait le combat, mais mon corps tout entier s'était refermé sur lui-même, en position fœtus. Seuls quelques mots arrivaient à percer l'épais brouillard dans ma tête, mais ma bulle se creva lorsque je l'entendis prononcer le mot « Ordre. » Je devais saisir la balle au bond. Ma dernière chance. Je fis un effort herculéen pour revenir parmi les vivants.

– Selon l'Ordre des psychologues, il y a eu bris de confiance. La loi dit que…

– Arrête Anne-Marie ! Ça suffit ! dis-je, en prenant une pause. J'ai contacté l'Ordre des psychologues et...

– Ah oui ?

– Oui, et madame Guilbaut m'a dit qu'il ne s'agit aucunement d'un bris de confiance et que ton ultimatum ressemble plutôt à une menace !

– Une menace. Intéressant !

– Oui, et elle suggère de vérifier tes sources. On t'a mal renseignée. Tu devrais l'appeler. Veux-tu son numéro ? dis-je, me redressant sur ma chaise. Madame Guilbaut est très sympathique.

Un frisson me traversa. Je la tenais.

– C'est beau. Je devrais être en mesure de me débrouiller.

Son attitude venait de changer. Autant elle avait pu être désagréable depuis le début de la rencontre, autant je n'avais encore rien vu. Pour la première fois, elle fixait le sol. Secouée, elle réfléchissait à la suite. Cette fois, l'attaque était personnelle. Je jonglais avec son job. Du coup, je n'étais plus une pauvre maman sans diplômes, mais une menace bien réelle qui pouvait, d'un seul coup de téléphone, bousiller son avenir.

– Là, ce n'est plus drôle, avoua-t-elle.

– Ah, parce que tu trouvais ça drôle ? Eh bien, pas moi.

– Que leur as-tu dit ? Hum… Leur as-tu dit qu'il y a deux ans, tu m'avais insultée en remettant ma compétence en doute, mais que grâce à mon professionnalisme, nous avions pu continuer la thérapie ? Bien non. Sûrement pas.

Sûrement pas, car il y a deux ans, nous avions tourné la page ensemble, espèce de folle ! Je jouissais. Il était évident que j'avais réussi à percer une toute petite faille dans sa carapace de coquerelle, et qu'on pouvait en voir s'écouler du pus blanchâtre. *Beurk !*

En quatre ans, c'était la première fois que je voyais Anne-Marie Dubé paniquer. Une douce sensation d'autorité me gagna.

– Ça change tout, dit-elle, aussi blanche que son jonc de mariage, qui avait dû coûter la peau des fesses au pauvre élu.

– Quoi donc ?

– Je voulais sincèrement rester pour Rémi, mais là, ce ne sera plus possible.

– (Menteuse !)

– Tu me pousses dans une impasse, Johanne. À présent, je suis dans l'obligation d'appeler à l'Ordre et de tout leur raconter.

– Ils savent déjà tout.

– Non. Je veux dire, leur raconter la *vraie* vérité.

– Appelle-les.

– Maintenant, ce sera à eux de trancher ! Réalises-tu que ton manque de jugement pourrait compromettre l'avenir de Rémi ? Il risque de tout perdre à présent.

Il a déjà tout perdu, mais tu n'étais pas obligée de me le rappeler.

Il était évident qu'Anne-Marie leur raconterait sa version des faits en arrangeant l'histoire à son avantage. Mon chien était mort. L'Ordre des psychologues la protégerait. Ce serait sa parole contre la mienne. Mais, chose certaine, une plainte en bonne et due forme suivrait son appel.

En entrant chez moi, ma mère me prit dans ses bras, comme un bébé. Je pleurais tellement.

– Pauvre Johanne !

De longues minutes s'écoulèrent avant que je ne trouve la force nécessaire pour lui réciter ma terrible expérience.

– *Mom,* elles n'avaient pas le droit de me traiter ainsi. Pas le droit.

– Elles ont été si méchantes que ça ?

– Tu n'as pas idée. J'ai pourtant essayé de me maintenir la tête hors de l'eau, mais à la toute fin, Anne-Marie s'est assise dessus et j'ai coulé.

– Tu n'as pas réussi.

– Non. Le pire, c'est que je ne leur ai rien dit. J'ai prétendu avoir encore confiance en elles.

– Pourquoi ?

– Pour Rémi. J'ai tout encaissé pour nous laisser le temps de trouver une autre équipe. Pour que mon bébé puisse continuer la garderie. Je ne voulais pas qu'il perde ses amis… par ma faute.

– Oh, Johanne, tu n'avais pas besoin de ça ! Maudit !

– J'aurais dû suivre les conseils de la sœur et enregistrer notre rencontre. Aujourd'hui, j'aurais une preuve irréfutable contre Anne-Marie. Merde !

Ce 11 février, j'ai tout fait pour sauver la situation. Je me suis excusée à mille reprises. Je leur ai dit que j'étais satisfaite de leur travail et que, en aucun temps, je n'avais voulu blesser qui que ce soit. Je ne vois pas ce que j'aurais pu faire de plus. Malheureusement pour moi, les dés étaient pipés avant même que je ne mette les pieds dans le local.

Le 19 février, Anne-Marie mit fin à notre contrat et je ne cherchai pas à savoir ce que les gens de l'Ordre des psychologues du Québec lui avaient conseillé, ou si elle les avait réellement contactés. Tout ce qui m'importait, c'était le délai de transition qu'elle nous accorderait.

« Par amour pour mes fils.

On m'a humiliée en me traitant de mère désespérée ayant besoin de soins psychologiques. On a dénigré mes efforts pour sauver mon fils. On l'a ridiculisé en disant qu'il n'était bon à rien. On m'a ébranlée en semant le doute quant aux progrès du plus jeune. On m'a reproché de ne pas m'être investie suffisamment auprès de mes enfants, et ce, malgré de nombreux et douloureux sacrifices. On m'a démolie. Leurs paroles resteront ancrées en moi. Toute une vie, j'aurai à vivre avec leurs échos. Le plus pénible n'aura pas été de les entendre, mais de les accepter, en silence, par amour pour mes fils. »

Avec sa grande générosité, Anne-Marie nous accorda un mois de transition. Pas une nanoseconde de plus.

– Tu sais, Johanne, je ne suis pas obligée de t'accorder un aussi long délai. Je le fais par sympathie.

– Et toi, tu sais très bien qu'un mois, c'est bien peu pour trouver une équipe d'intervention.

– Ça, il fallait y penser avant.

– Bien oui. Dernière chose : madame Guilbaut, de l'Ordre, aimerait voir sur papier les raisons de ton bris de contrat.

– Pourquoi ?

– Ça, je vais y penser.

Un mois. Une véritable course contre la montre. Toujours sans nouvelles du CRDI, cette attente s'avérait insoutenable.

Le lendemain, Paulina me remit la lettre de fin de services écrite par Anne-Marie. Les raisons évoquées sur ce bout de papier me renversèrent. « *Tel que discuté avec madame Leduc, je vous confirme l'arrêt des services en intervention auprès de son enfant, Rémi... Cette fin de services fait suite aux propos que Madame a émis envers les deux thérapeutes, propos relatifs à son insatisfaction ainsi que la possibilité des effets négatifs de mon intervention auprès de Simon, qui a reçu des services jusqu'en octobre 2008...* »

Bornée ! Anne-Marie citait ici des faits réels, et non des faits rapportés par ses thérapeutes. « Propos que Madame a émis... » Émis sans l'ombre d'un doute ? Mais doute, il y avait ! Elle était absente et ses thérapeutes lui avaient menti. Merde ! Je n'avais jamais dit aux thérapeutes que j'étais insatisfaite de leur travail ni qu'elles étaient responsables de la déchéance de Simon. Bien que je le pensais, je n'aurais jamais osé leur dire. Combien de fois devrais-je me justifier ?

Anne-Marie transformait la réalité à son avantage. La preuve, elle considérait sa présence à l'hôpital, en octobre dernier, comme une session de travail. Voyons ! Elle y avait été convoquée par l'équipe du docteur Corriveau pour fin d'analyse, certainement pas pour y travailler. Simon était malade !

Au fond, sa stratégie était fort simple : prouver à l'Ordre des psychologues du Québec qu'elle avait raison en prouvant que j'avais tort. Et, en faisant parvenir cette fausse déclaration à madame Guilbaut, j'en approuverais ainsi son contenu. Je donnerais donc raison à Anne-Marie. Or, il n'en était pas question, et Anne-Marie le savait. Préservant constamment un coup d'avance sur moi, mon adversaire finirait par l'emporter, échec et mat. Je rageais. Comment une psychologue pouvait être en paix avec elle-même et écrire des propos aussi diffamatoires ? Sur ce, mon désir de vengeance quintupla. Je voulais lui en faire baver. Briser son arrogance, une bonne fois pour toute. Mais comment ?

Anne-Marie sauverait sa peau, quitte à arracher celle des autres. J'en frissonnais. Pour moi, elle était devenue une personne répréhensible sur le plan moral et dangereuse sur le plan éthique. Anne-Marie Dubé était devenue une criminelle en cavale qu'il fallait arrêter à tout prix pour le bien d'autrui.

La peur. La maudite peur.

– Je n'y arrive pas, *mom*. Je n'arrive pas à effacer de ma cervelle ce qu'elles m'ont dit. Je n'arrive pas à oublier.

– Moi aussi, Johanne, j'y pense. Chaque jour.

– Je suis dévastée.

– Alors, porte plainte, ma fille.

– J'ai peur. C'est fou, mais j'ai peur d'Anne-Marie.

J'y avais souvent réfléchi, mais aujourd'hui, j'en étais convaincue plus que jamais : Anne-Marie administre son entreprise comme un gourou gère une secte. La même approche sournoise, la même technique d'intimidation, les mêmes menaces de représailles, les mêmes sous-entendus corrosifs. Bref, le même lavage de cerveau.

Au fil des ans, mon gourou avait bien travaillé, bien préparé le terrain car, aujourd'hui, j'avais peur de lui. Quatre années plus tard, épuisée, dénigrée, humiliée et dilapidée, je ne valais plus rien aux yeux de cet être immonde. En règle générale, les adeptes veulent quitter leur maître, mais ils n'y arrivent pas. Dans mon cas, c'est lui qui ne voulait plus de moi. Une humiliation totale. J'imagine qu'avec toutes mes observations, j'étais devenue une menace pour ses disciples. La fouteuse de trouble qu'il valait mieux tenir à l'écart.

Depuis des semaines, cette psy aurait dû n'être qu'un douloureux souvenir, mais son esprit fourbe continuait de contrôler mes pensées. C'est peu dire, moi qui n'avais peur de rien. Moi qui trouvais ridicule les victimes de sectes. Eh bien, bravo ! J'étais tombée dedans aveuglément. Anne-Marie avait profité de mon point faible : mes enfants. Elle m'avait cassée là où j'étais cassable. Mais n'est-ce pas ce que font les gourous les plus redoutables ?

C'est terrible de connaître la peur, d'avoir peur de son reflet dans le miroir. Cela vous paralyse, vous empêche d'émettre des opinions, de réfléchir intelligemment, d'avoir confiance en l'autre. Vous devenez misérable. Vous n'avancez plus. Vous ne combattez plus. Et, comble du ridicule, le moment venu, vous avez peine à quitter cette sommité, tellement sa force d'attraction est puissante. Sans elle, vous n'êtes plus rien. Ridicule, fou et incompréhensible, bien sûr. D'où la honte d'en parler.

J'hésitais à porter plainte contre Anne-Marie et, après la lecture de ceci, toute perplexité s'envola : « *Selon l'Ordre des psychologues du Québec, sur réception d'une plainte, le psychologue a le droit de faire appel à un avocat.* » Une simple petite mise au point qui m'acheva. Je n'avais nullement envie de me retrouver à la cour, face à face avec la responsable de toute cette trouille, car qui sait jusqu'où irait mon antagoniste pour sauver sa réputation ?

À dénigrer toutes mes ressources, les unes après les autres, Anne-Marie était parvenue à m'isoler du reste du monde, et je la haïssais pour cela. J'aurais voulu qu'elle souffre autant qu'elle nous avait fait souffrir, les enfants et moi-même, mais mon dalaï-lama de mari ne voyait pas la situation du même œil.

– Chérie, la vengeance ne te mènera nulle part, elle ne t'apportera rien de plus. Nous ne voulons plus de ses services. Alors, à quoi bon ?

– J'ai une rage immense, Steve. Une boule dans l'estomac qui ne veut pas partir. Madame est libre, et moi, je demeure emprisonnée par cette douleur indescriptible.

– Peut-être, mais as-tu vraiment l'énergie pour entreprendre une aussi longue bataille ?

Non, évidemment. Il n'en demeurait pas moins qu'une petite lutte dans le Jell-o avec ma pire ennemie m'aurait fait le plus grand bien. Mais la dénoncer sans l'affronter, c'aurait été le bonheur !

Puis, Steve prit l'enveloppe adressée à madame Guilbaut entre ses doigts. Mon cœur fit un bond.

– On tourne la page ? dit-il, faisant mine de la déchirer. C'est terminé ?

– Non ! Attends !

– Johanne !

– Ce sera terminé lorsque le CRDI aura trouvé une autre thérapeute pour Rémi. Pour l'instant, remets ma plainte sur le bureau.

– Tu souffres pour rien.

– S'il te plaît.

Je n'y arrivais pas. Un point c'est tout.

Deux jours plus tard, ma plainte était insérée dans le déchiqueteur, car Geneviève Couture, psychologue superviseure au CRDI, venait de confirmer une rencontre en compagnie de la nouvelle thérapeute de Rémi, Rachel. Mon corps tout entier se dégonfla. Mais, malgré cet immense soulagement, je pleurai durant de longues minutes en regardant tournoyer tous les lambeaux de papier de ce qui aurait dû contribuer à la délation d'une personne infâme.

Une fois de plus, je renonçais, j'abandonnais.

Une fois de trop.

L'heure du grand ménage du printemps avait sonné. Il était temps de jeter nos vieilles chaussettes rêches pour les remplacer par des neuves, plus jeunes et beaucoup plus sympathiques. Une toute nouvelle équipe d'intervention faisait son entrée dans notre vie.

La rencontre, organisée par Geneviève Couture, s'avérait essentielle pour faire une mise au point avec tout le monde, et surtout pour calmer la directrice de la garderie, qui semblait plus inquiète que moi face à ce changement de personnel.

– Madame Chénier, je vous sens nerveuse.

– Il y a de quoi l'être. Madame Couture ne fonctionnera pas comme Anne-Marie ?

– J'espère bien que non.

– Pourquoi ?

– Vous pourrez poser toutes vos questions lors de la réunion de mercredi prochain. Geneviève et Rachel seront là pour ça.

– Dommage. J'aimais bien Paulina. Elle était très efficace auprès de Rémi.

– Maintenant, ce sera Rachel, dis-je en raccrochant.

Ne me cherchez pas !

La réunion aura lieu à mon retour de vacances car, dans moins de 72 heures, ma sœur et moi partirons pour la République Dominicaine. Un voyage improvisé, de dernière minute, gracieuseté de Dieu notre père qui voyait ses filles vieillir plus rapidement que lui. Une semaine, le temps d'oublier. J'aurais dû m'en réjouir, mais un léger bémol, un infime détail, ternissait ma joie. Durant mon absence, Rachel rencontrera Rémi en présence de Paulina, et cet inévitable face-à-face me rendait insomniaque. À quel point Paulina sera-t-elle désagréable ? Était-elle capable de polluer l'existence de Rachel à un point tel que celle-ci rebrousse chemin au galop ? Il n'y avait pas de risques à prendre.

– Geneviève, pourrais-tu avertir Rachel qu'elle se fera peut-être secouer un peu durant mon absence ? C'est que l'humble thérapeute s'imagine devoir la former. Lui apprendre ce qu'est l'ABA. Tu vois le genre ?

– Ne t'inquiètes pas, Johanne, Rachel connaît bien l'équipe d'Anne-Marie Dubé. Sa mauvaise réputation circule largement dans les corridors du CRDI.

– Ah oui ?

– Disons que vous n'êtes pas la première famille que l'on récupère des serres de madame Dubé.

– Et sûrement pas la dernière.

– Non. Effectivement.

À long terme, ces vacances aideraient à la cicatrisation de mes plaies toujours suintantes. Mais, en attendant, il fallait arrêter l'hémorragie, et vite. Pour ce faire, j'avais besoin d'un bon diachylon : Chantal.

Je lui accordai la chance de se repentir, mais son manque flagrant de jugeote ainsi que son admiration sans bornes envers sa patronne lui coûta deux semaines de salaire. Oups !

– Tu sais, Chantal, il est important que tu saches qu'Anne-Marie n'avait pas le droit de parler à une maman comme elle l'a fait.

– Je ne suis pas d'accord avec toi, Johanne. Anne-Marie a toujours été très diplomate.

– Vraiment ?

Eh bien, ma chère Chantal, *ciao bella !*

À mon retour de vacances, celle qui avait déclenché ce carnage serait partie. Du trio infernal, il n'en restait qu'une seule à remercier.

Rachel, une toute petite jeune femme dans la vingtaine, douce et joviale, plut immédiatement à Rémi. Au grand malheur de Paulina. Jointe au téléphone, la nouvelle thérapeute me raconta que tout s'était bien déroulé durant mon séjour à l'étranger. Les grands airs de Paulina ne l'avaient pas impressionnée. Tant mieux ! Elle se sentait même prête à commencer la thérapie plus tôt que prévu. Parfait, la vieille thérapeute pourra terminer plus tôt que prévu.

Tranquillement, tout s'arrangeait. Je me sentais presque bien lorsque ce lundi matin, en déposant le pied droit sur le tapis d'entrée de la garderie, je reçus ma première brique par la tête. Ou était-ce un fanal ? Je n'arrive plus à me souvenir. Toujours est-il qu'un comité d'accueil m'attendait dans le portique de la garderie.

– Johanne ! postillonna madame Chénier, ce qui effraya Rémi. Où étais-tu passée ? Ça fait une semaine que je te cherche !

– Voyons, madame Chénier ! En vacances ! Vous le saviez. Pourquoi ?

– La nouvelle thérapeute, Rachel. Où se croit-elle ? Ce n'est pas un moulin, ici. On n'entre pas comme on veut, sans dire bonjour. D'ailleurs, elle n'est venue qu'une seule journée. Pas fiable, en plus. Ça commence très mal, Johanne.

– (Les nerfs, chef !) Madame Chénier, laissez-moi revenir de voyage. J'ai encore du sable entre les dents. Je vais me mettre à jour avec madame Couture et je vous rappelle, d'accord ?

– En tout cas, ce n'était pas le temps de prendre des vacances, Johanne. Il y avait un changement d'équipe et tu n'étais pas là !

– Pardon ?!

– Tu as bien entendu. Franchement ! dit-elle, en claquant la porte de son bureau.

Woh, un instant, madame Chose ! Me reprocher mes vacances ? Non, mais… Quel culot ! Elle est bien bonne, celle-là ! Primo, c'était le Sud ou l'hospice ! Et *secundo*, silence ! Vous parlez à travers votre chapeau. Vous ne connaissez rien des détails du soi-disant bris de confiance dénoncé par Anne-Marie. Rien. Alors, on se calme le *Pompidou !*

Je ne lui avais rien dit. Cela ne la concernait pas. Et maintenant, elle venait de me claquer la porte au nez devant les autres parents venus reconduire leurs enfants à la garderie. De quoi avais-je l'air ? La boucane me sortait par les pores de peau. Ça sentait le cochon fumé.

20 mars 2009

Ouf ! Terminé ! Le contrat de Paulina a pris fin cet après-midi. Pas trop tôt, je dois l'avouer.

La semaine avait été plutôt longue, et la réunion, plutôt pénible. Et que dire de l'attitude de madame Chénier ? Pour elle, j'étais l'unique responsable de tout ce gâchis. Finalement, j'aurais dû lui expliquer ma version des faits, mais je n'en avais eu ni le temps ni la patience. La tension entre nous trois était palpable sur des kilomètres. Paulina dans les pattes, la directrice sur le dos, je suffoquais. Disons que j'avais eu ma dose de bonnes femmes en manque d'attention. J'étais due pour un changement d'air.

Étant donné les nombreuses questions demeurées sans réponse, j'attendais un repentir. Chaque jour, je gardais espoir que madame Chénier s'excuse ou que Paulina fasse les premiers pas. Qu'elles m'expliquent le véritable fondement de leur rébellion. Le pourquoi de leur soudain changement d'attitude. Un petit « Désolée, Johanne » m'aurait fait le plus grand bien. Malheureusement, rien n'arriva et, au dernier instant, nos regards ne se croisèrent plus.

– Salut.

– Salut.

Ma présence dans le cadre de porte du local ne sembla pas déranger Paulina. Elle resta concentrée sur son travail jusqu'à la dernière seconde.

– Bravo ! Rémi. Super ! Maintenant, c'est le temps de ranger.

Et ils rangèrent. Et ils firent un dernier tour d'horizon. Et Paulina mandata Rémi de me rendre les clés des coffres. Et l'heure des adieux sonna.

– Rémi, viens ici, fit Paulina. C'est le temps de se dire au revoir.

Le moment de vérité. Elle allait le dire. Elle allait s'excuser. Forcément. Ma carapace en acier trempé vira en guimauve. J'étais nerveuse. Au son de ses regrets, je craignais faiblir et pleurer comme une mauviette. Et Dieu sait qu'il ne le fallait pas !

– Au revoir, Pôlina. Gros câlins !

En regardant mon fils dans ses bras, je compris à quel point nous avions été stupides et ridicules ! Ces enfantillages d'adultes nous avaient coûté une belle amitié.

– Bon, terminé. Vas rejoindre maman, maintenant.

C'est tout ? Mon envie de pleurer s'arrêta net. Cette femme, cette thérapeute, qui avait fait partie de notre quotidien durant plus de quatre années, faisait ses adieux à un petit bonhomme de quatre ans sans plus d'émotion ? Verse une larme, renifle, fais ce que tu veux, mais fais quelque chose ! J'étais bouleversée, voire estomaquée. J'avais envie de mordre quelqu'un. « Ah, justement ! La directrice ! » Cette dernière arriva de je ne sais où pour informer Paulina que tout le monde l'attendait dans la grande salle. Et elle disparut aussitôt. « Il ne manque que toi, ma belle. On t'attend », entendis-je résonner du fond du corridor.

Il ne manquait plus que ça ! Paulina avait droit à une petite fête d'adieu de la part de la direction ! Et moi, à quoi avais-je droit ? Depuis peu, le CRDI et moi-même partagions les frais de thérapie. Avant cela, Paulina était MON employée. Je défrayais tout. Aujourd'hui, le centre de réadaptation lui payait quatre heures par semaine, mais j'écopais d'une différence de 170 $ par semaine afin que Rémi puisse être à la garderie avec les amis jusqu'à la collation. Sans quoi, c'était l'expulsion ! Madame Chénier ne voulait rien débourser. Que dalle. Son refus était catégorique et non négociable. « Nous n'avons pas d'argent. Nous t'accommodons d'un local. Nous faisons notre part, Johanne », me répondait la directrice d'une garderie SUBVENTIONNÉE avec des places réservées pour enfants ayant des besoins particuliers. Mais aujourd'hui, en ce beau vendredi de mars, d'un simple coup de baguette, Madame-Notre-Pauvre-Directrice venait de faire apparaître du financement pour souligner le départ d'une pseudo-employée qui avait osé mordre la main qui la nourrissait. Du coup, ma bosse sur la tête provoquée par la brique de lundi me fit mal de nouveau. Rogue, Paulina se contenta d'un sourire. Ce même sourire, apparu si souvent au visage d'Anne-Marie, provoqua cette fois une montée de liquide gastrique le long de mon œsophage. « *Chhii !* »

Paulina passa devant moi, éteignit la lumière, puis sortit.

– J'arrive Mônique. Au revoir, Johanne.

Idź do diabła, Paulina !

Vous pareillement, *Mônique* !

L'éveil

Je ne crois pas qu'il existe une peine plus grande que celle de voir son enfant s'infliger lui-même pareils sévices, sans pouvoir l'en empêcher. Sans pouvoir comprendre. L'automutilation est souvent signe d'une mauvaise perception de soi. On dit que les jeunes qui pratiquent l'automutilation s'infligent de graves blessures externes pour oublier d'intenses blessures internes. On dit également qu'en état de détresse profonde, on se perçoit comme mort, et l'automutilation permet la reconnexion à la vie. Difficile d'imaginer l'existence de telles souffrances chez un enfant de six ans. Je ne sais toujours pas quelle est la véritable raison de l'autodestruction de Simon, mais chose certaine, au fil des mois, l'habitude s'était installée et, malgré tous nos efforts pour contrer cette immonde pulsion, les coups de poing de Simon étaient devenus des automatismes déconcertants.

Hier encore, dans la voiture, c'est à deux poings qu'il s'en prenait à son visage. *Bang !* Sur la mâchoire. *Toc !* Sur le nez et, *beurk*... dans les yeux ! Dorénavant, il était impossible pour moi de conduire prudemment; je devais lui tenir les mains sans relâche. L'escorte d'une autopatrouille sur le chemin de la garderie m'aurait été d'un grand secours, mais n'ayant dormi que trois heures par nuit depuis les trois dernières années, le risque d'être arrêtée pour conduite avec facultés affaiblies était bien plus grand encore. Donc, le bras droit tordu vers l'arrière de la voiture, faisant de mon mieux pour retenir ses bras enragés, je n'étais plus capable d'encaisser davantage de coups. Simon était devenu plus fort que moi.

À la maison, des livres, des bibelots et même des objets non identifiés se mirent à voler dans les airs tant sa colère était démesurée. Combiné à des cris primates provenant de son « *gorgoton* », ce terrifiant spectacle avait fait craindre le pire à mes beaux-parents durant mes dernières vacances. Et à mon retour de la République, le vent avait mystérieusement changé de direction. Sa révolte s'était retournée contre moi. Et, honnêtement, jamais je n'aurais pu prédire ce qui allait se passer, ce jour-là.

– Mon bébé, dis-je à Simon en pleine crise, si tu pouvais me dire ce que tu ressens. Si tu pouvais comprendre comme je t'aime…

Simon pâlit. Son regard passa de conscient à une forme d'état second. Il avait une drôle d'allure. Je crus qu'il vomirait lorsqu'un grand frisson le submergea.

– Ça va, mon ange ?

Bang ! Le coup partit si vite que j'en vis des étoiles. Au moment où je m'apprêtais à lui caresser le front, mon petit loup s'en était pris à mon visage. Simon m'avait griffé la joue. Estomaquée, mon cerveau prit un certain temps pour gérer ce qui venait de se passer. Le regard bien planté entre mes deux yeux, mon fils récidiva. Encore et encore. Là, plus aucun doute. Mon garçon avait la nette intention de me blesser. Un geste volontaire et délibéré. La terre s'arrêta. Des larmes brûlantes pénétrèrent dans mes éraflures. Simon ne m'aimait pas ? Je veux dire, aimer au sens propre du mot. Aimer comme un enfant est sensé aimer sa mère. Inconditionnellement. À vrai dire, j'avais toujours tenu cet attachement pour acquis, mais d'un coup de griffe, Simon venait de le réduire en miettes. Il venait d'arracher le cordon, détruisant ce lien si puissant entre une mère et son enfant.

L'amour d'une mère est essentiel pour l'épanouissement de son enfant. C'est prouvé. Mais qu'en est-il de la mère ? Son épanouissement ne provient-il pas, à son tour, de son enfant ?

La possibilité que Simon ne m'aime pas siphonna l'oxygène de mes poumons. Moi qui l'aime tant. Non. Ça ne pouvait être possible. Pleurer ne pouvait faire si mal. Assise à ses côtés, je retenais symboliquement les mains de mon agresseur. J'étais ailleurs. Jamais je n'aurais pensé affirmer un jour avoir peur de mon fils. Qu'avais-je fait de si terrible pour qu'il me déteste tant ? Qu'avais-je fait de si terrible pour mériter cet enfer ? Creusez-moi un trou que je me jette dedans !

Voyant l'opportunité, Rémi arriva à la course et me sauta dessus, pour jouer. Écroulée par terre, Rémi à cheval sur mon dos, Simon en crise à mes côtés… Je renonçai.

Adios.

« Le Lamictal. Un thymorégulateur qu'on utilise comme anticonvulsivant. »

– Madame Leduc, ce médicament est certainement un des meilleurs sur le marché pour traiter les troubles dépressifs et les spasmes épileptiques.

Non merci, doc. Je ne veux plus rien savoir. Ni de l'épilepsie ni du Lamictal. Ni de tous ces médicaments de merde à la con ! Ni de rien. Point final. Simon vomit déjà pour rien et il est déjà enragé pour rien... Le forcer à ingurgiter cette merde à travers coups et cris, je n'en ai pas la force. Désolée.

Il faut se rendre à l'évidence, mon fils n'est plus le même. Il SE frappe, il ME frappe et il cesse de le faire hypocritement lorsque Steve entre dans la maison. Puis, il recommence lorsque celui-ci quitte. Sa rage est donc visiblement en lien avec ma présence. Alors, qu'il se frappe ! Merde ! J'ai fait de mon mieux. J'ai tout donné pour cet enfant et en récompense, je récolte des claques sur la gueule ! Je n'en peux plus. Peu importe mes actions, mon fils continue et continuera de s'autodétruire. Le Tylenol ne fait plus effet, la mélatonine non plus. D'ailleurs, Simon en a trop pris, selon les dires du naturopathe au magasin. « La mélatonine peut être nuisible pour sa santé si on dépasse le mois d'ingestion. » Bon. Super ! Autre chose, doc ?

– Et si les frissons de votre fils étaient de toutes petites crises épileptiques...

Et merde !

Mai 2009

Ils sont venus, ils ont vu, ils ont noté, ils ont installé un électro fréquencemètre à Simon et ils ont quitté.

Veni, vidi, vici.

À part le fait que Simon vomissait deux fois par mois, que ma mère venait m'aider deux fois par semaine parce que Simon vomissait deux fois par mois, qu'il me frappait deux fois par jour et qu'il étendait sa merde deux fois par heure, tout allait pour le mieux. Oui, car nous avions eu droit à une deuxième édition du *SimRémi Show*. Les mêmes ados en version « revue et améliorée ». Une soirée remplie d'amour qui m'enveloppa telle une caresse maternelle. L'argent amassé me fit plaisir, certes, mais ce fut le soutien des gens qui, pour une seconde fois, me transporta et me redonna le courage de vaincre.

Ce courage bouillant au fond de mes veines me transforma et changea le cours de l'histoire.

J'étais en feu !

Je relançai madame Nadon au sujet de l'ergothérapeute et je fis de même avec le CLSC au sujet d'une TS. J'inscrivis Simon à des cours de natation, d'équitation et de quilles et à des organismes d'aide pour enfants autistes. J'envoyai des courriels à l'Union des zoothérapeutes professionnels du Québec, à l'Ordre des ergothérapeutes du Québec, à l'Association des naturopathes agréés du Québec, à Mira, au magazine Times, à l'hypnotiseur Zappa, au synergologue Didier Lecomte, à Barack Obama, au pape, bref, j'étais en feu.

Parfois, il suffit d'une seule rencontre pour que notre vie bascule. Suspendue à cette philosophie, je papillonnais lorsque madame Nadon me confirma notre premier rendez-vous. Comme une convergence en attire une autre, puis une autre, en trois semaines, j'avais échangé avec une ergo, une *zoopet*, un naturopathe, avec un chien Mira, avec l'attaché de presse de Zappa et avec monsieur Lecomte lui-même. Le pape étant en vacances et Barack à l'extérieur, alors j'attendrai.

Ce rendez-vous, je l'attendais depuis quatre ans. Tout ce temps, j'avais espéré sans trop y croire qu'un jour, une orthophoniste ferait son entrée dans notre vie. Comme un rêve impossible que l'on refait sans cesse, chaque nuit. Ce matin-là, le rêve était devenu réalité. Le cœur léger, je m'apprêtais à mettre à Simon ses souliers lorsque, d'un seul coup de poing, Simon réduisit en sang ce merveilleux rêve. Du sang partout, mon fils en transe, c'était foutu.

– Maudit, Simon ! Tu n'aurais pas pu te casser le nez demain ?

Bien voyons ! Évidemment que non. Ma rencontre avec l'orthophoniste était aujourd'hui ! Aujourd'hui, c'était mon unique chance d'avoir un peu de répit. « Bravo, fiston ! Maintenant, maman devra tout annuler. *Grrr !* » Dévastée, je pris le combiné, laissant Simon à lui-même. Qu'il s'arrange ! J'étais en colère contre lui. Il avait tout fait rater.

– Madame Nadon, Simon ne va pas bien, dis-je, au bord de l'effondrement. Je ne pourrai pas vous rencontrer aujourd'hui.

– Je comprends. Hum… Laissez-moi voir… Je pourrais passer vous voir en fin d'après-midi si vous le voulez.

– Vraiment ?

– Sans problème.

– Merci, merci, merci, merci, dis-je, en tirant la langue à mon fils.

En ouvrant la porte, c'est Simon qu'elle vit en premier. Le nez mauve, les yeux enflés, le visage tuméfié, mon fils représentait les failles évidentes de notre système de santé. Il existait un manque de ressources et c'était inscrit juste ici, au beau milieu de ce petit visage.

– Bonjour, madame Nadon, entrez.

– Mon Dieu. Bonjour.

Visiblement troublée, l'orthophoniste ne cessait de fixer mon fils. Faut dire que cette journée-là, Simon donnait le vertige. Il ne s'était pas manqué.

– Merci d'être venue, madame.

– Sans problème.

Madame Nadon vint s'asseoir à la cuisine. Simon s'assit sur moi. La présence de cette étrangère le rendit affreusement nerveux. Luttant contre le démon qui le contrôlait, mon fils me dérangeait dans ma conversation. Décidemment, aujourd'hui, il me tapait sur les nerfs.

– Dites-moi, avez-vous trouvé un médecin de famille ?

– Le dernier médecin de famille que nous avons consulté n'a parlé que de vaccination durant toute la rencontre. Ce fut notre dernière visite.

– Et la TS ?

– (T)oujours (S)ilencieuse.

– Pauvre enfant !

Quelques minutes passèrent avant que ses yeux ne s'habituent à cet enfer. Puis, elle sortit ses carnets de notes. Incrédule, cette femme voulait comprendre ce qu'elle voyait.

– Quel type d'intervention a-t-il reçu, pour l'amour ?

– De l'ABA… bafoué, comme vous voyez.

– Je vois.

Je lui fis un résumé de notre histoire en lui expliquant, au mieux de ma compétence, le type d'intervention qu'Anne-Marie préconisait. Ensuite, elle me parla d'organismes censés aider les familles dans le besoin. Des organismes qui auraient dû nous aider. Je les connaissais tous.

– Pourquoi aucun de ces organismes n'est entré dans cette maison, madame Leduc ? Votre besoin d'aide dépasse l'entendement.

– C'est simple, dis-je, honteuse. Je ne les ai jamais contactés.

– Pourquoi ?

– Anne-Marie m'en dissuadait, chaque fois. Elle disait que les maisons de répit aggraveraient l'état de santé de Simon. Qu'il se frapperait davantage et que, en pareille situation, elle nous quitterait. J'ai eu peur.

– Mon Dieu.

– Oui. Je devais choisir entre elle et les organismes d'aide. J'ai visiblement fait le mauvais choix, dis-je, en caressant doucement les cheveux de Simon.

Révoltée, le trémolo dans la gorge, il était évident que madame Nadon faisait de gros efforts pour rester concentrée sur la discussion, mais à un certain moment, son inconfort me fit perdre ma concentration et Simon en profita. En entendant résonner l'impact de ses jointures sur son crâne, l'orthophoniste s'effondra. Cela me fit tout drôle de la voir pleurer à ma place. En général, j'évitais que les gens soient témoins de la déchéance de Simon. Un spectacle déchirant et douloureux à regarder. Cette fois, l'inévitable s'était produit, et madame Nadon était aux premières loges. Je la plaignais.

– Excusez-moi, pleurnicha-t-elle, j'ai l'air ridicule, mais je suis bouleversée d'entendre qu'on ait pu être critique envers des parents comme vous. Une situation irréelle... Vous auriez dû porter plainte, madame Leduc.

– Eh oui. J'aurais dû, j'aurais donc dû.

Elle prit une longue pause avant de poursuivre.

– Tous ces fanatiques de technique ABA me répugnent. Ils agissent sans réfléchir. Ils appliquent une méthode sans comprendre ce qu'ils font. C'est révoltant. Vous savez, il y a quelques années, les psychologues ont été plus brillants et plus rapides que nous, les orthophonistes. Ils ont accaparé le monopole de l'enseignement des enfants autistes. En faisant cela, ils ont pu décider, seuls, de ce qui était bon ou pas pour ces enfants. Or, ils ne sont ni médecins ni orthophonistes ou ergothérapeutes. Aujourd'hui, leur inexpérience cause des torts irréparables aux enfants. Et, à l'heure actuelle, ils veulent faire passer un projet de loi qui les autoriserait à diagnostiquer l'autisme ou les TED. C'est catastrophique !

– Vous êtes contre ? Cela désengorgerait la liste d'attente, non ?

– Non. Ils ne sont pas médecins. Comment feront-ils pour différencier un cas de cancer de cerveau d'un cas d'autisme ?

– J'avoue.

– Le problème, c'est que pour ces psychologues, seule la méthode ABA s'avère efficace.

– C'est ce qu'ils affirment.

– Mais c'est totalement faux ! Je dirais que la plupart des enfants, entre deux et cinq ans, auraient besoin d'un ergothérapeute. Pas d'un psychologue. Heureusement, les ergothérapeutes et les orthophonistes viennent de se rendre compte qu'ils s'en sont fait passer une petite vite.

– Nous aussi.

– Malgré notre retard, il est temps que nous reprenions notre place.

Ses remarques me troublèrent, car elles s'appliquaient judicieusement à notre vie. Nous étions passés à côté avec Simon. Nous nous étions fait avoir, nous aussi. Et comme pour ces orthophonistes ou ces ergothérapeutes, le temps était venu pour nous de reprendre notre place dans l'éducation de nos enfants.

– Madame Leduc, durant combien d'années Simon a reçu des sessions d'ABA ?

– Environ quatre ans. À raison de six à huit heures par jour.

– Et dites-moi, qu'a-t-il appris durant ces quatre longues années ? Qu'a-t-il retenu de tout cela ?

– …

Eh bien, ça alors ! J'étais incapable de répondre. J'avais l'air niaise. Que savait Simon ? Il utilisait bien quelques pictogrammes pour communiquer. Mais c'était à peu près ça.

– Chèrement payé pour si peu, vous ne trouvez pas, madame Leduc ?

Je vous en prie, ne me parlez pas d'argent ! J'en fais des cauchemars.

– Environ quoi… 60 000 $ par la fenêtre ?

– 65 000.

– Incroyable ! Une véritable fraude fiscale.

« *Chhii !* » Mon estomac sifflait et Simon s'impatientait. Une minute de plus et il récidiverait. S'asseoir sans bouger était beaucoup trop lui demander. Il remuait de plus en plus. Sa patience s'amenuisait.

– Encore une minute, Simon, maman parle avec la madame. Aïe !

À tournoyer ses doigts au travers des miens, mon angoissé de fils imprégna mon zircon dans ma peau. Un mal de chien.

– Allez-y, madame Leduc, faites comme si je n'étais pas là.

– Merci. Aïe ! Viens, Simon. Veux-tu un biscuit ?

Simon n'avait pas forcément faim, mais entre écouter le blabla de deux bonnes femmes ou manger un biscuit, le choix fut facile. Madame Nadon nous observa sans dire un mot. Je m'efforçais d'appliquer la bonne technique. Pas simple avec Simon qui refusait de me lâcher. Choqué noir, il s'obstinait. Je dus tenir le biscuit pour monsieur Simon. Il était évident que je ratais le test. En quelques gestes, j'avais commis tant d'erreurs que l'orthophoniste n'en pouvait plus.

– Excusez-moi, dit-elle, un peu gênée. Puis-je me permettre quelques remarques ?

– Bien sûr. Allez-y ! Ça ne peut que m'aider.

– D'abord, arrêtez de parler pour Simon. Laissez-le venir à vous. N'anticipez pas sa réponse, et ne lui parlez pas en questions.

– En questions ?

– Oui. Vous le questionnez sans cesse. Au lieu de dire : « Veux-tu un biscuit ? », dites plutôt : « Ah, tu veux biscuit. » Sinon, votre fils parlera en questions.

– ?!

– Également, ne lui suggérez pas le geste « Encore ». Pour lui, avoir un autre biscuit signifie « Veux », même si c'est son deuxième. À moins d'être demeuré à vos côtés et de vous avoir bombardé de demandes, Simon parle de « vouloir » un biscuit.

– D'accord.

– Aussi, préservez le silence. Vous parlez trop.

– Je fais ça, moi ? demandais-je en riant. Impossible !

– Continuellement. Essayez de retenir le deuxième biscuit quelques secondes, en silence, pour l'inciter à le demander. Et s'il essaie, terminez le mot *avec* lui et non *pour* lui.

– D'accord.

– Nommez les objets ou les actions par leur nom, et oubliez le pronom démonstratif « Cela ».

– Mon Dieu, les thérapeutes l'utilisaient à toutes les sauces ! Elles disaient : « Simon, fais *cela* », en tapant sur la table et, dans l'instant suivant : « Fais *cela* », en frappant des mains.

– Voilà ! Pour l'enfant autiste, il y aura confusion. Toutes ces actions ou ces gestes se nommeront « *Cela* ». Il manquera rapidement de vocabulaire.

– Étonnant.

– Et… dernière chose, faites-moi plaisir, cessez les renforçateurs alimentaires !

– Ah ! Pour quelle raison ?

– C'est très mauvais. Simon refusera de communiquer parce que le renfo ne lui plaît pas. Or, la vie est autre chose qu'un simple morceau de bretzel. L'envie de communiquer doit combler un besoin qu'il aurait préalablement décodé. Pas pour combler un petit bedon gourmand.

– Je suis d'accord avec vous. L'idée de les gaver de cochonneries ne m'a jamais plu. Malheureusement, les thérapeutes ne fonctionnaient que par renforçateurs alimentaires !

– Elles ne sont pas les seules. Vous savez, un grand nombre d'enfants entrent à la maternelle et ne veulent plus travailler sans ces renforçateurs alimentaires. Désemparés, les professeurs ne savent pas comment intervenir, et ils m'appellent.

Une novice. Je n'étais ni plus ni moins qu'une simple novice. Mes deux heures de formation avec madame Nadon me firent réaliser qu'au fond, je ne savais rien. Lorsqu'elle quitta, j'étais abasourdie. Elle venait de me faire découvrir une facette de l'autisme dont j'ignorais absolument tout. Un monde qui m'avait littéralement échappé.

Comment faisait-elle ? Elle voyait tout. En une fraction de seconde, elle pouvait décoder les moindres subtilités des gestes de Simon, aussi désordonnés fussent-ils. Simon ne bougeait que légèrement la tête et madame Nadon savait ce que cela signifiait.

– Avez-vous vu, madame Leduc ?

– Euh, oui… Bien, non. Quoi donc ?

– Simon s'est avancé.

– Et ?

– Il en veut un autre. Donnez-lui un deuxième biscuit.

Pas besoin de paroles. Elle savait. Moi, pas. Pourtant, Simon, je le connaissais par cœur. Je l'avais mis au monde et scruté à la loupe depuis des années, mais il faut croire que je n'avais pas le talent de cette maître en communication. En quelques minutes, madame Nadon avait compris ce que tous, en quatre ans, n'avaient même jamais vu. Simon n'avait qu'à marmonner un son imperceptible et elle le devinait. Elle était la seule personne au monde à comprendre mon fils ! Que serait devenu Simon si j'avais su le décoder aussi bien que cette femme ? Décidément, mon orienteur avait réellement été pourri. C'est en orthophonie qu'il aurait dû me diriger.

Pour rattraper le temps perdu à flâner avec mes trois copines de mauvaises familles, cette extraordinaire professeure me fit faire de nombreuses heures de récupération. J'appris à me taire, à attendre et, surtout, à refaire confiance. L'orthophoniste pouvait donc prendre la place qui lui revenait au sein de notre famille, celle que jadis lui avait raflée une certaine psychologue.

Du coup, je compris toute la méfiance que portait Anne-Marie envers cette femme. Elle était trop géniale. Tout simplement. En un appel téléphonique, madame Nadon avait surpassé les quatre années d'intervention appliquée de *Miss Perfection*. Une situation inconcevable et inadmissible pour une superstar en autisme comme Anne-Marie Dubé. Aveuglée par sa gloire datant de l'âge de pierre, cette psychologue imbue d'elle-même s'était fait doubler ! Voilà ce qui arrive lorsque la confiance dépasse la compétence.

Le lièvre et la tortue, c'est connu.

Aujourd'hui, Anne-Marie doit encore se considérer comme la meilleure au Québec mais, à mon avis, ce sera sa dernière grande erreur, car le jour où l'on se croit le meilleur, on ne l'est plus. Ainsi va la vie.

Des anges descendus du ciel pour nous sortir de cet enfer ! Il ne peut exister d'autre explication. Provenant de divers domaines, ces anges sont parvenus à nous reconstruire une vie de famille en un an. Un an à reboucher les trous causés par la corrosion. Ironiquement, ces rencontres, je les devais à Anne-Marie Dubé. Si elle n'était pas sortie de notre vie, jamais nous n'aurions fait la connaissance de ces femmes extraordinaires. Jamais elles n'auraient pu contribuer à notre éveil de façon si spectaculaire. Ces anges sont apparus au départ du diable. Son départ fut, de loin, la plus belle chose qui nous soit arrivée.

Juliette McDuff

Le Lamictal, proposé par le docteur Corriveau, n'apporta rien de nouveau à Simon. Il vomissait, il se frappait et il pleurait autant qu'avant. Par contre, Juliette McDuff, elle, renouvela la vie de mon fils.

– Salut, Simon, c'est Juju ! Regarde qui a envie de jouer avec son meilleur ami, aujourd'hui ?

Mais peut-être était-ce Freckles, son fox terrier, qui mit un peu de folie dans notre vie ? Reste que ces deux personnages, ces deux boules d'énergie, modifièrent le comportement de Simon d'une façon beaucoup plus spectaculaire que tous ces maudits médicaments possibles et imaginables. La zoothérapie fut sans contredit un véritable succès.

Simon et Freckles étaient devenus de véritables copains. Cet adorable petit fox terrier, couvert de taches de rousseur, faisait prendre de longues marches à Simon et, en retour, mon fils lui offrait ses Froot Loops. La gueule grande ouverte et dégoulinante, son copain frisé, haut comme trois pommes, le faisait pouffer de rire à chaque rondelle sucrée. L'obéissant pitou écoutait maîtresse au doigt et à l'œil. Comme j'aurais aimé que mes enfants soient aussi dociles !

– Essaie les bouts de saucisses, Johanne. Ça marche.

Juliette McDuff ! Une géante au rire délicieux qui vous contemplait du deuxième étage. Juliette devait mesurer plus de six pieds, genoux fléchis. Une grande dame. Une femme remarquable ! Elle avait l'amour des enfants autistes tatoué sur le cœur. Une véritable passion. Une carrure à faire rêver les amateurs de gym. Des mains solides et puissantes. Juliette était le parfait exemple d'une main de fer dans un gant de velours. Patiente et calme, elle n'a jamais forcé Simon, elle n'a jamais insisté pour qu'il joue avec Freckels. Contrairement aux autres, elle l'attendait. Ce genre d'approche était nouveau pour moi, et ça me rendait nerveuse.

– Simon ? Juliette et Freckles t'attendent ! Viens, mon ange ! Vite !

– N'insiste pas, Jo. Il viendra.

Et Simon s'avançait tranquillement à la vue des tout petits bouts de saucisse. Voilà pourquoi la zoothérapie fonctionnait si bien avec mon fils. Cette femme et son chien l'amusaient et, en retour, ils n'exigeaient rien de lui. Simon avait le meilleur des deux mondes, et il en profitait. Ayant le droit décisionnel sur tout – l'heure des marches, le choix de l'activité, le choix des récompenses, l'heure de départ –, Simon jubilait. En peu de temps, son attitude changea. Il n'était plus le même petit garçon angoissé, car il s'était fait des amis. Complices, lui et ses deux potes partagèrent tout. Juliette et Freckles étaient d'ailleurs les deux seuls à pouvoir lui voler sa couverture rouge. Une doudoune devenue indispensable pour Simon.

Tout juste avant notre rencontre avec Juliette, Simon s'était lié d'amitié avec une vieille couverture en polar rouge qui traînait au sous-sol, et en s'enroulant dans sa *doudoune*, il ne se frappait plus. Allez comprendre ! Toujours est-il que cette couverture semblait lui procurer le réconfort dont il avait besoin, puisqu'il n'avait plus besoin qu'on lui tienne les mains. Par contre, il ne la quittait jamais, et quand je dis jamais, je veux dire jamais ! Même dans son bain ! Je fus donc très surprise qu'il la partage avec ses copains. Le chien se couchait dessus, Simon se couchait sur le chien, et Juliette enroulait tout ce beau monde dans la doudoune en sautant sur le trampoline.

Les effets de la zoothérapie m'impressionnaient de semaine en semaine. Par l'intermédiaire de *Freckyboy*, c'est fou tout ce que Simon arrivait à faire. Pitou sur les genoux, Simon se mit à dessiner, à se brosser les cheveux, à reconnaître le nez de la bouche, à faire manger *Rubber*, son bébé en caoutchouc – toujours vivant –, à donner des ordres et à tenir la laisse du chien. L'obéissance du petit *pitou* fut, à mon sens, une véritable révélation pour Simon. Une sensation extraordinaire qui pouvait se lire sur son visage. Fier et fringant, Simon se pavanait avec *son* chien. Ce sentiment de supériorité sur un être vivant, devenu inférieur, le transforma. Simon reprit sa place de grand frère auprès du petit frère. Ce matin-là, il agrippa Rémi par les épaules et il le balança dans la piscine-tortue, tout habillé. Rémi vola dans les airs, le temps de le dire. Le cadet aurait été outré si cela n'avait été de mon rire homérique. J'étais incapable de m'arrêter. Une si belle revanche ! Rémi essaya, tant bien que mal, de lui retourner la monnaie de sa pièce, mais l'aîné gagnait, chaque fois. Plus grand et plus fort, Simon contrôlait l'être *inférieur*. Le monde à l'envers.

Juillet 2009

La saison des marguerites.

Il m'aime, il ne m'aime plus. Il se frappe, il ne se frappe plus. La saison s'échelonnera sur plus d'un mois, cette année-là.

Simon s'ennuie. Mis à part Freckles et Juju, il n'a pas d'amis. Entre leurs visites, mon fils s'emmerde. Je me décidai donc à le sortir. Au diable, le regard des autres. Simon avait besoin de voir du pays.

La première fois, au parc, il était si nerveux qu'il s'arracha chaque poil des sourcils, un par un. Le lendemain, au centre commercial, il se coucha par terre sur sa doudoune, en pleurant. Le surlendemain, à l'épicerie, Simon « *poka puipuit* » si fort devant un motard que celui-ci échappa sa canette de Coke et cria comme une jeune fille. Ce tatoué de 90 kilos fit pratiquement un arrêt cardiaque.

– Doucement, Simon, dis-je en souriant, tu as fait peur au monsieur.

Et j'éclatai de rire sans pouvoir m'arrêter. Simon aussi. Commentant ses faits et gestes telle une animatrice de la *Soirée du hockey*, j'eus un plaisir fou à me promener dans les allées avec mon fils. « Allez chez le diable, tous ! Nous, nous en arrivons ! N'est-ce pas, Sim ? » « *Poka-pui-pui !* »

Parfois, une simple ballade aux abords du canal Lachine ou une visite à la fontaine du parc suffisait à le rendre heureux. Chose certaine, son sourire fut contagieux. Il allait bien. J'allais mieux. Simon connaissait un peu de plaisir dans sa vie, et j'étais heureuse pour lui. Ce bonheur, il le méritait. Malheureusement, comme trop est souvent synonyme de pas assez, à trop jouir de la vie, Simon devint obsédé par cet état de bien-être. Continuellement à la recherche de cette sensation de plaisir, il en voulait toujours plus. Tout le temps. C'est alors que mon petit garçon découvrit un petit bidule lui appartenant. Une excroissance qu'il n'avait jamais remarquée jusqu'à présent. Cet engin à bonheur, efficace et rapide, l'enveloppait d'une délicieuse sensation qui enterrait, d'un seul petit frottement, l'autre pénible sensation. Facile et accessible en tout temps, c'était la solution rêvée pour mon fils. Pas pour nous.

En érection perpétuelle, Simon se masturbait à tout vent. En fait, il essayait et s'enrageait après la chose si elle ne coopérait pas. Comme bien des hommes, finalement. Cela dit, aussitôt sa *bisoune* sortie de la couche, Simon retournait dans la maison. Finies les sorties au parc ou au centre d'achats. Valait mieux ne pas traumatiser les petites mères en plein magasinage et rendre jaloux leurs vieux maris. Mais privé de cette liberté et frustré de l'être, Simon jouait à « touche-pipi » pour apaiser sa colère. Un véritable cercle vicieux.

– Au moins, il ne se frappe plus, observa mon chéri. Et il a du plaisir... le chanceux.

– Veux-tu bien…

Bien sûr, il ne se frappe plus. Non, maintenant, il se la roule. Comme un joint. À qui mieux mieux.

– Steve, TON fils ne veut plus le remettre à sa place. Son pénis passe la majeure partie de la journée la tête sortie de sa couche !

– Il respire peut-être par là ?

– Innocent.

À deux pouces du visage durant le repas, ce comportement de nudiste m'exaspérait. Hygiénique ? Sûrement pas. Mais cette usine antibactériologique sur deux pattes qu'est mon fils n'avait rien à craindre. Disons qu'avec toute la merde qu'il s'était foutu dans la bouche… Un peu d'urine désinfectait tout le reste. Non. L'inconfort venait de notre côté. Il avait beau être notre fils, j'avais de plus en plus de difficulté avec son « *Je me la tire pour passer le temps.* » De plus, Rémi, en pleine recherche existentielle, voulut imiter son grand frère et embarqua dans le manège. Ah, bravo, les garçons !

– Pas grave, Jo.

– Bien non. Belle famille d'obsédés !

Ce *zignage* m'horripilait, mais pas autant que l'état désastreux de la langue de Simon. D'aspect lunaire avec tous ses cratères, elle semblait le faire terriblement souffrir.

Cela faisait un bon moment que j'en avais discuté avec le docteur Corriveau, qui n'y voyait rien d'alarmant. Mais une année plus tard, je maintenais mon point : Simon semblait souffrir. Il continuait de recracher sa nourriture, une bouchée sur deux, et j'osais espérer que cela n'avait rien à voir avec son comportement de « touche-pipi » des derniers mois.

– Tu veux vraiment que je te réponde ? demanda Steve.

– Non. Je veux que tu ailles à l'urgence avec lui. Je veux une confirmation officielle que c'est bel et bien la langue géographique et savoir quoi faire dans ce cas-là.

– Demande au docteur Corriveau ?

– Le docteur Corriveau ne connaît pas ça. Personne ne connaît ça. Allez, fais-le pour ta douce et belle femme chérie, dis-je en battant des cils imaginaires. S'il te plaît.

– Je suis un faible.

– Non, un amour.

– Viens, Simon. Range *Bob l'explorateur* dans sa cachette, on s'en va faire une balade en voiture.

– *Bob* ?

Le médecin de l'urgence conclut à une langue géographique, qu'il n'existe aucun traitement et que Simon n'en souffre pas. Bien sûr.

Sylvie Robitaille

Simon venait de passer deux semaines dans la piscine municipale de Pointe-Claire avec Cassandra, sa monitrice. Il avait adoré ce camp aquatique pour enfants handicapés. Le contact de l'eau lui avait procuré un bien immense. Tellement qu'il avait fait disparaître *Bob* de notre champ de vision.

Le cours terminé, j'avais peur qu'il ne rechute. J'avais peur que rien au monde ne puisse être à la hauteur de son expérience marine. Je me trompais. Sylvie Robitaille procura plus de bien à Simon qu'aucune autre personne ne l'avait fait jusqu'à présent.

– Pauvre petit minou, lança-t-elle, il a tellement besoin de pressions profondes.

– De quoi ?

Tout en pratiquant le protocole de Wilbarger sur le bras de Simon à l'aide d'une brosse sensorielle, l'ergothérapeute m'expliqua la base du fonctionnement sensoriel du corps humain. Une base dont j'ignorais pratiquement tout.

– Les personnes autistes ont de graves désordres sensoriels. Des espaces vides que nous devons colmater. On parle souvent des troubles communicationnels chez les personnes TED, mais on oublie de parler de leur désorganisation sensorielle. Petite question simple : d'après toi, combien avons-nous de sens ?

Pff ! Facile. En sens, je m'y connais. Cinq. « Cinq sens, madame. »

– Non. Nous en avons sept. La vue, l'ouïe, l'odorat, le toucher et le goût, mais également le vestibulaire et le proprioceptif.

Impensable ! Six ans, quatre équipes de spécialistes et deux diagnostics plus tard et c'était la première fois qu'on me parlait de sept sens au lieu de cinq !

– Le système vestibulaire est le sens impliquant la perception du mouvement. Situés dans un liquide de notre oreille interne, ces récepteurs guident notre orientation dans l'espace par rapport à la verticale, à la rotation ou au mouvement linéaire.

– Notre sens de l'équilibre.

– Exactement. Ce qui fait que nous savons à quelle vitesse nous allons, si nous sautons ou si nous tournons. Bien sûr, nous avons également des récepteurs dans les yeux, sur la peau et dans les muscles. On parle alors de proprioception. En travaillant ensemble, tous ces récepteurs communiquent une seule information au cerveau.

– Mais pas chez les autistes.

– Non. Tout s'embrouille. Certaines personnes autistes ne décodent même pas si elles marchent ou si elles courent.

Non ? Décidemment, j'avais l'air d'une imbécile. D'une inculte. Il y a un manque véritable dans notre système de santé.

– De plus, poursuivit Sylvie, leurs sens sont souvent amplifiés ou diminués. Par exemple, en raison d'une immaturité au niveau des tympans, certaines personnes autistes entendent certaines catégories de sons plus fortement que nous.

– Comme Rémi ! La psychologue a dû le forcer à affronter sa peur de l'aspirateur et de la tondeuse à cheveux durant plusieurs mois.

– MAIS C'EST AFFREUX ! Il ne faut pas les forcer en mettant en marche l'appareil. C'est très douloureux pour eux.

– Oh merde !

– Il existe des programmes de désensibilisation conçus spécialement à cet effet. On fait écouter le son effrayant à l'enfant, et ce, à très basse fréquence pour que, graduellement, l'oreille s'habitue. Mon Dieu, quel genre de psy était-ce ?

– Une psy… chopathe.

Les récepteurs à vif, mon petit cerveau paniquait. Pauvre *Réminou !* Tant de supplices pour absolument rien. « Maman s'excuse, mon bébé ! »

Encore une fois, je croyais savoir, mais je ne savais rien. Rien du tout. L'autisme était beaucoup plus complexe qu'un simple problème de communication. Beaucoup plus complexe que je ne le croyais. Finalement, c'est tout le corps qui semblait déréglé. Pas seulement le cerveau. L'ampleur du travail à rattraper me parut démesurée.

Patiemment, Sylvie répondit à toutes mes interrogations. Imaginez ma stupéfaction lorsque je compris pourquoi Simon marchait sur la pointe des pieds depuis tant d'années, pourquoi il papillonnait, pourquoi il se balançait ou pourquoi il aimait les caresses et, l'instant suivant, pourquoi il les détestait en hurlant !

– Mon Dieu ! Nous vivions dans l'ignorance totale.

– Simon semble hyposensible à certains niveaux et hypersensible à d'autres.

– Il peut être les deux à la fois ?

– Oui. Par exemple, en marchant sur la pointe des pieds, Simon stimule les récepteurs proprioceptifs musculaires de ses pieds et de ses mollets. Il est, à ce moment précis, à la recherche d'une sensation d'étirement extrême. Son corps, en manque, en redemande. Tandis que le papillonnement et le balancement peuvent s'expliquer par une recherche de sensation vestibulaire intense et, en regardant de côté, Simon augmente cette sensation. Il serait donc hyposensible à ces deux niveaux.

– Et les caresses ?

– Il faut comprendre qu'il peut sauter très rapidement d'un état à l'autre. Donc, lorsqu'il souhaite des pressions profondes ou de fortes caresses, cela signifie que son cerveau est à la recherche de proprio-cepteurs qui définissent le contour de son corps. Où il commence et où il finit. Il est en hypoproprioception.

– Les autistes ne perçoivent pas leurs corps ?

– Non, et d'ailleurs, l'eau est un excellent truc pour leur en faire prendre conscience. La pression exercée par l'eau définit plus rapide-ment le contour du corps. Cela devient plus facile pour eux de le ressentir. L'eau fait le travail à la place du cerveau.

– Voilà pourquoi Simon aime tant nager !

– Exactement. Par contre, lorsque Simon rejette tes câlins, cela signifie qu'il en a eu suffisamment. Il devient alors en hypersensibili-té, et le frottement l'irrite au plus haut point. Comme en ce moment. Il se gratte après chaque effleurement. Tu vois ?

– Mon Dieu. Excuse-moi, Sylvie, mais je suis... C'est juste que…

– C'est très compliqué, je le sais.

– Non, non. C'est très clair. Je suis simplement outrée d'en être informée seulement maintenant, quatre ans après le premier diagnostic. C'est tout.

– Laisse-toi un peu de temps pour digérer tout ça.

– Du temps, j'en ai assez perdu. Crois-moi.

Cet entretien fut comme une révélation. J'en étais traumatisée. Les faits et gestes de mes enfants devenaient enfin explicables. Tant d'années de questionnement ! Combien de fois Simon s'était fait mal au genou et qu'il se frottait le pied ? Combien de fois avait-il tapé sur le comptoir avec le bout de ses doigts ? Et Rémi qui criait à tue-tête devant la balayeuse. Et que dire de cette recherche sensorielle merdeuse que Simon étendait partout, ou de cette pulsion obsessive de vouloir tout se foutre dans la bouche ? Étonnamment, Sylvie avait une explica-tion à tout.

– Pour bien comprendre ce phénomène, il faut regarder cette coupe du cerveau. La partie sensorielle consacrée à la langue équivaut à tout le bras, incluant la main et les doigts. La langue contient énormément de capteurs sensoriels. Normal que Simon, comme les bébés, tente de comprendre l'objet en le mettant dans sa bouche. De plus, Simon va chercher de la proprioception dans la mâchoire, ce qui le calme. Comme ceux qui se rongent les ongles. D'ailleurs, je te conseille d'essayer les « *chewy tubes* » pour qu'il puisse mâcher sans anéantir ses chandails.

– Ce petit tube bleu en caoutchouc n'est pas dangereux ? Il ne risque pas de l'avaler ?

– Non, au contraire, il est fait pour ça. Il serait même préférable que Simon le mâche lorsqu'il est en travail d'intervention. Le fait de mâcher l'apaisera et il sera plus apte à recevoir la thérapie. Plus concentré.

– La thérapie, c'est terminé pour lui. Mais merde ! Pourquoi la psychologue ne m'a jamais expliqué ça ?

– C'est une psy, pas une ergo.

– Incroyable ! Des vies détruites par une simple question de désorganisation sensorielle ? Pas possible.

Je n'en revenais pas. Aucun médecin ne m'avait montré un tel schéma ! Aucun spécialiste en autisme n'était en mesure d'expliquer à un parent tous ces désordres sensoriels d'une importance capitale pour arriver à comprendre leur enfant ! Aucun. Je surchauffais. Honnêtement, j'en avais assez entendu pour l'heure, mais Sylvie, sur une lancée, en ajouta une petite dernière.

– Lorsque Simon ouvre et éteint la lumière sans arrêt, ce n'est pas pour te faire suer. Il recherche la proprioception de sa rétine, qui se contracte au contact de la lumière. Cette minime contraction le soulage.

Franchement, plus capable ! L'autisme allait jusque-là ? Jusque dans sa rétine ? J'aurai tout entendu.

Ce salopard d'autisme avait réussi à se faufiler partout, dans chaque parcelle de notre existence. Tel un virus, il avait envahi le corps et le cerveau de nos enfants. Discrètement, sournoisement, lentement, mais sûrement. Un jour, je t'aurai, salopard !

Après ceci, je pris congé. Frustrée, enragée, mais émerveillée, je passai par toute la gamme des émotions. J'avais besoin de prendre un peu de recul. Par contre, Simon, enfoncé dans le sac poire, était au bord de l'inconscience. D'un calme déconcertant, il était à moitié endormi.

– Mon doudou, il est tout mou !

– Ce sont les effets de la brosse sensorielle. Il est complètement détendu.

– Je vois ça. Allez, Simon, il faut se lever. On rentre à la maison.

– Pauvre petit minou. Il est vraiment assommé.

– Le chanceux ! J'aimerais bien me sentir aussi patate.

– Chez moi, tout le monde utilise la brosse. Ça fait vraiment du bien.

– Intéressant. Tu viens de trouver un hobby à mon chéri. Merci, Sylvie !

Une fois à la maison, mes devoirs étaient simples : brosser Simon à chaque heure ou au besoin. Cette méthode servirait à réveiller ses sens endormis ou à endormir le petit homme car, à peine les fesses déposées sur le siège arrière de la voiture, Simon ronflait comme un ours.

Une première.

Le combat

Août 2009

En septembre, Rachel nous quittera. Elle retournera sur les bancs d'école à temps partiel. Je ne la blâmais pas, seulement, son départ compliquait drôlement mon existence. Disponible deux avant-midis par semaine, elle troua notre horaire à lui donner l'allure d'un gruyère. Mais le plus dramatique fut l'impact de cette nouvelle bravade sur ma relation, déjà précaire, avec la directrice.

Après le départ précipité de Paulina, on aurait dit que madame Chénier était devenue intolérante et antipathique envers moi. Me saluer lui demandait un effort considérable et, en ce qui me concernait, cette politesse quotidienne frôlait l'indécence. Rémi n'avait plus qu'une année à passer dans sa garderie et, croyez-moi, nous comptions les dodos.

Heureusement, Geneviève, la super superviseure du CRDI, trouva rapidement une deuxième intervenante pour Rémi. Jasmine Roy s'occuperait de Rémi les lundis, mercredis et vendredis. Rachel ferait les deux autres avant-midis. Ne restait plus qu'à trouver quelqu'un qui accepterait de travailler uniquement deux après-midi sur cinq, soit sept heures par semaine, à un salaire de crève-faim. Pas simple. De plus, la situation géographique de la garderie compliquait les choses. Trop à l'ouest pour les Centres d'aide de l'est. Trop à l'est pour ceux de l'ouest. Trop loin des métros. Trop près du Canada. Bref, ce job n'intéressait pas la masse francophone. Un seul centre d'aide pour enfants handicapés promit de m'aider. Quant à la directrice, elle refusa. Systématiquement.

– Johanne, nous ne tenons pas de liste d'intervenantes. C'est à toi de trouver quelqu'un.

– Et ce sera à moi de la payer, n'est-ce pas ?

– C'est notre entente, Johanne. Nous t'accommodons d'un local….

Je disais donc qu'il me fallait absolument quelqu'un pour Rémi les mardis et jeudis après-midi. Mais qui ? Vous ?

Je désirais un horaire stable pour mon fils. Trois thérapeutes, dont deux nouvelles, représentaient suffisamment de chambardement pour un enfant autiste de quatre ans. Et, je ne m'en cacherai pas, cette stabilité était vitale autant pour lui que pour moi. J'avais besoin de me retrouver seule, médicalement parlant. Il le fallait. Je n'étais plus capable de maintenir ce rythme déchaîné. Durant l'été, Simon m'avait achevée. Il avait vidé mon corps de toute énergie, goutte par goutte. J'étais à sec. Je me sentais mal. Tellement mal que j'avais l'impression que le vent me sifflait au travers du corps, des os et des poumons. Une sensation de brûlure intense m'enveloppait. Totalement finie.

En septembre, Simon entrait à l'école et Rémi changeait d'horaire, le *timing* était donc parfait pour me refaire une beauté. Mais qui disait pause disait argent. Et pour que Rémi puisse être à la garderie jusqu'à 15 h 30 tous les jours, et moi en pause, ça voulait dire beaucoup d'argent. Par ailleurs, cela n'avait aucun sens. Payer afin que mon garçon puisse intégrer le groupe d'une garderie subventionnée à cet effet me semblait ridicule. J'avais été très indulgente envers la directrice. Après quatre années d'accommodements raisonnables, le délai transitoire exigé par celle-ci pour une meilleure adaptation me semblait bel et bien terminé. Il était temps de démontrer un peu plus de volonté à notre égard et, malgré ce que pouvait en penser la directrice, Rémi était fin prêt à socialiser avec les amis.

Cela dit, pareille intégration était bien au-dessus de nos moyens. Alors, la seule solution envisageable restait de convaincre la directrice de défrayer les coûts qu'engendraient trois thérapeutes. Envisageable certes, mais totalement absurde.

– Madame Chénier, vous recevez du financement pour Rémi. Alors, comment se fait-il que vous n'ayez jamais suffisamment d'argent pour m'aider ?

– Nous t'aidons, Johanne ! Rémi rencontre l'orthophoniste une fois par mois. Une partie du budget passe là-dedans. Nous lui avons également acheté du matériel afin qu'il puisse mieux s'intégrer. L'aurais-tu oublié ?

– Le matériel, c'était pour une seule fois, la première année. Ça fait quatre ans de cela. Aujourd'hui, je parle de salaire. C'est un budget différent, et vous le savez.

– Après l'orthophoniste, il ne reste presque plus rien.

– Combien ? Combien vous reste-t-il exactement ?

– Je n'ai pas les chiffres sous les yeux. Je dois fouiller au sous-sol, dans les boîtes…

– J'aimerais savoir. J'aimerais connaître le chiffre exact.

– Nous t'accommodons amplement, Johanne, dit-elle, en m'abandonnant au beau milieu du corridor.

Mais je ne lâchai pas prise. Oh non ! Entêtée et si près du but, je tenais à ma liberté et à celle de mon fils. Elle finirait par payer.

Mais comment ?

– Combien, madame Chénier ?

– Sais pas.

Comment réussir à la convaincre ?

– Madame Chénier, pourrais-je vous voir deux minutes ?

– Pas le temps aujourd'hui, Johanne.

– Mais je dois vraiment vous parler…

En utilisant un vieux principe : l'acharnement.

– Demain ?

– Non, Johanne.

Être plus têtue que l'autre. Ne jamais céder.

– Madame Chénier ?

– Pas maintenant.

Loin d'être une négociatrice docile et malléable, la directrice résistait. C'est alors que je devins encore plus indocile qu'elle. Une épine dans le cul. SON épine.

– Jeudi, alors ?

– Non. Pas jeudi !

– Vendredi ?

– …

– Lundi ?

– *Pff !* (Claquage de porte !)

– Quand ?

Et, un beau matin, souffrant d'*écœurantite* aigüe, elle céda et me lança une réponse en pleine porte. Avant même que mon corps ne franchisse l'entrée de la garderie, un chiffre résonnait dans le hall.

72,75 $! lança-t-elle.

– Pardon ?

– Il nous reste 72,75 $ par semaine pour payer Jasmine.

– Pouvons-nous en discuter dans votre bureau ? dis-je, tout en regardant l'éducatrice des Kangourous qui tentait d'insérer ses petits marsupiaux dans le minuscule espace entre la directrice et moi-même.

– Il n'y a rien à discuter. Combien demande Jasmine de l'heure ?

– Allez, les Kangourous, ajouta l'éducatrice, visiblement mal à l'aise. Circulez.

– Aucune idée, dis-je, découragée. C'est personnel. Il faut le lui demander.

– Évidemment ! fit la directrice, les yeux au ciel, avant d'entrer dans son bureau avec la délicatesse d'un éléphant.

– Les kangourous ! cria Rémi.

– Oui. Maman aussi les préfère aux éléphants bornés !

– Bor… nez ?

Bon. Un montant dérisoire, baboune incluse. Mais l'important dans tout cela, c'est que madame Chénier avait fouillé dans ses archives, pour moi, et qu'il lui restait suffisamment de sous pour payer une partie du salaire des thérapeutes. Dorénavant, je connaissais son unique point faible : l'usure. C'est en chantant *Un éléphant, ça trompe énormément !* que nous sommes arrivés, Rémi et moi, dans le local où Jasmine nous accueillit en riant.

– Mon Dieu ! C'est la joie, ce matin ! Salut, Rémi !

– Elle paiera, lançai-je d'emblée.

– Salut, Jasmiiiine, répondit mon fils, fier d'insister longuement sur le « i ».

– Non !

– Oui, madame, dis-je, en polissant mes ongles sur l'épaule.

– Comment as-tu fait ?

– Je suis devenue plus chiante qu'elle.

– Hi ! hi ! elle devait mordre la poussière en te l'annonçant !

– La poussière du tapis d'entrée, oui !

– Elle est incroyable ! Toujours devant la porte d'entrée !

– Toujours.

– Savais-tu qu'elle parle des problèmes de Rémi avec Éléna, son éducatrice, devant les parents qui viennent chercher leurs enfants ?

– Ah, bravo pour la discrétion !

– La dernière fois, ça été plus fort que moi, je leur ai dit de faire attention.

– Tu as bien fait.

– En tout cas, j'admire ta ténacité, Johanne.

– Merci. Faut croire qu'il y a un bon côté à devenir chiante, dis-je en riant.

– Elle me paiera dès maintenant ?

– Aucune idée. Passe la voir cet après-midi. Elle aimerait connaître ton salaire. J'aurai probablement une partie à payer. Alors, il faudra s'en reparler.

– Je suis contente pour toi.

– Moi aussi. À présent, il me faut trouver quelqu'un les mardis et jeudis après-midi.

– Tu vas trouver.

– Je l'espère. Le temps file.

Était-ce un élan de charité chrétienne ou était-ce pour éviter une autre *écœurantite* ? Toujours est-il que madame Chénier accepta de payer la totalité des heures de Jasmine, et ce, malgré son maigre 72,75 $. Magie ! Après avoir fait poireauter Jasmine durant de longues minutes dans le corridor pour absolument rien, elle lui annonça publiquement qu'elle paierait toutes ses heures – pas la peine de faire entrer la jeune thérapeute dans son bureau pour si peu –, sauf que, en hurlant le montant de son salaire, madame la directrice effraya un bébé qui somnolait dans sa poussette. Effet domino. Celui-ci se mit à hurler à son tour. Jasmine pouffa de rire et l'éléphant entra dans son bureau en claquant la porte.

Mais bon, en bout de ligne, nous avions gagné notre bataille. C'était le principal. Jasmine recevrait un salaire fixe déposé directement dans son compte bancaire, et je n'avais plus à payer ses heures supplémentaires. Hum… en fait, nous pensions avoir gagné, mais lors de la supervision subséquente, Geneviève nous fit vite comprendre que nous étions loin d'avoir gagné la guerre. Ce n'était qu'une toute petite échauffourée. Le vrai combat restait à venir.

– Comme tu peux le constater, Johanne, Rémi progresse très rapidement.

– Oui, je le sais. Je suis très contente, d'ailleurs.

– Sur plusieurs tâches, il a acquis une autonomie de 72 %. Ce qui est très bon... trop… peut-être.

– Trop bon ?

– À 75 % d'autonomie, le CRDI se retirera du dossier.

– Se retirer ? Mais pourquoi ?

– Lorsque l'enfant atteint cette cote, le gouvernement considère l'enfant comme semi-autonome et il n'offre plus le service d'intervention ABA de vingt heures par semaine, mais plutôt un service partagé d'interventions et d'accompagnements.

– Tu me niaises ?

– Non.

– Mais c'est ridicule ! Rémi a besoin d'ABA et de thérapeutes !

– Je sais. Mais selon la loi, au rythme où progresse Rémi, dès le 13 novembre prochain, il devra être seul pour accomplir certaines activités dans le groupe avec les amis.

– Seul dans son groupe ? Bien non. La directrice n'acceptera jamais. Tu le sais. Elle ne veut pas qu'il respire une minute sans l'aide d'une intervenante.

– Pas plus que madame Éléna, lança Jasmine, aussi ahurie que moi par la nouvelle. Tu sais, Geneviève, elle ne supporte pas le moindre écart de Rémi dans la classe. Selon elle, Rémi dérange terriblement les autres. Jamais elle ne voudra être seule avec lui. Je ne peux même pas prendre de pause durant ma journée. Deux minutes seule avec lui et c'est la panique.

– Merveilleux ! dis-je, découragée, épuisée, écœurée, abattue, éreintée, exténuée, consumée, anémiée et j'en passe. Oublie ton idée d'indépendance. Cela ne va pas être possible. Pas ici.

– C'est le gouvernement qui décide. Pas moi. Elles devront s'y résoudre. Mais je peux les rencontrer avec toi pour leur expliquer la situation, si tu le désires.

– Il le faudra, mais ça va être l'enfer, Geneviève. L'enfer.

– Je sais. Je suis désolée.

L'idée de cette réunion me donna des ulcères. Juste de convaincre la directrice d'accepter une deuxième rencontre en deux mois me prit tout mon petit change. Bien sûr, a priori, elle refusa et, encore une fois, c'est au beau milieu du hall d'entrée qu'elle postillonna.

– Une autre réunion ? Pour quoi faire, Johanne ? Il n'y a pas que Rémi dont je dois m'occuper.

– Geneviève aimerait vous rencontrer.

– Pas le temps.

– C'est très important.

– Bon. Dans ce cas, disons vendredi, 10 h. Mais c'est mieux d'être vraiment important.

– Oh, croyez-moi, vous ne serez pas déçue !

Toujours sans travailleuse sociale, ce jour-là, le CLSC sacrifia madame Lemire. Chef du département, elle fut l'heureuse élue pour m'accompagner au front.

– Bonjour, madame Leduc. Cécile Lemire, chef du département au CLSC Dorval-Lachine.

– Enchantée, madame Lemire, dis-je, en lui ouvrant la porte de la garderie. Si je peux me permettre un petit conseil, prenez une grande respiration et attachez votre joli chapeau avec de la broche. La guerre s'annonce longue et virile.

Madame Chénier, accompagnée de son acolyte, madame Frénette, directrice pédagogique, était d'humeur massacrante. Un bulldog qui venait de se faire voler son os. Super. Quant à madame Frénette, l'antipode du bulldog, elle était absente d'esprit, comme toujours. Dénudée de toute vitalité, cette femme pâle et frêle pouvait faire enrager le bon Dieu tant sa lenteur était déconcertante. Une quinquagénaire *sweet*, mais totalement vide. Et, dans le coin gauche, pesant moins de 90 kilos, se trouvait une femme de Lachine, plus têtue qu'une vieille mule têtue, assoiffée de liberté : moi. Accompagnée de Geneviève et de madame Lemire, j'aurais dû impressionner mes adversaires, mais ce ne fut pas le cas. Le bulldog me désossa vive.

Après des présentations qui n'en finissaient plus, nous avons sauté dans le vif du sujet. J'étais nerveuse. Il ne fallait pas rater notre coup. Nous n'aurions qu'une seule chance. Madame Chénier avait d'autres chats à fouetter et elle m'avait bien avertie que cette réunion serait la dernière. Geneviève parla la première. Elle leur expliqua, le plus mielleusement possible, les raisons qui poussent le gouvernement à retirer graduellement l'intervenante auprès de Rémi, parce que celui-ci progresse de façon considérable, et bla-bla-bla, mais en vain. Madame Chénier et sa garderie se situaient bien au-dessus des lois, et tout ce baratin bureaucratique ne la concernait pas.

– Désolée, Geneviève, mais c'est impossible. Rémi doit toujours être accompagné. Il est incapable d'être seul et il est non fonctionnel dans un groupe. Il a besoin d'aide.

– Mon fils progresse, madame Chénier.

– Peut-être, mais il est loin d'être autonome, Johanne. Il dérange.

– (Merci du rappel.)

– Mes rapports prouvent le contraire, renchérit Geneviève. Il est fonctionnel à 72 % et…

– Je m'excuse, Geneviève, mais tu n'es pas présente à tous les jours. Nous le sommes. Nous le savons. Tes rapports… ne valent rien à nos yeux.

– C'est la loi, répliqua madame Lemire pour une première fois, et Geneviève applique simplement la loi.

– C'est non.

– Il ne s'agit pas de retirer Jasmine ou Rachel d'un seul coup, dis-je, exaspérée. Elles pourraient d'abord se placer en retrait et voir comment réagit Rémi puis, graduellement et si tout se passe bien, s'éclipser du local et l'observer au travers de la porte.

– Non. Rémi est souvent imprévisible. Incontrôlable. Il tire les cheveux, il tape sur les amis…

– Bien sûr, il est le seul enfant de son groupe à être incontrôlable.

– Non, mais…

– Graduellement.

Ce mot sortit d'entre mes dents sans que ma bouche ne soit ouverte.

– Non.

Oh boy ! Ça commençait bien mal. Nous avions trois autres points à éclaircir, et ça faisait plus d'une vingtaine de minutes que nous avions le « piton » collé sur le premier. Sentant l'impasse, madame Lemire eut la même idée que moi. Changer de sujet. « Et si nous passions au point suivant ? » Bonne idée.

– Madame Leduc demande à ce que Rémi puisse rester jusqu'à 15 h 30, et ce, tous les jours. Sans exception.

– Sans problème. Si elle trouve une intervenante, je n'ai aucun problème.

– C'est justement ça, mon problème. Je n'arrive pas à trouver d'accompagnatrice. Ce n'est pas simple à dénicher. Je retourne travailler en novembre, je ne pourrai donc pas venir chercher Rémi les mardis et jeudis avant 15 h 30. Il faut trouver un arrangement.

Bah ! Une petite menterie. Rien de bien méchant. Question de mettre un peu de pression.

– Johanne, nous en avons souvent discuté. Rémi doit être accompagné.

– Alors, nous avons un problème, dis-je, en croisant les bras.

– Pourriez-vous l’aider à trouver quelqu’un ? demanda madame Lemire.

– Nous ne tenons pas de banques d’intervenants.

– Vous n’avez aucune liste de remplaçants ?

– Oui… mais ce genre de banque de personnel est très compliqué à gérer, osa madame Frénette. Il faut tenir compte des anciennetés et des disponibilités de chacune, et… Et elle se tût. Le regard glacial de madame Chénier lui coupa l’inspiration. Madame Frénette parlait trop, et mal.

– Et ? dis-je, profitant du malaise.

– Et… nous ne le faisons pas, termina sèchement la directrice, à la place du « petit-pot-de-confiture-vide » prénommé Yolande.

– Éléna pourrait prendre mon fils dans son groupe, quelques heures. Elle n’en mourra pas. Seulement deux après-midi par semaine. Le temps que je trouve quelqu’un.

– Ce n’est pas une question de *mourir*, Johanne. C’est impossible. C’est tout.

– (M’énerve !)

– Pourquoi ? insista madame Lemire.

– Le groupe est déjà complet, risqua madame Frénette. Il y a dix enfants en plus de Rémi dans le groupe. Pour en ajouter un, il faudrait en retirer un.

– Dix plus un ? demandai-je perplexe.

– Oui.

À cet aveu, madame Frénette devint translucide. Je ne m’y connais pas trop en loi, mais je savais qu’il y avait ici une irrégularité. Ça sentait mauvais. Incrédules, nous nous sommes longuement regardées, Geneviève, madame Lemire et moi-même. Madame Frénette venait d’avouer leur erreur. Elles avaient accepté un enfant de trop dans le groupe de Rémi. Sept dollars de plus par jour… pourquoi pas ? Jusqu’à ce que le gouvernement décide de retirer l’intervenante de Rémi, l’idée fonctionnait à merveille. Depuis quatre ans, personne ne s’en était plaint. Mais là, Geneviève venait de saboter leur plan machiavélique. Il fallait retirer Jasmine et Rachel. Oups ! un imprévu majeur. L’éducatrice, madame Éléna, se retrouvait seule avec onze enfants. Bien sûr, pour nous, l’enfant de trop ne devait pas être Rémi plus qu’un autre, mais Rémi était bien plus facile à tasser. Sans thérapeute, mon fils revenait à la maison. Toute une entente !

Nos adversaires titubaient. Nous devions riposter !

– Autre chose : si je dois venir chercher Rémi parce qu'Éléna n'en veut pas, dois-je payer quand même les frais de garde de 7 $ par jour ?

– D'abord, ce n'est pas parce qu'Éléna n'en veut pas, Johanne. Elle ne peut pas. Mais oui, tu dois payer les frais de garde. Ce sont des frais fixes que tous les parents doivent payer, Johanne. C'est la loi. Il n'existe pas d'exception pour Rémi, Johanne.

Permettez-moi d'en douter, chère dame. Les autres parents ne se voient pas refuser l'accès à la garderie, eux. Et je crains que votre crédibilité ne ramollisse comme beurre au soleil. Et arrêtez de prononcer mon prénom à chaque phrase ! ÇA M'ÉNERVE ! Je ne sais pas pourquoi, mais cette bonne femme siphonnait l'oxygène nécessaire à mes poumons pour respirer convenablement. Elle me pompait l'air. À l'intérieur d'un périmètre de dix pieds, je suffoquais.

La tête dure comme le roc, madame Chénier était infrangible. Geneviève s'aperçut de mon exaspération et prit la relève avant que je ne m'empoisonne en mordant de la viande avariée.

– Autre point : Jasmine aimerait prendre une pause de quinze minutes à chaque heure de travail.

– Hum…

– C'est la loi, dis-je, cinglante.

– Il faut voir cela avec Éléna. C'est elle qui décidera.

– Pourriez-vous lui en glisser un mot ?

– C'est à Jasmine de prendre ses arrangements. Il n'y a pas seulement Rémi dont je dois m'occuper, Johanne.

– (*Grrr !*)

– Bon, est-ce tout ? J'ai du travail qui m'attend, moi. Au revoir.

Et ce fut tout. Elle se leva et quitta. Suivie par madame « *petit-pot-de-confiture-vide* » Frénette. Dehors, nous avons pris deux minutes pour décanter. Nous étions, comment dire… découragées ?

– Je n'aurai pas le choix, Johanne. Malgré leur refus, le 13 novembre prochain, lors de certaines activités, Jasmine et Rachel se retireront du groupe de Rémi.

– Je sais.

– La directrice et l'autre…

– Madame Frénette ?

– Oui. Elles sont vraiment… spéciales ! ajouta madame Lemire.

– La mafia, dis-je en riant. Sincèrement, je vous le dis ; elles ne sont pas nettes avec cette histoire de dix enfants par groupe.

– Fort possible. Bon, je dois y aller.

– Merci d'être venue, madame Lemire, dis-je.

– Ah oui, j'oubliais ! Je ne ferai pas le suivi de votre dossier, mais je vais y inclure le compte rendu détaillé de cette agréable rencontre, pour votre prochaine travailleuse sociale.

– Si TS il y a… un jour.

– Oui, oui ! Elle s'appelle Brigitte d'Aigle. Elle est débordée, mais elle devrait vous contacter d'ici deux semaines. Je crois qu'elle pourra bien vous aider ; elle arrive du CRDI.

– Effectivement. Je la connais, m'avoua Geneviève.

– Efficace ?

– Tu n'as pas idée !

– Alors nous allons bien nous entendre.

Nous n'avions rien réglé. Cette réunion n'avait servi à rien, si ce n'est que d'effriter davantage mon affection pour madame Chénier. Geneviève allait retirer ses troupes et, franchement, je ne sais pas ce qui arrivera de Rémi ni de ma santé mentale. Et puis, merde ! J'avais oublié la dose de Lamictal pour Simon ! Bravo !

Brigitte d'Aigle me rencontra peu de temps après notre réunion ratée. Pour la première fois de ma vie, je compris le véritable rôle d'une travailleuse sociale. Une présence essentielle dans une famille comme la nôtre.

– Bonjour, Johanne. Désolée du retard. J'avais beaucoup de cas à reprendre.

– Je comprends. Entre.

Honnêtement, cela faisait des mois que j'attendais sa visite. Une minute de plus ou de moins…

– J'ai pris connaissance de ton dossier... Ouf ! c'est quelque chose !

– Attends, le meilleur s'en vient, mais avant, aimerais-tu un verre d'eau, un café ?

– De l'eau, merci. Bon, reprenons tout depuis le début, si tu le veux bien.

Une heure et demie d'anecdotes tumultueuses, de malheurs, de malchances, de mauvaises rencontres. Une heure et demie de vie de merde ! Brigitte ne se pouvait plus.

– Mon Dieu ! Il était temps que j'arrive.

– Admettons.

– Bon. Voilà ce que je te propose pour l'instant. Je pourrais appeler à la garderie et demander une rencontre avec madame Frénette.

– *Oh boy !*

– Attends. J'aimerais la rencontrer seule, question qu'elle comprenne que je fais désormais partie du paysage. J'aimerais aussi éclaircir quelques points avec elle, car il y a effectivement beaucoup de questions sans réponse. Une petite rencontre toute simple. Question de s'apprivoiser. Qu'en penses-tu ?

– Bah ! Pourquoi pas ? Tu auras peut-être plus de succès que nous.

– Parfait. Je te contacterai aussitôt après.

– Juste un petit conseil, Brigitte : ne prends pas de café tout juste avant la réunion.

– Pourquoi ?

– Ne prends pas de café et prends une grande respiration. Tu comprendras.

28 août 2009

Nerveuse, vous dites ? J'en tremblais. Nous étions en direction de l'école. Simon allait vivre sa première journée d'école. Assis sur la banquette arrière de la voiture, mon fils ne se doutait de rien, le chanceux car, moi, je doutais de tout. Il est vrai que la majorité des parents sont nerveux lors de la première rentrée scolaire de leur enfant (Aimera-t-il l'école ? Pleurera-t-il ? Se fera-t-il des amis ?), mais moi, une question m'empêchait de dormir depuis une semaine : se frappera-t-il ? J'avais si peur qu'il ne s'arrache la moitié du visage, ou que la direction de l'école le juge trop sévèrement atteint pour leur établissement… Merde ! S'il fallait qu'ils retournent Simon à la maison, s'il fallait qu'ils n'en veuillent pas…

En arrivant devant la porte d'entrée principale de l'école, je savais. Simon paniquerait. Nouvel endroit. Nouveau séjour à l'hôpital ? Pauvre petit loup. Comment lui faire comprendre que l'école n'avait rien en commun avec l'hôpital psychiatrique de ses pires cauchemars ?

Lorsque j'ouvris la portière latérale de notre Caravan, Simon se griffa la main et tourna ses doigts à la renverse. Merde ! Puis il s'enfonça dans sa doudoune et refusa de coopérer.

– Viens, mon ange. C'est l'école aujourd'hui. Allez, n'aie pas peur.

– (Rien à foutre !)

Il s'entêtait. Simon refusait de sortir. J'attendis. Une, cinq, dix minutes, mais il fallait y aller. Je fis alors un geste d'une grande cruauté. Je tirai sur sa doudoune et la lui arrachai. Temps mort. Simon n'apprécia pas. Il se retrouva tout nu, tout seul, sur le siège arrière de la voiture. Pire encore, je venais de briser sa confiance envers moi. Il sortit aussitôt. Insulté vif et très, très, très fâché.

– Ça va aller, mon ange. Viens avec maman, dis-je en l'enroulant dans sa couverture. Maman s'excuse. (Merde ! Qu'ai-je fait ?)

De la haute trahison. Consciente de cet écart de comportement, je ressentis immédiatement un grand regret. Cette relation de confiance, nous l'avions gagnée d'arrachepied, Steve et moi et, du coup, d'un simple geste impatient, je venais de saboter des mois de travail. Ce soir, nous devrons tout reprendre de zéro. Lui faire comprendre que nous sommes là pour l'aider, que nous l'aimons et, surtout, qu'il peut avoir confiance en nous, puisque aucun de nous ne lui enlèvera sa doudoune. Sous aucun prétexte.

Découragée, j'ouvris la lourde porte d'entrée et Simon se laissa choir sur le plancher au beau milieu du hall d'entrée. Il hurlait. Ah, bravo ! Il bloquait l'entrée principale de l'école. Dehors, une file de jeunes, désorganisés par cet imprévu, s'allongea le temps de le dire. J'étais épuisée, Simon dérangeait et je n'avais pas la force de le soulever. Je n'eus qu'une envie : me jeter à côté de lui et pleurer à mon tour. Mais un homme s'approcha. Je me ravisai.

– Bonjour, madame Leduc. Bonjour, Simon, fit-il, avec un geste de la main qui ressemblait à un salut indien tiré d'un bon vieux western américain.

– Il a peur, dis-je, embarrassée. Je n'arrive pas à… Mais, dites-moi, comment savez-vous nos noms ?

– Je suis Martin Bourassa, le directeur. On s'est parlé l'autre jour, au téléphone. Disons que la couverture rouge de votre fils a été un bon indice.

– Ah oui, bonjour ! Enchantée, monsieur Bourassa. Simon ne…

– Ne vous inquiétez pas, madame Leduc, Jean-François arrive.

Jean-François, certes, mais France et Juliette aussi. Juliette ? Juliette McDuff !

– Que fais-tu ici ? demandai-je à la zoothérapeute.

– Bien, je travaille.

– Ici ?

– Oui. Je suis préposée.

– Eh bien, le monde est petit. Regarde, Simon, c'est Juju !

– « Rien à foutre », répondit Simon d'un simple regard.

– Oh ! en pleine forme, mon coco ? ironisa Juliette.

– Bien pleine, dis-je. Il est super heureux de venir à l'école.

– Ça se voit. Allez, Simon, lève tes grosses foufounes ! ajouta Juliette.

Trois personnes pour soulever mon fils et aucune d'entre elles ne semblait nerveuse ou incommodée par sa crisette.

– L'habitude, lança le directeur. On en voit de toutes les couleurs ici, à l'école.

– Viens, Simon, fit France, et dis bye bye à maman.

– Bye, mon ange. Bisous.

Mon fils vivait sa deuxième séparation. Soutenu par Jean-François et France, les deux préposés attitrés à sa classe, Simon disparut au tournant du corridor. Je ressentis alors une pointe au cœur. Mon fils avait repris sa démarche de Cro-Magnon et il s'usait le front de nouveau. Une rechute !

– Simon va s'habituer, Johanne, me dit Juliette avant de sortir et de se diriger vers l'autobus bondé de jeunes qui venait d'arriver.

– (Hum… pas certaine !) Je suis inquiète pour lui. La dernière année a été, disons, épouvantable, dis-je au directeur.

– Je comprends, mais rassurez-vous, madame Leduc, les gens sont au courant pour votre fils.

Au courant ? Au courant de quoi ? Vous ne savez pratiquement rien du chemin parcouru par mon petit Simon. Il était trois mètres sous terre il n'y a pas un an.

– Simon arrive de très loin. Il a beaucoup souffert. Il est fragile comme vous n'avez pas idée.

– Nous allons être très attentifs. Soyez sans crainte.

– N'oubliez pas, il doit toujours avoir accès à sa couverture rouge. Sinon, il se frappe. C'est très important.

– Sans problème. Julie, sa professeure, est au courant.

– Dites-moi, ils sont combien par classe ?

– Six enfants pour un prof et deux préposés.

– *Wow !* C'est un très petit ratio.

– Ça doit l'être.

– Bon, eh bien, je vous laisse. Je suis à la maison, si jamais...

– Vous pouvez partir en paix, Simon va bien aller. On s'en occupe.

– Oui, vous avez raison.

– Passez une très belle première journée de liberté, madame Leduc.

– Merci.

Libérée ! Quelle étrange sensation ! Je ne savais trop comment gérer ce nouveau statut. Soulagée d'être enfin libre ou inquiète à mourir pour mon fils. Il faut dire que les dernières semaines avaient été très exigeantes. J'étais réellement épuisée. J'aurais voulu profiter pleinement de cette première journée, mais mon corps exigea l'arrêt complet. M'étendre et dormir. Dormir… Oh ! merde ! son Lamictal !

Bon, il est vrai que ça faisait plusieurs fois que nous l'avions oublié, mais jamais sur une période aussi longue. Simon n'avait pas reçu de Lamictal depuis trois jours. Un simple malentendu. Je croyais que Steve lui en administrait, et vice versa. Curieusement, Simon s'en portait très bien.

– Docteur Corriveau, si le comportement de Simon demeure invariable avec ou sans Lamictal, n'est-ce pas là un signe qu'il n'en a pas besoin ?

– Effectivement. Si le Lamictal n'apporte aucun changement à son comportement, nous l'arrêterons. Progressivement.

Une bonne chose. Fini le Lamictal pour mon fils, comme tout autre cochonnerie chimique. Je détestais tous ces médicaments et je restais convaincue que son problème ne pouvait pas se régler par la médication. Mon fils devait parler. Les mots devaient partir de sa tête pour ensuite sortir par sa bouche. Un point c'est tout. Et pour faire cela, il y avait le jus de gazon fraîchement broyé !

Eh oui ! C'était très tendance. Selon plusieurs livres de référence sur l'autisme, on encourageait les parents à devenir des puritains, des « Granolas ». En inspirant de petites huiles à base de pissenlit, ou en ingérant du jus de gazon frais, on nous garantissait la guérison de nos enfants. Bien voyons ! Simon avait besoin de parler et ce n'était pas des arachides enduites d'une sève de baobab en chaleur qui débrouilleraient les ondes obstruées de son cerveau. Par ailleurs, nous avions essayé tout le reste et rien n'avait été concluant pour Simon.

Mais toutes ces recettes de grand-mère devenaient très irritantes. Dès le premier diagnostic, les gens se mettent à vous casser les oreilles avec toutes sortes de rumeurs concernant les toxines dans l'air, dans l'eau et dans l'alimentation de vos enfants. Ils vous conseillent fortement une diète sans gluten, sans caséine, sans colorant, sans sel, sans sucre, sans goût. Ils vous font peur avec la présence de métaux lourds, dont le mercure, accumulé dans le cerveau d'enfants autistes. Les vaccins. La pollution. Les écrans de télévision et d'ordinateur, les cellulaires. Les puristes confirment ces allégations, les médecins les infirment. Comment peuvent-ils en être certains ? D'un point de vue comme de l'autre, le doute subsistait. Prise au beau milieu, je fus piquée par ma curiosité. Je voulais savoir. Est-ce que, oui ou non, mes enfants étaient intoxiqués ? Malheureusement, les seuls à pouvoir y répondre étaient justement ces amateurs de jus de gazon. Alors, par amour pour mes fils, je m'y suis soumise. Donc, après avoir fait faire du ski de trottoir à Simon pour sa deuxième journée d'école, je rencontrai un naturopathe pour la première fois de mon existence.

– Bonjour, madame Leduc, entrez.

– Bonjour, monsieur Bergeron. Hum… Ça sent bon chez vous.

– Vous trouvez ? Ce sont des huiles essentielles pour activer et renforcer notre système immunitaire.

– Des huiles essentielles ? Vraiment ?

Pour moi, sur la terre, il y a l'espèce animale, l'espèce humaine et l'espèce naturopathe. Une espèce à part. Impossible à décrire. Unique. Étrange. Extraterrestre.

Malgré mon fou rire à la vue de toutes sortes de bidules de sorciers qui embourbaient son bureau, je narrai le plus sérieusement possible le récit de la vie tumultueuse de mes enfants. Monsieur Bergeron m'écoutait avec calme et sérénité. Je lui expliquai également les raisons de ma présence ici, dans son bureau.

– Je veux savoir si mes fils ont des métaux lourds dans le cerveau, et ce ne sont pas les médecins qui peuvent me renseigner à ce sujet.

– Ce fossé entre les deux écoles de pensée est très malheureux. L'union aurait fait la force.

Peut-être, mais je n'arrivais pas à m'imaginer le docteur Corriveau dans ce bureau, avec ce naturopathe, à discuter le plus sérieusement du monde des causes de l'autisme.

– L'état de santé de votre plus vieux me semble plus précaire.

– Oui. Simon est toujours en crise et, une année plus tard, nous ne savons toujours pas pourquoi. Le volet médical n'a rien donné.

– Votre fils a malheureusement le profil de beaucoup de petits garçons qui viennent me voir.

– Que faites-vous pour savoir s'ils sont intoxiqués ?

– Pour détecter les métaux lourds, le test est simple. Il suffit de prélever une mèche de cheveux sur la nuque de votre garçon, de la peser et de l'expédier à cette adresse. Cette analyse correspond au bilan des trois derniers mois, si l'on tient compte que les cheveux poussent d'environ un centimètre par mois.

– C'est tout ? Aucune prise de sang ?

– Non. Le cheveu est une voie d'excrétion par excellence pour les minéraux essentiels, non essentiels et toxiques. En général, la quantité d'une toxine retrouvée dans le cheveu est proportionnelle à celle contenue dans les autres tissus du corps. C'est que les métaux lourds, comme les nutriments qui circulent dans notre sang, viennent se fixer au cheveu.

– Mais les cheveux sont influencés par la pollution de l'air et par les shampooings, non ?

– Oui. Il est donc préférable de prendre un échantillon sur la nuque, sur les nouvelles pousses. Mais, effectivement, l'environnement peut fausser le test en provoquant une contamination croisée. C'est pour cela qu'il faut également analyser le minéralogramme. Comme celui-ci. Regardez. Il y a ici les éléments toxiques et là, les éléments alimentaires. Il est primordial de faire l'analyse des deux sections pour bien comprendre le profil de la personne testée.

– C'est un peu compliqué pour mon petit cerveau.

– Je vous explique. Une carence en cuivre ou en magnésium peut nous aider à comprendre certains malaises ou comportements agressifs chez une personne. Ou encore le zinc aide à l'élimination de certains métaux. Une carence en zinc nous aide à élucider la présence exagérée de métaux lourds.

– Que faut-il faire si l'on trouve une forte concentration de métaux ?

– Selon la quantité et le métal retrouvé, en général, il est préférable de faire une chélation.

– Une quoi ? demandai-je, gênée d'avoir bien entendu.

– Une chélation. Il faut faire attention à la prononciation.

– Effectivement.

– Il s'agit de lier et d'extraire les métaux par des produits naturels. Un grand nettoyage du système, ni plus ni moins. Par contre, ce test ne dit pas tout. Car si aucun métal lourd n'apparaît dans l'analyse du cheveu, il peut se trouver dans les organes. Cela devient alors beaucoup plus problématique, car il faudra pratiquer une biopsie et faire une analyse du tissu en laboratoire pour en avoir le cœur net. Un métal lourd incrusté dans le tissu du pancréas, par exemple, ravagera celui-ci et provoquera le diabète ou le cancer.

– À quoi sert le test, alors ?

– À connaître le pourcentage de certains métaux et des carences ou excès de minéraux dans le système de votre fils. Il faut commencer par le début. Il se peut que votre fils soit souvent en crise pour toutes ces raisons. C'est le cas de bien des enfants autistes. Il faudra voir, car son problème peut également être relié aux allergies alimentaires.

– La diète sans gluten, non merci. J'ai déjà donné.

– Avant de commencer une diète si sévère, je vous suggère le test le plus complet sur le marché, en ce moment. Plus de trois cents aliments y sont testés en une seule prise de sang. Voici le dépliant. Ça vous donnera le temps d'y penser.

– Hum… un test comme celui-ci ne doit pas être donné.

– Je dois vérifier mais, effectivement, le test d'allergie tourne autour de 1000 $, si ma mémoire est bonne. Le test du cheveu est moins cher. Environ 50 $.

– Va pour le test des cheveux, alors.

– Sage décision. C'est un très bon indice. Après, nous verrons.

– Comme vous le dites, nous verrons.

– Bon. Voici le kit. Tout s'y trouve. Il vous suffit de suivre les instructions. Je recevrai les résultats dans environ trois semaines et je ferai un pré-bilan. Je vous contacterai à ce moment-là pour une prochaine rencontre.

– Merci.

Était-ce du sérieux ou un attrape-nigaud ? J'entendais déjà les commentaires ridicules de Steve en coupant une mèche de cheveux sur la nuque de Simon.

– Une chélation ?

– Arrête et coupe, Ménick. Je veux savoir.

Je ne voulais pas ramener Rémi avec moi deux jours par semaine. Non. Mon fils était en âge de participer à toutes les activités de son groupe et, moi, en âge d'avoir un peu de liberté. Cet obstacle me minait l'existence et, combiné à la rentrée scolaire rocambolesque du plus vieux, j'avais le petit nerf de la patience très irrité.

Simon piquait de terribles colères à l'école ainsi qu'à la maison. Mais les plus redoutables se déroulaient dans la voiture. Malgré le fait qu'il passait une partie de sa journée en classe, au coin-repos, sa colère refoulée frôlait la démesure à l'approche du CPE de Rémi. Il refusait de sortir de la voiture, et quand il y arrivait, il ne voulait plus y entrer. Je fus dans l'obligation de demander à Jasmine de m'attendre avec Rémi dans le stationnement. Cela aidant, j'étais tout de même à fleur de peau. La dépression n'attendait qu'un signal pour m'embrasser, et je craignais que madame Chénier ne devienne l'élément déclencheur.

– Je croyais pouvoir être libérée de mes enfants, la sœur. J'en rêvais. Mais là, Rémi subit de plus en plus de rejet, et Simon est de plus en plus agressif, et moi… de plus en plus braillarde.

– Normal, tu es trop fatiguée. Ce qui l'est moins, par contre, c'est que tu sois obligée de dénicher toi-même les accompagnatrices pour Rémi. C'est la directrice qui ne veut pas de Rémi dans sa garderie…

– Elle dit qu'elles n'ont pas de banque de noms.

– Voyons ! Impossible. Et l'autre, son éducatrice ?

– Éléna ?

– Oui. Elle ne peut pas le prendre ?

– Non. Paraîtrait qu'ils sont déjà dix dans son groupe.

– Regarde donc ça ! Un petit sept piastres de plus par jour, peut-être ?

– Exactement. Merde ! Je commence à en avoir ma claque.

– Commence ? Moi, ça ferait longtemps que je n'en pourrais plus, la sœur.

– La directrice est tellement chiante. Tellement pénible. Sa face d'air bête me donne de l'urticaire.

– Je ne comprends pas qu'elle puisse te parler de cette façon. S'il fallait que j'agisse comme ça avec les parents de mes élèves, je serais bonne pour une retraite forcée. Crois-moi.

– Qu'est-ce que je peux faire ?

– Bon. Oublie ce qu'elle te dit et informe-toi. Appelle au Ministère. Demande à quelqu'un de t'expliquer le fonctionnement d'une garderie subventionnée. Explique-lui ton cas. Valide toi-même l'information, Johanne. Ne te fie plus aux ouï-dire de ta directrice. Honnêtement, ce n'est pas net, son affaire.

– Je suis fatiguée. Je n'ai pas envie de me battre encore et encore et toujours ! dis-je en pleurant.

– Je sais… Mais, si ça peut te motiver, la semaine dernière, j'ai demandé à des collègues ce qu'ils pensaient des frais de garde fixes, malgré le fait que Rémi doive quitter...

– Et ?

– Et selon eux, c'est illégal.

ILLÉGAL. Le mot magique qui vous stimule le « piton justice » à rendre jaloux les défenseurs de Greenpeace. Une lumière rouge s'alluma. Après un premier appel au Ministère de la famille et des aînés, et ensuite à l'Office des personnes handicapés du Québec (OPHQ), je compris deux choses : de une, je m'étais fait entourlouper par madame Chénier et de deux, sa garderie, ou plutôt son CPE syndiqué, était largement en mesure de nous aider financièrement. Vraiment ?

– Votre directrice est sensée recevoir suffisamment d'aide financière de la part du Ministère pour subvenir aux besoins de votre garçon. Sinon, elle doit nous faire parvenir une demande de mesure exceptionnelle.

– De mesure exceptionnelle ?

– Oui. Cette mesure vise à soutenir un service de garde qui intègre un enfant handicapé lorsque celui-ci démontre clairement des besoins supplémentaires d'accompagnement. Mais, afin d'être éligible à une demande de mesure exceptionnelle, votre service de garde doit d'abord recevoir une allocation pour enfants handicapés et l'utiliser en heures d'accompagnement auprès de votre enfant.

– Je sais que le CPE reçoit une subvention, mais elle n'est pas suffisante pour couvrir la totalité des heures de l'accompagnatrice, puisque je paye la différence.

– Cela me paraît étrange, mais pour valider cette information, vous devriez appeler à l'Office de la protection du consommateur. Ils ont une section au sujet des dispositions législatives concernant les services de garde. Ils pourront mieux vous informer que moi.

– Ah bon ! Sinon, quelles sont les procédures à suivre pour faire une demande de mesure exceptionnelle ?

– Avant tout, le CPE doit avoir mis en œuvre un plan d'intervention en adaptation-réadaptation qui correspond aux besoins spécifiques de votre enfant.

– Ce n'est pas fait.

– Il doit également y avoir un plan de service intersectoriel, un SCI, réalisé en collaboration avec le CRDI et le CLSC.

– Il n'y a pas de plan de service non plus ! Je le saurais.

– Il doit y en avoir un pour faire la demande de mesure exceptionnelle. Mais, hum… la demande doit nous être parvenue avant le… Attendez-moi un instant, je vous reviens.

– Sans problème. (Musique d'ascenseur.)

– Oui, voilà ! Elle doit être remplie avant le 30 juin de l'année en cours. Il est donc…

– Trop tard.

– Pour cette année, oui.

– Pourquoi la directrice ne l'a pas fait ?

– Aucune idée. Peut-être que votre fils n'est pas éligible ?

– Où pouvait-on se procurer ces formulaires ?

– Votre directrice doit en avoir une copie.

– Je n'en suis pas certaine.

– L'inverse m'étonnerait beaucoup.

Tiens donc… si monsieur Fafard disait vrai, madame Chénier connaîtrait cette mesure, mais elle n'en aurait jamais fait la demande. À la place, elle me faisait payer la différence. Intéressant.

– Autre chose : pouvez-vous me dire combien d'enfants peuvent être inscrits dans un même groupe de l'âge de mon garçon ?

– Dans un CPE syndiqué, la norme est de dix enfants par groupe de 4-5 ans.

– Ils sont dix en plus de mon fils.

– C'est une erreur.

– Et, à votre avis, cette erreur serait-elle une forme d'ignorance, de discrimination ou de fraude ?

– Je ne peux pas vous répondre. Faudrait parler à Lisette Chesnay de l'Office des personnes handicapées du Québec. Elle pourrait mieux vous répondre que moi sur ces questions.

– Je la connais. Nous nous sommes parlé hier. Merci, monsieur Fafard.

– Mais, dites-moi, madame Leduc, pourquoi toutes ces questions maintenant ? Je veux dire, votre garçon n'est-il pas dans le même CPE depuis quatre ans ? Que faisiez-vous l'an passé ?

– Je me faisais avoir, mon cher monsieur. Carrément !

Donc, à ma deuxième altercation dans le corridor et à la suite de la superbe question : « Madame Chénier, pourquoi ne recevez-vous pas la mesure exceptionnelle pour Rémi ? », la directrice me fit entrer dans son bureau. Cool !

– Assieds-toi, Johanne. D'abord, tu sauras que nous en faisons la demande chaque année, mais on nous la refuse chaque année.

– Pourquoi ?

– C'est très difficile d'y avoir droit.

Peut-être, mais pour y être éligible, le formulaire ne doit-il pas être complété par les deux parties ? Le CPE et le CRDI ? Or, Geneviève m'a affirmé ne l'avoir jamais complété. L'une des deux ment. Je mise un 10 $ sur la directrice.

– Ne sommes-nous pas censés avoir un plan d'intervention ainsi qu'un plan de service pour Rémi ?

– Oui, oui, répondit la directrice.

– Où sont-ils ?

– Nous sommes en train de les compléter pour les remettre à Geneviève.

Je réajuste ma mise : un 20 $ sur la directrice.

– Je ne vous suis pas. Comment avez-vous pu envoyer le formulaire de mesure exceptionnelle avant d'avoir complété le plan d'intervention ainsi que le plan de service que je dois signer au préalable ? Ne devaient-ils pas partir ensemble avant le 30 juin ?

– Eh bien…

Son œil droit sautilla. Elle mentait. J'en étais certaine. Je fixai en silence cet œil angoissé qui venait de la trahir. J'y vis un semblant de mépris et de haine s'en dégager. C'est à ce moment que je pris la décision de devenir SON épine. Quoi qu'il arrive, je lui collerais aux fesses comme une vieille paire de bobettes mouillées. *Le temps de l'escroquerie où les mensonges affluent est résolu, madame Chénier. Si vous n'avez jamais fait la demande de mesure exceptionnelle, et ce, volontairement, je le saurai. Si vous trafiquez les papiers pour détourner les lois, je le saurai aussi. Et si vous me faites payer inutilement l'accompagnement pour Rémi, ou si votre CPE fonctionne de manière illégale, ô comme je le saurai ! Fiez-vous sur moi.*

Son téléphone résonna bruyamment dans la pièce muette. Elle bondit sur le combiné, puis raccrocha violemment. De son plus beau sourire, elle s'excusa.

– Je dois y aller, Johanne. Il y a un problème dans le groupe des Gazelles.

– Hum... bien sûr.

Les Gazelles, le groupe de mon garçon.

Deux noms.

D'abord, il y eut Gisèle Chevalier.

À la mention « autiste avec possibilité de fugue », elle prit panique et raccrocha, s'excusant de ne pas avoir le profil de l'emploi. Ensuite, il y eut Maria Sanchez, une jeune Espagnole en quête de sensations fortes. Jolie et charmante comme tout, elle plut immédiatement à Rémi… ainsi qu'à son papa.

– Chérie, veux-tu que je passe chercher Rémi cet après-midi ?

– Un mardi ?

– Bien oui.

– À 15 h 30 ?

– C'est tranquille au bureau.

– Oublie ça, vieux pervers.

– Bien quoi ? Je fais ça pour t'aider.

Maudits hommes ! Tous les mêmes. Une poitrine bien en chair, un teint basané, une chevelure de sirène, la taille de guêpe et hop, nos maris sont prêts à aider ! Aider, mon œil ! « Retourne travailler, ça vaut mieux pour ta santé ! »

Bon. Il est vrai que Maria Sanchez valait le détour. Je l'avoue. Jeune et séduisante, cette hispanophone frôlait la perfection. Mais, détrompez-vous, Maria n'était pas que sexy. Elle était une jeune femme très brillante qui utilisa tous ses atouts pour aider mon fils. Son rôle était de veiller sur lui en jouant avec lui, deux après-midi par semaine. Ce n'était ni une thérapeute ni une psychologue, mais ce qu'elle enseigna à Rémi, aucune autre thérapeute n'avait pu le faire jusqu'à présent.

– Rémi, montre à maman ce que tu as appris aujourd'hui.

– *Uno. Dos. Tres. Cuatro. Cinco. Seis. Siete. Ocho…*

– *Nu…* lui souffla Maria.

– *Nueve. Diez*, termina Rémi, en pliant chaque doigt.

– Non ! Il compte mieux que moi, dis-je, bouche bée.

– Je lui ai montré les parties du corps, aussi. La tête ?

– *Cabeza.*

– La bouche ?

– *Boca.*

– Les oreilles ?

– *Oreja.*

Incroyable ! En deux jours, mon fils savait compter jusqu'à dix et il connaissait les parties de son corps en espagnol. Les larmes me montèrent aux yeux. Ça ne se pouvait pas. Mon fils, qui avait peine à maîtriser sa propre langue, était capable d'en apprendre une autre ! Il avait un don. C'était clair.

– Eh bien, ça alors ! dis-je.

– Il est vraiment bon, tu sais. Je ne lui ai montré qu'une seule fois. Il m'épate. Je n'ai jamais vu quelqu'un apprendre l'espagnol aussi vite.

– Eh bien, tu as eu une superbe idée, Maria. S'il aime ça, continue. Montre-lui tout ce que tu peux.

– Oh, il adore ça ! N'est-ce pas, Rémi ?

– *Si.*

– Il répond en espagnol ! Je n'en reviens pas ! Rémi, tu dois enseigner l'espagnol à maman. D'accord ?

– *No problemo.*

– Hi ! hi ! Il a même l'accent espagnol ! Merci, Maria. Vraiment.

– *De nada.*

Ainsi, durant plus de quatre mois, Rémi et moi avons reçu nos cours privés d'espagnol, à raison de deux après-midi par semaine. Mon fils progressa nettement plus vite que sa mère. Malheureusement, concours de circonstances, Maria dut nous quitter avant la fin de l'année 2009. Mais avant de partir, elle offrit à Rémi un cadeau d'une valeur inestimable. Elle lui transmit sa passion pour les langues. Et aujourd'hui, si mon fils s'intéresse à l'anglais, si le suédois l'intrigue ou si le mandarin l'amuse, c'est grâce à Maria Sanchez, une jeune femme extraordinaire, qui était bien plus que sexy.
Gracias, Maria.

Septembre 2009

Brigitte, ma TS, sortit de sa réunion totalement décontenancée. Le « *petit-pot-de-confiture-vide* » l'avait épuisée.

– Johanne, tu avais raison pour le café. Valait mieux m'en abstenir.

– N'est-ce pas ?

– Écoute. Je lui ai montré des documents légaux et elle ne les regardait même pas ! Elle me fixait droit dans les yeux en gémissant des « hum, hum » à l'occasion. Elle me semblait ailleurs.

– Un petit pot de confiture vide.

– Hi ! hi ! J'aime ça.

– Moi, je n'en mange plus.

– Tu es trop drôle. La figure de style est tellement à-propos. J'adore. Bon, où en étais-je ?

– Au « *petit-pot-de-confiture-vide* ».

– Arrête. Je vais me remettre à rire.

– Excuse-moi.

– Bon. Un peu de sérieux. Je disais donc que j'étais sur le point de perdre patience lorsque la directrice est entrée, par hasard, dans le bureau de madame Frénette. Je lui ai alors offert de participer à notre réunion, mais elle m'a dit qu'elle n'avait pas le temps. Je lui ai répondu qu'elle manquait un bon spectacle. Ça été plus fort que moi.

– Pas grave.

– Elles n'en ont rien à foutre, Johanne. En tout cas, c'est l'image qu'elles donnent.

– Je sais.

– Et écoute bien celle-là.

– Pas certaine de vouloir l'entendre.

– Tu vas adorer. Je lui ai demandé pourquoi ils étaient onze enfants dans le groupe de Rémi.

– À la directrice ?

– Non. À madame Frénette.

– Et ?

– Elle a nié. Elle dit qu'ils n'ont jamais été onze dans son groupe.

– Quoi ? Nous étions trois à cette réunion ! Nous l'avons toutes entendue affirmer qu'ils y avaient dix enfants plus Rémi. Je ne rêve pas !

– Je sais, c'est noté dans le rapport de Cécile.

– C'est n'importe quoi.

– Honnêtement, j'ai rarement vu ça.

– Elle a osé te mentir !

– Ou elles ont corrigé leur tir.

– Si tel est le cas, il n'y a plus de raison pour qu'Éléna ne prenne pas Rémi quelques heures dans le groupe, n'est-ce pas ?

– Effectivement. Une autre petite réunion ?

– Non. J'essaie d'arrêter.

– Dans ce cas, que proposes-tu ?

– Une plainte.

Pour compléter une plainte formelle au Ministère de la famille et des aînés contre le CPE, il me manquait des preuves. Certains détails restaient nébuleux, et je n'arrivais pas à retrouver les confirmations écrites des affirmations verbales de monsieur Fafard du Bureau des plaintes au Ministère de la Famille et des aînés, ni celles de madame Chesnay de l'Office des personnes handicapées du Québec. Pourtant, ces lois devaient bien être transcrites quelque part. Il me les fallait.

– Bonjour, monsieur Fafard. Johanne Leduc. Nous nous sommes parlé plus tôt cette semaine.

– Oui. Je me souviens. Que puis-je faire pour vous aider ?

– Voilà, lors de notre dernière conversation, vous sembliez dire que le CPE était dans l'obligation d'accepter la présence de mon garçon, malgré l'absence d'une thérapeute. Est-ce exact ?

– Oui.

– Qu'arrive-t-il lorsque la direction refuse ?

– Pourquoi refuserait-elle ? Serait-ce une entente que vous avez conclue entre vous ?

– Non. La directrice affirme que c'est la loi.

– Non. Ce n'est absolument pas la loi. Mais dites-moi, qu'y a-t-il d'écrit sur votre contrat ?

– Lequel ?

– Celui que vous signez à chaque année.

– Je n'en ai signé aucun.

– Bien oui. Celui que vous renouvelez à chaque mois de septembre.

– Je n'en renouvelle pas. J'ai simplement signé la feuille de demande d'admissibilité en 2005.

– D'accord. Mais vous devez certainement signer une entente de services avec le CPE. C'est obligatoire dans tous les CPE depuis octobre 2008.

– Je n'ai jamais vu ce genre d'entente.

– C'est impossible. Vérifiez sur la feuille que la directrice vous fait signer s'il n'y aurait pas une clause signifiant que votre enfant ne peut être présent au CPE sans accompagnement.

– Je vous assure que je n'ai signé aucune feuille à cet effet. Ce contrat peut-il avoir été complété sans ma signature ?

– Non.

– Alors je suis formelle. Il n'existe pas.

– Bon, dans ce cas, c'est une illégalité.

– (Une de plus.)

– Donc si aucune mention n'est signée concernant une politique d'accompagnement, poursuivit monsieur Fafard, le CPE est dans l'obligation de prendre en charge votre garçon. À moins, bien sûr, qu'il ne soit malade.

– Et lorsque c'est l'intervenante qui est malade ?

– Même chose. Comprenez bien, madame Leduc, la direction ne peut refuser l'accès à son Centre de la petite enfance à un enfant, sous aucun prétexte.

– Où est-ce écrit ?

– L'annexe 4 de la Loi sur les services de garde éducatifs à l'enfance.

– Ah oui ? Et où puis-je me procurer une copie de cette annexe ?

– Sûrement sur le site Web du Ministère de la famille et des aînés.

– Merci. Dernière chose : dois-je payer les frais fixes de cette journée si mon fils passe la journée à la maison ?

– Vous savez, le problème n'est pas de cet ordre. Il débute avec l'expulsion de votre garçon. C'est contre la loi.

– Merci, monsieur Fafard.

J'allai de ce pas sur le site du Ministère de la famille et des aînés. Vous dire le temps que cela me prit pour trouver l'annexe 4 ! Mais, au bout d'une heure et vingt minutes, les preuves se collèrent à mon écran comme des mouches sur un papier collant. *« Le prestataire de services ne peut exiger du parent aucun frais dont le montant n'est pas précisé dans le contrat. »*

Quel contrat ?

« L'enfant fréquente le Centre de la petite enfance selon les termes de l'entente de service de garde intervenue entre le parent et le prestataire de services de garde. »

Quelle entente ?

« La réglementation stipule que le nombre d'enfants par éducatrice de garde ne doit pas dépasser dix enfants de moins de quatre ans à moins de cinq ans, au 30 septembre. »

Tiens donc !

« Annexe 4. – Lorsqu'il s'agit de services de garde subventionnée, la loi sur les services de garde éducatifs à l'enfance interdit au prestataire de services de garde d'exiger une contribution autre que celle fixée par le règlement pour les services déterminés, et le prestataire de services

ne peut refuser de recevoir un enfant parce que ses parents refusent de payer cette contribution, supérieure à celle fixée par le règlement pour les services déterminés. »

Bingo !

Un petit extra avec ça ?

« En cas de doute ou d'ambiguïté, le contrat s'interprète toujours en faveur du parent. »

Merci, bonsoir !

Mon imprimante surchauffa. J'avais sous la main suffisamment de preuves pour écrire une belle plainte. Il me restait le volet « intimidation » à valider. L'attitude des membres du personnel du CPE laissait à désirer. Je voulais confirmer mes soupçons, et c'est madame Chesnay à l'Office des personnes handicapées du Québec qui m'en informerait.

– Dites-moi, madame, lorsque mon fils se fait refuser l'accès au CPE en raison de son handicap, ou lorsque la thérapeute est dans l'obligation de l'isoler une partie de la journée parce que son éducatrice juge ses autostimulations dérangeantes pour le groupe, ou lorsque la directrice parle des problèmes autistiques de mon garçon devant les autres parents, ou lorsque nous discutons de salaire ou de tout autre sujet personnel en plein hall d'entrée, n'y a-t-il pas là discrimination et intimidation de la part des membres de la direction du CPE ?

– Oui.

– Où est-ce écrit ?

– Dans le Rappel des dispositions législatives et réglementaires applicables aux ententes de services de garde.

– Hum… j'ai déjà ce document sous les yeux. Je n'y vois aucune mention au sujet d'intimidation ou de discrimination.

– Le document explique que les droits des parents ainsi que ceux de l'enfant handicapé qui fréquente un CPE doivent être les mêmes. Bien sûr, l'intimidation se joue sur le terrain. Cela se passe souvent dans le non-dit. Un regard ou un geste subtil est toujours difficile à prouver. Par contre, la discrimination suit les lois. Votre fils devrait bénéficier des mêmes droits que les autres enfants du CPE.

– Je comprends. Ce sera sa parole contre la mienne.

– Souvent, les gens sont simplement mal informés. Ils ont une peur injustifiée et, dans bien des cas, il suffit d'une petite rencontre amicale pour arranger les malentendus.

– Nous avons déjà franchi cette étape. Les mamours sont terminés.

– Alors, portez plainte. Ce sera au Ministère de trancher.

– J'hésite à porter plainte.

– Une plainte justifiée vaut toujours l'effort d'être envoyée. Parfois, dénoncer est la seule façon d'améliorer notre société. Et votre garçon, selon ce que vous me dites, subit déjà plusieurs formes de discrimination et d'intimidation.

– Je sais, mais j'ai peur des représailles. Quels sont leurs recours lors d'une plainte ?

– Je ne sais pas. Il faut demander à quelqu'un du Ministère. Mais il ne devrait pas y en avoir.

– (En théorie.) Bon, je vais y penser. Merci à vous, madame Chesnay.

– Bonne chance.

Troisième appel au Ministère. Cette fois, c'est à monsieur Provencher que je parlai. Il tenait un discours quelque peu différent de celui de monsieur Fafard. Monsieur Provencher prônait la méthode douce. Il me parla d'un conseiller qui pourrait être convoqué pour tenter un arrangement entre les parties. Un genre de médiateur. Ce matin-là, il brouilla les cartes.

– Ce conseiller, demandai-je, fait partie des membres du conseil d'administration ?

– Oui.

– Pas bon. Je ne ressens l'appui de personne dans le CPE. Les parents, les éducateurs, les membres de la direction, tout le monde me dévisage. Je ne veux pas de conseiller. Ce qui m'intéresse, c'est de connaître les recours du CPE suite à une plainte envoyée au Ministère.

– Mais vous devez d'abord adresser votre plainte au conseil d'administration du CPE.

– Qui sera lu par la directrice ?

– Oui, ainsi que les autre membres du conseil d'établissement. N'oubliez pas qu'une plainte est toujours anonyme. Votre…

– Franchement, monsieur Provencher ! La plainte concerne des faits et gestes reprochés à la directrice à mon égard. Mon garçon est le seul enfant autiste du CPE. Difficile de garder l'anonymat.

– Oui, mais normalement…

– Ma plainte doit être envoyée directement au Ministère de la famille et des ainés.

– Il n'en demeure pas moins que ce n'est pas la procédure habituelle.

– Ce sera la mienne.

– Comme vous voulez. Mais vous devez savoir que selon les annexes 2 et 3 de l'article 10, suite à une plainte, la direction du CPE pourrait juger le handicap de votre fils trop sévère pour leur établissement, et rompre l'entente de service.

– Il n'y a pas d'entente de service.

– Impossible.

– Je vous le dis.

– C'est illégal.

– (*Grrr !*) Je le sais. Mais vous dites que mon fils pourrait perdre sa place ?

– Oui.

Et merde ! Connaissant madame Chénier, elle ne se gênerait pas. En vérité, n'attendait-elle que ça ? Une plainte pour ensuite se débarrasser de nous ?

– Alors, je ne suis plus certaine de vouloir porter plainte. Les conséquences sont majeures pour mon enfant.

– Vous devriez appeler ma collègue, au poste 2344. Elle s'appelle Diane Laporte. Elle pourra mieux vous informer que moi sur le plan légal.

– Merci.

Quatrième appel. Un job à temps plein. Des journées entières à répéter mon histoire, à détailler mes problèmes. Parle avec un, parle avec l'autre. Aucune des personnes contactées n'avait le même discours. À croire qu'elles travaillaient toutes pour le même gouvernement !

Madame Laporte serait la dernière. J'en avais ma claque. Plus je m'informais, plus je m'enfonçais, et le volet légal m'acheva. Elle m'expliqua l'article 4 alinéa 2b, l'article 12, l'annexe 4 et *le laisser passer A 38, guichet 1, sixième étage* de la maison qui rend fou des *12 travaux d'Astérix*, mais malgré toutes ses explications sur le système juridique, une question persistait : Devais-je, oui ou non, porter plainte ?

– Oui, vous devriez.

– Merci.

– Mais il y a un risque.

Merde !

Pouvions-nous risquer de tout perdre ? À peine une année plus tôt, je me posais cette même question.

La crise d'octobre 2009

L'atmosphère était devenue infecte. Cet après-midi-là, Jasmine paraissait plus pâle qu'à l'habitude. Assise sur le banc à l'ombre du grand érable près de la porte, elle berçait Rémi. Quelque chose n'allait pas. Mes poumons se contractèrent lorsque je vis que mon fils avait pleuré.

– Ça va, Jasmine ?

– Non. C'est l'enfer avec Éléna.

– Pourquoi ?

– Quelqu'un lui a dit qu'elle sera seule avec Rémi. Elle a paniqué et elle m'est tombée dessus.

– Bien voyons !

– Elle criait super fort et Rémi a dit : « Peur Éléna. » Imagine ! C'est insupportable. Depuis une semaine, dès que Rémi ouvre la bouche, elle me demande de sortir du local. Nous passons nos journées entières dans la bibliothèque.

– Bravo pour l'intégration !

– Exactement. Elle crie tout le temps. Même les autres enfants ont peur d'elle.

– Pauvre petit loup. Ça va, Rémi ?

– Oui, dit-il, les yeux encore humides.

– Va dans la voiture, maman arrive.

– Johanne, je trouve ça très difficile.

– Je comprends. Je m'en occupe.

– Merci.

Merde ! Il fallait protéger Jasmine pour éviter qu'elle ne nous quitte. Jasmine était l'une des meilleures thérapeutes que j'ai connue, et c'était la préférée de Rémi. Nous voulions la garder pour nous.

– Tiens, voici les feuilles de présence à signer.

– Ah ! C'est gentil.

Parcourant rapidement le cahier à la recherche d'une ligne pour y apposer mon autographe, un détail me choqua.

– Attends une minute ! N'étais-tu pas absente lundi dernier ?

– Oui. Mon fils était malade.

– Ils ont mis Rémi présent.

– Et ?

– Comment fonctionne la subvention ?

– Aucune idée.

– Rémi est à la maison. Ils n'ont pas à te payer, car tu es absente, mais ils considèrent Rémi comme présent ce jour-là.

– Et ?

– … Et ils reçoivent la subvention ?

– Je ne sais pas.

– Moi non plus. Peux-tu surveiller mes enfants dans la voiture ?

– Oui.

– Merci. J'en ai pour une minute.

Aussitôt entrée dans le CPE, je vis Maryse, secrétaire et femme à tout faire de madame Chénier, sortir de la cafétéria.

– Excuse-moi, Maryse !

– Oui ?

– Pourrais-je avoir une copie des feuilles de présence de Rémi. Celles que je signe chaque mois ?

– Pourquoi ?

– J'aimerais vérifier certaines choses.

– Comme quoi ? C'est moi qui fais les feuilles de présence, je peux peut-être répondre à tes questions.

– Ce ne sont pas réellement des questions, mais plutôt des vérifications.

Échange de regards. Puis, le sien s'assombrit. Elle comprit où je voulais en venir et elle se mit en colère contre moi. Un papa entra au même instant. Visiblement mal à l'aise, il s'éclipsa aussitôt dans la cage d'escalier. De quoi avais-je l'air à me faire gronder comme une gamine par Maryse ?

– Si tu ne comprends pas un détail, hurla-t-elle, c'est avec moi qu'il faut en discuter !

– J'aimerais avoir une copie, insistais-je doucement, pour contraster son ton hystérique. S'il vous plaît.

– Je ne sais pas. Je n'ai pas le temps aujourd'hui.

– Bien sûr. Quand tu auras le temps.

– Nous ne faisons pas de copies des feuilles de présence.

– Vous le ferez.

Geneviève accepta de rencontrer madame Éléna en présence de Jasmine. Elle tenta, je dis bien *tenta*, de lui expliquer qu'il s'agissait d'un retrait progressif. Mais le mal était fait. Dans la tête de l'éducatrice du CPE, Rémi, le démon, lui ferait vivre l'enfer. Elle avait une peur bleue de se retrouver seule en compagnie de mon fils. Et cette peur, rien ne l'estomperait.

Pour ma part, j'allai à la chasse aux mouchardes. Laquelle, de madame Frénette ou de madame Chénier, avait retransmis l'information de notre réunion de façon à effrayer l'éducatrice des Gazelles ? Qui lui avait balancé un : « En passant, Éléna, à compter du 13 novembre, tu seras seule avec Rémi », sachant pertinemment que celle-ci paniquerait ? J'avais ma petite idée là-dessus.

– Madame Chénier, avez-vous parlé à madame Éléna du retrait progressif des thérapeutes exigé par le CRDI ?

– Pas le temps, Johanne. On m'attend à la cuisine.

– Bien sûr.

Malgré nos tentatives de réconciliation, la situation ne fit qu'empirer. Et deux semaines plus tard, madame Éléna me pria de lire le cahier de bord de Rémi et de le signer.

– Pourquoi veut-elle que je signe son cahier ? Aucun autre parent ne le fait.

– Simple, ragea Jasmine, elle veut que tu réalises à quel point Rémi ne peut être seul dans son groupe. À quel point il est méchant envers les autres amis. À quel point il a besoin d'une intervenante.

Insultée vive, mon regard déchira chaque reproche souligné au marqueur jaune par son éducatrice. En fait, il les brûla au fur et à mesure et, à leur tour, ces reproches incendièrent tout mon être. La douleur du rejet fut si vive ! « *Rémi se lève et griffe un ami. Subitement. Fait des autostimulations lors de la sieste. Défie l'autorité. Détourne la tête lorsqu'on lui adresse la parole. Est toujours en train de bouger. Est incapable de rester plus de deux minutes à table avec les amis. Fait beaucoup de crises lors d'un refus. N'écoute pas lorsqu'on lui ordonne une consigne. Rit inutilement, ce qui dérange beaucoup le travail en classe. Bouge continuellement dans les rangs...* » Les caractéristiques les plus courantes d'un enfant autiste de cinq ans, ni plus ni moins, mais peut-être l'avait-elle oublié ? RÉMI EST UN ENFANT AUTISTE DE CINQ ANS !

– Elle n'a relevé que les mauvais coups de Rémi, dis-je, au bord du gouffre. C'est méchant. C'est comme tourner le fer dans une plaie ouverte.

– Je sais. Rémi est tellement extraordinaire, mais Éléna ne voit que ses difficultés.

– Il ne faut rien comprendre à l'autisme pour demander à un parent de signer un tel cahier !

– Tu te trompes, ironisa Jasmine, elle connaît tout sur l'autisme. Hier encore, elle affirmait que tous les enfants autistes aimaient les animaux.

– Vraiment ? Je vais lui présenter Simon, tiens.

– Elle ne connaît rien, Johanne. Je lui ai offert mes feuilles de cours, gratuitement, et elle m'a répondu qu'elle pourrait m'en fournir.

– L'humilité l'étouffe !

Frustrée à décaper, il était clair que je ne signerais pas ce cahier. À la place, j'y glisserai une feuille d'informations générales qui explique les différentes caractéristiques de l'autisme. De beaux petits minous illustrant chacune des caractéristiques. Aidée par ces images simplifiées d'âge préscolaire, madame Éléna devrait mieux comprendre les difficultés auxquelles un enfant autiste fait face quotidiennement.

– Elle va exploser, Johanne. Tu es certaine de vouloir faire ça ? s'inquiéta Jasmine.

– Oui. Elle se pète les bretelles depuis le début de l'année, elle affirme connaître l'autisme plus que toi et moi réunies. Elle refuse ton aide, elle ne croit pas Geneviève, elle refuse de coopérer et elle crie après les enfants. Et maintenant, ceci, dis-je en pointant le cahier de bord. De la pure provocation. Il est temps que quelqu'un la remette à sa place.

– Ça va sauter.

– Tant pis. Je ne peux laisser Rémi se faire malmener de cette façon. C'est un CPE avec une subvention pour enfant ayant un handicap. Des enfants comme Rémi, il y en aura d'autres.

– Je sais.

– Je suis simplement désolée que tu aies à vivre ça, mais je n'ai pas le choix.

– Je comprends.

Jasmine visa juste. Le lendemain, on entendit : « *Kaboum !* » Éléna sauta. Malheureusement, elle se trompa de cible et engueula Jasmine en pleine classe. Madame « *Je-sais-tout* » avait été insultée de recevoir une feuille explicative pour arriérés mentaux, avait-elle dit à Jasmine. L'effet désiré s'était retourné contre le pauvre messager. Merde !

– Elle mélange tout, hurlai-je à mon tour. C'était MA feuille. C'est avec moi qu'elle aurait dû avoir cette conversation. Qu'elle soit en beau fusil, je l'espérais presque, mais pas qu'elle te crie après. Désolée.

– Je sais, mais elle me l'a reproché… devant deux autres éducatrices.

– Pauvre Jasmine ! Je m'excuse ! Je ne pensais pas qu'elle pouvait être aussi stupide. Franchement ! Engueuler la thérapeute... Elles sont toutes timbrées dans ce CPE !

Au retour, Simon s'en prit à moi. Assis pour une rare fois à l'avant de la voiture, en raison des cris de mort répétitifs de son frère, Simon me gifla.

Sa colère avait débuté en quittant le stationnement du CPE et elle avait quintuplé lorsque notre voiture s'était immobilisée aux feux rouges près du Canal Lachine. Rémi se mit alors à pleurer et Simon explosa, me frappant au visage en rafale. Une solide raclée. Mes lunettes heurtèrent violemment le pare-brise. Et ce n'est qu'en tentant de les redresser que j'aperçus le conducteur de la petite voiture d'à côté, en train de gesticuler. N'osant pas le regarder – ma lèvre supérieure saignait légèrement, tandis que l'autre tremblotait –, je lui fis simplement signe que tout était normal, que j'avais l'habitude de manger une volée aux feux rouges. Mais, témoin de la scène, ce quinquagénaire resta bouche bée. La lumière vira au vert et je le regardai rapetisser dans mon rétroviseur, mais sa voiture ne bougea pas. Des klaxons retentirent et l'homme démarra. Ce soir-là, il racontera à sa femme ce qu'il vit. Pour eux, cette image ne pouvait être réelle. Pour nous, elle était devenue courante. Cela n'avait plus aucun sens. Et, en entrant dans la maison, le voyant lumineux du répondeur me fit réaliser à quel point rien n'avait de sens. Jamais. « *Bonjour, madame Leduc. Pierre-Yves Bergeron, naturopathe. J'ai reçu les résultats du test de cheveux de votre garçon. C'est vraiment étrange. Je n'ai jamais vu pareil résultat. Je ne sais pas quoi en penser. Rappelez-moi le plus tôt possible afin que l'on puisse se rencontrer et en discuter. Merci. À très bientôt.* »

Je pensais mourir. Monsieur Bergeron n'avait rien voulu me dire au téléphone. Il préférait en discuter de vive voix. Ce qui stimula dangereusement mes extrasystoles ventriculaires. Je me sentais faible et mal. En pleine crise d'angine, son annonce me fit pratiquement perdre la raison.

– Mon fils est intoxiqué au mercure, n'est-ce pas ?

– Non. Il n'y a aucune trace de mercure, mais regardez plutôt sa fiche. Il y a un peu d'arsenic, de bismuth, des traces d'antimoine et d'Aluminium, des quantités pratiquement normales de nos jours. Non. Le véritable problème se situe ici, au niveau du baryum.

– Le baryum !

– Votre fils possède un taux de baryum de 5,1 μg/g, et la norme acceptable est inférieure à 0,75 μg/g. Je n'ai jamais vu un taux aussi élevé de baryum de toute ma carrière !

– Du baryum ?

– Étrange, non ? Il va falloir faire une recherche approfondie pour en déterminer la source. Son taux est alarmant.

– Où en retrouve-t-on ?

– Une contamination dans l'eau a déjà été observée. Sinon, des concentrations comparables à celle de votre garçon ont été analysées chez les personnes manipulant du baryum dans les hôpitaux. Ce qui est loin d'être son cas.

– Non, mais Simon a déjà reçu un soluté baryté.

– Quand ?

– Il était âgé de trois ans.

– Possible.

– Même après toutes ces années ?

– Si son corps est incapable de l'éliminer… oui. Regardez la suite du schéma. Le baryum interfère avec le calcium, et votre fils a une carence en calcium. Donc, c'est possible.

– Quels sont les effets secondaires à la suite d'une intoxication au baryum ?

– On parle de picotements des extrémités et une perte de réflexe au niveau des tendons.

– Simon a toujours les pieds qui piquent… Que suggérez-vous ?

– Une chélation.

– (Merde.)

– Voici celle que je vous suggère. Une capsule de Biodextra après les repas, trois fois par jour, avec du jus, durant quatre semaines. En ce qui concerne l'aluminium, un supplément d'ail et de coriandre devrait suffire.

– Où trouve-t-on ces produits ?

– Dans les magasins d'alimentation naturelle.

Du jus de gazon ! Moi qui ne croyais en rien à tous ces trucs naturels ! Mais merde ! Il s'agissait de Simon ! Mon petit ange. Un enfant qui n'explique rien et qui ne dit rien. Comment savoir si la chélation ne détériorera pas sa condition ? Qu'il ne souffrira pas davantage ? Il est si fragile. Et puis, qui nous dit qu'il souffre réellement d'une intoxication au baryum ?

– La chélation est vitale dans son cas.

Du baryum ! D'où provenait-il ? Des heures de plaisir à en chercher la cause. Mais par quoi commencer ? Il n'est question nulle part de baryum dans nos vies. Alors pourquoi Simon en avait-il plein le système ? Selon le naturopathe, la solution barytée pouvait être en cause. Selon le docteur Corriveau, c'était du délire. Impossible qu'une aussi petite dose puisse déclencher un taux si élevé, et ce, quatre années plus tard.

– Alors, pourquoi Simon en a plein le système ? demandai-je au docteur Corriveau.

– Je n'y vois qu'une seule explication : la contamination croisée. Ces tests sont bourrés d'erreurs. Le ciseau que vous avez utilisé ou le shampooing sont des facteurs influents. De plus, la contamination n'est peut-être qu'en surface du cheveu, et pas nécessairement dans son système.

– Comment en être certain ?

– Par une prise de sang.

– Parfait. Je peux lui faire prendre ici, à l'hôpital ? Avec votre chaise de contention, c'est plus simple pour Simon.

– Pour la requête, oui. Mais nous ne faisons pas le test du Baryum ici.

– Où aller, alors ?

– Aucune idée.

Selon le naturopathe, il fallait absolument faire une chélation. Selon le docteur Corriveau, entreprendre une chélation comportait de graves risques pouvant même entraîner la mort. Selon moi, j'en avais ma claque !

Novembre 2009

La peur, la maudite peur laide.

– *Mom*, c'est de mal en pis au CPE. La directrice est un monstre. Ma plainte est écrite, mais merde, je n'arrive pas à l'envoyer.

– Pauvre Jo. Ça n'arrête jamais, et Simon qui baigne dans le baryum par-dessus le marché.

– Notre vie entière n'a aucun sens. Tu ne le savais pas ? Je n'en peux plus. Si ça continue, je ne verrai pas mes quarante ans. Je vais *péter au frette*.

– Je disais ça, moi aussi. Et regarde, je suis encore là.

– Je m'étais promis que jamais plus, je n'hésiterais à porter plainte. Et là, j'hésite, encore ! Pas fort ! Je suis tannée d'avoir peur de tout. Tout le temps.

– C'est normal.

– Pas certaine. Regarde avec Anne-Marie…

– On a eu peur pour rien.

– Exactement. Jasmine, Geneviève et Rachel sont formidables.

– Dis-moi, que ferais-tu si tu recroisais Anne-Marie ou Paulina ?

– Je ne sais pas, mais j'aime autant ne pas y penser. Je deviendrais mauvaise, je crois.

– Moi aussi.

– *Mom*, je dois le faire.

– Quoi ?

– Je dois porter plainte. Advienne que pourra ! J'ai fini d'avoir peur.

– Si jamais la directrice expulse Rémi ?

– Qu'elle le fasse. Jasmine lui enseignera à la maison. C'est tout. On trouvera un autre arrangement. On s'est toujours débrouillés.

– Tu as raison. Fonce, ma fille !

Je fonçai, mais avec parcimonie. Mes parents m'ayant bien éduquée, j'offris une dernière chance à madame Chénier. Une dernière rencontre, mais cette fois, j'aurai l'allure d'une avocate avec ma pile de documents légaux sous le bras. Et cette fois, elle ne pourra plus se justifier.

Brigitte n'attendait que mon signal pour assister à ce dernier repas. Évidemment, madame Chénier ne répondit à aucun de mes messages, ni sur le répondeur ni par courriel et, au bout d'une semaine, je frôlais le désespoir lorsque je la croisai par hasard dans le hall.

Coucou !

– Madame Chénier, avez-vous eu mes messages ?

– Hum, hum.

– Alors, quand pourrons-nous nous rencontrer ? Brigitte serait disponible le 23.

– Je ne veux pas d'une autre réunion, Johanne. Je ne comprends pas pourquoi il faudrait *encore* en discuter.

– Parce que j'ai *encore* beaucoup de questions sans réponse.

– Pour moi, tout est clair.

– Pas pour moi. J'aimerais que Rémi puisse rester et…

– Nous avons une entente, Johanne !

– Quelle entente, madame Chénier ? dis-je, en levant le ton d'un cran. Des parents quittaient le CPE et me dévisagèrent. Tant pis. Où est cette *fameuse* entente ? poursuivis-je. Je n'en ai signé aucune !

Puis, ce fut au tour d'Éléna de traverser le hall avec les Gazelles. Heureusement, mon fils était resté avec Jasmine dans la bibliothèque. Il ne vit pas sa mère rouge de colère. Mais Éléna, si. Il était fort à parier qu'elle en jouissait.

– Allez, les Gazelles, circulez. Bonjour, Johanne.

– Bonjour.

– C'est une entente verbale que nous avons, continuait la directrice, malgré l'heure de pointe qui devenait de plus en plus dense.

– Pourrions-nous en discuter ailleurs que dans votre hall d'entrée, pour une fois ? J'aimerais une réunion.

– Je n'en vois pas la nécessité.

– Il est évident que nous avons besoin d'en reparler.

– Nous avons toujours été très accommodants pour Rémi. Je ne vois pas où est le problème. Nous lui fournissons un local…

Un local ! *Pff !* Ce local faisait davantage leur affaire que le nôtre. Admettons-le : c'était un bon moyen d'isoler mon fils. Lamentable ! Madame Chénier restait convaincue d'être une âme charitable, débordante d'amour envers les enfants. La Mère Teresa des Centres de la petite enfance ! N'importe quoi !

– Johanne, nous avons toujours été…

– Ah, et puis, laissez faire ! hurlai-je à tue-tête pour que toute la ville m'entende.

Ce fut moi, cette fois, qui lui tournai le dos en pleine discussion. Après toutes ces années, elle ne l'avait pas volé. En colère, j'ouvris la porte avec fracas. L'insulte suprême retentit derrière moi.

– Je n'ai pas fini, Johanne ! me cria-t-elle par la tête, comme à un enfant.

– Moi, si ! dis-je en descendant les marches.

– Johanne ! Je te parle !

Mais la porte se referma. C'était bel et bien fini. Le matin du vendredi 20 novembre, ma plainte fut télécopiée directement au Bureau des plaintes. Lorsque la dernière feuille s'extirpa du télécopieur, une pointe d'anxiété me piqua. Le point de non-retour. Je ne pouvais plus reculer. La machine était en marche. Monsieur Fafard m'avait dit que cela pouvait prendre jusqu'à un mois avant de recevoir un accusé de réception. Un mois d'angoisse. Mais moins d'une heure plus tard, l'appel qui entra changea la norme.

– Bonjour, madame Leduc. Benoit Brière du Bureau des plaintes.

– Bonjour, monsieur Brière, dis-je, étonnée par son appel. Y a-t-il un problème avec l'envoi ?

– Non, non. Nous venons justement de recevoir la télécopie de votre plainte concernant le CPE de votre enfant.

– C'est que je viens justement de l'envoyer. C'est rapide.

– En vérité, je vous appelle afin de clarifier quelques détails avec vous avant de la faire parvenir à ma supérieure qui, elle, décidera si votre plainte sera retenue ou non.

– Parfait, allez-y.

Malgré mes efforts pour simplifier ma plainte, une première lecture donnait le vertige. Il est vrai que trois thérapeutes, dont deux payées par le CRDI, et une préposée payée en partie par le CPE (l'autre l'était par moi), les deux travaillant les mardis et jeudis, l'autre les lundis, mercredis et vendredis, en plus de toutes les irrégularités du CPE, ça donnait envie de vomir.

– L'emploi du temps de chaque thérapeute me convient. Donc, ce que vous réclamez, grosso modo, c'est la prise en charge de votre garçon lorsque les intervenantes sont absentes. Est-ce exact ?

– Oui, entre autres.

– Ah bon ?

– En vérité, je réclame chacun des quinze points mentionnés dans ma lettre.

– Oh, je vois ! D'accord. Je vais transmettre tous les détails à ma supérieure et on communiquera avec vous le plus tôt possible.

– Merci.

Le jeune stagiaire manquait peut-être d'expérience ou de mémoire, mais certainement pas de volonté. Cet après-midi-là, par trois fois il me contacta afin d'éclaircir certains détails qui lui échappaient.

– Vous dites que votre CPE reçoit une subvention de 37 $ par jour ?

– En vérité, je m'interroge. Je n'ai pas pu vérifier le fonctionnement de la subvention. La direction n'a jamais voulu me donner une copie des feuilles de présence. Mais si le CPE reçoit bel et bien cette subvention de 37 $ par jour, la journée où mon fils n'est pas présent en raison de l'absence de la thérapeute ou de la préposée, le CPE possède, à ce moment, suffisamment d'argent en banque pour couvrir les 20 $ en salaire que je dois débourser cette semaine-là.

– D'accord, je comprends. L'intervenante des lundis, mercredis et vendredis ?

– Non, la préposée des mardis et jeudis après-midi.

Simple, non ? Toujours est-il que vers 18 h 45, pour une quatrième fois, le téléphona sonna. Même numéro sur l'afficheur. Je pouffai de rire.

– Monsieur Brière ! Vous êtes encore au travail à cette heure, un vendredi ?

– Madame Leduc ? Euh, oui. Je quitte dans un instant, mais je voulais simplement vous annoncer que votre plainte a été retenue. Ma supérieure va vous contacter en début de semaine prochaine.

– Oh ! c'est gentil d'avoir pris la peine de m'appeler.

– Votre cas est très complexe, mais très intéressant pour un stagiaire comme moi. Et je crois que ma supérieure a été impressionnée par vos quinze réclamations, ce qui a sûrement fait accélérer le processus.

– Ça fait quatre ans que je les accumule.

– Bon, eh bien, bonne chance à vous.

– Merci. Vous avez été très efficace, cher monsieur. Vous faites un excellent vérificateur.

– Merci. C'est gentil. Au revoir, madame.

Un sourire niais collé au visage, je passai la plus merveilleuse des fins de semaine.

Lundi 23 novembre 2009

Madame Demers téléphona à 10 h 10. Elle allait laisser un long message lorsque je sautai sur le combiné, juste avant qu'elle ne raccroche.

– Allô ?

– Madame Leduc ?

– Oui, moi-même, dis-je, essoufflée.

– Bonjour, Nathalie Demers, vérificatrice du Bureau des plaintes.

– Oui. Excusez-moi, mon fils hurlait très fort et je n'ai pas entendu le téléphone.

– Sans problème. Est-ce le petit bonhomme qui va au CPE ?

– Oui. Il est à la maison aujourd'hui. L'intervenante est malade. Exactement ce que j'explique dans ma plainte.

– Oui, bon. C'est un peu pour cela que je vous appelle. Votre plainte a été retenue. Nous rendrons visite aux membres de la direction de votre CPE demain matin.

– Oh !

– Rassurez-vous, nous ne débarquons pas avec nos gros sabots. Nous essayons toujours d'être les plus diplomates possible. Nous voulons simplement vérifier et corriger les irrégularités qu'il semble y avoir.

– Vous n'annoncez pas votre présence, si je comprends bien ?

– Non. C'est la procédure habituelle. La direction du CPE ne doit pas être au courant. Votre plainte demeure anonyme. Bien sûr, votre cas est particulier. La directrice saura forcément d'où provient la plainte. Votre fils est l'unique enfant autiste du CPE.

– Je m'assume. Je n'avais plus le choix. Mais, connaissant la directrice, elle ne m'aimera plus beaucoup et, suite à votre visite, je crains davantage d'intimidation dont nous souffrons déjà.

– Il ne devrait plus y avoir d'intimidation. Cela fait partie des recommandations dont nous allons discuter avec les membres de la direction. Ils devront corriger leur attitude et si, pour quelque raison que ce soit, vous ou votre enfant subissez davantage d'intimidation suite à notre visite, il faudra nous en faire part immédiatement.

– Et qu'arrivera-t-il s'ils refusent de coopérer ? La directrice peut-elle décider de retirer mon garçon de son CPE ?

– Ne vous inquiétez pas. Elle ne le fera pas. C'est pour cela que nous la rencontrons. Pour l'aider à mieux gérer son CPE et à mettre en place les dispositifs nécessaires pour accueillir un enfant comme le vôtre. De plus, elle bénéficiera du temps qu'il faut pour appliquer nos correctifs.

– Et si elle refuse ?

– Cela m'étonnerait beaucoup, mais à ce moment-là, elle peut être passible d'une amende. Et si elle refuse de payer cette amende, devina madame Demers, elle pourrait être forcée de fermer son CPE.

– *Oh boy !* je vais me faire des amis.

– Rassurez-vous, madame Leduc, nous n'en sommes pas là. Normalement, les gens sont très contents après notre passage. D'un côté comme de l'autre.

Normalement, avait-elle dit. Elle ne connaissait pas madame Chénier. Elle sera tout, sauf contente.

Comme j'aurais voulu être une petite araignée collée au plafond de son bureau pour voir le visage de la directrice perdre toute élasticité à la vue des deux inspecteurs entrer dans son CPE.

L'heure venue, j'avais le cœur qui me débattait. Je ne voulais croiser personne du CPE. Maria m'attendait, assise avec Rémi sur le banc. Simon resta dans la voiture, à s'enrager contre son pipi.

– *Hola Maria ! Come esta* ? demandai-je.

– Pas si mal. Mais la directrice a été très méchante envers moi aujourd'hui.

– Vraiment ?

– Oui. Elle m'a demandé si j'avais des antécédents judiciaires.

– Quoi ?

– Elle voulait savoir si j'avais déjà été mise en accusation ou si j'avais eu des comportements répréhensibles ou des démêlés avec la justice. Quelque chose comme ça. Éléna était juste à mes côtés, elle discutait avec une autre éducatrice, je me suis sentie humiliée.

– Ça s'est passé quand ?

– Vers 14 h.

– Tu sais que j'ai déposé une plainte contre le CPE ?

– Non.

– Les inspecteurs sont passés ce matin. Alors, si tu subis quelque intimidation que ce soit, tu dois me le dire. Je dois les avertir.

– D'accord.

– Désolée pour tout cela.

– Je n'ai jamais été aussi gênée de toute ma vie.

Madame Demers me redonna de ses nouvelles, le surlendemain. J'étais très curieuse de savoir comment s'était déroulée la rencontre-surprise avec les membres du CPE.

– La rencontre a été relativement agréable. La directrice et l'autre…

– Madame Frénette.

– Exactement, collaboraient très bien. Malheureusement, je ne peux vous dévoiler les détails de la rencontre. Cela reste confidentiel.

– Je comprends.

– Mais nous lui avons fait part de vos craintes et, à un certain moment, elles semblaient désolées.

– Désolées ?

– Oui. Vous savez, j'ai eu l'impression qu'elles ne savaient pas trop comment s'y prendre pour intégrer un enfant autiste dans leur CPE. Le tout s'est déroulé dans le calme. Elles étaient très gentilles et très coopératives. J'ai participé à des interventions beaucoup plus musclées.

– Tant mieux.

– Bon. Voici les points qui vous concernent directement, madame Leduc. D'abord, lorsque les intervenantes seront absentes, le CPE prendra en charge votre garçon.

– Dans le groupe ?

– Oui. La direction devra trouver une éducatrice qui s'occupera de votre garçon cette journée-là.

– (*Yes !*)

– Ensuite, le CPE devra couvrir tous les frais supplémentaires pour engager cette même éducatrice. Vous n'aurez plus à payer.

– Même celle qui est déjà sur place, les mardis et jeudis après-midi ?

– Vous n'avez pas à payer les éducatrices ou les intervenantes pour que votre enfant puisse être présent au CPE. C'est au CPE de le faire.

– Jusqu'à 15 h 30 ? Tous les jours ?

– Le temps nécessaire. Jusqu'à 17 h, s'il le faut.

– (*Yes !*)

– Par contre, ce n'est pas rétroactif.

– (*Zut !*)

– Maintenant, concernant le retrait des thérapeutes du CRDI. Nous jugeons que votre fils, selon les rapports à cet effet, a besoin d'une assistance constante dans le CPE, et que le CRDI ne devrait pas retirer ses thérapeutes. Je ne comprends pas d'ailleurs sur quelle loi ils se basent pour émettre un tel jugement.

– Que dois-je faire ?

– Ce sera à vous de voir avec votre CRDI la façon de régler ce différend. Aussi, vous aurez à signer un contrat ainsi qu'un plan d'intervention et un plan de service. Ces plans auraient dû être faits depuis septembre.

– Parfait.

– Dernier point : l'intimidation. Elles ont été avisées de faire attention.

– Justement, à cet effet. Hier, après votre visite, la directrice a demandé à Maria, la préposée, si elle avait déjà eu des histoires avec la police, et ce, devant deux autres éducatrices.

– Oui, c'est nous qui avons exigé ces papiers à madame Chénier. Ils n'apparaissaient pas au dossier.

– Pourquoi ? C'est humiliant.

– Cela s'appelle une vérification de l'absence d'empêchement. Il s'agit de vérifier si une employée qui travaille auprès d'enfants, par exemple, a des antécédents judiciaires. Une simple question de sécurité.

– Mais Maria provient d'un centre d'aide pour personnes handicapées. La directrice n'aurait-elle pas dû contacter directement le centre ? Ou recevoir Maria dans son bureau, au lieu de le lui demander bêtement devant les autres éducatrices ?

– Effectivement, ça manque de délicatesse.

– Madame Chénier n'est pas tombée dedans quand elle était petite, croyez-moi.

– Madame Leduc, laissez-leur le temps d'appliquer nos recommandations et de digérer notre visite, et dans un mois, si rien n'a changé, rappelez-moi.

– D'accord.

Légalement, j'avais gagné bien des points. J'étais réellement fière de moi. Nous n'aurions plus à payer, et Rémi n'aurait plus à quitter. Fini le cassage de tête à savoir combien je devais à l'une ou à l'autre, chaque semaine. Et j'étais enfin libre durant la journée ! C'était le principal. Quant à madame Chénier, je demeurais perplexe. Serait-elle capable de changer parce que la loi l'exige ? Mais pour l'heure, je devais tempérer la coordonnatrice du gardiennage-accompagnement du centre d'aide qui était, disons... verte foncée au téléphone.

– Johanne ? C'est Francine, du centre.

– Allô! Francine.

– Écoute, Johanne, Maria m'a raconté. Elle était vraiment bouleversée, tu sais. Ça ne fait pas très longtemps qu'elle et sa famille se sont installées ici, au Québec. Alors, se faire demander si elle avait des antécédents judiciaires devant d'autres personnes, ça a été très difficile pour elle.

– Je sais. J'ai fait une plainte contre le CPE à ce propos.

– Ah oui ?

– Oui et je viens justement d'en discuter avec l'inspectrice. Elle venait d'en faire la demande à la directrice lorsque, en après-midi, madame Chénier s'est jetée sur Maria. Cette vérification manquait au dossier et la directrice devait être en colère contre moi. Malheureusement, c'est Maria qui en a payé le prix.

– Nous sommes un centre d'aide pour personnes handicapées, que croient-elles ? Nous faisons toujours cette vérification avant d'engager qui que ce soit. La directrice n'avait qu'à me le demander, en septembre, lorsque Maria est entrée au CPE.

– La directrice ne sait rien, Francine. Elle ne sait pas comment gérer un CPE. Combien de fois j'ai dû lui rappeler des dates de réunion, des changements d'horaires, des papiers à envoyer ? Elle ne prend aucune note. Elle est totalement perdue.

– Je vois ça.

– Et, suite à ma plainte, elle risque de devenir encore plus sympathique. Alors, si jamais Maria subit davantage d'intimidation, elle doit absolument te le dire pour que je puisse avertir l'inspectrice.

– Parfait, je vais lui dire.

– Elle est déjà au courant.

– Parfait. Merci, Johanne. Mais dis-moi, as-tu gagné au moins ?

– 13 à 2.

– Super ! Félicitations !

– Merci.

Par la suite, je tombai malade. Ce combat m'avait lavée. Et je pèse mes mots : une gastroentérite virulente. À Montréal, en pleine crise de grippe A H1N1, je crus d'abord au pire. Hospitalisée et amaigrie de

7 kilos, je croyais que cette vilaine m'avait trouvée. Le système immunitaire à plat, je risquais gros. Heureusement pour moi, j'eus plus de chance que notre voisin, monsieur Latendresse, qui mourut le matin du 24 décembre des suites d'une vaccination controversée de cette fameuse grippe A H1N1. L'octogénaire était cardiaque et affaibli par une terrible gastroentérite virulente. Le vaccin ne fut-il pas une très mauvaise idée, docteur ? Une bien triste erreur. Irréparable.

Par contre, ce qui me fit sourire, ce fut de voir tous ces parents paniquer. « Doit-on, oui ou non, faire vacciner nos enfants ? » Il y avait un risque. Ce vaccin contenait un agent de conservation appelé thimérosal. Et on sait aujourd'hui que le thimérosal se transforme en éthylmercure, un dérivé organique du mercure. « Oh ! mon Dieu ! Du mercure ! Mais c'est épouvantable ! Que faire ? » Bon. Du calme, les amis. Nous, les parents d'enfants autistes, craignons ces vaccins depuis la nuit des temps, sans jamais avoir pu connaître la vérité ni avoir pu bénéficier d'un minimum de respect provenant de la gente médicale. Alors ne pensez pas obtenir une réponse honnête d'ici la fin de la crise : secret d'État. Par contre, vous connaissez désormais un nouveau jeu.

La roulette russe.

2010

L'épisode de la plainte me donna des ailes. Je savais désormais qu'il était possible de gagner contre Goliath. Par contre, cette victoire rendit l'insignifiance des uns et l'intolérance des autres totalement insupportables pour la femme que j'étais devenue.

En 2010, l'ignorance des gens ne passerait plus.

L'ignorance

Janvier 2010

Une année de merde ! Et je ne parle pas qu'au sens figuré. Le 24 janvier, Simon en remit partout. Pourquoi ? Aucune idée. Pourquoi rejouait-il avec ses excréments ? À 7 ans ! Pire encore, pourquoi sentait-il le besoin de partager son hobby avec Doudou, l'ours en peluche de son frère ? Ou avec l'écran de l'ordinateur ? Ou avec le canapé ? Ou avec MON oreiller ? « Amuse-toi tant que tu veux, mais garde ton plaisir pour toi, nom de Dieu ! »

En novembre dernier, Julie, sa professeure, parla d'un entraînement à la toilette pour Simon. J'éclatai de rire. Je n'y croyais pas. Mais bon, s'ils étaient prêts à recevoir des baffes et des coups de pied à notre place, j'étais prête à leur fournir le matériel. Bizarrement, après seulement deux mois de carnage, ils réussirent l'exploit. Simon comprit qu'il devait uriner dans la toilette et y allait, sans aide, lorsque nécessaire. Ils avaient réussi l'impensable. « Vous êtes des mages ! »

– Non. Nous lui avons simplement tenu tête. Ce ne fut pas de tout repos, mais nous avons été plus têtus que lui, et il a fini par comprendre qu'il ne gagnerait pas contre nous.

– Être plus têtu que l'autre, je connais.

Donc, finies les couches durant le jour ! Simon était propre… ou presque ! Mon mari et moi aurions été aux anges si cela n'avait été qu'il déféquait partout. « Bien beau qu'il pisse dans la toilette, mais ne pourrait-il pas plutôt y faire caca et pisser partout ailleurs, en échange ? »

– Je comprends votre point de vue. Mais il faut commencer par le plus fréquent. Uriner revient plus souvent…

– Pas certaine. Simon fait ça quand bon lui semble. En autant que sa maman ait le dos tourné. Parfois, il en met partout en petites quantités, cinq à six fois par jour, et ce, aux dix minutes.

– Vraiment ? Il n'a jamais fait caca ici, à l'école.

– Il est gêné.

– J'en parle à Nicole et à Diane, et je vous rappelle.

– Merci, c'est gentil.

Nicole Taylor et Diane Boivin Rousseau. Deux consultantes en TED qui s'étaient jointes à la classe de Simon au début d'octobre 2009, dans le cadre d'un projet pilote unique à l'école. L'une étant travailleuse sociale et l'autre psychologue, elles étaient venues essayer leur nouveau programme d'enseignement pour personnes autistes auprès d'enfants de niveau préscolaire. La classe de Simon fut l'heureuse élue de tout le Québec. Une chance inouïe, bien que je fusse très sceptique qu'elles réussissent quoi que ce soit auprès de mon garçon. Deux autres sommités ! avais-je pensé. Et alors ?

Madame Taylor avait bonne réputation, mais elle avait surtout une longueur d'avance sur tous les experts déjà consultés : madame Taylor est elle-même autiste. Un détail qui lui valut toute mon attention lors de notre première rencontre.

– Plusieurs programmes et thérapies existent en autisme, mais aucune ligne directrice ne nous permet de savoir réellement comment aider les enfants autistes sur le parcours de leur développement. À ce jour, aucun programme ou thérapie n'a réussi à déclencher, chez l'enfant autiste, la capacité d'interagir.

– Malgré le fait que la plupart des acquis soient très bien mémorisés par les autistes et que, même si une majorité de ces enfants arrivent à parler, très peu parviennent à communiquer par la suite, compléta madame Boivin Rousseau.

– Il est donc primordial de déclencher cette capacité d'interagir avec les autres, et ce, le plus rapidement possible.

– Nicole a raison, et c'est pour cela que nous désirons offrir à votre enfant un programme de démarrage du langage conceptuel dès aujourd'hui. Un programme essentiel à l'harmonisation des concepts et de la langue parlée.

– Un système qui lui permettra d'entrer plus facilement en communication avec la personne non autiste. De plus, la procédure de décodage des émotions, comme on l'appelle, pourra être appliquée dès que votre enfant sera disponible pour cet apprentissage. Nous vous l'expliquerons en temps et lieu.

– Avez-vous des questions jusqu'à maintenant ? demanda Julie.

– Euh…

De deux choses l'une : ou nous étions tous impressionnés par leur discours ou nous ne comprenions que dalle. Mais, chose certaine, on aurait pu entendre une mouche voler dans la classe, et cette mouche aurait pu s'introduire dans chacune de nos bouches, restées entrouvertes, sans qu'aucun de nous ne s'en rende compte.

Devant notre air pantois, madame Boivin Rousseau se leva pour rejoindre madame Taylor près du tableau. Cette dernière se retourna et questionna sa partenaire sur la façon la plus simple de nous expliquer le fonctionnement de leur *fameux* programme.

– OK, vas-y, toi. Tu es meilleure que moi pour expliquer, dit-elle enfin.

– Mais non.

– Mais oui. Diane s'exprime beaucoup mieux que moi. Malgré nos nombreuses conférences, c'est encore difficile pour moi de faire passer le message, de m'exprimer en *vos* mots. Mais je travaille là-dessus. J'ai un bon programme, dit-elle en pointant le tableau.

– (Rires dans la classe)

– Bon, d'accord, finit-elle par dire. Je me risque. Je fais le schéma ?

– Oui, bonne idée.

– Voilà ! dit-elle en terminant son croquis au tableau. Au départ, l'information devrait, ou plutôt aurait dû, partir de l'intérieur de l'enfant autiste. De ce côté, fit-elle, en encerclant la partie droite de l'illustration qui ressemblait à une pyramide divisée en plusieurs sections. Mais les thérapies ABA ou sensorielles ne travaillent que l'extérieur du corps. Or, la personne autiste doit reconnaître la faim pour en faire la demande. Nous n'enseignons pas « Je veux du jus » comme la plupart de ces thérapies, mais plutôt « J'ai soif ».

– Une différence majeure et essentielle pour déclencher la généralisation et la communication. Disons qu'actuellement, l'ensemble des interventions connues est basé sur les besoins généraux des autistes, ce qui explique que ceux-ci n'arrivent pas à généraliser leurs apprentissages. Personne, à ce jour, n'a travaillé sur les besoins uniques des autistes.

– Personne, sauf Nicole et Diane, ajouta Julie.

– Il faut à tout prix reconstruire leurs structures afin qu'elles soient solidement ancrées, pour ensuite ajouter le langage.

– Et seulement une fois que tout sera en place, l'enfant pourra parler. Pas avant. Voici comment…

Le langage ! *Pff !* Honnêtement, ça non plus, je n'y croyais plus vraiment. Simon s'arrachait la moitié du visage et lorsque le sien ne lui suffisait plus, il s'en prenait au nôtre. « Contentez-vous de le rendre heureux », aurais-je voulu leur dire. Pour le reste… eh bien, je n'y comprenais rien, de toute façon.

Encore une nouvelle équipe qui dénonçait la façon de faire de l'ancienne. La cinquième école de pensée de notre long périple. Mais attention, cette fois, c'était la bonne ! Bien sûr !

Un simple tour d'horizon me fit réaliser que, du groupe, j'étais encore l'intruse. Les autres parents semblaient motivés, concernés et émerveillés par l'énoncé du tableau. Peut-être leur enfant était-il rendu au niveau du langage ? Moi, je me serais bien levée.

Avec Simon, nous étions bien en-dessous de la case « langage ». Nous étions enterrés sous cette pyramide.

Une fois de plus, et comme chaque fois que j'assistais à ce genre de rencontre en présence d'autres parents d'enfants autistes, mes fils semblaient les plus maganés de tous. Notre histoire, la plus troublante. Mais l'expérience m'apprit à me taire, à ne pas m'éterniser sur le sujet. Alors j'écoute. En silence, mais ça fait mal. Être les pires des pires devient lourd à porter. Heureusement que les revues à potins existent ! Lire qu'Eugène Caron avait roulé sur son chat avec son rotoculteur ou que Lisette Poirier – qui tenait le chat – avait roulé sur Eugène Caron me fit le plus grand bien. Non pas que je souhaitais malheur aux autres, mais la souffrance de ces inconnus apaisait quelque peu la mienne. Je n'étais plus seule. Et à son tour, ma misère apaisait celle des autres parents d'enfants moins sévèrement atteints que les miens. Malgré un même diagnostic, leur réalité était tout autre. Personne ici n'avait vu Lucifer d'aussi près que nous. Le plus près que l'un des parents s'en était approché fut d'engager une psychologue obsessive qui faillit détruire leur famille. Treize mois de terreur, et elle fut congédiée à coups de pied aux fesses. Nous avions attendu quatre ans. Avec les conséquences que l'on connaît aujourd'hui. J'enviais ces parents d'avoir eu plus de couilles que nous. J'enviais ces parents de n'avoir survécu qu'à un seul diagnostic.

Deux enfants autistes compliquaient drôlement l'existence. Quelle vie ! Comment jongler avec cette antinomie omniprésente ? L'éducation de l'un nuisait à celle de l'autre. L'un au détriment de l'autre. Toujours. Mes enfants ne pouvaient vivre allégrement dans le même fuseau horaire. Impossible. Deux antipodes. D'ailleurs, pour en avoir le cœur net, nous avions fait passer le test de cheveu à Rémi. Le résultat étonna les spécialistes. Pour nous, il ne fit que confirmer nos soupçons : mes fils étaient bel et bien génétiquement opposés jusqu'au bout des cheveux. Chimiquement insolubles. L'eau et le feu. Le chaud et le froid. Deux aimants de forces opposées se repoussant sans cesse.

Tandis que le schéma de l'analyse minérale de Simon indiquait certaines carences alimentaires, chez Rémi, il illustrait un surplus. Et vice versa. Ce que l'un adore, l'autre le déteste. Forcément. Si l'un aime les agrumes et le brocoli, l'autre aimera les petits fruits et *Annie* Brocoli. Si l'un mange sa viande en laissant la pâte, l'autre mangera sa pâte en laissant la viande. L'un *aimait* le spaghetti jusqu'à ce que l'autre se mette à l'aimer. L'un sape alors que l'autre déteste qu'il sape. L'un aime se couvrir de boue, l'autre ne supporte aucun grain de sable sur sa peau. L'un se trempe les mains dans la cuvette, l'autre se fait essuyer les fesses, de peur de se salir. L'un a besoin d'une poussette pour avancer, l'autre d'un harnais pour ralentir. Alors comment, en tant que parent, arrive-t-on à gérer pareille discordance au sein d'une même famille ? Personne de notre entourage ne semble saisir l'ampleur du défi. Pas même ces parents, attablés autour de moi, ce soir, pour les mêmes raisons. Ni même mesdames Taylor et Boivin Rousseau. C'est alors que je compris : l'autisme ne s'explique pas, il se vit. Et, surtout, il ne se compare pas. Je revins parmi les vivants au moment où Julie nous demanda comment accueillions-nous la présence de Nicole et de Diane parmi nos enfants, dans la classe ? Tous semblèrent ravis. Tous, sauf une personne.

– Quelque chose vous déplaît, madame Leduc ? s'interrogea Julie.

– Non, non. Ça va.

– Mais vous n'y croyez pas, n'est-ce pas ? devina madame Taylor.

– Disons que vous êtes la cinquième équipe d'intervention à tenter l'impossible avec Simon. Comme elles ont toutes échoué…

– Je comprends. Votre Simon arrive de loin. Ça se voit.

– Vous n'avez pas idée.

Et merde ! Pourquoi ne pas tout déballer ? Là. Maintenant. Me vider le cœur une bonne fois pour toutes. Leur décrire les douloureuses images de Simon, le visage meurtri par l'autisme, que je ressasse sans cesse dans ma tête. Sa chute aux enfers, son hospitalisation, les ratés du système, les soi-disant experts, les préjugés. Et que dire de ma souffrance, ma peine, ma rage contre l'humanité tout entière…

– Simon a…

– Oui, madame Leduc ?

Et puis, à quoi bon ? Cette histoire n'intéressera personne. À l'aube de la quarantaine, il est évident que je devenais beaucoup trop sentimentale.

– Oui ?

– Non, rien. Je suis bien contente qu'il fasse partie du projet.

– Dernière chose, demanda madame Taylor, est-ce que vos enfants bénéficient présentement d'un autre service de thérapie ABA, d'ergo, de musicothérapie ou autre ?

– Il n'y a que Simon qui suit des séances d'ergothérapie, une fois par semaine, me devança Julie. N'est-ce pas, madame Leduc ?

Oubliez ça ! Je savais ce qu'elles allaient dire, mais il n'en était plus question. Jamais plus je ne mettrai tous mes œufs dans le même panier. Sommité en autisme ou pas. Avoir une confiance aveugle en l'expert, ce n'était plus pour moi. Simon voyait l'ergothérapeute et cela resterait ainsi jusqu'à ce qu'*il* décide du contraire.

– Il serait préférable de n'avoir qu'un seul service à la fois, insista fortement madame Taylor. Du moins, le temps du projet pilote dans l'école.

– Pour mieux reprogrammer votre enfant, nous aimerions avoir le champ libre. S'il reçoit d'autres thérapies en même temps, cela risque de brouiller les cartes.

Peut-être… mais c'est non. J'ai attendu ces services durant trop d'années et, présentement, l'ergothérapeute est la seule personne capable d'apaiser Simon.

– Vous verrez, madame Leduc, plus nous interviendrons auprès de Simon, moins il aura besoin de séances d'ergothérapie. Son problème n'est pas sensoriel.

– Eh bien, nous verrons.

Février 2010

Au CPE, une nouvelle intervenante fit son apparition : Gabrielle Henry. Elle remplaçait Rachel et Maria. Une fille super gentille, super compétente, mais super allergique à la ponctualité. Le pire défaut pour travailler au CPE de madame Chénier. Notre chère directrice faisait face à une retardataire. Retardataire et irresponsable, car Gabrielle n'appelait pas, elle n'avertissait pas. Et, un beau matin, elle ne se présenta tout simplement pas. Super !

En général, elle pouvait être en retard de dix à quinze minutes, mais ce mardi-là, son retard dépassait la demi-heure. Rémi commençait à s'impatienter et moi, à fulminer. N'ayant toujours pas reçu de retour d'appel sur mon cellulaire, j'appelai Maryse à la réception pour lui annoncer la bonne nouvelle.

– Maryse, j'amène Rémi dans la classe d'Éléna.

Un tremblement de terre de magnitude 12 aurait détruit l'immeuble que Maryse n'aurait pas été plus secouée.

– Où est Gabrielle ?

– Aucune idée.

– Tu ne peux pas attendre un peu ?

– Non. Désolée. Va falloir trouver une remplaçante pour Rémi. Immédiatement. Viens Rémi, dis-je à mon fils en raccrochant. On monte voir les amis.

Dans l'escalier de service, nous avons croisé une maman qui descendait avec sa fille.

– Doucement, Rémi, dis-je à mon *Tasmanian Devil* de fils qui montait à toute vitesse. Laisse passer la petite fille.

– Oh, regarde maman ! répliqua celle-ci. C'est Rémi. Lui, il parle drôle.

– Bien sûr, il est autiste, dis-je rapidement, voyant que la mère, le regard au sol, restait muette.

– Attention, Anne-Sophie, ne le touche pas ! finit-elle par dire.

– Ah, bravo !

Cette femme… elle… Non, rien. Sans commentaire.

En arrivant au local des Gazelles, j'étais pompée à bloc. Cette innocente de mère qui croyait que l'autisme s'attrapait par un simple frottement de peau, j'aurais pu lui sauter au cou, mais voyant Éléna perdre son sourire au moment où Rémi pénétra dans la classe, j'ai su que je devais économiser le peu d'énergie qu'il me restait. La journée serait longue.

– Bonjour, Éléna. Je vous laisse Rémi le temps que Gabrielle arrive.

– Non. Tu dois attendre que Gabrielle arrive. Le mardi, Rémi vient nous rejoindre seulement vers 10 h pour le programme « Québec en forme ».

– Pas aujourd'hui. Je ne peux pas rester, désolée. Je vous laisse Rémi.

– Eh bien, moi, je n'en veux pas !

– Quoi ?

– Rémi dérange continuellement le groupe. Il faut que Gabrielle soit là.

– Elle est en retard. Demandez à la directrice de vous trouver une remplaçante. C'est mon droit de laisser Rémi dans le groupe.

– À quelle heure doit-elle arriver ?

– Je ne sais pas, son cellulaire est fermé.

– Alors, si Gabrielle n'arrive pas, tu dois venir chercher Rémi.

– Vous me menacez ?

– C'est pour son bien.

– Bien sûr.

– Écoute…

– Non. Vous, écoutez. La loi est claire. Rémi a le droit d'être au CPE même lorsque les thérapeutes sont absentes.

– Regarde, Johanne ! Regarde ton fils !

– Quoi ? Il joue, *tranquillement* et *silencieusement,* avec ses animaux de plastique. Je ne vois pas où est le problème !

– Ce n'est pas l'heure de jouer avec les animaux, dit-elle, en les lui arrachant des mains, un par un. Les autres amis vont jouer avec lui, et ce n'est pas le temps de jouer.

– Pas le temps de jouer ? Ils sont dans un CPE ! Et vous me dites que les autres enfants veulent jouer avec Rémi ? Mais c'est génial ! C'est ce que l'on souhaite depuis si longtemps !

– Absolument pas ! Il désorganise le groupe.

– Désor… Vous êtes ridicule, Éléna. Complètement ridicule. Bye, mon ange !

– Bye, mamân ! fit mon petit Rémi entre câlins et accolades que lui offraient les amis.

Ces petits compagnons semblaient apprécier la présence de mon fils, beaucoup plus que quiconque dans ce CPE. Pour eux, Rémi était différent, certes, mais pas répugnant. Parents et éducatrices auraient eu tout à apprendre de ces enfants.

Malgré les apparences, j'étais nerveuse de leur laisser mon fils. Quel genre de journée passerait-il ? Mais il le fallait. La loi était de notre côté. Si je laissais passer une seule fois, si j'acceptais, ne serait-ce qu'une seule fois, de le ramener à la maison, j'étais cuite pour la suite.

En tournant le coin, je vis la directrice sortir du bureau de la directrice pédagogique. Coup de chance, elle prodiguait son mémorable sourire de bulldog affamé.

– Madame Chénier, je vous ai laissé un message dans votre boîte vocale. Gabrielle n'est pas là. Je ne sais pas où elle est. Elle ne répond pas sur son cellulaire.

– Et ?

– Et je dois quitter. Rémi est avec madame Éléna, jusqu'à ce que Gabrielle arrive.

– Tu ne peux pas attendre un peu ? Laisse-nous le temps de localiser Gabrielle ou de trouver quelqu'un.

– Ça fait déjà 45 minutes que j'attends.

– Oui, mais tu viens juste de nous le dire.

– Non. *Vous* venez juste de l'apprendre. Je vous ai laissé un message, dès le début, et Maryse est au courant depuis une bonne vingtaine de minutes déjà.

– Je ne le savais pas. Il n'y a pas que Rémi dont je dois m'occuper.

– (M'énerve !) Écoutez, madame Chénier, je suis diabétique. Je n'ai pas mangé et j'ai un rendez-vous dans une heure. Je dois retourner chez moi.

– Tiens, prends ma banane ! fit-elle, en brandissant le fruit à un centimètre de mon nez.

– Euh… sans façon !

– Bien là, si tu ne veux pas de MA banane, ce n'est pas ma faute !

– Je n'ai pas mon insuline avec moi et JE NE MANGE PAS DE BANANE LE MATIN !

– Bon, bon, j'ai compris. Inutile de crier. Donc, si Gabrielle n'arrive pas, hum… peux-tu venir chercher Rémi ? demanda-t-elle avant de mordre dans sa banane.

– Oui. Vers 15 h 30. Comme d'habitude. Bonne journée ! dis-je en descendant les marches.

– (Claquage de porte !)

Avoir la loi de son côté était une chose, pouvoir l'appliquer en était une autre. Gabrielle ne vint pas. Elle n'appela pas. Sans nouvelle de la thérapeute de mon fils depuis plus de vingt-quatre heures, j'eus une décision gênante à prendre. Ce n'était pas mon job, mais Geneviève, sa superviseure, était en vacances, alors la décision me revenait… paraît-il.

– Je fais quoi pour demain ? me demanda Maryse. Gabrielle ne nous a pas appelées.

– Écoute, je ne sais pas.

– …

– Bon, eh bien… remplace-la.

– Et si je n'ai toujours pas de ses nouvelles demain ? L'horaire des remplaçantes se finalise les jeudis. Que dois-je faire pour mardi et jeudi prochains ?

– Nous verrons lundi.

– Les lundis, je suis en congé. C'est pour cela que tout doit être terminé, pour demain.

– Bien, dans ce cas, remplace-la mardi et jeudi prochains. Fais comme tu veux. En autant que Rémi ait une accompagnatrice.

– Et si, entre temps, elle se pointe le bout du nez ?

– Tu lui diras de repartir. D'accord ?

– D'accord, fit-elle, d'un air désapprobateur.

– Quoi ?

– Rien.

– Quoi, Maryse ?

– Eh bien, je reste convaincue que c'est aux parents à s'occuper de leur enfant, et non pas à nous.

– Pardon ?

– C'est une question de sécurité. Rémi a besoin d'une surveillance constante. Il a besoin d'une accompagnatrice. Si tu le laisses seul avec Éléna, ce n'est pas sécuritaire… pour personne. Tu mets la vie de tout le monde en danger.

– Ne charrie pas !

– C'est irresponsable.

– Irresponsable ? Laisse-moi te dire une chose, Maryse, si votre CPE était mieux organisé, s'il prônait l'intégration des enfants handicapés comme il est censé le faire, si les éducatrices étaient mieux formées et mieux informées, comme elles sont censées l'être, je n'aurais jamais eu à faire une plainte au Ministère pour que Rémi puisse bénéficier des mêmes droits que les autres enfants. Et, surtout, il ne serait jamais laissé seul, pas même une nanoseconde, sans que ce soit ULTRA sécuritaire pour tout le monde ! Alors, attention, ne joue pas la carte de l'intimidation avec moi, ça ne passe plus. Et je t'avertis, l'inspectrice sera mise au courant de tout commentaire désobligeant envers mon fils, envers les thérapeutes et envers moi-même. Compris ?

– Appelle-la, ton inspectrice ! Je m'en fous complètement.

– Ah ça, je l'aurais deviné.

Si, au moins, Gabrielle avait téléphoné, cela m'aurait facilité la vie ! Son insouciance compliquait drôlement la situation, une situation déjà drôlement compliquée. Dois-je le spécifier ? De plus, j'en avais plus qu'assez de l'attitude désagréable des membres du personnel du CPE. Malgré les recommandations de l'inspectrice, leur arrogance, leur impertinence, leur impolitesse et leur cynisme – bref, tous les synonymes d'insolence – ne cessèrent guère. Bien au contraire, ils augmentèrent de façon perverse. M'humilier devant autrui devint vite un jeu particulièrement amusant pour madame Chénier.

Un matin, alors que j'entrais avec ma voiture dans le stationnement du CPE et qu'elle sortait de la sienne, elle se mit à marcher au beau milieu du chemin, lentement, très très lentement, sachant pertinemment que j'étais la conductrice du véhicule derrière elle, et que la dernière place disponible se situait près des marches de l'entrée, dont elle bloquait l'accès. Sifflant comme Julie Andrews dans *La mélodie du bonheur*, sac à main sous le bras, elle prenait son pied en me faisant languir de longues minutes derrière le volant.

Un visage à deux faces. Deux personnalités. Son côté givré laissait entrevoir une femme douce, sucrée et joviale, mais son côté aride démontrait une femme dure, sèche et pernicieuse. Et, un jour, faisant la belle devant le papa du petit Émile, alors qu'elle venait tout juste de m'insulter en me tournant le dos en pleine conversation, son côté givré me leva le cœur. « N'avons-nous pas la plus merveilleuse des directrices ? » avais-je dit au papa, en tapotant l'épaule de la *merveilleuse*. Un léger rictus était apparu sur son visage, mais son regard obscur et méprisant m'avait clairement fait comprendre que je venais de déclencher une guerre froide. Nous étions deux femmes obstinées et nous ne pouvions nous supporter plus de cinq minutes à la fois. Malheureusement pour moi, le CPE étant sa zone de chasse, elle aurait toujours le dernier mot. Comme ce fut le cas le mardi suivant. Elle était radieuse. J'aurais dû me méfier. Alors qu'elle sirotait son café dans l'embrasure de la porte de la cuisinette du CPE, elle me salua, bien gentiment. Prudence !

– Bon matin, Johanne.

– Bonjour, répondis-je, méfiante.

– Ça va ?

– (Non, j'ai peur.) Oui. Merci. Qu'y a-t-il ?

– Mon Dieu ! Détends-toi.

– (Non.)

– Je voulais simplement te dire que Gabrielle vous attend dans le local.

– Pardon ? Mais Maryse et moi avions convenu d'engager une accompagnatrice. Peu importe si Gabrielle appelait ou se présentait.

– Gabrielle m'a appelée hier en fin de journée pour confirmer sa présence. Alors j'ai annulé l'accompagnatrice.

– Sans me le dire. J'ai passé la soirée à préparer Rémi en lui expliquant qu'aujourd'hui, il aurait une remplaçante. Que Gabrielle était malade.

– Eh bien, Gabrielle n'est plus malade, Rémi. Monique te le dit, gloussa-t-elle.

– Eh bien, la prochaine fois, Rémi, Monique s'arrangera. Viens, mon ange.

– Comme toujours, Johanne. Comme toujours. *Yark-yark-yark !*

Son rire démoniaque me fit frissonner. *Brrr !* Je la préférais en colère. Fait cocasse, le surlendemain, elle cherchait Gabrielle. Cette fois, c'est de ma gorge que sortit un rire démoniaque.

– Gabrielle n'est pas rentrée ce matin ?

– Non. Johanne, je ne la trouve pas très fiable. Ce n'est pas la première fois que ça arrive.

– (Allô ? Y a-t-il quelqu'un qui habite votre cerveau, parfois ?) Non et ce n'est sûrement pas la dernière. Je vous avais prévenue.

– On fait quoi pour aujourd'hui ? On s'arrange, comme toujours ?

– *Ouaip !*

Il n'en demeure pas moins que madame Chose avait raison. Ça n'avait plus de sens. De février à août 2010, Gabrielle s'absenta si souvent qu'il devint surprenant de la rencontrer au CPE. De plus, cette instabilité fut très mauvaise pour Rémi. Devant continuellement s'ajuster à la nouvelle accompagnatrice du jour, mon fils régressa. Colérique et d'une grande susceptibilité, il collectionna les notes soulignées en jaune dans son cahier de bord. Jasmine dut travailler très fort pour le maintenir à un niveau acceptable, mais le tsunami, conséquent à l'onde de choc, s'avéra inévitable.

Geneviève accorda un dernier sursis à la pécheresse, mais si elle venait à manquer, c'était la porte. Puis, il y eut cette accalmie qui dura près de deux mois. Je crus qu'elle avait compris. À peine une dizaine de minutes de retard par jour, sans plus. Madame Chénier était comblée, voire givrée. Pour une fois, nous étions sur notre erre d'aller. Mais un jour sombre de mai, le mal s'empara à nouveau de Gabrielle, qui replongea. Tête première. Deux jours sans nouvelles. Ce qui fit exploser madame Chénier, qui s'en prit à Jasmine en lui interdisant tout ce qui était possible d'interdire à une intervenante dans un CPE. « *Interdiction de manger ou de boire son café dans le local d'intervention. Interdiction d'utiliser Internet, même à des fins éducatives pour Rémi. Interdiction de porter des chaussures de type Converse.* (?!) *Interdiction de participer aux journées spéciales ou aux sorties.* »

– C'est quoi son problème ? Elle est névrosée ?

– Elle est en colère, Johanne. Elle ne veut plus me voir lors des sorties avec le groupe. Je trouve ça très plate pour Rémi. Il a besoin de moi.

– Non, regarde. Tu vas y aller et je vais te payer de ma poche s'il le faut.

– Je ne veux même pas être payée. Je veux simplement y aller.

– Tu iras, crois-moi.

– Merci.

Simon frappe de plus en plus. Lui-même et les autres. Quant à Rémi, dans la fleur de l'âge, il risque à son tour de se transformer en bête sauvage. Voir son frère cogner sa mère sans être puni aurait des conséquences graves sur un jeune garçon de cinq ans. Nous en étions conscients, Steve et moi. Mais nous avions un choix déchirant à faire : protéger Rémi du futur ou Simon du présent ?

L'un au détriment de l'autre.

Toujours.

Cette fois, Simon fut l'élu. Mais nous savions que ce n'était qu'une question de temps avant que Rémi n'en subisse les contrecoups. Simon n'aidant pas ce jour-là, je surpris Rémi à taper son frère sur le bras.

– Non, Rémi. On ne tape pas.

« Mais si, mamân, on tape ! Simon adore ça. » L'aîné disait oui. Encore. En riant.

– Non, Simon. On n'aime pas.

Le cadet ne comprenait plus rien et récidiva. Simon pouffa de rire. « *Core.* »

Merde ! Comment faire comprendre à l'un que ce n'est pas bien de frapper l'autre, et à l'autre que ce n'est pas bien d'en redemander… à l'un ? Devenant de plus en plus téméraire et provocateur, Rémi poussa l'audace jusqu'à lui voler sa couverture rouge. Comme on vole le jouet de l'autre. Juste pour rire. Pour voir. Sauf que les conséquences ne furent pas les mêmes. Je crus que Simon allait se crever l'œil.

– Non, Rémi ! On n'arrache pas la doudoune de Simon ! hurlai-je.

– Oui, on arrache ! beugla-t-il, avant d'éclater en sanglots.

À la suite de quoi, j'osai le punir. Assis. Dans le coin. À réfléchir. Sur quoi ? Rémi n'en avait aucune idée. Mais on s'en fout. L'important était qu'il comprenne que ce n'était pas bien.

– Oui, c'est bien !

– Non.

– Oui !

– Non. Arrête, Rémi !

– Non ! Toi, arrête !

– *Grrr* ! Tête de cochon ! (Mon Dieu ! C'est sorti tout seul.)

– *Groin ! Groin !* répondit-il, du tac au tac.

Insulté net, Rémi poussa des cris de mort entre ses groins de phacochère. Un son primate qui résonna dans tout Lachine. Ce qui finit par user Simon qui s'en prit à son autre œil. Quittant l'un pour calmer l'autre, je ne vis pas mon petit porcelet profiter de l'inattention du grand méchant loup pour passer derrière moi et frapper son frère de côté.

– Non, Rémi. On ne tape pas.

– Ouiiiiii !

Résultat ? Nous avons braillé en canon. Des moments de tendresse comparables à ceux-ci, c'était chaque jour que j'en vivais.

Chaque heure, chaque minute.

Simon ne mangeait plus. Il pleurait continuellement. Il déféquait sans cesse et se masturbait le reste du temps. Une situation insoutenable. J'avais besoin d'aide. Il m'était impossible de surveiller à la fois *l'eau et le feu*. L'heure des repas devenait l'œuvre d'une pieuvre. Dès que j'avais le dos tourné, Simon se frappait ou il salissait ce qui lui tombait sous la main avec sa mer… Bon, vous savez de quoi je parle, inutile d'en reparler. Et Rémi hurlait à tue-tête, pour le plaisir ou pour taper sur les nerfs, je ne sais trop. Écœurée, j'explosai. Pour une rare fois, je perdis littéralement le contrôle. Je me mis à crier par-dessus mes fils hystériques en claquant la porte du garde-manger. *Bang ! bang !* Cela me fit un bien immense jusqu'à ce que la maudite boîte de Froot Loops format géant se coince et s'éventre sur le plancher de la cuisine. Des céréales écrasées, il y en avait partout. Simon arriva derrière moi et se mit à manger les petits anneaux arc-en-ciel dispersés sur le sol. J'éclatai de rire. Absurdité totale. Je lui en aurais offert sur un plateau d'argent qu'il n'en aurait pas voulu. « Allez, Simon, tape-là ! » avais-je dit, oubliant de lever la main à titre d'exemple. Simon prit un élan et me gifla de toutes ses forces.

« Tape-là ! » *Là* où bon lui semble.

Inévitable ! Il me fallait de l'aide. Je n'en pouvais plus. Je n'avais plus la force de soulever mes fils lorsqu'ils faisaient la poche molle, plus la force d'appliquer les pressions profondes sur tout leur corps, et ce, à chaque début de crise – ce qui représentait une fréquence de quinze minutes –, plus la force de recevoir des baffes avec le sourire, plus la force de sévir, plus la force de nettoyer des excréments partout sur les murs tout en préparant les repas, plus la force de préparer les repas. Plus la force de survivre.

J'en parlai à ma travailleuse sociale, qui me suggéra d'engager une personne pour surveiller les enfants, à tout le moins durant l'heure fatidique des repas. D'accord, mais qui ?

– C'est à toi de trouver.

– Brigitte, tu sais comme moi que personne n'a envie de ce job.

– Je sais.

– Je n'en peux plus. C'est sérieux. Je suis tannée d'être partout à la fois. Une poule pas de tête, tu comprends ? Chaque fois que je quitte Simon des yeux pour surveiller Rémi qui profite de cette inattention pour fouiller dans l'armoire à la recherche de tendres et savoureux biscuits, monsieur *Son frère* resalit le sous-sol de matière organique. Alors je frotte, je gratte, je lave, je désinfecte en vitesse et je remonte au salon pour nettoyer les vestiges de « *Cookie Monster* » avant que les fourmis ne s'emparent de mon fils, parce que, imitant un lion affamé édenté, il a fini la boîte de biscuits en la vidant sur le plancher (*Inspiration*) et je redescends au sous-sol pour refrotter, regratter, relaver et redésinfecter le tas de merde que Simon aura étendu partout.

– Ça n'arrête jamais.

– Ce n'est rien. L'autre jour, je l'ai surpris avec MA brosse à dents sur le bord de la cuvette.

– Rémi ?

– Non, Simon.

– Ça ne veut rien dire.

– Ma brosse était mouillée et il y avait de l'eau partout sur le siège.

– *Oups !*

– Dégueu, oui ! Combien de fois a-t-il nettoyé la cuvette avec ma brosse à dents ?

– Hi ! hi ! Excuse-moi.

– Il adore ça. Il y trempe même ses *Smarties* !

– Oh, *ouache !*

– Mais il refuse mon spaghetti. C'est vexant. Je le prends personnel.

– Hi ! hi ! Arrête, j'ai mal au ventre.

– Plus capable !

– Je comprends, dit-elle, en s'essuyant les yeux. Je ris, mais je ne ris pas. Tu le sais. Hum... excuse-moi. Comment se fait-il que tu ne reçoives pas d'aide de ton CRDI ?

– Tu veux vraiment le savoir ?

De l'aide... *Pff !* Un concept virtuel qui apporte bonne conscience aux *pousseux* de crayons engagés par le gouvernement afin qu'ils puissent dormir paisiblement sur leurs deux oreilles, le soir venu. Dans le quotidien, c'était une tout autre signification pour les familles dans le besoin. Recevoir de l'aide n'était pas qu'une simple question d'argent. Recevoir de l'aide sous-entendait une représentation physique, biologique et chimique d'un être humain dans votre maison, prêt à se rendre utile. Sans cette personne, le chèque sur le comptoir s'avérait inutile. Et, croyez-moi, le gouvernement le savait.

Mais, ayant la meilleure TS en ville, une certaine Mylène Dubreuil, du Centre de réadaptation, me contacta peu de temps après. Sa présence devait faire la différence dans mon quotidien, mais chaque fois que nous étions près du but, il y avait une embûche dans le système, un grain de sable dans l'engrenage, et l'aide n'arrivait pas. Le chèque demeura longtemps sur le comptoir.

– Madame Leduc, pour pouvoir bénéficier de l'aide du centre pour Simon, nous devons d'abord lire les conclusions du docteur Corriveau. Pouvez-vous nous les envoyer le plus tôt possible ?

– Mais... je n'ai reçu aucun rapport.

– Impossible.

– Je vous le dis. Le docteur et son équipe ne m'ont jamais envoyé de rapports concernant l'hospitalisation de Simon. D'ailleurs, ils ne savent toujours pas pourquoi Simon se frappe.

– Ce n'est pas normal. Ça fait plus d'un an qu'il est à la maison ?

– Effectivement.

– Vous devriez avoir reçu tous les rapports depuis fort longtemps. Pouvez-vous les appeler et leur demander ?

– Sans problème.

– Ça n'a pas de sens.

– À l'image de notre vie.

– Pardon ?

– Non, rien. Je les appelle immédiatement.

La secrétaire du docteur promit de s'informer auprès de celui-ci aussitôt qu'il se libérerait. Une semaine, deux semaines… Toujours sans nouvelles de la secrétaire, je suggère alors à madame Dubreuil d'appeler elle-même.

– Vous aurez peut-être plus de succès que moi.

Une semaine, deux semaines… Toujours rien. Madame Dubreuil me suggéra d'appeler de nouveau.

– Vous aurez peut-être plus de succès que moi.

Une semaine, deux semaines… Ne s'étant toujours pas libéré, je vis le docteur Corriveau à mon rendez-vous de suivi. Un hasard qui tomba pile.

– Bonjour, madame Leduc, comment va Simon ?

– Eh bien, moyen, mais avant toute chose, j'aimerais vous parler des rapports que je suis censée recevoir concernant l'automutilation de Simon. Le CRDI attend ces documents pour m'aider. Il leur faut vos observations ainsi que les conclusions de tous les spécialistes qui se sont occupés de Simon durant son hospitalisation en 2008.

– Sans problème.

– Pourriez-vous me les télécopier… afin d'accélérer l'envoi ?

– Je comprends. C'est noté. Je fais le tour de l'équipe et je vous envoie cela.

– Merci. Mais, dites-moi une chose, docteur, pourquoi ne les ai-je pas déjà reçus ? Ça fait plus d'un an maintenant qu'il est à la maison.

– Parce qu'ils ne sont pas complétés. Nous n'avons pas pu aller jusqu'au bout de notre investigation avec Simon.

– Je ne comprends pas.

– Vous l'avez retiré avant...

Retiré avant ? Avant quoi ? Avant qu'il ne trépasse ? Franchement ! Il a été hospitalisé durant quatre longs mois. Un temps largement suffisant pour une analyse et pour traumatiser un enfant autiste traumatisé.

J'eus subitement très envie de les lire, ces rapports. Qu'avaient conclu ces spécialistes, finalement ? Pourquoi Simon se mutilait ? Personne ne m'avait rien dit à ce sujet depuis un bon moment. Une autre faille subtile du système.

– Dernière question, docteur. Que dois-je faire avec l'intoxication au baryum ?

– Aucune idée.

– ?

– Voyez-vous, madame Leduc, c'est le problème avec tous ces tests. Nous recevons des résultats et aucun de nous ne sait quoi en faire. Et ça tombe dans l'oubli.

– Super.

Il a donc fallu faire affaire avec une clinique privée pour obtenir un deuxième avis. Mais qui dit privé dit *money* ! Alors, plus d'une centaine de dollars plus tard pour une simple prise de sang, nous avons reçu deux belles petites feuilles roses par la poste. L'une étant la facture, et l'autre, le résultat des tests demandés. « *Simon Julien – Baryum : 4,5 mg.* » C'est tout. Aucune explication, aucune valeur de référence. Rien. Juste que son taux de baryum est à 4,5 mg.

– Chéri, devine quoi ? Simon a un taux de 4,5 !

– Non !

– Bien oui.

– Pas possible !

– Imagine.

– Ce qui veut dire ?

– Sais pas.

Petit appel à la clinique privée.

– Bonjour, j'aimerais connaître la valeur référentielle du baryum, s'il vous plaît ?

– Du baryum ? Aucune idée.

– Mais monsieur, sans cela, il m'est impossible de savoir si mon fils est intoxiqué ou non. Que représente 4,5 mg ? Il n'y a aucun commentaire sur votre feuille.

– Je ne le sais pas, madame. Nous ne tenons pas les valeurs de référence. C'est à votre médecin de vous le dire.

– Mon médecin n'en tient pas non plus ! VOUS êtes les spécialistes.

– Alors, je ne sais pas quoi vous dire.

R-i-d-i-c-u-l-e ! Clinique spécialisée, mon œil ! Même pas foutu d'expliquer le résultat. Idem pour la secrétaire du docteur Corriveau.

– Je m'informe et je vous reviens, madame Leduc.

– Oui, bon. Et ces rapports, ils arrivent bientôt, j'imagine ?

– Je m'informe et je vous reviens, madame Leduc.

C'est ça, oui ! Et pendant ce temps, Simon baigne dans 4,5 mg de baryum. Pas grave !

Une semaine, deux semaines… Toujours aucun rapport de l'hôpital sur mon télécopieur. Impatiente, madame Dubreuil me rappela.

– Pas de nouveau ?

– Malheureusement.

– Je m'excuse d'insister, mais il nous faut ces rapports très rapidement. Nous ne pouvons pas aider votre fils tant et aussi longtemps que notre équipe ne les aura pas lus.

– Je fais mon possible.

– Pour refaire une analyse fonctionnelle auprès de Simon, il faut avoir vu ce qui a été fait. Vous comprenez ?

– Je comprends… Attendez ! Une analyse fonctionnelle ? Vous avez l'intention de refaire une analyse fonctionnelle avec Simon ?

– Nous n'avons pas le choix. C'est la procédure habituelle lors de l'ouverture d'un dossier.

– Alors, fermez le dossier.

– Pour quelle raison ?

– Simon ne subira jamais plus ce genre d'intervention. Il a suffisamment souffert la première fois.

– Nous ne pouvons vous aider sans faire une analyse fonctionnelle !

– C'est hors de question.

– Madame Leduc…

– Je suis désolée, madame Dubreuil. C'est non.

L'idée qu'il subisse de nouveau ce genre de psychothérapie comportementale me faisait vomir. Lors de l'analyse fonctionnelle orchestrée par l'hôpital psychiatrique pour comprendre l'origine de son comportement d'autodestruction, Simon avait été volontairement isolé dans une minuscule pièce, seul, sans réconfort, le temps nécessaire pour noter le nombre de coups de poing qu'il pouvait s'infliger selon des critères préétablis très précis. De la pure cruauté. Des minutes entières à entendre le son de ses jointures frapper son visage… Et ces spécialistes qui l'observaient, en silence, comme on observe un rat à qui on a injecté une substance toxique. Juste pour voir. Pour le bien de la science. Sans le moindre remords. Et mon petit ange, ensanglanté au beau milieu de la pièce… Traumatisé par l'espèce humaine. Non. Croyez-moi, une analyse fonctionnelle en est une de trop. Qui plus est, nos enfants n'auraient jamais dû souffrir pour apaiser notre souffrance. Jamais.

Depuis novembre 2009, nous en étions à notre troisième rencontre individuelle avec les consultantes en TED de l'école de Simon. Toutes plus intéressantes les unes que les autres, ces rencontres me firent réaliser à quel point madame Taylor connaissait son autisme, et moi, pas.

En début d'année, nous devions remplir un questionnaire concernant nos attentes et nos inquiétudes face à notre enfant. À « *Objectif pour l'année* », j'avais souhaité que Simon soit heureux. Tout simplement. Mais ce simple vœu semblait susciter bien des interrogations.

– C'est un peu étrange comme objectif scolaire, me dit Julie.

– Peut-être, mais c'est le nôtre. Que Simon cesse de se frapper, qu'il arrête de pleurer et qu'il puisse être en paix avec lui-même et avec les autres. Le reste nous importe peu, pour l'instant.

– Je comprends. Nous travaillerons en vue de cet objectif, répondit madame Boivin Rousseau.

– En janvier dernier, Diane et moi avons observé chaque enfant de la classe, dont Simon, ajouta madame Taylor. Étonnamment, il nous a semblé très présent. Il a été le premier à s'intéresser aux autres.

Surprenant, en effet ! Mais cela me fit plaisir. Enfin, un peu de positif. Et puis, si Simon pouvait aimer l'école, ce serait merveilleux.

– Dites-moi, où se situe mon fils, sur votre pyramide ?

– Son profil est très clairsemé, m'expliqua madame Boivin Rousseau avec parcimonie.

– Je parie qu'il n'est même pas sur la pyramide, dis-je, cinglante. Il est bien en-dessous de la ligne de base, plus bas que le sous-sol, n'est-ce pas ?

– Non, au contraire, s'empressa de répondre Jean-François, le préposé.

– Sur certains points, continua madame Taylor, il est au sommet et sur d'autres, tout en bas. Simon est comme un peu partout et nulle part à la fois.

– C'est particulièrement ce que nous voulons travailler avec lui, au cours de l'année.

– Nous aimerions le stabiliser le plus possible.

– (Bonne chance, pensais-je.)

– Il faut à tout prix que sa base soit solide pour monter à un niveau supérieur pour finalement atteindre le sommet.

– Le langage… dis-je, songeuse. Il en est bien loin.

– Pas tant que ça.

– Ah non ?

– Il faut savoir que Simon n'habite pas son corps. Il ne le ressent pas. Comme si son cerveau appartenait à quelqu'un d'autre. Ou l'inverse. Ce qui rend la relation et la communication avec les autres quasi inexistante. Aussi, Nicole nous a fait remarquer que sa vision est d'environ 2,5 cm de diamètre.

– Il ne voit pas ?

– Tenez votre crayon à bout de bras et fixez-le.

Ce que je fis.

– Le crayon demeure précis, mais l'espace tout autour s'embrouille.

– Oui, effectivement, dis-je.

– L'espace qu'occupe le crayon par rapport au reste représente environ la dimension de la zone du champ visuel que le cerveau de Simon arrive à décoder dans l'espace. Un pouce à la fois ou 2,5 cm, si tu préfères. Le reste est flou. Comme le pourtour du crayon.

– Eh bien, ça alors !

– C'est pour ça que nous avons réduit le format des pictogrammes à un pouce, dit Julie.

– Maintenant, je comprends pourquoi Simon regarde toujours les petites images à l'envers des boîtes des DVD. Il ne voit pas plus large.

– Exactement. Plus l'image est grande, moins il la voit dans son ensemble. Ce qui rend le décodage compliqué.

– Simon est en train de changer sa vision, renchérit madame Taylor. C'est bon signe. Il nous regarde de plus en plus, le visage tourné vers nous. Au début de l'année, son regard était toujours de côté. Maintenant, sa tête est bien droite. Face à nous. Il marche encore souvent sur la pointe des pieds, mais ça s'en vient.

– Pourquoi fait-il ça ? demandais-je.

– Il en a besoin pour mieux percevoir, répliqua madame Taylor.

– ?!

– C'est difficile de comprendre, m'avoua Julie, même pour nous.

– On m'a toujours dit que marcher sur la pointe des pieds était une recherche sensorielle proprioceptive, admis-je.

– Non. C'est tout sauf sensoriel, trancha madame Taylor. Tout le monde fait cette même erreur.

– Ah bon ! Et lorsqu'il papillonne ?

– Ah ça, c'est différent ! continua-t-elle. Lorsqu'il fait aller ses bras rapidement le long de son corps, il est en train de vous décoder. Il analyse qui vous êtes. C'est sa façon de rester en relation avec vous. Il maintient son corps et son esprit dans notre monde.

– En papillonnant ?

– Oui.

Parfois, on croit savoir et on se dit : cette fois, je sais pourquoi mon enfant agit de telle ou telle façon. C'est alors que l'autisme nous rappelle à l'ordre. Ayant plus d'un tour dans son sac, ce salopard se modifie, se mute, pour que jamais on ne puisse l'anticiper et l'attraper. Plus je le connaissais, plus je le haïssais.

Voilà pourquoi nous étions si perdus ! Lors de ces trop brèves réunions, j'avais tant de questions à poser. Je manquais de temps. Tout semblait si évident pour madame Taylor et si compliqué pour ma petite cervelle non autiste.

– Votre fils est très intelligent.

– Il a pourtant été classé avec un retard mental sévère.

– C'est n'importe quoi ! s'emporta madame Taylor.

– Nous venons de faire passer un test à Simon, avoua Julie. Il est sorti plus fort que nos autistes prêts pour l'intégration en milieu scolaire. Simon est incroyable !

– Alors, pourquoi nous avoir dit qu'il était déficient ? C'est épouvantable !

– Malheureusement, les hôpitaux font les mêmes analyses psychologiques pour tous les enfants. Or, un enfant autiste non verbal ne peut répondre à leurs questions. Il en résulte donc une déficience intellectuelle profonde qui n'est pas toujours véritable.

– Je le savais. Je l'ai toujours su. Simon a un je-ne-sais-quoi dans le regard, une sorte d'étincelle... Je ne saurais l'expliquer, mais j'ai toujours su qu'il était brillant.

– Vous aviez raison.

Un bien immense. Une chaleur qui enrobe. « Intelligent, il parlera peut-être. » Tous les espoirs étaient à nouveau permis. Mon cœur s'ouvrit.

– Par contre, en étant intelligent, il est fort possible qu'il souffre terriblement de cet isolement.

– Qu'il en soit conscient…

Une froideur glaciale fila au travers de mes poumons et me fit mal au thorax. Huit ans à savoir, à vouloir, à essayer sans y arriver, car rien ne sort. Le son, le mot reste coincé au cerveau. Gelé. Paralysé. « Pauvre petit loup ! », murmurais-je, envahie de remords en repensant à toutes ces fois où, perdant mon sang froid, je lui avais crié par la tête. Ce fut un véritable rappel à l'ordre. Une mise au point, un terrible *mea culpa*. Ma vie d'adulte n'était pas celle souhaitée au départ, mais que dire de celle de Simon !

– Simon fait de gros efforts pour rester constamment concentré. Il travaille très fort, dit fièrement Jean-François. C'est un battant. Il est très courageux.

– Il faut être patient avec lui, continua madame Taylor. Son temps de réaction est d'environ 20 secondes.

– Que voulez-vous dire ?

– Lorsque vous lui dites une consigne, son cerveau prend une vingtaine de secondes pour analyser la consigne et réagir.

– Ce qui veut dire que je dois compter jusqu'à vingt avant de perdre patience ? 1, 2, 3… c'est très long.

– Oui, confirma Julie, et il est primordial de respecter ce délai. Vous pouvez lui emprunter son *chewy tube* si cela peut vous aider.

– Oui, bonne idée, répondis-je en riant. J'en commanderai une caisse. Hum… en parlant de *chewy tube*…

– Oui ?

– Pourquoi Simon se la roule-t-il ?

– (Rires) Son schéma ressemble à un fromage gruyère. La seule partie de son corps qui est active peut être son pénis. Disons qu'en le sortant et en se le roulant, comme vous le dites, il se stabilise. D'une certaine manière. Cela le maintient en contact avec la seule partie de son corps qui n'est pas engourdie.

– Et il a fallu que ce soit son pénis ! Ça n'aurait pas pu être son genou ?

Madame Taylor éclata de rire. Elle ne se pouvait plus. Pourtant, j'étais sérieuse. Non mais, vraiment ! Pourquoi a-t-il fallu que, de tout son corps, mon fils ne ressente que son pénis ?

– Simon ne ressent pas son corps ? Du tout ?

– Pas comme vous et moi, disons.

– Il est engourdi, reprit madame Taylor.

– Quelle sensation atroce !

– Pas vraiment, admit-elle. Ce qui est atroce, c'est de le sentir, tout à coup. De dégeler, comme lors d'un rendez-vous chez le dentiste. Je me rappelle, petite, la première fois que j'ai ressenti mes orteils. Ça me démangeait tellement que je m'étais grattée au sang. Mais il a fallu un bon coup de marteau pour que j'en comprenne le sens.

– Hiii! Vous n'aviez rien de cassé ?

– Non.

– Vous me faites penser à Simon. Il se gratte continuellement sur le dessus du pied gauche. Nous croyions qu'il avait mal, mais peut-être dégèle-t-il ?

– Possible. Dans ce cas, c'est très bon signe. Ressentir son corps est un mal nécessaire pour atteindre le sommet de la pyramide.

– Le langage.

– Oui.

– Lorsque nous aurons stabilisé Simon, ajouta madame Taylor, et que le premier étage de la pyramide sera solidifié parce que nous aurons colmaté tous les trous, Simon pourra monter à l'étage supérieur. Par contre, la transition risque d'être pénible pour lui.

– Votre fils s'approche du langage, m'encouragea madame Boivin Rousseau. Mais la base doit être solide. Il faut lui laisser le temps.

– Mais ce sera possible ?

– De colmater ?

– Non, de parler.

– Nous l'espérons.

– Vous savez, en septembre, Simon est entré à l'école non pas à zéro, mais à moins mille et, honnêtement, je ne pensais pas qu'il serait possible de le récupérer.

– (Mon Dieu, madame Taylor, ne me dites pas ça !)

– Du moins, pas aussi rapidement. Je n'avais jamais vu un cas semblable. Votre fils était vraiment détruit, mais Julie, France et Jean-François ont fait un travail remarquable. Ils ont été exceptionnels. Le résultat dépasse l'entendement.

Comment remercier pareil dévouement ? Bien sûr, ce sont des professeurs formés et payés pour aider nos enfants, mais dans ce cas-ci, cela allait bien au-delà d'un simple enseignement. Ils ont sauvé mon garçon d'une noyade imminente. Et que dire de mesdames Taylor et Boivin Rousseau ? Leur point de vue a certainement fait la différence. Personne avant elles n'avaient su quoi me dire ou quoi faire de Simon. Évidemment, le gouvernement n'entrevoyait pas les résultats du même œil.

– Quoi ? Vous nous quittez ? Quand ? Pourquoi ?

– Une question d'argent.

– On nous assure encore une autre année. Ensuite, rien n'est moins certain.

– Élaborer un nouveau programme coûte des sous. Et le gouvernement n'a pas…

– Non ! C'est trop con. Que va devenir Simon ?

– Il nous reste encore toute une année, madame Leduc. Nous ferons notre possible.

– Je sais. Merci. Mais après…

– Une année à la fois.

Mesdames Taylor et Boivin Rousseau nous offrirent deux années d'inestimables connaissances. Deux années pour que Simon s'approche enfin du sommet. En 2011, elles verront leur subvention s'envoler, entraînant tout espoir de langage pour Simon.

Comment ne pas être enragé contre le système, sachant pertinemment que le seul remède qui apaise votre enfant n'est plus accessible à cause d'une simple décision bureaucratique ? Ce gouvernement ne sait rien de rien. Il ne voit que les signes de piastre au bas des pages. « Sortez de vos bureaux, allez prendre l'air. Voyez ces enfants se désorganiser grâce à votre organisation ministérielle. Regardez-les dans le blanc de l'œil et dites-leur que vous êtes désolés concernant leur avenir, parce que vous avez préféré repeindre leur casier en bleu ! »

Il est vrai que notre gouvernement préfère guérir plutôt que prévenir, mais un jour, votre ignorance vous rattrapera, mon cher, et à ce rythme, d'ici seulement quelques années, la moitié de la population devra lacer les souliers de l'autre moitié... autiste.

Mai 2010

Nous voulions une troisième expertise. Avec tous les documents en circulation concernant les métaux lourds, nous voulions savoir. Le maudit baryum nous titillait et elle était censée être l'une des meilleures. Notre erreur ? Y avoir cru.

– Bonjour, madame Leduc, entrez.

– Merci, c'est joli chez vous.

– Merci. Venez, mon bureau est par ici.

Pour moi, sur la Terre, il y a l'espèce animale, l'espèce humaine et l'espèce naturopathe. Une espèce à part. Impossible à décrire. Unique. Étrange. Extraterrestre... Sévère, bornée et antipathique.

– Avez-vous noté tous les repas de vos enfants depuis une semaine, comme je vous l'avais demandé ?

– Oui. Voici la liste de ce qu'ils ont avalé cette semaine.

– Merci.

Heureusement, mes enfants avaient bien coopéré. Une semaine de rêve. Ils avaient mangé. Des repas complets. Gentils garçons ! Je n'étais pas peu fière de présenter mon menu à la naturopathe.

– Oh ! mon Dieu ! fit-elle. Vos enfants ont une piètre alimentation, madame Leduc.

– Ah bon !?

– Il leur manque de tout. Légumes, produits laitiers, légumineuses...

– Ce sont des enfants autistes, madame Turmel.

– Ce n'est pas une raison. Vous savez, j'ai quatre enfants. Je sais ce que c'est.

– Autistes ?

– Non, mais ils préféraient les croustilles tout autant que les vôtres.

– Bien sûr. (Et vous leur avez simplement dit de manger des légumes et ils vous ont écouté. Sages gamins bien élevés !)

– Oui. En insistant un peu, j'ai réussi à leur faire aimer les légumes verts. Mais cela nécessite une volonté de la part du parent. Il faut être tenace.

– Vous savez, ça peut être très difficile de convaincre un enfant autiste d'aimer les légumes. La journée qu'il goûte aux croustilles, les carottes prennent le bord. Croyez-moi.

– Il faut insister... ou bannir les croustilles.

« Hé, la grande ! Si je te dis que ce n'est pas simple, c'est parce que ce n'est pas simple. D'accord ? » Mais *la grande* ne voulait rien entendre et elle poursuivit sa séance d'humilité et de morale en carton.

– Leur fiche alimentaire ne me surprend pas. Ils ont beaucoup de carences et d'excès. Il faudra rééquilibrer tout cela.

– Bien sûr.

– Il leur faut des suppléments.

– Ils prennent déjà des vitamines.

– Des Pierrafeu ! Franchement, madame Leduc !

– Quoi ? Enfants, nous en prenions.

– Bon. Voici ma liste de *vraies* vitamines avec de *vrais* minéraux. Sans colorant ni sucre ajoutés. Elles ne sont pas très chères et vous ne les trouverez nulle part ailleurs. J'en ai l'exclusivité.

– (Quel hasard !)

Je pris cette liste par pure politesse, car mes fils continueraient à gober des vitamines Pierrafeu. Et moi aussi. J'avais essayé les graines de lin, mais elles nous rendaient malades, Simon et moi. Notre système n'est pas conçu pour ingérer de l'écorce. Par contre, une gigantesque poutine hawaïenne de chez Vovonne Patate se digérait sans problème. Et, bizarrement, plus elle parlait d'écorce de tous genres, plus l'odeur de l'hawaïenne m'envahissait. Je n'eus qu'une envie : sacrer mon camp pour m'en mettre une derrière la cravate. J'en bavais. Mais la vie palpitante de Simon piqua sa curiosité et m'obligea à rester assise, par pure politesse.

– Mon Dieu ! C'est affreux.

Automutilation, hospitalisation, crises, pleurs, langue géographique, eczéma, constipation, amalgames, mère diabétique criblée de points *fibromyalgiques* aimant le *fast food,* il y avait de quoi s'exciter.

– Abominable ! Et vous leur avez donné votre autorisation ?

– Ah, ça ? Mon fils était à l'hôpital. Je n'ai su que le lendemain qu'il avait été chez le dentiste. Il était trop tard.

– Mais Madame Leduc, il a des amalgames dans la bouche ! Du mercure ! C'est épouvantable ! Vous n'avez pas hurlé ?

– Oui. Il me semble. Sûrement. Je ne m'en souviens plus. De toute manière, son bilan ne fait pas mention de mercure dans son corps. Regardez.

– Ça ne veut rien dire. Le mercure peut être sorti du sang et...

– Et s'être fixé à un de ses organes. Je sais. Encore plus dramatique ! Mais peut-être pas.

– Je n'en reviens pas de votre insouciance. Votre fils se balade le corps intoxiqué au baryum, la bouche pleine de mercure, et ça ne vous ébranle pas le moins du monde.

– (Du calme, *pic-pic !)*

– Je suppose qu'il est vacciné ?

– Non. Nous avons cessé les vaccins vers l'âge de douze mois pour Simon et vers deux mois pour Rémi.

– Pourquoi ?

– Avec la polémique du thimérosal concernant le vaccin du RRO... Bien qu'aujourd'hui on nous assure que ce n'était qu'un coup monté par celui qui avait affirmé, à l'époque, que le thimérosal était la cause principale de l'autisme, ça demeurait nébuleux et nous n'avons pas pris de chance.

– Madame Leduc, il n'est pas étonnant que je rencontre des parents comme vous tous les jours. Les gens continuent de croire, bien naïvement, tout ce qu'on leur raconte et, ensuite, ils viennent me voir parce que leurs enfants souffrent. Il y a effectivement du mercure dans le vaccin du RRO. C'est prouvé. Lisez ceci. Vous verrez. Et des *chances* comme vous dites, vous en prenez beaucoup trop.

– (Ah, mais vous aussi ! Continuez et je me sauve sans payer.)

– Du reste, vous devriez lui faire retirer ses amalgames. Il n'est pas trop tard.

– Et faire subir une deuxième anesthésie à Simon ? Non merci. Mon fils vomit assez souvent...

– Un moindre mal.

– (Silence !)

Cette femme ne comprenait rien à l'autisme. Son ignorance me révoltait. Bien sûr, elle avait dû lire sur le sujet, mais sur le terrain, l'autisme qu'elle croyait connaître n'avait rien à voir avec celui de notre vie. Notre fatigue, notre tristesse, notre épuisement et notre peur ne l'atteignirent pas le moins du monde. Sursautant à chaque mot, me reprochant chaque erreur de jugement commise par négligence ou par manque d'intelligence, je ne saurais dire, sa face antipathique ruina ma journée et provoqua une de ces migraines dans ma boîte à poux.

– Vous n'auriez pas un peu d'eau ? demandai-je en secouant la capsule de Tylenol.

– Vous ne devriez pas prendre cette cochonnerie.

– Pourquoi ? J'ai mal à la tête.

– C'est très mauvais pour le foie.

– Mon foie se porte à merveille, merci. C'est ma tête qui me fait souffrir.

– À long terme, ce comprimé vous détruira. C'est plein de…

– Simon en a pris sur une longue période et, encore aujourd'hui, il arrête de se mutiler s'il prend du Tylenol. Instantanément.

– Il vomit souvent, aussi.

– (Oh, la ferme !) De l'eau, s'il vous plaît.

À l'écouter, Simon n'aurait pas dû prendre du Tylenol, pas plus que des Rolaids qui contiennent des soi-disant métaux lourds, pas plus que des barres tendres qui contiennent… de la nourriture ? Par contre, il aurait dû consulter un ostéopathe, lire une pile de documents concernant les cerveaux empoisonnés et les métaux lourds dans sa maison, congédier ses parents, passer un test de peptides urinaires ainsi qu'un test d'intolérance alimentaire et des prises de sang aux deux semaines, faire de la luminothérapie, du yoga, prendre des capsules de Floracide, des suppléments de zinc, du lait d'amande…

– Du lait d'amande ? Vous n'êtes pas sérieuse ?

– Si.

– Y avez-vous déjà goûté ? C'est dégueulasse. À faire grincer des dents.

– Pas du tout. C'est délicieux.

– Vraiment ? Et comment suis-je censée faire avaler cet élixir à Simon ?

– En l’ajoutant graduellement à son lait.

– Il n’aime pas le lait.

– À la longue, il finira par s’habituer au goût.

– Pour s’habituer au goût, encore faut-il y goûter !

– Il faut essayer. Il faut insister.

Bien sûr. Et par la suite, s’il se frappe à force d’essayer et d’insister, ce sera notre problème. N’est-ce pas ?

– Je vous suggère également des gouttes de fleurs de Bach.

– Des quoi ?

– Ce sont des gouttes d’essences florales créées par le docteur Edward Bach. Un médecin homéopathe qui aide à soigner les troubles émotionnels.

Ah ! bien oui ! Des gouttes de fleurs, maintenant ! Censées aider mon fils à communiquer, à réduire son anxiété, à se lâcher le pipi, à manger des légumes et à boire du lait d’amande !

– Oui. Par exemple, l’essence de marronnier rouge sert à contrer la peur. Le hêtre, la constipation. Les impatiences aident à diminuer l’impatience.

– Un instant ! L’essence d’impatience sert pour l’impatience ?

– Oui, et c’est très efficace.

– (Donnez-m’en, et vite, ça presse !)

– Je commencerais par une goutte par jour.

– Il y a des contre-indications pour les diabétiques ?

– C’est pour Simon.

Sérieux ?

Ai-je besoin de mentionner que ses petites gouttes d’élixir n’eurent aucun effet sur mon fils, à part le fait qu’il se remit à manger tous mes plants d’impatiences dans le jardin ?

Ça y est ! C’est arrivé. Malgré tous nos efforts, Rémi a subi les ricochets de la violence de son frère. Selon un parent du CPE, mon petit ange aurait *agressé* son enfant. Rémi ?

– Ça ne peut être bien grave ! dis-je à Jasmine. Ce ne sont que des enfants.

– Suffisamment pour qu’une plainte soit déposée contre lui, m’avoua-t-elle.

– Et comment se fait-il que personne ne m'ait rien dit ? Je viens de croiser madame Chénier.

– Il paraît que l'incident date d'il y a longtemps.

– Quand ?

– En décembre.

En décembre ! Frustrée à scier, j'appelai madame Frénette pour qu'elle m'explique leur période aphasique. Une plainte, ce n'était pas une pacotille. Si vraiment il y avait une plainte déposée contre Rémi, en tant que mère, n'aurais-je pas dû être la première informée ? Connaissant madame Chénier, cette cachette ne signifiait rien de bon.

– Pourquoi personne du CPE ne m'a contactée ?

– Aimerais-tu une rencontre, Johanne ?

– Madame Frénette, comment se fait-il que j'apprends qu'un parent a porté plainte contre mon fils, de la bouche de SA thérapeute ?

– Aimerais-tu une rencontre, Johanne ?

– Comment se fait-il que ni vous ni madame Chénier ne m'en ayez parlé ? Ne me dites pas que c'est une question de temps. VOUS AVEZ EU QUATRE MOIS !

– Aimerais-tu une rencontre, Johanne ? répéta-t-elle sur le même ton neutre qui décape.

– D'après vous ?

En entrant dans son bureau, je savais que cette réunion serait pénible. Non pas parce que madame Frénette serait rude comme sa collègue, mais plutôt parce qu'elle ne le serait pas assez. Je l'attaquerais sans relâche et elle resterait de glace ou, devrais-je dire, de beurre. Ne démontrant aucun signe de fatigue, sa passivité me rendait folle. Pour éviter la déception de mordre dans du beurre mou, je m'étais bien préparée. En suivant sagement ma liste de questions, il y avait plus de chances de demeurer polie.

– Point A. D'abord, vous souciez-vous de Rémi, madame Frénette ?

– Mais oui.

– Vraiment ?

– Hum, hum.

– D'accord. Étiez-vous au courant de la plainte ?

– Oui.

– Alors, pourquoi n'avoir rien dit ?

– …

– D’accord. Est-ce une plainte écrite ou verbale ?

– Verbale.

– Donc, non officielle.

– Non officielle.

Oh boy ! Un dialogue à sens unique. Long et pénible.

– Bon. À qui le parent s’est-il plaint ?

– Le papa est venu me voir.

– Que lui avez-vous répondu ? Et puis, comment savait-il qu’il s’agissait de Rémi ? Vous n’êtes pas censée divulguer ce genre d’information.

– Sa fille lui avait dit. Tout simplement.

Cette évidence vint me frapper en plein visage. « Voyons, Johanne, les enfants de cinq ans racontent leur journée à leurs parents. Tu sors d’où ? »

– Bon. Lui avez-vous expliqué que Rémi est autiste ?

– ...

– D’accord. Qu’a-t-il fait à la petite fille ?

– Je crois que Rémi l’a serrée un peu trop fort, au niveau du cou. Jasmine a eu de la difficulté à les séparer, et la petite a paniqué.

Hé ! Une phrase complète ! Sujet, verbe, complément. Bravo, madame Frénette !

– Je vois. Vous savez que le frère de Rémi est également autiste.

– Oui.

– Et qu’il souffre beaucoup.

– …

– Qu’il se mutile.

– …

– Qu’il a dû être hospitalisé quatre longs mois dans un hôpital psychiatrique.

– …

– (Inspiration, expiration.) Nous devons régulièrement lui faire des pressions profondes, en le serrant fort dans nos bras. Peut-être Rémi a-t-il voulu nous imiter maladroitement ?

– Peut-être.

Changer de stratégie. Laisser de longs silences pour forcer l’accusée à se parjurer.

– …

– …

– …

Raté. Retour au front. Bombarder l'accusée pour la forcer à se parjurer.

– Saviez-vous qu'Éléna parle des difficultés de Rémi devant les autres enfants de son groupe ?

– Elle ne devrait pas faire ça.

– Non. Évidemment. Saviez-vous qu'elle voulait qu'on signe le cahier de bord de Rémi sans explications, sous prétexte qu'il dérangeait ? Et que, par la suite, elle s'en est prise à Jasmine ?

– Non. Je ne le savais pas.

– Faites-vous signer le cahier de bord aux parents lorsque leurs enfants ne sont pas gentils ?

– Non. Nous ne faisons pas ça.

– Madame Frénette, préféreriez-vous parler à votre avocat ?

– Pardon ?

– Non, rien. (M'énerve !) Pourquoi ne pas nous avoir simplement dit que Rémi faisait mal aux amis au moment où les événements se sont produits ?

– …

– (*Grrr !*) Saviez-vous qu'Éléna a une attitude de connaissance absolue sur l'autisme ?

– Non.

– Est-elle au courant des recommandations de l'inspectrice du Ministère ?

– Non. Elle ne l'est pas.

– Non ? Madame Frénette, ne trouvez-vous pas important qu'Éléna soit mise au courant qu'on m'ait accordé le droit de laisser Rémi en tout temps dans sa classe lorsque son intervenante est absente ?

– Oui. Effectivement.

– Donc ?

– Je lui en parlerai.

Je vais la mordre ! Ce rythme endiablé d'un interrogatoire policier me donna vite le vertige. Je manquai rapidement de réponses à mes questions et de questions à ses réponses. Et, logiquement, cette dernière question, celle qui représentait l'ultime but de cet interrogatoire, aurait dû être posée en premier lieu.

– Madame Frénette, peut-on envisager un changement de groupe pour Rémi ?

– Oui.

– (*Yes !*)

– Mais, pour ce faire, il faudrait qu'un enfant de l'autre groupe quitte ou veuille, à son tour, changer de groupe. Ce qui n'est pas simple et plutôt rarissime.

Raté.

Pourquoi Simon pleure-t-il tout le temps ? Je veux dire, l'école est bondée d'enfants autistes non verbaux qui ne sont pas malheureux comme lui. Pourquoi hurle-t-il sans arrêt ? Parfois, il semble si heureux, il me sourit, il accepte mes bisous. Puis, en un éclair, son visage se durcit, il me repousse et me gifle. Ce sentiment de rejet m'est de plus en plus insupportable. L'avoir si près de moi et ne pas pouvoir le serrer dans mes bras me tue. Si, au moins, j'en connaissais la raison…

– Simon a-t-il déjà subi un examen médical des intestins ou de l'estomac ? me demanda madame Taylor, à brûle-pourpoint.

– De l'estomac, oui. Mais pas des intestins. Pourquoi ?

– Nous en avons longuement discuté, Diane et moi, et d'après nous, Simon pourrait souffrir physiquement.

Merde ! Hypothèse numéro deux du docteur Corriveau : la douleur.

– Il est assis, tranquille et, subitement, il se met à crier et à pleurer sans aucune raison. Ce n'est pas l'autisme qui le fait agir ainsi. Je crois qu'il a mal quelque part.

– Mais où ?

– Quelque part entre la tête et les pieds, répondit madame Boivin Rousseau.

– C'est plutôt large, dis-je. Ça peut être n'importe quoi.

– Oui, mais nous ne pourrons plus appliquer notre programme tant que nous n'aurons pas la certitude que Simon ne souffre pas.

– (Cette phrase me rappelait quelqu'un.)

– Vous avez un médecin de famille ? me demanda Julie.

– Non. En fait, oui. Mais pas avant septembre. C'est le docteur Corriveau qui le suit, en attendant.

– Je connais bien le docteur Corriveau, ajouta madame Taylor. Demandez-lui une batterie de tests. Qu'il vérifie tout. Prise de sang, échographies, radiographies. Tout. De la tête aux pieds.

– Ça fait des années qu'on se tue à dire aux médecins que Simon souffre en silence. Ils nous assurent que non. Chaque fois.

– Dites-leur qu'ils sont tous des cons.

– Il est fort possible que vous ayez eu raison, reprit madame Boivin Rousseau.

– Simon doit être ausculté. C'est urgent.

– Et si le docteur Corriveau n'en voit pas l'urgence ?

– Exigez-le !

À mon grand étonnement, ce fut plus simple que prévu. Le docteur Corriveau accepta de signer une requête pour une visite chez le gastroentérologue. Le seul bémol fut que l'unique médecin qui voulut d'un cas comme Simon travaillait dans une contrée lointaine, à une heure de voiture de chez moi. Bien bonne, ma marraine accepta de m'accompagner. Sa présence s'avéra essentielle lors de cette éprouvante croisade.

Notre présence à cet hôpital de banlieue se révéla aussi étrange que les trente centimètres de neige qui avaient enseveli mes tulipes ce matin-là. Il était évident que ces gens tranquilles de la douce campagne n'avaient jamais rencontré un citadin comme Simon, et que son passage dans leur vie resterait gravé à jamais.

Il y avait à peine quinze minutes que nous attendions et Simon se tirait déjà le pénis, face contre sol, sur sa doudoune rouge, en plein corridor. Super ! À peine quinze minutes et déjà les regards, les chuchotements et les reproches fusaient de partout.

– Madame, ne laissez pas votre garçon sur le sol, me suggéra une infirmière, obligée d'enjamber Simon pour traverser le corridor.

Ma marraine, visiblement attristée de la situation, me regarda, penaude. Et, avant de tenter quoi que ce soit avec Simon, elle attendit mon autorisation.

– Si je pouvais le lever, je le ferais, dis-je, en jetant un regard à ma tante.

Elle comprit. Je laissai Simon là où il était. Intriguée, ma tante se rassit et écouta la suite.

– Mais, madame, il va être malade, couché par terre ! Il y a beaucoup de cas de gastroentérite ces jours-ci.

– N'ayez crainte, Simon est immunisé.

– Franchement ! lança l'infirmière, choquée, avant de repartir en se brassant les fesses de gauche à droite.

– Mais que fait-il ? chuchotèrent deux femmes assises plus loin.

– Il patiente ! criai-je, pour qu'elles m'entendent.

Ma tante pouffa de rire. Je savais que mon fils dérangeait. Par contre, le gastroentérologue, lui, aurait dû savoir qu'un enfant autiste n'attend pas une heure, patiemment assis sur un banc d'hôpital à regarder passer les gens. Et lorsqu'il appela Simon, un enfant au bord de la crise de nerfs, le pipi au vif et le regard sombre, il évita, sans le savoir, une scène d'horreur en plein corridor.

– Viens, Simon, lève-toi, mon ange. C'est à ton tour.

Les coups fusèrent de partout. À deux, nous arrivions à peine à le maîtriser pour le faire entrer dans le bureau du médecin.

– Mon Dieu ! chuchotèrent les deux commères de « *fond de corridor* », qui n'avaient jamais vu pareil démon.

– Il est possédé, répliquai-je sèchement, avant de refermer la porte derrière moi.

– Bonjour, madame Leduc, fit le médecin.

– Bonjour, docteur.

– Que puis-je faire pour vous ?

– Voilà, Simon est autiste non verbal, et il semble avoir mal au ventre depuis plusieurs années, sans pouvoir nous le dire. Il est souvent en crise et se rue de coups, comme vous pouvez le constater. À l'école, ils soupçonnent une douleur quelque part entre la tête et les pieds, et ils nous ont demandé de vérifier.

– C'est plutôt large. Qu'attendez-vous de moi ?

– Nous sommes incapables de cibler précisément le bobo, mais il y a de fortes possibilités qu'il soit intestinal.

– Pourquoi ?

– Et pourquoi pas ?

– Il est autiste, ça peut être une multitude de choses.

– ...

– OK, oui. On ne parle que de ça dans les journaux. « L'intolérance au gluten chez les autistes. » Mais je vais vous dire ce que je pense... C'est n'importe quoi ! Croyez-moi. Tout ça n'est que marketing pour vendre toutes sortes de produits inutiles. Il n'y a pas plus d'enfants autistes aux prises avec des troubles intestinaux aujourd'hui qu'il y en avait il y a trente ans.

– Pas plus qu'il y a d'enfants autistes aujourd'hui qu'il y en avait en 1980 ?

– Exactement. Ce sont des diagnostics à la mode. Du coup, tout le monde est autiste ! Voyons donc !

– (M'énerve !)

– Vous pourriez peut-être faire une radiographie ? suggéra ma tante, tout juste avant que je saute au cou de cet énergumène. Nous en aurions le cœur net.

– Je n'en vois pas la nécessité. Ce garçon n'agit pas comme un enfant qui a des douleurs abdominales.

Non. Oh ! que non ! Pas encore cette excuse bidon. J'explosai. Je n'avais pas fait une heure de voiture pour rien ! Ce qui déclencha une ruée de coups chez Simon. Tant pis !

– Écoutez-moi bien, docteur Régimbald, personne ne peut savoir si mon fils a mal ou pas. Même pas moi, sa mère. Alors, arrêtez vos allégations non fondées et faites-lui passer je ne sais quel test. Chose certaine, je ne partirai pas d'ici sans que vous ne lui ayez fait passer un scan, une radiographie ou une échographie.

– Je comprends votre…

– Non, vous ne comprenez pas. Ça fait des années qu'on nous rabat les oreilles avec cette excuse trop facile. Vous ne savez rien de lui. Vous ne savez rien de l'autisme. Arrêtez de généraliser.

– Madame Leduc, ça fait des années que je fais ce métier. Des garçons comme votre fils, j'en ai croisé des tonnes durant ma carrière. Je sais de quoi je parle.

– Oh ! mais ma filleule aussi sait de quoi elle parle, mon cher monsieur ! Elle connaît bien son dossier. Disons qu'elle a beaucoup d'heures de pratique derrière la cravate. Et c'est cette même expérience qui lui a appris à tout vérifier et à contrevérifier, deux fois plutôt qu'une. Comme le ferait un bon médecin, n'est-ce pas ?

– Hum.

– Vous savez, prendre soin de deux enfants autistes vous amène à vivre et à penser différemment. Nos vies, à vous et à moi, n'ont rien à voir avec celle de ma filleule. Il est même difficile pour nous de simplement l'imaginer.

– Hum.

– Bien sûr, nous ne pouvons rien changer, mais nous pouvons aider. Voilà pourquoi je l'accompagne aussi souvent que je le peux. C'est ma façon d'aider.

– C'est bien.

– Oui, c'est bien. Et une simple radiographie aussi, ce serait bien. Nous sommes déjà ici. Ça ne vous prendra que cinq minutes et ma nièce aura enfin réponse à ses questions. Cinq minutes et nous partons.

Le médecin réfléchit. Il pencha la tête et regarda ma tante par-dessus ses lunettes en levant son sourcil déplumé. Puis, il sourit.

– Bon. Même si c'est inutile, je vais lui faire passer cette radiographie. Deuxième porte à votre droite. Ensuite, revenez directement ici.

– Merci, c'est gentil.

– Hum.

Ma tante avait été géniale et, sans le savoir, elle changea le cours de l'histoire. Bien qu'il fût terrorisé, Simon passa sa radiographie, et le surprenant résultat fit en sorte que, du jour au lendemain, sa vie bascula.

– Bon, je dois avouer que je ne m'attendais pas à ça, lança le gastroentérologue.

– Quoi ? qu'y a-t-il, docteur ? demandai-je, la peur au ventre.

– Votre Simon a une sorte de malformation congénitale, dit-il, brandissant la radiographie à bout de bras. Il a le côlon beaucoup plus long que la moyenne. Son côlon passe derrière l'estomac. Juste ici, voyez-vous ?

– Ce qui veut dire ?

– Que ses selles prennent plus de temps à évacuer et qu'elles s'assèchent et se durcissent, surtout s'il ne boit pas suffisamment d'eau ou s'il ne mange pas assez de fibres.

– C'est douloureux ?

– S'il est constipé, s'il ne va pas régulièrement à la selle, ça peut faire un peu mal à la sortie, oui.

– Non, au ventre. Ressent-il de la douleur, comme lors d'une déshydratation sévère suite à une gastroentérite qui ne finit pas, par exemple ?

– Hum…

– Docteur, c'est important. Mon fils a-t-il des crampes ou des douleurs abdominales en raison de ce côlon trop long ?

– Possible.

– Oui ou non ?

– Oui.

Merde ! Cette douleur, je la connaissais. En décembre dernier, je m'étais retrouvée aux urgences tant elle m'était insupportable. Si Simon ressentait cette même barre qui comprime le ventre, il souffrait terriblement… depuis longtemps… en silence.

Étrangement, personne ne s'était jamais intéressé à son côlon. Uniquement à son cerveau. Et une solution si simple. Pas de Risperdal ni de Lamictal, de Clonidine, de Frisium, de Fluoxetine, de Prozac, de Revia, de Remeron, de Paxil ou de toute autre cochonnerie chimique. Non. Un simple régime à base d'eau et de fibres et un tout petit suppositoire à la glycérine dans le « cul-lulu », et le tour fut joué. En un mois, Simon retrouva sa bonne humeur et fut le plus heureux des hommes. C'est tout. Pas plus compliqué que ça. Dire qu'il suffisait d'une simple radiographie ! Choquant.

Juin 2010

Cette lettre, combien de fois l'ai-je relue ? La première fois en hurlant, puis en pleurant de joie ou en riant de chagrin. Je ne sais trop. *« Chers parents, c'est avec plaisir que nous accueillerons votre enfant, Rémi Julien, en classe maternelle pour l'année 2010-11 à l'école primaire François Marquette de Lachine. Une rencontre aura lieu le 17 août prochain. Nous vous attendons avec impatience, accompagnés de Rémi. Au plaisir. La direction. »*

Le bonheur ! Rémi était accepté à l'école *normale* du quartier. À deux coins de rue. Cela signifiait qu'il côtoierait des enfants du quartier, qu'il aurait des petits amis près de chez lui, qu'il n'aurait plus l'étiquette « autiste » collée au front, car il serait libre, sans éducatrice spécialisée à ses côtés. Incroyable !

– Sans éducatrice ? Ils sont malades ?

– Bien... peut-être est-ce une classe spécialisée dans une école normale ? répondis-je à mon *Thomas* de mari.

– Je lui souhaite.

Mais le 17 août, lors de cette rencontre, nous avons compris assez vite que Rémi serait le seul enfant autiste d'une classe *normale* de 18 élèves. Sans éducatrice spécialisée à ses côtés. Pas bon.

– Bonjour, madame Polakis. Nous sommes les parents de Rémi Julien.

– Ah, bonjour !

– Enchanté, fit Steve.

– Lequel est Rémi ? nous demanda la directrice en pointant les enfants du doigt.

– Celui qui court partout, là-bas, dis-je.

– Il adore jouer à la tague. Il est intouchable, ajouta Steve, fièrement.

– Je vois.

– Écoutez, nous sommes inquiets pour Rémi. Il était avec une éducatrice en un pour un, temps plein, au CPE. Il n'a jamais été seul dans un groupe. Nous craignons que ça ne fonctionne pas.

– Rassurez-vous. Nous nous adapterons à lui. Les premiers jours seront de bons tests. Ce ne sont que des demi-journées. Par la suite, s'il a besoin de plus d'heures d'accompagnement, nous en ferons la demande.

– Oh ! Il aura une ombre, alors ? fit Steve.

– Oui.

– Il aura droit à combien d'heures ?

– Cinq heures par semaine, concentrées sur le dîner.

– Une heure par jour ? C'est nettement insuffisant ! Rémi a besoin d'une intervention spécialisée, particulièrement en classe.

– Ce n'est pas ce que pense la commission scolaire.

– Leur avez-vous envoyé tous les rapports que je vous ai fait parvenir ?

– Oui, et le responsable chargé de l'intégration a jugé Rémi apte pour notre école.

– Cinq heures, c'est trop peu… dis-je, découragée.

– Laissons Rémi faire ses preuves. Nous en reparlerons en septembre. Bon. L'autre groupe de parents arrive dans moins d'une minute, je dois y aller. Excusez-moi.

– Je comprends. Merci.

– Ça va bien aller. Ne soyez pas inquiets.

Comment ne pas l'être, avec seulement cinq heures par semaine ? Mauvais feeling. Ma petite voix intérieure me disait de me méfier. Et plus on s'approchait de la date fatidique, plus elle me criait fort dans l'oreille : « Réveille ! »

– J'aimerais parler à monsieur Pouliot, je vous prie.

– Un instant, madame, je vous transfère.

– Merci.

Monsieur Pouliot était en charge de l'intégration des enfants handicapés à notre commission scolaire. Celui-là même qui avait donné son accord pour que Rémi soit intégré à l'école primaire François Marquette. Cet homme intelligent devait avoir ses raisons. Je voulais les connaître. Bien qu'il fût très rassurant, je ne pus empêcher mon estomac de s'autodétruire avec son propre suc gastrique. « Du calme, *le gros !* »

Selon ses dires, jamais aucun enfant n'avait été transféré d'une école à une autre, en début d'année. Cela ne s'était jamais vu. Mais dans la vie, il y a toujours une première fois à tout, et c'est principalement cette vieille maxime qui me tordait le boyau.

– Vous m'assurez que Rémi ne sera pas transféré dans une autre école au bout de quelques semaines ?

– Nous prônons l'intégration d'enfants comme Rémi et nous mettrons tout en place afin qu'il s'intègre doucement et sûrement.

– Rémi a besoin de stabilité. S'il fallait qu'il quitte au beau milieu du trimestre, il serait très triste de perdre ses amis.

– Croyez-moi, ça n'arrivera pas. Votre fils s'adaptera.

Pourquoi en étais-je moins certaine ? D'ailleurs, leur assurance me faisait craindre le pire. J'en faisais des cauchemars. Tous ces nouveaux venus dans le dossier de mon garçon étaient beaucoup trop confiants. Comment pouvaient-ils tous l'être et nous, pas ?

Ma discussion téléphonique avec Viviane, l'éducatrice censée s'occuper de Rémi durant la période du dîner, me fit craindre le pire. Elle n'avait pas étudié dans le domaine et elle m'avoua bien franchement ne rien connaître à l'autisme. Ah, bravo ! ça me rassurait.

– La sœur, ça ne marchera pas. Ça ne peut pas bien aller. Je suis sur le gros nerf. En tant que prof, qu'en penses-tu ?

– Je ne sais pas. J'ai déjà eu un enfant autiste dans ma classe.

– Et ?

– Ce n'était pas facile.

– Merde. Son éducatrice va faire une dépression.

– Bien non.

– La sœur, même si cette femme est extraordinairement gentille, Rémi va la faire craquer. Je le connais. Il est tenace.

– Pas forcément.

– Viviane a 57 ans.

– Alors, je lui donne trois semaines.

– Deux.

– Je tiens le pari.

– Merde.

Au cours de l'été, l'éducatrice avait reçu une simple liste explicative des principales caractéristiques de l'enfant TED. La base. « *Forcer le contact visuel. Répéter plusieurs fois une même consigne. Parler en mots simples. Surveillance plus élevée que la moyenne.* » Ce sur quoi elle accepta... sans trop savoir... bien naïvement. Or, il faut des heures de pratique pour bien s'occuper de Rémi. Mon fils est rapide. Aventurier. Téméraire. Si vous le quittez des yeux, ne serait-ce qu'un instant, il aura disparu. Il faut de la technique. Beaucoup de technique. Et ce n'est pas un simple contact visuel qui le refroidira.

Dans l'immense cour de récréation, que fera-t-il sans surveillance ? Rentrera-t-il au son de la cloche ? Et en classe ? Rémi n'avait jamais fonctionné de façon autonome. Pas même une minute. La maternelle n'est pas un CPE. L'école et les classes sont plus grandes. Il y a plus d'élèves. Rémi devra s'asseoir tranquille à un pupitre et suivre les consignes du professeur en avant de la classe. En silence. Sans personne à ses côtés pour lui rappeler la consigne. En sera-t-il capable ? « Je l'espère », m'avoua franchement Geneviève, mais elle en doutait. Évidemment. Comme tous ceux qui aiment et connaissent Rémi, d'ailleurs. N'était-ce pas trop lui demander pour une première fois ?

– Je le pense.

– Je crains la même chose, avoua Jasmine.

– La transition est trop drastique, dit Geneviève. Il faut y aller progressivement avec Rémi.

– Vous le connaissez mieux que quiconque, alors pourquoi le CRDI ne prend-il pas en charge la transition entre le CPE et l'école ? Au moins durant les trois premiers mois ? Cela éviterait une coupure si drastique, justement.

– Nous faisons le suivi jusqu'à l'âge de 6 ans, se justifia Geneviève.

– Bien oui. Rémi aura 6 ans en octobre et tu m'as dit que son suivi s'arrêtait à son entrée scolaire. Toute une transition !

– Il est vrai que, dans son cas, ça arrive vite.

– C'est complètement illogique. Si Jasmine pouvait suivre Rémi à la maternelle, il n'y aurait plus de problème. Rémi s'adapterait très facilement. Elle le connaît par cœur.

– J'aimerais tellement ça, admit Jasmine, en bécotant mon fils.

Rémi a besoin des renforçateurs verbaux répétés par Jasmine, autant que de son expérience, pour progresser. Elle le devine, ce qui réduit considérablement la fréquence et l'ampleur de ses crises. Comment la nouvelle, Viviane, en raison d'une heure par jour, pourra-t-elle en arriver à équivaloir cette extraordinaire complicité ? Et que fera sa professeure lorsqu'elle devra l'isoler du groupe pour calmer ses ardeurs ? Personne n'était en mesure de me répondre. Pas même madame Polakis.

– N'anticipons rien, madame Leduc. Laissez-le entrer en classe. Faites-lui confiance.

Lui faire confiance ? À la maison, nos poignées de portes sont encore munies de protecteurs *child proof*. Et si l'une d'elle brise, vous pouvez être certain de retrouver Rémi au coin de la rue, le temps de le dire. Mon fils est immature et débrouillard. Le pire cocktail pour un parent.

– N'oubliez pas, madame Leduc, les enfants ont une capacité d'adaptation beaucoup plus grande que la nôtre. De plus, sa professeure est une orthopédagogue. Ça devrait bien se passer.

– Hum…

Et si madame Polakis disait vrai ? Lui faire confiance. Nous n'avions jamais donné à Rémi la chance de se démarquer seul. Peut-être nous surprendrait-il ? Après tout, cet enfant est très rusé. D'ailleurs, il exploitait Jasmine. C'était clair. Il utilisait son éducatrice à bon escient. Elle était à sa disposition, et il jouissait de cette exceptionnelle opportunité.

– Tu crois ?

– Jasmine, n'imagine pas que mon coquin de fils n'abuse pas, de temps à autre, de ton joli minois, surtout lorsque l'ambiance ou l'activité du groupe d'Éléna lui déplaît.

– Sérieusement ? Tu crois vraiment qu'il me manipule ?

– On n'apprend pas à un jeune autiste à faire la grimace, tu sais !

Ne le sous-estimez pas. Mon fils savait profiter et abuser de certains avantages. Mais sans Jasmine pour le sortir du groupe et lui faire prendre l'air quelques instants, que fera-t-il ? Sans cette alternative, mon renard devra se rétablir par lui-même. Bien sûr, les chances de réussite sont infimes, mais si… si jamais il y parvenait ? Ça valait tout de même la peine d'essayer, non ?

– Tu veux rire ?

– Mais s'il y arrivait, Steve ? Si Rémi était réellement prêt à voler de ses propres ailes ? Il est très brillant.

– Justement.

– C’est possible.

– Tu y crois, toi ? Vraiment ?

– J’en rêve, surtout.

Après tout, un comité de gens l’avait jugé apte pour la grande école. Ils ne pouvaient tous être des cons. Et s’il réussissait l’exploit, je me gonflerais d’orgueil comme une montgolfière et je regarderais les nombreux sceptiques de bien haut.

Oui. Bon. En attendant, remettons les pieds sur terre et acceptons le petit *drink* au *Jell-o* rouge de madame Chénier avec le sourire. En gentille fille.

– Merci, dis-je, en prenant délicatement le fragile et microscopique verre de plastique.

– Hé là ! hurla-t-elle. Ne les prenez pas tous du même côté ! Le cabaret va tomber.

– Bien sûr, madame Chénier, dis-je, découragée de son inlassable hostilité.

– *Cheers !* fit Steve, se moquant de cette ridicule mascarade.

– Complètement…

– Ridicule.

– Regarde ! Ils ont un mortier sur le coco.

– N’importe quoi !

Une remise des grades pour finissants de CPE ! Franchement. Ils n’ont que 5 ans !

– Nous sommes devenus fous.

– Je ne sais pas.

– Il n’en demeure pas moins que j’ai bien hâte de voir Rémi danser.

– Moi aussi. Jasmine m’a raconté que Rémi était parmi les *leaders* du groupe. Il devrait être dans les premiers en avant.

– Hmm… mais voudra-t-il danser ? s’interrogea Steve, qui échappa presque le verre qu’il tenait entre l’index et le pouce. Mon mari avait des allures de Géant Vert assis sur cette minuscule chaise d’enfant, tentant de boire ce minuscule verre.

– Ça va, Shrek ?

– Oui. C’est petit en titi. En tout cas, ça va être beau s’il pète sa coche en plein milieu du spectacle, dit-il, en se léchant les doigts.

– De toute beauté !

– *Chut !* ça commence.

– Regarde, il est en avant.

– Vas-y, champion ! Merde, mon verre !

– *Chut !*

Les fesses sur le bout de notre chaise, nous étions complètement hystériques. Notre fils était le meilleur. Sans l'ombre d'un doute. Chaque pas, chaque mouvement, chaque son, il les avait mémorisés comme seul un enfant autiste en est capable. De façon mathématique, scientifique, géométrique, avec la précision du compas. Jamais il ne se trompa. Jamais il ne se laissa distraire par les flashs des caméras et les cris de joie de primates de ses parents. Concentré, il en oublia tout le reste.

– *Jaymesong !* cria-t-il, en imitant la chanteuse.

– Hi ! hi ! il chante en même temps.

– Super, cette petite fête, dis-je.

– Mets-en.

Oui. Nous étions des parents fiers. Plus que quiconque. Rémi avait déployé beaucoup d'efforts pour réussir l'exploit de suivre un groupe et d'apprendre une chorégraphie. Plus de doutes. Mon bébé était fin prêt pour la grande école. Il en était capable.

Avoir su, avoir pu savoir.

Les rapports de l'hôpital sous les yeux, je rageais. Pourquoi ne les avais-je pas reçus plus tôt ? Ils m'auraient été d'un secours inestimable. Il y avait là de multiples recommandations et suggestions pour aider Simon. À l'époque, j'avais été forcée d'improviser pour sauver mon garçon. J'étais épuisée et au bord de la maladie mentale lorsqu'il était entré à l'école en septembre. Et, pendant tout ce temps, les spécialistes savaient quoi faire pour nous aider, mais ils n'avaient rien dit. Pourquoi ?

– Madame Leduc, nous avons reçu les rapports de l'hôpital que vous nous avez fait parvenir concernant Simon.

– Oui, j'ai pensé que vous seriez intéressée à les lire, malgré tout. Mais, en vérité, j'avais surtout envie de connaître votre opinion.

– Malheureusement, ces rapports ne sont pas valides.

– Que voulez-vous dire ?

– Ils sont inutilisables pour le CRDI. Les psychologues de l'hôpital psychiatrique n'ont pas utilisé les bons outils pour évaluer votre enfant. Ou plutôt, ils les ont mal utilisés.

– Vous n'êtes pas sérieuse ?

– Oui.

– Gang de sans génie !

– Lors de l'analyse fonctionnelle réalisée le 3 septembre 2008, les psychologues ont observé plusieurs variantes à la fois. Cela fausse automatiquement les résultats, puisqu'il devient impossible de conclure laquelle des variantes exposées est la bonne. Il faut les analyser une par une. Vous comprenez ?

– Je comprends surtout qu'ils ont été incompétents et que ça ne devrait pas avoir lieu dans un hôpital de ce genre.

– En tout cas, en ce qui nous concerne, il faudrait tout reprendre depuis le début. Du moins, si vous voulez notre aide.

– Non, merci, madame Dubreuil. Je refuse de refaire une analyse.

– Je sais. Alors, je vous souhaite sincèrement bonne chance, à vous et à Simon.

– Merci.

Le bout de la merde ! Tout ça pour rien. Maman !

Parfois, il y a des adieux plus déchirants que d'autres. Et je ne parle pas de madame Chénier. Non. Aujourd'hui, Rémi doit dire au revoir à Jasmine, et vice versa. La thérapeute qui l'avait tant aidé devait avoir le cœur bien lourd en cette dernière journée au CPE. Forcément, on s'attache à travailler jour après jour avec le même petit bonhomme.

Jasmine fut une thérapeute exceptionnelle pour Rémi. Par son talent, elle lui a montré à dessiner. Par sa patience, elle a su le calmer, et par sa grande générosité, elle lui a appris à partager. Cette jeune femme aura toujours une place de choix près de notre cœur. Elle et son garçon seront toujours les bienvenus. Au fil des mois, une solide amitié s'était créée entre nos deux familles, rendant ce départ encore plus douloureux.

– Tu le sais, Jasmine. Tu passes à la maison quand tu veux. Avec Fred. Rémi l'adore.

– Je sais. Freddo me parle toujours de Rémi. Il l'adore aussi.

– Ça doit être génétique.

– Sûrement. J'aime tellement Rémi. C'est pénible de partir.

– Je sais. Mais tu vas le revoir bientôt. Sa fête est dans deux mois.

– Nous y serons, c'est certain. Bon. Au revoir, Rémi. Bisous.

– Babye, Jasmiiine !

– Oh ! Tu vas me manquer, trésor. Serre-moi fort.

Pauvre elle. Difficile de se contenir. J'étais moi-même au bord de la crise de larmes, lorsque Éléna et le groupe des Gazelles franchirent le hall d'entrée en direction de la salle de séjour.

– Oh ! Rémi ! Bisous ! hurlèrent les enfants.

– Bonjour, Éléna.

– Bonjour, madame Leduc. Hum... je voulais vous dire que Rémi m'a beaucoup apporté sur le plan personnel cette année, et je suis fière de lui. Je lui souhaite la meilleure des chances à l'école. Il le mérite bien.

– Merci, c'est gentil.

– Allez, les Gazelles, on dit au revoir à Rémi. C'est l'heure de la collation. Hop, hop, hop ! Au pas de course.

D'un air interrogateur, je regardai Jasmine. J'avoue que je ne m'expliquais pas l'attitude mielleuse d'Éléna.

– Elle a beaucoup changé depuis quelques semaines. Elle est devenue très gentille avec Rémi, et avec moi aussi.

– Surprenant. Mais tant mieux.

– Maman de Rémi ? m'apostropha la dernière petite fille à quitter le hall. J'aime beaucoup Rémi, moi.

– Vraiment ?

– C'est Magalie, la préférée de Rémi, m'avoua Jasmine d'un clin d'œil.

– Eh bien, mademoiselle Magalie, je suis certaine que Rémi t'aime beaucoup, lui aussi.

– Oui. C'est l'amouuur ! chanta la jolie princesse en serrant mon fils dans ses bras, joue contre joue.

– Ils ont écouté *Les trois mousquetaires* de Disney, cet après-midi.

– Ah, je vois !

Trop mignon. Au fil des ans, Rémi s'était fait des amis. L'évidence même. Que croyais-je ? Qu'aucun d'entre eux n'aimerait Rémi ? Bien voyons ! Rémi est un enfant adorable, drôle et affectueux. Forcément, ces enfants l'appréciaient, et le fait qu'il était aimé par d'autres que nous, ses parents, m'émut profondément.

Rémi prit le temps de dire au revoir à tous ses copains en les serrant dans ses bras, un par un. Sans trop comprendre pourquoi, aujourd'hui, ça lui était si difficile de les laisser partir. Certains pleuraient. Rémi essuya leurs larmes du bout de ses doigts.

– Ah ! Il est tellement gentil, sanglota Jasmine. Je t'aime, mon petit amour. Ton sourire va me manquer.

– Moi aussi, ajouta Rémi.

Je vais pleurer, je vais pleurer. Me ressaisir et vite. Briser la tension en remettant à Jasmine le petit cadeau enveloppé à la hâte par mon fils.

– Tiens, dit Rémi, c'est pour toi.

– Un cadeau !

– Non, une surprise.

– Qu'est-ce que c'est, Rémi ?

– Je ne sais pas, avoua-t-il, bien humblement.

Éclats de rire. En souvenir, Jasmine tenait entre les mains un petit cadre musical avec la photo de Rémi et une chanson qui parle des bons moments passés ensemble. Un cadeau symbolique plus que joli, mais qui sembla lui plaire. Rémi appuya de nouveau sur le bouton et la musique recommença de plus belle. Il se mit à chanter et Jasmine, à danser. Du fond de son bureau, la directrice se leva de son siège. Je crus qu'elle viendrait finalement nous dire au revoir, mais non. Elle referma brusquement sa porte. Nous dérangions *madame* en consultation avec un parent !

– Vous aussi, madame Chénier, vous passez quand vous voulez, dis-je ironiquement.

– Non, Johanne ! Ne fais pas ça, pitié.

– A-t-elle dit au revoir à Rémi ? demandai-je.

– Non.

– Elle est terrible.

– Oui, jusqu'à la fin.

L'idée de ne plus la revoir fut jouissif. Cette femme m'avait tellement fait suer. Malheureusement, sous l'émotion, j'avais commis une gaffe. Le cahier de bord de Rémi était resté dans son bureau. Il me le fallait. Si l'école me posait des questions sur le comportement de Rémi en classe, il fallait que je me réfère au cahier. Tout y était inscrit. Mais voilà, il était dans le bureau de la sorcière, et il était hors de question que je la recroise.

J'attendis le moment propice pour téléphoner et parler à Maryse car, généralement, l'autre est en congé le vendredi. Mais pas ce vendredi-ci ! Malheur.

– Oui, bonjour ?

– Ah ! madame Chénier ?

– Oui, c'est moi-même.

– Ah bon. Maryse n'est pas à son poste ?

– Non, elle est malade.

– Ah ! (Merde !) C'est Johanne, la maman de Rémi. Je vous appelle pour vous informer que mon mari passera en fin d'après-midi récupérer le cahier de bord de Rémi. Ça vous va ?

– Pas de problème, Johanne, mais je tiens à te dire que mercredi, j'ai trouvé ça bien ordinaire.

– Quoi donc ?

– Je ne savais pas que c'était la dernière journée de Rémi. Je ne l'ai su qu'à 15 h. J'aurais apprécié le savoir avant.

– (Ça aurait changé quoi ?)

– Je n'ai pas pu lui dire au revoir. Ça m'a fait de la peine.

Hypocrite ! À 15 h 30, nous étions dans l'entrée de son bureau à pleurer nos adieux, et elle s'était levée pour nous claquer la porte en plein visage. De la peine, mon œil !

– Avoir su...

– Je crois que vous n'êtes pas au courant de grand-chose dans votre CPE, madame Chénier.

– Pardon ?

Oups ! C'était sorti tout seul. Et puis, *zut !* Après toutes ces années de retenue, je méritais bien une petite récompense. Rémi et moi ne remettrions plus jamais les pieds dans son CPE, alors pourquoi pas ? Je me fis plaisir.

– Vous m'avez bien comprise.

– Johanne ! Après tout ce qu'on a fait pour toi et Rémi ! C'est comme ça que tu me remercies ?

– Oh ! franchement, madame Chénier ! Arrêtez de faire l'innocente. Il a fallu une plainte au Ministère pour obtenir un minimum de respect dans votre CPE. Et encore, vous avez continué votre intimidation jusqu'à la toute fin.

– Je n'en reviens pas. Après tout ce que nous t'avons accordé !

– Quoi ? Que m'avez-vous tant accordé, madame Chénier ? Votre CPE était bourré de fautes. Vous étiez illégale jusque dans la moelle épinière.

– Bien, nous t'avons accordé un local…

– Ce local faisait bien plus votre affaire que la nôtre. Il isolait Rémi.

– Je n'en reviens pas. Ta façon de me parler, ton attitude… C'est très décevant, Johanne.

– OK, ça suffit ! J'en ai ma claque ! Arrêtez de faire l'hypocrite. Arrêtez vos simagrées. J'en ai assez entendu.

Cette fois, elle allait me faire sortir de mes gonds. Affamée, elle me traquait. Finalement, je crois que cette confrontation, elle l'attendait depuis fort longtemps.

– Nous qui avons tout fait pour que Rémi s'adapte le mieux possible. Et aujourd'hui, voilà comment tu nous remercies !

– Mais sur quelle planète vivez-vous ? Vous déformez complètement la réalité ! Vous n'avez pas vu le même film que moi, c'est certain.

– Que veux-tu dire ?

– Soyez honnête pour une fois dans votre vie. Vous me détestez autant que je vous déteste, et ce, depuis quatre ans ! Alors…

– Quoi ?

– Oh, ne faites pas semblant !

– Oooh mon Dieu ! cria-t-elle à en perdre le souffle.

– Non, madame Chénier ! Plus de mise en scène. C'est terminé.

– Mais je ne te déteste pas, moi.

– Bien non. Vous priez pour moi chaque soir.

– …

– Écoutez, dis-je, en reprenant quelque peu le contrôle de mes émotions, je veux juste avoir le cahier de bord de Rémi et ne plus jamais vous revoir. C'est tout.

– Alors, bonne chance.

– Pour le cahier ?

– Non, pour Rémi, dit-elle, bien gentiment. Pour son entrée à l'école. C'est une autre étape dans sa vie. Je lui souhaite bonne chance. C'est tout.

Elle est dingo ! Folle à lier. Elle souffre d'un dédoublement de la personnalité, je ne sais trop, mais cette bonne femme n'a pas toute sa tête. Impossible. À moins qu'elle ne soit le démon en personne. Possible…

– Oui, et vous savez quoi ? Rémi sera enfin dans un endroit où il ne subira plus d'intimidation et où il sera accepté, tel qu'il est. Sans préjugés.

– Bien sûr. Au revoir, Johanne.

C'est ça, oui ! Adieu… vieille folle !

Quoi qu'on fasse ou qu'on dise, les gens ne changent pas. Du moins, rarement. Par contre, je me serais attendue à un peu plus d'effort de la part d'une femme à la tête d'un CPE. Maintenant que nous n'étions plus dans ses pattes, qu'allait-elle faire pour faciliter l'intégration d'enfants handicapés dans son établissement ? Madame Chénier recommencerait. J'en étais certaine à 100 %. Je me l'imaginais mal en train d'offrir aux parents du nouveau venu le partage des coûts reliés au handicap de leur enfant. Non, elle serait impitoyable. Comme toujours. Alors, à quoi bon tant d'efforts ?

– J'ai fait tout ça pour rien.

– Peut-être pas, dit Brigitte. Un document au CLSC sera mis à la disposition de tous pour informer les gens du véritable fonctionnement d'un CPE subventionné accordant des places pour enfants handicapés. Incluant les obligations des membres du personnel, les frais absorbés ainsi que les droits des parents… et une note toute spéciale, en bas de page, concernant madame Chénier, pour que jamais plus aucun inspecteur ne visite son CPE.

– Eh bien, ça alors !

– Ça te va ?

– Oui. Merci, Brigitte.

– Non. Merci à toi, au nom des autres parents d'enfants handicapés, pour avoir fait avancer la cause.

29 août 2010

Bon. Simon était content de commencer une nouvelle année scolaire. Il connaissait l'endroit. Même professeure, mêmes préposés, même local et, surtout, mêmes mesdames Taylor et Boivin Rousseau. Super ! Le camp de jour terminé depuis trois semaines, mon fils s'emmerdait royalement à la maison. Il comptait les dodos. Parfait. Son cas était réglo. Par contre, Rémi, *oh boy !* Loin d'être réglo. Nouvelle école, nouveau professeur, nouveaux amis, nouvelle liberté, nouveau stress.

En ce matin du grand jour, Rémi jubilait. Je *refluxais*. Nous sommes partis en route vers sa nouvelle vie, main dans la main, souliers neufs qui font courir vite aux pieds. « Ça ira, ça ira », me répétais-je sans cesse.

En entrant dans la cour, je vis Viviane. Elle était auprès d'une jeune fille en fauteuil roulant. Nous nous sommes approchés. Il faisait une chaleur de four crématoire dans ce racoin de cour, entre quatre murs de béton.

– Bonjour. Johanne Leduc.

– Ah ! bonjour, madame Leduc. Bonjour, Rémi. Ouf ! Il fait chaud ce matin.

– Très. Dis bonjour à Viviane, Rémi.

– Bonjour, Biviane.

– Vi... Pas grave, dis-je, en tapotant la tête de mon fils. Ce n'était pas le moment d'entreprendre un exercice de diction.

– Je ne serai pas avec Rémi avant une bonne demi-heure ce matin. Le temps d'entrer avec Alexandra.

– D'accord.

Eh merde ! Ça commence bien ! Puis, une jeune femme cria le nom de l'arbre que Rémi portait à son cou. Elle demandait que tous les enfants la suivent... sans les parents.

– Les Pins, dites au revoir à papa et à maman et suivez madame Jessica.

– Qui est madame Jessica ? demandai-je à Viviane.

– C'est elle.

– Elle se parle à la troisième personne ?

– Tous les professeurs font ça.

– Pas surprenant que nos enfants aient de la difficulté avec le pronominal. Bon, allons-y, Rémi.

– Les parents ne peuvent pas y aller, madame Leduc. Seulement les enfants.

– Fiez-vous sur moi, elle voudra que j'y sois. Viens Rémi.

En m'approchant, je sentis le regard réprobateur des autres parents.

– Que fait-elle ?

– Hé ! oh ! Vous n'avez pas le droit, madame.

– Dans ce cas, moi aussi, j'accompagne mon fils.

Il ne fallut qu'une seconde pour créer la zizanie entre ces parents – plus bébés que leurs enfants – et nous.

– Madame, dit madame Jessica, vous ne pouvez pas être ici.

– Mon fils est autiste. Mieux vaut que j'y sois.

– Ah, c'est Rémi !

– Oui.

– Bonjour, Rémi. OK, dans ce cas, placez-vous derrière.

– Viens, Rémi.

Heureusement, la classe des Pins entra la première. Une fois à l'intérieur, je restai derrière le rang. Cachée. Mon fils était si gentil. Il suivait madame Jessica mieux que quiconque. Il déposa son sac dans sa case et il entra dans la classe. Calmement.

– Eh bien, ça alors ! me dis-je. Il est prêt.

– Madame Leduc, me réveilla la directrice, en tapant sur mon épaule.

– Ah, bonjour !

– Ça va bien aller. Vous pouvez y aller, dit-elle, en me montrant poliment la porte de sortie.

– Oui. Merci.

Ma marche du retour m'apaisa. Rémi allait bien fonctionner et Simon allait bien s'amuser. Une année de rêve ! Libre comme l'air. Difficile à croire, mais je ne savais trop que faire de ce temps libre. Il fallait refaire le plein. Mais comment ? Ça faisait des années que je ne pensais plus à moi. Chose certaine, je devais réapprendre à ne rien faire. Pas facile. Je me remettrai sûrement à la peinture, mais en attendant, encore sur l'adrénaline, j'eus envie d'acquitter une promesse de noces faite à ma marraine. « Un jour, j'en jouerai. » Et ma foi, ce jour était enfin arrivé.

Je caressais ce vieux rêve depuis neuf ans et Maria Angélina, une jeune femme au prénom angélique, prédestinée à être l'envoyée du ciel, arriva à ce moment dans ma vie.

Je crois qu'il faut être un ange pour réussir à faire chanter un violon aussi divinement. Voilà pourquoi Maria Angélina y arrivait. Ce qui était loin d'être mon cas. Parfois, durant mes pires moments de découragement, je me serais laissée choir volontiers sur le plancher de son local de musique, mais mon amie entonnait quelques notes et le goût à la vie revenait en moi. « Franchement, nous devrions apprendre le violon en même temps que nous apprenons à marcher », lui avais-je dit. C'est une tristesse de ne pas savoir en jouer. D'ailleurs, ça éviterait bien des prescriptions inutiles à bien des gens.

– Allez, Johanne, on se fait une thérapie… de Bach ?

– Et comment !

Je disais donc qu'en arrivant à la maison, je pris mon violon et j'en jouai jusqu'à ce que mort s'ensuive. Ou plutôt jusqu'à ce que le téléphone vienne troubler ma paix.

– Salut. C'est moi.

– Salut, mon chou. Et puis, comment était Simon en cette première journée ?

– Super content. Il est entré dans l'école, tout seul. Il est allé directement à sa classe. Comme un grand.

– Tant mieux.

– Et Rémi ?

– Tu ne me croiras pas, mais Rémi aussi était super calme. Aucune larme, aucune crise. D'ailleurs, il était le seul à sourire.

– Surprenant, mais je suis content.

– Oui. Alors, tout va bien pour nos deux moineaux. Incroyable !

– Hum… Pas tout à fait.

– Quoi, encore ?

– Bien, tu ne devineras jamais qui a tenu la porte à Simon en entrant dans l'école.

– Tu me fais peur. Qui ?

– Chantal.

– Chantal ?

– Chantal… Chantal d'Anne-Marie.

– Chantal-Chantal ? Tu te fous de moi ?

– Non. Je crois qu'elle travaille à l'école de Simon, cette année.

– Merde ! Ce n'est pas vrai ? Comment a réagi Simon en la voyant ?

– Bien. Indifférent, en vérité. Je ne sais pas, mais il ne semblait pas traumatisé, si c'est ce que tu veux savoir. Pas autant que toi, disons.

– Steve !

– Je te connais. Du calme. Peut-être qu'elle ne travaillera pas auprès de Simon.

– Mais je dois le savoir. Immédiatement. C'est trop important.

– Respire par tes trous de nez. Ne provoque pas tes extras-systoles.

Impossible. Déjà en ligne avec la nouvelle directrice, je tremblais. Monsieur Bourassa ayant quitté en fin d'année, je devais tout réexpliquer mon histoire, depuis le début. Un peu long, mais primordial.

– J'ai peur, madame Lee. Terriblement peur que mon fils ne rechute. Il commençait tout juste à vivre. Puis-je vous demander quel sera son rôle à l'école ?

– Chantal est la nouvelle psychologue de l'école.

– (Merde !) Je ne suis pas là pour détruire sa réputation, mais en 2008, c'est en sa présence que mon fils a commencé à se mutiler gravement. D'ailleurs, Simon se frappe encore, de temps à autre. Alors, je ne veux absolument pas qu'elle entre en relation avec lui.

– À ce point ?

– Croyez-moi. Il est fragile. Elle ne doit ni lui parler ni le toucher, ni même le regarder. C'est très important. Je ne sais pas comment il gèrera sa présence à l'école. Je ne veux prendre aucun risque. Simon commençait tout juste à apprécier l'école.

– Je comprends.

– Vous pouvez demander à madame Taylor ou à Julie pour un deuxième avis. Ou, même si le fait de la revoir me déplaisait, organiser une réunion avec Chantal pour en discuter.

– Mais là, c'est vous qui me faites peur. Qu'a-t-elle fait de si grave ?

– J'aimerais mieux ne pas en parler au téléphone.

– Madame Leduc, je dois savoir ce que vous lui reprochez. J'ai engagé cette femme en tant que psychologue de l'école. Je dois savoir si j'ai fait le bon choix.

Oups ! Je n'avais pas pensé à ça. Maintenant, nous étions deux à angoisser. Je décidai d'en dire le moins possible, mais le plus efficacement possible.

– La psychologue pour qui Chantal travaillait à l'époque faisait remanger sa bouchée à Simon chaque fois qu'il la recrachait, en lui entrant de force dans la bouche.

– Elles lui ont fait manger son vomi ?

– De la bouffe prédigérée, disons.

– Mais c'est dégueulasse ! Épouvantable ! Je comprends votre inquiétude. Ne vous en faites pas pour Simon. Je vais en discuter avec Julie et avec Chantal, mais il ne devrait pas y avoir de problème. Simon ne sera pas suivi par Chantal. Soyez-en assurée.

– Merci.

Pas le temps de reprendre mon souffle qu'il fallait partir au pas de course chercher Rémi. Une première demi-journée de terminée. Mon niveau de stress encore au sommet, je crus mourir en voyant Viviane, le teint vert, dans la cour. Pas besoin de demander, elle répondit du tac au tac.

– Madame Leduc, ça ne fonctionnera pas.

– Bon. Qu'est-ce qu'il y a ?

– Mamân ! fit Rémi en m'apercevant.

– Bonjour, mon ange !

– Rémi a besoin d'une intervenante à temps plein. En un pour un.

– Tiens donc !

– Et ce ne sera pas moi. Je suis trop vieille pour ce genre de boulot. Je suis morte de fatigue, continua-t-elle, en tentant de reprendre son souffle. Votre fils est très rapide et durant la collation… je l'ai perdu.

– Quoi ?

– Oui. Il m'a filé entre les doigts.

– Pardon ? Vous avez perdu Rémi dans l'école ?

– Oui. En fait, votre fils a obéi à la consigne, qui était de prendre le sac de lunch, mais comme le sien était demeuré en classe, il est sorti seul du service de garde et il s'est rendu à la classe. Heureusement, j'y ai pensé et je l'ai croisé au retour.

– Il faut toujours l'avoir dans son champ de vision. Il ne faut jamais le lâcher des yeux sous aucun prétexte.

– Dans la cour de récréation, c'est pareil. Il court après les grands. Il joue à la tague.

– Oui, il adore ça.

– Mais il n'a pas le droit d'être avec eux. Il doit rester près des tout-petits. Alors, c'est la crise. Et puis, dans le feu de l'action, il tape parfois trop fort sur les amis.

– Il connaît mal sa force. Il faut lui dire : « Doucement ». Mais il va apprendre.

– De toute manière, je vais parler à la directrice, parce que, une heure par jour, c'est impossible. *Ouf !* je suis essoufflée.

Le lendemain, je paranoïais. C'est fou. J'avais peur. Pour vrai. Peur qu'elle ne perde de nouveau mon fils. En rang à ses côtés, je lui tenais la main à deux mains. Les regards intrinsèques des autres parents dirigés vers moi me glacèrent pendant que j'attendais nerveusement qu'on ouvre les portes.

– Rémi, dis-je. Tu dois écouter Viviane. Tu ne dois pas la quitter.

– Oui.

– C'est important.

– Oui.

Mon fils ne savait même pas de quoi je parlais. Il répondait par automatisme. Il fallait un plan d'intervention complet, et vite. C'est alors qu'une mère me tapa sur l'épaule. Une toute petite femme. La bouche en forme de cul-de-poule. Du genre sympathique.

– Madame, fit la poule, votre fils a tabassé mon fils hier, durant la récréation.

– Pardon ?

– Votre fils a sauté sur mon fils et il l'a tabassé.

– Tabassé ? Rémi ?

– Oui. Samuel jouait à la tague avec ses copains lorsque votre fils s'est jeté sur lui, sauvagement. Il m'a dit avoir eu mal au dos par la suite.

– Mon fils est à la maternelle. Votre fils a le double de sa taille. Je serais étonnée que…

– Et puis ? Mon fils n'est pas un violent.

– C'est sa première journée. Il n'a pas l'habitude.

– Il commence bien mal.

– ?!

J'allais déplumer le poulet lorsque Viviane apparut.

– Que se passe-t-il ?

– Il paraît que Rémi a *tabassé* son enfant dans la cour, dis-je, en insistant sur le verbe à peine exagéré.

– Que t'a-t-il fait, au juste ? demanda Viviane directement à l'enfant.

– Il m'a poussé et je suis tombé par terre.

– Poussé ? demandai-je. Vous jouiez à la tague, non ?

– Oui.

– Je vois, dis-je simplement.

Il y a une différence majeure entre pousser et tabasser. Viviane me l'accorda, mais pas la mère de la victime.

– Rémi va faire attention la prochaine fois, d'accord ? ajouta Viviane. Mais si ça se reproduit, tu viens me voir immédiatement, dit-elle à l'enfant.

– D'accord, répondit-il, prêt à retourner jouer avec les copains.

Bien évidemment, sa mère ne comptait pas en rester là. Elle me dévisageait. En silence. Du haut de son mètre, elle attendait des excuses. Des excuses qui ne viendraient pas.

– Mon fils est autiste, finis-je par dire. Il devrait recevoir plus d'heures d'encadrement. J'en ai avisé la directrice. Il devrait être en un pour un.

– Vaudrait mieux, cracha-t-elle, avant de ramasser son fils sous le bras. Vaudrait mieux.

Les larmes me montèrent aux yeux. Je me penchai pour m'essuyer. On croit souvent à tort que les enfants sont méchants entre eux. Mais que dire des parents ? Rémi n'en était qu'à sa deuxième demi-journée et déjà, je sentais un comité de parents frustrés contre nous. Nous n'étions pas les bienvenus à cette école.

– Dites-moi, Viviane, durant la récréation, qui surveille Rémi ?

– Les personnes en charge de la récréation.

– Mais pas vous.

– Non. Je suis avec Alexandra. Elle ne peut se mouvoir, alors je l'aide.

– Oui, mais Rémi peut *trop* se mouvoir. Logiquement, n'est-il pas un cas à surveiller durant la récré ? Surtout dans une cour d'école non clôturée ?

– …

– Qui s'assurera qu'il est bien entré dans le rang avec les autres ?

– Madame Jessica.

– Mais le temps qu'elle réalise qu'il n'est pas en rang, Rémi peut avoir quitté la cour. Une cour située aux abords d'un cours d'eau, dois-je le préciser ?

Une fois à l'intérieur, je sautai sur la directrice.

– Madame Polakis, vous devez augmenter le nombre d'heures d'accompagnement pour Rémi. Viviane n'y arrive pas. Elle l'a perdu hier. PERDU. C'est grave !

– Je comprends. J'ai laissé deux messages à mon collègue pour qu'il me rappelle à ce sujet. Il est évident qu'ils se sont trompés.

– Que voulez-vous dire ?

– Rémi ne peut pas rester ici. Nous ne sommes pas suffisamment formés pour un enfant comme lui.

– Quoi ? Mais je croyais qu'il n'y avait pas de problème avec mon fils. Vous avez dit avoir lu les rapports. Tout le monde est censé les avoir lus. Comment se fait-il que vous allumiez maintenant ?

– En avril, au moment où la commission scolaire a reçu vos rapports, je leur avais clairement spécifié que Rémi n'avait pas sa place dans notre école. Qu'il était un cas trop lourd pour notre établissement. Mais, deux semaines plus tard, je recevais une lettre qui confirmait l'entrée scolaire de Rémi. Je n'avais pas le choix.

Eh bien, ça alors ! Elle qui semblait si rassurante. « Ne vous inquiétez pas, madame Leduc, tout ira bien. » Dire qu'elle ne se croyait pas elle-même.

– Malgré tous mes appels, personne ne bouge.

– Réessayez. Une maman vient de m'apostropher dans la cour pour m'avertir que Rémi avait *tabassé* son garçon. Je n'ai pas à endurer ce genre de commentaires ridicules parce que vous vous êtes trompés concernant mon fils. Je vous ai appelée à plusieurs reprises pour vous faire part de nos craintes. Tout le monde me disait de ne pas m'en faire.

– Je sais.

– Madame Polakis, votre cour d'école n'est même pas clôturée. Elle est éventrée de partout. De plus, il y a des ouvriers qui travaillent dans l'école et dans la cour. On y entre et on en sort comme dans un moulin. Les portes restent grandes ouvertes durant les heures de classe.

– C'est exceptionnel. Il fait très chaud.

– Peut-être, mais mon fils peut sortir de l'école. N'importe quand. Je suis sérieuse. Et il faut quelqu'un pour le surveiller durant la récréation. En un pour un.

– Oui. J'y veillerai personnellement.

– Vous êtes bien sympathique, mais vous êtes la directrice. Vous ne pourrez pas le surveiller tous les jours. Il lui faut une accompagnatrice. À temps plein.

– La commission scolaire n'offre pas de service d'accompagnement à temps plein.

– Quel est le maximum d'heures que Rémi pourrait obtenir ?

– Huit.

– Seulement huit heures par semaine ? Mais c'est ridicule ! Il lui faut plus d'heures.

– Je veux bien, mais on ne retourne pas mes appels.

– Qui, *on* ? Qui ne retourne pas vos appels ?

– Monsieur Pouliot.

– Me permettez-vous d'appeler ?

– Si vous arrivez à le convaincre… allez-y.

– Merci. Et surveillez Rémi durant la récréation.

– Oui.

– En passant, un petit garçon vient tout juste d'entrer seul dans le gymnase, derrière vous…

– Ah !

– La porte du fond est grande ouverte… pour aérer !

– *Oups !*

Envisager l'intégration d'un enfant autiste comme Rémi dans une école comme celle de François Marquette, avec les effectifs dont elle disposait, était complètement absurde. J'étais révoltée.

– Monsieur Pouliot, ça ne fonctionne pas. Mon fils a besoin d'une éducatrice à temps plein. Ou alors, il faut le changer d'école.

– Ne paniquons pas, madame Leduc, votre fils n'en est qu'à sa deuxième demi-journée.

– Ne pas paniquer ? Ils l'ont perdu ! PER-DU ! Et encore, il était en compagnie de l'éducatrice spécialisée. Imaginez lorsqu'il sera seul !

– Il faut s'ajuster.

– Monsieur, mon fils gambadait seul dans un corridor où les portes extérieures sont laissées grandes ouvertes. Il aurait pu se retrouver dehors. Perdu dans Lachine, puisque la cour n'est pas clôturée.

– Ce n'est pas supposé. Les portes sont censées être fermées.

– Peut-être, mais elles ne le sont pas. Écoutez, il doit être accompagné à temps plein. Si je trouve une éducatrice pour travailler avec Rémi, pourrait-elle l'accompagner ?

– Non. Nous fonctionnons par ancienneté. Viviane a la priorité.

– Elle ne sait pas comment intervenir. Ancienneté ou pas, il faut quelqu'un de compétent. Quelqu'un qui connaît l'autisme. Du moins, pour commencer l'année. La semaine prochaine, il sera avec tout le groupe. Dix-huit élèves.

– Attendons voir. Dans le pire des cas, nous réévaluerons son dossier.

Non. Dans le pire des cas, ils l'auront perdu.

10 h 12. L'heure de la récréation. Je fixe l'horloge. J'angoisse. Je n'ai qu'une envie : m'installer au coin de la rue pour faire le guet. C'est complètement fou. Impensable. Dites-moi que ce n'est pas normal d'avoir peur que l'école perde votre garçon ! Peur à un point tel que vous êtes prête à le surveiller vous-même, à travers les arbres. Pire encore, peur que le téléphone sonne pour vous annoncer la terrible nouvelle. Je n'avais vraiment pas besoin de ce stress supplémentaire. Merde ! Je les avais avertis. J'avais pris la peine de les appeler. Un par un. Quelqu'un n'avait pas fait son job correctement. Mais qui ? D'où provenait l'erreur ? Madame Polakis ? Monsieur Pouliot ? Geneviève ?

En marchant vers l'école, je priais le ciel. Je l'implorais. J'avais vécu suffisamment d'épreuves depuis les huit dernières années, épargnez-moi celle-ci. Ne le faites pas disparaître. Je l'aime… malgré tout.

Puis, en voyant sa *capine* orange se déplacer partout, les genoux me fléchirent. De la guimauve. Mon fils était toujours là. Ah, merci, bon Dieu ! Je serai une gentille fille à l'avenir. Étrange, tout de même ! Depuis quand l'Être suprême se montrait-il si bon ? Hum…

– Et puis ? demandai-je à Viviane, qui essayait tant bien que mal de rattraper le champion en titre de la tague.

– Ah, bonjour ! Hé ! Rémi, maman est là !

– Mamân !

– Salut, mon ange. Tu as été sage ?

– Oui.

– Vraiment ?

– Eh bien... c'est un peu plus compliqué que ça. Ouf ! j'ai chaud. Il… Il m'a encore glissé entre les mains.

– Quoi ? Pas encore ? Rémi !

– Non. ne le blâmez pas. C'est ma faute. Je me rends compte qu'il obéit aux consignes de façon littérale. Il faut vraiment faire attention à ce qu'on dit.

– Normal. Il ne gère pas l'information, il l'applique. C'est comme ça qu'il a appris. Qu'est-il arrivé, cette fois ?

– Nous étions aux toilettes. J'ai dit aux enfants qu'après les toilettes, nous irions dehors. Rémi a fini avant tout le monde. Je me suis penchée pour aider un ami qui avait de la difficulté à attacher ses souliers et en me relevant, j'ai réalisé que Rémi n'était plus là. Je l'ai cherché partout dans l'école. Puis, j'ai allumé. Il était déjà rendu dehors. Il jouait dans les modules.

– Dehors ?

– Oui. Au fond, je ne peux pas le punir. Il m'a écoutée. Après les toilettes, il est allé dehors. Comme je l'avais dit. J'ai oublié de mentionner d'attendre entre les deux actions. Pour moi, ça allait de soi.

– Pas pour Rémi. Faites attention, Viviane. La cour n'est pas clôturée ! Par chance, cette fois-ci, il s'est arrêté aux modules. Il ne faut jamais le quitter des yeux. Lorsque vous vous occupez de lui, vous ne vous occupez *que* de lui. C'est très important.

– Je le vois bien. Mais il lui faut une autre éducatrice. Je ne tiendrai pas l'année. Je suis épuisée.

– Parlez à la directrice.

– C'est ce que je vais faire, immédiatement.

– Bon, viens, Rémi. Maman s'en va vomir à la maison.

– Bye, Rémi, à demain, fit Viviane de la main.

Et merde ! Demain…

Le lendemain, 13 h 06, l'appel de la directrice arriva. En voyant le numéro sur mon afficheur, je m'écrasai sur le canapé. « Ça y est ! Ce qui devait arriver arriva. Ils l'ont perdu ! Dois-je répondre ? »

– Bonjour, dis-je, à la toute dernière seconde.

– Madame Leduc, c'est Claire, la directrice.

– Oui ? demandai-je, tremblante. Un poing en plein cœur.

– Pouvez-vous venir chercher votre garçon ? Maintenant.

– Pardon ?

– Rémi est en crise depuis près d'une heure, et sa professeure ne sait pas quoi faire. Viviane non plus.

– Ouf ! rien que ça ! dis-je, avec un rire nerveux.

– C'est déjà beaucoup.

– Oui. OK, madame Polakis, je veux qu'on se comprenne bien. Si j'accepte de ramener Rémi à la maison avant la fin des classes, vous devez me promettre son transfert dans une école spécialisée au plus sacrant.

– D'accord. Monsieur Pouliot est déjà au courant. Il est censé m'appeler d'ici la fin de l'après-midi.

– Parfait. D'ici là, Rémi restera à la maison.

– Parfaitement.

Évidemment, en me pliant à cette demande, j'offrais l'ultime preuve à madame Polakis que Rémi était un cas bien trop lourd pour son établissement. De plus, n'eût été le fait que je désirais, encore plus qu'elle, ce transfert d'école, jamais je n'aurais accepté. Après tout, s'ils avaient mal évalué mon fils, n'était-ce pas à eux de se démerder ?

En arrivant devant la classe de Rémi, madame Jessica me vit et sortit sur la pointe des pieds en évitant que Rémi me voie.

– Bonjour, madame Leduc, ça ne va pas. Rémi s'est tiraillé avec deux amis au service de garde. Et un autre en classe. Honnêtement, je ne sais pas ce que je vais faire lorsque, la semaine prochaine, nous serons dix-huit en classe. Dans son agenda, j'aimerais que vous lisiez la petite note que j'ai écrite.

– Hum.

– J'y tiens. Lisez-la.

Sans façon. Je la connais votre petite note. « Rémi n'a pas été gentil. Il est turbulent. Il dérange la classe. Il tape sur les amis. Bla, bla, bla. »

– Rémi n'est pas à sa place, dis-je, et ce n'est pas sa faute si on a mal évalué sa condition. Il n'a pas à en souffrir. Il régressera davantage s'il reste dans cette école. C'est un petit garçon doux et brillant, mais si vous passez votre temps à lui rappeler qu'il n'est pas gentil, il le deviendra.

– C'est vrai que ce sont des enfants très attachants.

– Attachants ?

Elle mélange tout. Il ne s'agit pas de trisomie mais bien d'autisme. Nuance.

– De toute façon, d'ici à ce que la commission scolaire le transfère, Rémi restera à la maison.

– C'est mieux ainsi.

– J'imagine, dis-je froidement.

Bizarre, tout de même. Les enfants qui braillent à n'en plus finir parce qu'ils sont terrifiés lors des premières journées de classe ont la sympathie de tous leurs professeurs, mais ceux qui frappent pour les mêmes raisons sont, quant à eux, expulsés de l'école. Personnellement, je ne saurais dire lesquels me tapent plus sur les nerfs à la fin de la journée.

Un transfert ne se fait pas en criant ciseau ! Monsieur Pouliot ordonna une évaluation de la situation sur place. Une envoyée spéciale devait s'assurer que Rémi était intégrable et, surtout, que tout avait été mis en place de la part de la direction de l'école à cette fin.

– Nous voulons nous assurer qu'il n'y a pas eu un manque de volonté de la part de la direction, m'expliqua monsieur Pouliot. Que tout était en règle pour favoriser l'intégration de votre enfant, et non l'inverse. Vous savez, il arrive que certaines écoles ne veuillent pas déployer d'efforts pour changer ou modifier leur façon de fonctionner. Le transfert devient la solution de rechange… trop facile, si vous voyez ce que je veux dire.

– Je comprends. Mais il ne s'agit même pas de son éducation, je m'inquiète pour sa sécurité. Il est évident que l'éducatrice n'a pas les compétences requises pour s'occuper d'un enfant comme mon fils. Bien qu'elle soit temporairement en un pour un depuis le début de la rentrée, elle l'a perdu deux fois.

– Je partage votre inquiétude, mais nous devons investiguer. Une heure nous suffira pour l'évaluation. Venez le chercher immédiatement après.

– D'accord. Mais Rémi ne retournera à cette école que si des changements y sont apportés.

– Attendons de voir le résultat du rapport.

Rémi ne voulait plus remettre les pieds dans l'école. Il pleurait. Il avait peur. Il voulait être dans mes bras. Pour qu'il accepte de marcher à mes côtés, je dus lui promettre qu'il changerait d'école. Il s'essuya les yeux et il accepta, en me tenant fortement la main. Mon fils me faisait pitié. Ce n'était pas lui, ça. En règle générale, il était du genre « tornade que rien n'effraie ». Mais en trois jours, cette école avait fait de lui un angoissé chronique.

L'envoyée spéciale jugea Rémi sur deux points. Il savait découper avec des ciseaux et il était apte à utiliser un crayon. Conclusion : « Il est parfaitement intégrable à l'école François Marquette. Arrangez-vous. »

– Madame Polakis, le problème, ce n'est pas ses compétences ou son QI. Rémi a besoin d'encadrement. Mon fils a de la difficulté à contrôler ses émotions, à rester assis et à écouter des consignes sans déranger les autres. Il n'a pas de problème pour écrire. Madame Jessica m'a même dit qu'il était meilleur que les autres au niveau académique.

– Parfaitement. Mais madame Trudel de la commission scolaire l'a jugé apte pour notre école. Je n'y peux rien.

– C'est ridicule. Vous devez exiger son transfert.

– Ça va être difficile de le justifier, à présent. Monsieur Pouliot ne retourne pas mes appels.

– Je m'en fous. Rémi ne reviendra pas dans votre école. Trouvez une solution.

– Je vais faire mon possible.

– Vous devrez faire plus.

Il y avait une semaine que Rémi n'était pas en classe. Geneviève proposa l'intervention de Jasmine en attendant le transfert. Celle-ci trouva Rémi bien changé. Mon fils avait régressé. Il était devenu agressif et très impatient.

– Ce n'est plus le même petit Rémi qu'il y a deux semaines, remarqua tristement Jasmine. Il ne supporte plus aucun reproche, plus aucun échec. Pas même les consignes. Je dois tout lui réapprendre. C'est décourageant.

– Fais ton possible et amusez-vous. Il en a besoin. Il faut qu'il reprenne confiance en lui.

– C'est clair.

– Je crois qu'à l'école, ils n'arrêtaient pas de le réprimander et de lui dire « Non », ou de lui dire qu'il n'était pas gentil.

– Pauvre petit loup. Avoir pu être à ses côtés...

– Je sais. Regarde-le, il est tellement content d'être avec toi.

– Moi aussi, je suis contente de le voir. Allez Rémi, on va jouer à... l'attaque des lions. *Arrgrr !*

– Ouais ! Bye, mamân !

– Bonne journée, mon ange. À plus tard.

Ça me fit du bien de le voir rire et de le savoir en sécurité, mais cette situation idéale ne pouvait être que temporaire. Rémi devra réintégrer une école, tôt ou tard. Où ? Quand ? Comment ? Voilà les véritables questions à se poser. Toujours est-il que je ne savais plus quoi faire. Les jours passaient et je n'avais toujours pas de nouvelles de monsieur Pouliot, qui ne retournait plus mes appels. Je n'avais plus d'aide.

En allant chercher Simon à l'école, je croisai madame Lee, la nouvelle directrice. Je la remerciai d'abord pour son aide et sa discrétion concernant Chantal, puis j'en profitai pour lui parler de mon problème avec Rémi. Si mes enfants pouvaient faire partie de la même école, ça simplifierait tellement les choses.

– Madame Lee, serait-ce possible de prendre le frère de Simon dans votre établissement ? Rémi n'a pas le même profil que Simon, mais je sais que vous avez des classes TED en intégration un peu partout.

– Je ne sais pas. Parle-t-il ?

– Oui. Il écrit également. Mais il a besoin d'encadrement.

– Je vois. Laissez-moi vérifier auprès d'un collègue. Je vous reviens.

– Merci.

Je n'aurais pas parié ma chemise, mais en pénétrant dans la maison, je vis la lumière de mon répondeur clignoter. Je bondis sur le téléphone, oubliant les enfants dans le portique. « *Bonjour, madame Leduc. Martin Bourassa, ancien directeur de l'école de Simon. J'ai reçu l'appel de Françoise Lee qui m'expliquait brièvement la situation de votre autre garçon. Comme je suis maintenant à l'emploi de la commission scolaire en tant que directeur adjoint du Service des ressources éducatives, je peux peut-être vous aider. Appelez-moi.* »

Monsieur Bourassa ? À la commission scolaire ? Mais quelle bonne idée il avait eu de démissionner de son poste de directeur en mai dernier ! Son départ m'avait profondément attristée, mais de le savoir désormais de l'autre côté, prêt à m'aider, ça m'enchantait. Cet homme si dévoué, si gentil, m'aiderait. Assurément. D'ailleurs, il répondit au premier coup.

– Bonjour, madame Leduc. Vous me replacez ?

– Oui, certainement. Je suis très heureuse de pouvoir vous parler.

– Simon va bien ?

– Pas si mal. C'est son frère, Rémi, qui m'inquiète.

– Oui. Françoise m'a raconté rapidement. Ils l'ont perdu ? C'est quoi cette histoire d'horreur ?

Monsieur Bourassa écouta avec soin la chronologie en détail. Par contre, il sembla sceptique concernant le changement d'école. Pas convaincu lui non plus par cette démonstration quelque peu timide de la part de madame Polakis. Il promit de communiquer avec son collègue, Marcel Pouliot, pour voir ce qu'il en était.

– En attendant, que dois-je faire de Rémi ? J'ai très peur qu'ils ne le perdent de nouveau.

– Gardez-le avec vous pour l'instant. Je vous rappelle d'ici la fin de la journée.

– En fait, il est au CRDI.

– Parfait. Gardez ça ainsi, jusqu'à nouvel ordre.

Promesse dite, promesse tenue. En fin d'après-midi, ils avaient relu le dossier de Rémi et ils conclurent à un manque de la part du CRDI.

– En lisant le rapport rédigé par le CRDI, Marcel et moi ne voyons pas pourquoi Rémi ne pourrait pas faire partie de l'école François Marquette.

– (Merde.)

– Le CRDI fait mention d'un enseignement ICI à raison de 20 heures par semaine au Centre de la petite enfance.

– (Je courus chercher le rapport de Geneviève.)

– Il est également dit que Rémi démontre une bonne collaboration et qu'il a acquis une autonomie suffisante pour faire partie de l'école François Marquette.

– Mais il est également dit, en page 3, et je cite : « ... *que Rémi peut parfois émettre des comportements agressifs envers les autres enfants et qu'à cet effet, l'intervention mise en place est d'assurer la sécurité de tous par la présence constante d'un adulte à ses côtés.* » Constante, monsieur Bourassa. Ce qui laisse sous-entendre une intervention, en un pour un, de huit heures par jour.

– Nous ne pouvons lire entre les lignes. Il doit être écrit clairement qu'il avait et qu'il a besoin de ce type d'intervention. Or, ce n'est pas le cas. Le rapport porte à confusion.

– Bon. Il arrive quoi pour la suite ? Rémi ne retourne pas à cette école. C'est trop dangereux.

– C'est pourquoi je vais quand même demander un transfert. Je dois vérifier les disponibilités de quelques écoles et je vous reviens.

– Merci beaucoup, monsieur Bourassa. Sans vous...

– De rien.

Donc, c'était bien vrai. « *Dans la vie, il y a une première fois à tout.* » En colère contre l'homme qui m'avait pourtant assurée que Rémi ne serait pas transféré en pleine année scolaire et qui, depuis, se refusait à tout dialogue, j'appelai Geneviève pour me contenter.

– Geneviève, les responsables à l'intégration de la commission scolaire accusent ton rapport du malentendu concernant Rémi. Nulle part, tu ne fais mention d'une intervenante à temps plein pour Rémi. Alors, ils en ont déduit qu'il n'en avait pas besoin.

– Marcel devrait pourtant savoir qu'au gouvernement, on nous interdit de mentionner qu'un enfant a besoin d'intervention à temps plein.

– Pourquoi cette interdiction ?

– Aucune idée, mais nous ne pouvons que sous-entendre la présence à temps plein de l'intervenante auprès de l'enfant.

– Mais c'est un rapport d'évaluation psychologique qui explique les forces et les faiblesses de l'enfant afin de lui trouver une école appropriée. Ce n'est pas utile si vous ne pouvez pas appeler une poule une poule. Ça ne vous tenterait pas de vous appeler ? Vous vous connaissez, en plus.

– Hum.

– C'est que *Marcel* a foutu Rémi à l'école François Marquette avec seulement cinq heures d'intervention par semaine. Totalement absurde. Rémi n'a plus de place où aller, Geneviève. À l'école, ils l'ont perdu. Votre discordance administrative aurait pu avoir de graves conséquences. Il faut revoir votre façon d'évaluer les enfants et de compléter vos rapports. Si vous ne pouvez l'écrire, alors parlez-vous !

Deux jours sans nouvelles. Une attente interminable. Pourquoi monsieur Bourassa ne me rappelait pas ? Qu'arrivera-t-il de Rémi ? Où allait-il se retrouver ? Et s'il ne restait plus de place ?

– Mais non, ils sont obligés de trouver une école pour Rémi, m'assura la sœur. C'est la loi.

– En tout cas, nous avons toutes deux perdu notre pari. Viviane n'a fait que trois jours.

– Toi, ça fait combien de temps que tu endures cette vie ? Sept ans ?

– Huit. Et ne me le rappelle pas, s'il te plaît.

En ce qui concernait Simon, les choses semblaient claires. Chantal n'entrerait pas en contact avec mon fils, sous aucun prétexte. Tant mieux. En réunion avec la directrice et Julie, Chantal avait dit comprendre ma crainte, mais qu'aujourd'hui, en ce qui la concernait, bien des choses avaient changé. Pour cette intervenante, cela relevait d'une autre époque. Une époque où elle ne faisait qu'obéir aux ordres. Mais l'époque lointaine dont faisait allusion Chantal datait de l'an passé. Si, pour elle, tout était oublié, pour nous, la poussière retombait à peine. La plaie était encore chaude et purulente.

Elle ne toucherait pas à Simon, mais je savais que je finirais par la croiser un jour ou l'autre. Je craignais ce jour. Comment allais-je réagir ? J'avais beau me faire une multitude de scénarios, j'étais incapable de prévoir ma réaction. J'avais encore ce petit goût de vomi en bouche. Il ne m'était pas souvent arrivé dans ma vie d'haïr quelqu'un de la sorte, mais Anne-Marie, Paulina et même Chantal m'avaient fait découvrir cette horrible sensation. En présence de l'une d'elles, mon QI baisserait. Et c'est précisément ce qui arriva.

– Hé !... salut, Johanne, fit Chantal, en m'ouvrant la porte de l'école. Ça va ?

– (Hé... Merde !)

Tout se contracte. La bouche, le cerveau, les orteils. Telle une limace sous un *trip* de sel, votre corps se tord et se ratatine. Plus rien ne sort de votre bouche, car votre cerveau devient imbécile. Vous n'avez qu'une envie... être ailleurs.

– J'ai vu Simon.

– ...

– Il a l'air bien.

– ...

– Bon, eh bien, salut, Johanne.

– ...

Et cela se passera ainsi, à chaque rencontre. On ne s'y fait pas. Impossible. À la longue, un « Salut » militaire arrivera à s'extirper de ma bouche, mais ce sera tout. Ne m'en demandez pas plus. J'en suis incapable.

9 septembre 2010

Un huitième anniversaire pour Simon mais, surtout, un rendez-vous avec le docteur Corriveau. À l'ordre du jour : l'intestin prolongé de Simon et un dépistage d'épilepsie. Encore ?

– C'est tout nouveau. Les chercheurs américains se sont aperçus d'un changement au niveau de la prolactine chez les sujets épileptiques.

– Et elle vient d'où, cette prolactine ?

– C'est une hormone sécrétée par les cellules de l'hypophyse. Par une simple prise de sang, nous sommes désormais en mesure de savoir si un patient est atteint d'épilepsie ou pas. C'est génial.

– Nous pouvons le faire pour Simon ?

– Certainement. C'est pour ça que je tenais à vous en parler. Vous devez lui faire passer des tests sanguins bientôt ?

– Le mois prochain. Il a rendez-vous pour un nettoyage chez le dentiste. Ils nous ont demandé un test de coagulation pour l'anesthésie.

– Parfait. Au moment de la prise de sang, donnez-leur cette requête pour la prolactine.

– Merci. Et concernant son côlon, que suggérez-vous ? Est-ce dommageable d'introduire un suppositoire à la glycérine, comme nous le faisons chaque jour ?

– Non. La seule chose qui m'inquiète, c'est que Simon finisse par aimer la sensation et qu'il s'introduise des objets… de toutes sortes par la suite.

– ?!

– Ça s'est déjà vu.

– Hum… à voir la face que fait mon fils, il n'y a aucun danger. Croyez-moi, ce n'est pas son *trip*.

– Bon, répondit le docteur en riant. Dans ce cas, vous pouvez ramollir ses selles avec du *Lax-a-day*. Cela peut aider à évacuer sans douleur.

– Merci, docteur.

Le Lax-a-day s'avéra efficace mais catastrophique. Des selles ramollies ! Simon chia du mou impossible à nettoyer. Nous sommes donc revenus au bon vieux suppositoire.

10 septembre 2010

Vendredi. Épuisée de ma semaine avec Rémi et d'attendre l'appel de monsieur Bourassa, je le relançai pour une troisième fois. Au risque de lui taper sur les nerfs. Je ne voulais pas passer une autre fin de semaine à me morfondre. J'en avais ma claque d'attendre. Malheureusement, c'est encore et toujours une boîte vocale qui me suggéra de laisser un message ou de rappeler plus tard. Merde ! À croire que les gens n'existent plus. Que pouvais-je faire de plus si ce n'était d'attendre, attendre et encore attendre ? Je ne l'espérais plus lorsque, en toute fin d'après-midi, l'appel arriva.

– Madame Leduc ?

– Mon-sieur-Bou-ras-sa, dis-je, appuyant sur chaque syllabe, bien le bonjour.

– Bonjour. Écoutez, je ne vous ai pas rappelée avant parce que j'attendais la confirmation du transfert de Rémi.

– Je comprends. Et puis ?

– Rémi sera transféré à l'école Adélard-Godbout, en classe TED. Vous connaissez ?

– Oui. Ma TS m'en a parlé. Mais c'est à Verdun ? À l'autre bout de la ville. Aura-t-il droit à l'autobus ? Je ne veux pas voyager cette distance tous les jours.

– Oui. Un service de transport lui est offert.

– D'accord, et quand pourra-t-il commencer ?

– Bon. Vous devez appeler la secrétaire Sylvie Laroche, de l'école François Marquette, pour qu'elle appelle la secrétaire d'Adélard-Godbout, pour qu'ensuite celle-ci vous appelle et confirme le transfert de Rémi en vous donnant la date d'une première rencontre avec le nouveau professeur.

– Mon Dieu, c'est si simple.

– Effectivement, dit-il en riant. Je ne sais pas pourquoi vous devez passer par François Marquette, mais c'est la procédure.

– Je commence à comprendre qu'il ne faut pas essayer de comprendre. De toute façon, je vous remercie. Vous m'avez beaucoup aidée. Sans vous, Rémi resterait à la maison pour le reste de ses jours.

– Bon, s'il y a quoi que ce soit, ne vous gênez pas. Rappelez-moi.

– Merci.

Le lundi suivant, madame Laroche officialisa le transfert de Rémi et le lendemain, Johanne Blanchette l'autorisa.

– Monsieur Laframboise, notre directeur, aimerait vous rencontrer, madame Leduc. Ce jeudi prochain, en compagnie de madame Yvonne, la professeure de Rémi. Serait-ce possible ?

– Oui, sans problème.

– Dix heures ?

– Entendu.

– À jeudi, alors.

– Oui. À jeudi.

Quatre mots. Une chanson. « *Don't worry, be happy.* » C'est sur cet air de Bobby McFerrin que je passai tout le week-end.

Une rencontre, somme toute, agréable. En compagnie de mon acolyte, Brigitte, nous avons posé beaucoup de questions. Eux aussi. Je leur ai déroulé le film de notre situation familiale. J'expliquai la situation de Simon, l'entrée scolaire chaotique de Rémi, les ratés du système. La routine habituelle, quoi ! En début de réunion, ils semblaient très coopératifs, mais à un moment donné, j'ai cru déceler une légère réticence face à Rémi de la part de madame Yvonne, sa professeure. Un commentaire un peu trop sec, une moue, je ne saurais dire. Mais quelque chose m'irrita. Je tentai de chasser ce sentiment désagréable de mon esprit, mais en vain. Il demeura présent jusqu'à la toute fin.

– Quand Rémi pourra-t-il commencer ? demandai-je, impatiente.

– Bon. Nous vous suggérons une entrée progressive, proposa le directeur.

– Ce qui veut dire ?

– Eh bien, lundi et mardi, Rémi pourrait venir deux heures, et de mercredi à vendredi, trois heures.

– Ce n'est pas beaucoup. Je comprends que vous devez vous ajuster, mais Rémi n'a plus d'école depuis deux semaines et moi, j'aimerais retourner au travail. (C'est-à-dire au repos.)

– Nous comprenons, mais étant donné que Rémi a été balloté d'un endroit à un autre et que, dans la classe, ce sont tous des enfants qui acceptent difficilement les changements radicaux, il serait préférable de commencer doucement.

D'accord, mais encore faut-il commencer un jour ! Mais bon, j'acceptai. Ce n'était pas le moment de me les mettre à dos. Rémi commencerait officiellement dans une semaine. Soit, mais en attendant, je ferai le taxi. Demeurant à 40 minutes de voiture de l'école Adélard Godbout, l'entrée progressive de Rémi exigeait que je reste dans le voisinage. Pas le temps de revenir à la maison. Deux heures à poireauter dans ma voiture.

Le premier matin, Rémi pleurait. Il ne voulait plus aller à l'école. Normal. Se faire dire sans cesse que l'on n'est pas gentil vous coupe l'intérêt.

– C'est une nouvelle école. Avec une nouvelle professeure et de nouveaux amis, dis-je, ne trouvant rien de mieux à dire.

– Non. Je veux Jasmiiine !

Regagner sa confiance prendrait certainement du temps. « *Chat échaudé craint l'eau froide.* » Or, c'est tout le seau d'eau glacée que nous avions reçu en plein visage. Moi qui espérais tant qu'il s'intègre bien. Je m'étais plantée solidement. Disons que la *mongole*-fière avait piqué du nez assez vite. Il fallait aborder cet échec différemment. Le voir comme un nouveau départ.

– On oublie tout et on recommence. D'accord, Rémi ?

– D'accord.

Mais comment oublier ? Une boule de stress partit de mon pied gauche et alla se loger en plein épicentre : l'estomac. Nous arrivions. « Faites que ça se passe bien. »

– Regarde Rémi, c'est ta nouvelle école.

Une femme postée à l'entrée de la cour d'école nous accueillit.

– C'est Rémi, dis-je. Le petit nouveau.

– Ah ! bonjour Rémi. Moi, c'est madame Marie-Josée. Me dis-tu bonjour ?

– Bonjour.

– Viens mon ange. Madame Marie-Josée va te présenter aux amis. Dis au revoir à maman.

– Bye, Rémi, dis-je à mon fils, mais Rémi avait déjà rejoint le groupe qui s'amusait dans le parc-école.

– Il va aimer ça ici, me dit une maman dont j'ignorais la présence derrière moi.

– Ah oui ?

– Oui. Mon fils, Joseph, en est à sa deuxième année de maternelle. Une énorme différence avec l'an passé. Ils ont changé mon garçon. Les professeurs sont très compétents.

– Eh bien, ça reste à voir.

À peine cinq minutes assise dans la voiture à siroter mon café et déjà, je savais : ils n'étaient pas compétents. Merde ! Corriger son comportement acquis depuis les derniers jours prendrait du temps et une intervention efficace. Non négociable. Or, ce que je vis à travers le grillage du parc-école me scia les deux jambes. Heureusement que j'étais assise dans ma voiture. Madame Yvonne courait après Rémi qui venait de voler le camion d'un autre garçon. Ce dernier s'était mis à pleurer et Rémi, à courir. Mon fils se jouait de madame Yvonne.

– Mais que fait-elle ? me demandai-je à moi-même. Dis ta consigne une fois. Ne crie surtout pas. Approche-toi de l'enfant en l'isolant pour éviter une fuite potentielle. Prends-lui la main et fais-lui remettre le jouet à l'enfant en pleurs. Puis, isole Rémi sur le banc. Qu'on n'en parle plus.

La catastrophe. Il ne manquait qu'une petite musique de cirque pour compléter la scène. Madame Yvonne courait dans tous les sens en criant après Rémi. Mon fils se bidonnait.

– Rémi ! Remets le jouet à Joseph. Rémi ! Tout de suite !

Rémi refusa. Évidemment. Elle se remit à courir. Rémi, le champion de la tague, la sema. Ou plutôt il l'attendait derrière un arbre, en riant comme un fou. Puis, la totale. Rémi balança le camion par-dessus la clôture. Merci, bonsoir ! Il est parti !

– Elle ne va pas y aller ? souhaitai-je du plus profond de mon être. Pitié ! Dites-moi qu'elle n'ira pas.

Non. Mieux encore ! Elle envoya Joseph chercher son propre camion, balancé hors-zone par mon fils, sans punir Rémi pour autant. Je n'en revenais pas. Cette Yvonne était cuite. À l'avenir, Rémi savait qu'il aurait le contrôle sur sa professeure. Merde ! Quel genre de formation avait-elle reçue ? Chose certaine, cette femme venait de se tirer dans le pied pour l'année. Bravo !

La tête appuyée contre le volant, je ne bougeais plus. Je réfléchissais. Ça ne pouvait être réel.

– J'ai rêvé. C'est ça. Ce n'est qu'un rêve. Je vais me réveiller et tout ira bien. Merde ! dis-je, en frappant le volant.

Cette piètre démonstration d'ABA signifiait une chose : l'année sera longue et ardue pour mon fils, et pour moi. Aucun doute. Et dire que j'avais l'intention de retourner sur le marché du travail avant mes 60 ans !

– Oublie ça, ma vieille. Achète-toi un million, ça va être plus simple. Bon, deux heures à tuer. Un café ! J'ai besoin d'un café. Extra-fort. Intraveineux.

Deux heures à jongler avec ce que j'avais vu. Un laps de temps suffisant pour retourner la situation dans tous les sens. « Si jamais ils refusaient Rémi ? Pire, s'ils l'acceptaient ? Pourquoi ma vie était toujours si compliquée ? Ça ne pouvait jamais être simple. » Un son de ouaouaron retentit dans la voiture. Mon cellulaire.

– Salut.

– Et puis ? demanda Steve.

– Pas fort.

– Quoi ?

– Je te raconterai, mais disons que le peu que j'ai vu me fait craindre le pire.

– Attends. Tu paniques toujours trop vite.

– Et toi, trop tard.

– Ah, Jo ! Laisse-leur le temps.

– Du temps, ils en ont suffisamment eu. Bon, comment était Simon ?

– Avant ou après qu'il se soit lancé par terre en se tirant la *bisoune* jusqu'au menton ?

– Ne m'en dis pas plus, je vais vomir mon café. Bon, je te laisse, les élèves commencent à sortir pour la récré.

– Tu vois Rémi ?

– Non, pas encore. À tantôt.

Cinq minutes plus tard, mon petit bonhomme apparut. Il avait l'air joyeux. Peut-être avais-je le « piton panique » trop sensible, finalement. Mais plus j'approchais du parc-école où s'amusaient les enfants, plus mon piton enflait. Mauvais présage.

– Bonjour, dis-je à Marie-Josée, à travers le grillage.

– Ah, bonjour, madame Leduc !

– Comment a été Rémi ?

– Eh bien… la matinée a été un peu difficile. Rémi…

– Ah ! madame Leduc ! coupa Yvonne d'un coup sec. Bonjour.

– Bonjour. Et puis ?

– Très difficile. Rémi a désorganisé toute la classe. Embrasse une par-ci, touche les cheveux de l'autre par-là. Bécote trop fort. Pousse trop fort. Vraiment très difficile. Ça ne va pas.

– …

Mon cerveau prit quelques secondes pour comprendre qu'elle hurlait. Cette professeure, que je n'avais vue qu'une seule fois, m'engueulait. Mais pourquoi ? Qu'avais-je fait ou dit ? Je croyais n'avoir posé qu'une simple question : « Comment avait été Rémi ? »

– Vous savez, dans une classe TED, chacun a ses difficultés. Et nous en avons un qui se désorganise très facilement au moindre petit changement dans la classe. Nous avions réussi à le stabiliser jusqu'à ce que Rémi arrive. Depuis ce matin, nous devons tout reprendre depuis le début. Tout est à refaire.

– Non mais, je rêve ! Un instant ! Ne mettez pas tout sur le dos de Rémi. Mon fils aussi est désorganisé. Il n'a pas pu commencer l'année avec vous en raison d'une bureaucratie imbécile. Il n'a rien à voir là-dedans. Alors, changez de ton !

Rémi n'avait fait que deux heures et déjà, elle n'en pouvait plus. Franchement ! Donnez-lui une chance. Elle se passa la main dans les cheveux et continua son lynchage de prof désespérée.

– Peut-être, mais je ne sais pas comment ils feront au service de garde pour le dîner la semaine prochaine.

– Que voulez-vous dire ?

– Votre enfant a besoin du un pour un. Nous n'offrons pas ça, ici.

– Qu'insinuez-vous, au juste ? Que je devrai venir chercher Rémi à tous les dîners ou que vous ne pourrez pas le garder ?

– Je n'insinue rien, je me questionne, simplement.

– J'habite à 40 minutes de voiture. Le temps d'arriver à la maison, il nous faudrait repartir. C'est ridicule. Et puis, je travaille. (Pourquoi pas ?) D'ailleurs, j'aimerais qu'il fasse des journées complètes, dès mercredi. J'ai pris du retard.

– NON ! Nous avions convenu qu'il effectuerait une entrée progressive toute la semaine. Vous étiez d'accord, madame Leduc.

– J'ai changé d'idée.

– Tous les enfants effectuent une entrée progressive ici, à l'école Adélard-Godbout.

– D'une semaine ?

– Non, mais Rémi arrive à un bien mauvais moment. La routine est déjà installée.

– Ils sont chanceux, les autres enfants, d'avoir une belle routine bien installée.

– C'est pour le bien de votre fils autant que pour le reste du groupe, osa Marie-Josée.

– Ah bien sûr ! Toujours pour notre bien. C'est étrange tout de même que nous, pour notre bien, on nous fout à la porte.

– Bon. Excusez-moi, je dois retourner m'occuper des enfants. Nous en reparlerons.

– Rémi aussi a besoin qu'on s'occupe de lui.

Une bien triste réalité. Mon fils n'était pas le bienvenu, nulle part. Trop avancé pour une école spécialisée, trop compliqué pour une école normale. Découragée, écœurée et épuisée, j'explosai.

– Viens, Rémi ! hurlai-je, cinglante. Entre dans la voiture, mon ange. On s'en va à la maison… Le seul endroit où on veut bien de nous.

– Madame… supplia Marie-Josée, visiblement mal à l'aise de notre escarmouche.

– Et puis, tu sais quoi, Rémi ? Tant qu'à se faire traiter de la sorte, je crois qu'il vaut mieux que maman fasse l'école à la maison. Moins de trouble pour tout le monde, n'est-ce pas, madame Yvonne ?

– Oui, approuva Rémi.

– Madame Leduc...

– Merci de cet accueil chaleureux. Ça nous motive à revenir demain matin.

– Non. Attendez...

Je n'en pouvais plus. Tout simplement plus. Vous souvenez-vous de Bob l'éponge ? Saturé, plein à rebord. Incapable d'en prendre davantage. Ne pas pleurer me demanda un effort démentiel. J'en tremblais. Du coup, je me mis à parler toute seule, à voix haute. La démence.

– Depuis quand un professeur engueule-t-il un parent ? Et en pleine cour ! Madame Yvonne n'avait pas le droit de me parler ainsi. Pas plus qu'Anne-Marie et madame Chénier n'en avaient le droit. La vérité, je vais te la dire, Rémi. La vérité, c'est que tout le monde s'en sacre et que je ne suis plus capable d'endurer le fait que tout le monde s'en sacre ! Si je travaillais à l'extérieur, j'aurais perdu mon emploi.

– Oui, répondit tout bonnement Rémi.

Ce qui me fit rire, sans être capable de m'arrêter. Effet domino. Je ris, Rémi pouffa. Sans pouvoir résister. Cela nous fit du bien à tous les deux. Nous faisions la paire.

– Tape-là, lui dis-je, la main tournée vers l'arrière de la voiture. Je t'aime, mon ange.

– Je t'aime, toi.

Mon fils a été malmené. Non pas physiquement, mais mentalement et, malheureusement, pour regagner sa confiance, l'enseignante ainsi que la préposée devront le casser. Ça ne se fera pas sans cris ni pleurs, mais il faudra qu'elles le fassent un jour. Il a pris un très mauvais départ, et ce n'est pas en seulement deux heures qu'elles arriveront à s'en faire un ami. Rémi doit piger la routine. Piger qu'il ne peut agir quand ça lui chante et comme bon lui semble. Dans une école, il y a des règles à suivre. Non négociables. Il doit les connaître, les enregistrer et les appliquer. Et pour ce faire, il doit être présent en classe plus de deux heures à la fois.

– Je suis parfaitement d'accord avec vous, madame Leduc, m'avoua monsieur Bourassa. Je prône l'entrée progressive, mais il ne faut pas ambitionner.

– Et puis, son commentaire sur l'heure du dîner, que dois-je en penser ? Je ne peux pas ramener Rémi à la maison chaque jour.

– Bien non ! Rémi doit dîner au service de garde.

– Alors pourquoi insinue-t-elle qu'ils seront incapables de s'occuper de mon fils ? Monsieur Bourassa, en sont-ils capables ? Je ne veux pas le changer une autre fois d'école.

– Oui, ils sont capables et formés pour s'occuper d'un enfant comme Rémi et, non, votre fils ne changera pas d'école. Laissez-moi appeler Gilbert, le directeur, et voir ce qu'il en est. D'accord ?

– Je suis très inquiète. J'ai simplement hâte que tout cela rentre dans l'ordre.

– Je vous comprends. Vous avez bien fait de me téléphoner. Je m'en occupe.

– Merci.

Efficace, monsieur Bourassa me rappela peu de temps après. Toute ambiguïté disparut : Rémi ira au service de garde durant l'heure du dîner dès lundi. Mais, en contrepartie, il fera sa semaine tel que convenu. Soit deux heures les deux premiers jours et trois heures pour les trois jours suivants. J'acceptai.

Au bout d'une semaine, madame Yvonne semblait s'accoutumer à Rémi. Ou était-ce plutôt l'inverse ? Mais bon. Rémi commençait à suivre et à comprendre ce à quoi on s'attendait de lui. La tension baissait peu à peu. « Ça ira », pensai-je, en décompressant tranquillement, assise devant le secrétariat. D'ici une semaine, tout sera terminé. Réglé. Un dernier petit détail et tout sera fini. Tenir bon. Je dois tenir encore quelques jours. Il le faut.

Puis, madame Blanchette raccrocha le combiné et apparut près de la fenêtre pour m'annoncer tout bonnement qu'il n'y avait plus d'autobus de disponible pour Rémi. Je bondis sur le comptoir, l'écume à la bouche.

– Comment ça, plus d'autobus ? hurlai-je devant la vitrine antiballe qui nous séparait.

– La compagnie de transport m'a dit ne plus avoir d'autobus disponible pour votre fils. Désolée.

– Non ! Vous n'avez pas à être désolée. Vous avez plutôt intérêt à lui trouver un autobus pour lundi.

– Je ne peux rien faire.

– Que si. Vous allez les rappeler et exiger un transport pour Rémi ! Il y a droit. Si Rémi était arrivé en début d'année, il aurait son autobus.

– Je viens tout juste de leur parler. Ils n'ont plus de *berline*.

– Rappelez.

– Un instant.

La secrétaire recomposa, mais ses réponses soumises me firent perdre la carte. Elle n'insistait pas, elle concédait. Simplement. « Oui. D'accord. Rappelez-nous lorsque vous aurez une *Berline* de disponible. »

– Passez-les-moi, dis-je, prête à sauter de l'autre côté de la fenêtre. Je veux leur parler.

– Je ne peux pas faire ça, madame Leduc, dit-elle en raccrochant.

– Trouvez-lui un autobus avant lundi.

– Ils m'ont dit de communiquer directement avec la commission scolaire, à ce numéro. Je vais tenter de les appeler cet après-midi.

– Comment s'appelle la personne à joindre ?

– C'est confidentiel. Je ne peux pas vous dévoiler son nom. C'est le directeur adjoint…

– Le directeur adjoint du Service des ressources éducatives.

– Exactement. Vous le connaissez ?

Je pouffai de rire.

– Disons que monsieur Bourassa est devenu mon meilleur ami.

– Ah bon !

Gênée de devoir le rappeler pour une histoire d'autobus aussi stupide, je me fermai les yeux en prononçant mon nom. « Désolée, monsieur Bourassa, aurais-je plutôt voulu dire, mais vous êtes la seule personne efficace dans toute cette saga d'entrée scolaire. » Mais monsieur Bourassa, d'un calme déconcertant, régla l'affaire en un claquement de doigts : Rémi aura son chauffeur devant la porte, dès lundi matin. Où était le problème, déjà ?

– Le chauffeur devrait vous contacter d'ici dimanche soir.

– Merci, encore une fois.

– De rien.

Effectivement, le dimanche en fin de soirée, un certain Dino Fabrini me confirma l'heure où il passerait prendre Rémi le lendemain matin. Un Italien. Super. Rémi m'apprendra à parler italien.

Octobre 2010

Malheureusement, ça ne se passa pas comme prévu. Senior Fabrini était un homme nerveux. Très nerveux. Rémi le sentit à la première rencontre, et la bagarre éclata rapidement entre les cinq enfants de la camionnette et le chauffeur. Monsieur Fabrini paniqua et blâma Rémi d'en être responsable. Pourquoi n'étais-je pas surprise ?

– Votre fils tape sur les autres, madame. Des parents se sont plaints. Dites-lui de rester assis, les mains sur les cuisses, sinon, je vais être obligé de déposer une plainte contre lui.

– Monsieur Fabrini ! Mon fils est autiste. Échaudé et désorganisé. Sans plan d'intervention, comment voulez-vous qu'il comprenne la consigne de rester assis tranquille ? Il n'a jamais pris l'autobus de sa vie. Donnez-lui le temps de s'ajuster. Et puis, de toute façon, il faudrait être présent à ses côtés au moment où l'événement se produit pour appliquer la consigne. Or, c'est impossible.

– Mais… dites-lui, parce que je vais porter plainte.

– Eh bien, portez plainte !

Ce qu'il fit. Cinq rapports de comportements agressifs adressés à Rémi, à signer et à remettre au gentil chauffeur. « Puis-je les lui lancer en plein visage, au moins ? » Le comble fut que ces rapports n'apportèrent rien de constructif et ils n'eurent aucune suite. À l'exception que Rémi devint rapidement un petit monstre. Monsieur Fabrini alla jusqu'à nous blâmer d'un accident de voiture dans lequel aurait été impliqué son patron lors de la première chute de neige. Rejoint au téléphone en raison d'une panique à bord, son supérieur aurait été distrait au volant de son véhicule. Résultat : 10 000 $ de dommages. Rémi étant l'unique responsable. Bien voyons ! « À l'entendre, il nous collerait son divorce sur le dos. »

Furax, je contactai Brigitte et l'école. Nous laissâmes deux messages dans la boîte vocale de madame Yvonne. Puis, plus rien. Nous dûmes attendre pratiquement un mois avant d'avoir enfin la confirmation d'une date de rencontre. Selon cette dernière, il n'y avait pas urgence. Pourtant, ses écrits quotidiens dans l'agenda de mon fils prouvaient le contraire. « *Que faire ? Rémi joue trop fort. Il a souvent les mains dans son pupitre, il se lève, il touche aux amis trop fortement. Il tape. Il tire les cheveux. Il n'aime pas perdre des bonhommes sourires, il devient alors agressif. Il crie, il griffe. On lui explique la consigne. On lui ordonne des excuses, mais il recommence. Il faut toujours tout re-*

prendre depuis le début. Pouvez-vous parler à Rémi pour comprendre la raison d'une telle agressivité ? »

Bien non, nous ne pouvons pas dialoguer avec Rémi. Rémi ne dialogue pas.

– Steve, ce n'est pas à moi à leur dire quoi faire, mais à eux de me le dire.

– J'avoue.

Ça n'avait rien de rassurant de se faire demander : « Que faire ? » par la professeure de votre enfant. Et comment voulait-elle que je mette en pratique la séquence du *Comportement à suivre lors d'une crise* si Rémi ne tape sur personne à la maison ?

– J'ai une idée. Je vais casser son stégosaurus préféré et attendre qu'il me frappe.

– Laisse tomber, Johanne. Ce sont des imbéciles qui ne connaissent rien à l'autisme. Ne lis plus toutes ces conneries dans l'agenda. Oublie-les.

J'aurais aimé en être capable, mais c'était plus fort que moi. Je devais savoir. Chaque après-midi, au retour de Rémi, je plongeais tête première dans son sac d'école, à la recherche de l'agenda maudit. J'espérais tant y lire qu'il avait été un gentil garçon. Mais ça n'arriva pas. Rémi tapait, griffait et criait. Toujours et encore. Une seule chose pouvait nous extirper de ce tourbillon : le plan d'intervention. Et quoi qu'en pensait madame Yvonne, il y avait bel et bien urgence d'agir. Mais cette réunion arriva beaucoup trop tard. Le mal étant fait, il avait eu le temps d'agir et de me dévaster. Miette par miette. Mot par mot. En bout de ligne, je n'arrivais plus à ouvrir son agenda. Alors, comment cette remarque avait-elle pu m'exploser en plein visage ? *« Aujourd'hui, 23 novembre, Rémi s'est levé brusquement en pleine classe et il a tapé violemment sur la tête d'un ami. Nous ne pouvons tolérer ce genre de comportement à l'école. »*

La dernière phrase me fit perdre le nord. Je dus m'asseoir. Les larmes me montèrent aux yeux. Puis, le déluge. Incapable de m'arrêter. Rémi risquait l'expulsion. Merde ! Ils ne doivent pas faire ça. Mon petit loup si affectueux, si gentil avec nous. Pourquoi était-il devenu si violent envers les autres ? L'incompréhension totale. L'impuissance profonde. J'avais tout tenté. Que pouvais-je faire de plus ?

Vidée de toute énergie, je n'eus plus envie de me battre. Terminé. J'abandonnais. Assise sur la première marche de l'escalier, je hurlai ma douleur, et cette fois, Rémi s'en rendit compte et il s'approcha. *Zut !* Impossible de cacher ma peine, elle débordait de partout. Rémi vint tout près et me regarda droit dans les yeux durant un long moment. L'incompréhension totale. L'impuissance profonde. Voilà ce que je vis dans ses beaux yeux bleus. Puis, il prit mon petit menton pointu et secoua la tête.

– Ne pleure pas, *mamân*. Non.

– Maman est fatiguée, Rémi.

– Non. *Mamân* est contente.

Il essuya mes larmes une à une, du bout de ses petits doigts, qu'il essuya ensuite sur *mon* chandail. Puis, je vis qu'il pleurait, lui aussi. Mes larmes se rétractèrent d'un coup sec. Cela ne pouvait pas être possible. De la compassion ? Un sentiment pourtant rarissime chez la plupart des autistes, mais Rémi pouvait le ressentir… pour sa mère ! Ça changeait tout.

Pour vivre en société et avoir des amis, ou pour connaître l'amour, il faut percevoir l'état d'âme de l'autre. Sentir sa tristesse, sa colère ou sa joie, et vouloir qu'elle cesse ou qu'elle perdure. C'est vital. Mon fils avait cette chance.

– Ah, Rémi ! Viens là. Maman est fière de toi. Je t'aime.

– Moi aussi. Je t'aime, toi. *Mamân* est contente ?

– Oui. Très contente.

Il avait raison. Je ne devais pas pleurer, mais plutôt me réjouir de cette belle découverte. Un cadeau merveilleux que la vie lui avait offert. Sachant cela, je ne pouvais plus abandonner. Pas maintenant. Je devais montrer à tous que l'on n'expulse pas un enfant autiste rempli de compassion.

– Rémi a un diagnostic d'autisme. Confirmé sur un bout de papier. C'est pour ça qu'il est dans une classe TED, à mille kilomètres de chez lui. Il a besoin d'un plan d'intervention et de professeurs compétents. C'est tout.

– Aimerais-tu que je participe à la rencontre ?

– Il le faut, Geneviève. Elles me demandent de dialoguer avec lui.

– C'est ridicule. Rémi en est incapable.

– S'il n'est pas un gentil garçon, elles lui retirent ses bonhommes sourires et sans ses bonhommes, il n'a pas droit à la collation.

– C'est du renforcement négatif.

– Et elles se demandent pourquoi il est si agressif. C'est n'importe quoi ! Elles ne savent pas quoi faire d'un enfant comme lui.

– Quand aura lieu la réunion ?

– Madame Yvonne l'a encore déplacée, mais si la tendance se maintient, elle aura lieu le 6 décembre à 10 h.

– J'y serai.

– Merci. Brigitte aussi.

Décembre 2010

Heureusement, j'arrivai à cette réunion bien préparée. Geneviève à ma droite et Brigitte à ma gauche. Nous étions solides. J'avais gardé l'agenda avec moi cette journée-là, pour montrer au directeur la façon dont madame Yvonne résumait les journées de Rémi. Une rencontre lourde et pénible, mais ô combien nécessaire. Elle commença en douceur, mais lorsque je parlai du 23 novembre dernier, le ton se durcit et le visage de madame Yvonne s'empourpra.

– Que signifie cette phrase ? « *Nous ne pouvons tolérer ce comportement à l'école.* » Rémi risque-t-il l'expulsion ?

– Je n'ai pas écrit ça, s'empressa de répondre madame Yvonne.

– Mais si. Juste ici.

– Il faut relire tout le contexte, dit-elle, en cherchant des yeux une réponse quelque part dans l'agenda de Rémi. J'ai dû écrire ça pour une raison bien particulière.

– Laquelle ? dis-je, pendant que le directeur, muet, attendait la réponse.

– Vous savez que Rémi a beaucoup pleuré lorsqu'il n'a pas pu trouver son agenda dans son sac, ce matin.

– (Ne changez pas de sujet.) Il s'en remettra, dis-je, cinglante. Et que dois-je penser de votre remarque « Que faire ? » du 12 novembre ?

– Nous voulions des suggestions. Rémi était très agressif.

– Alors, pourquoi m'avoir assurée, au téléphone, qu'il n'y avait pas d'urgence pour qu'on se rencontre ? Que tout allait bien ?

– …

– Autre point : les rapports de comportement provenant de la compagnie de transport, j'en fais quoi ?

– Quels rapports ? demanda monsieur Laframboise. Je n'étais pas au courant.

– Ceux-ci. Cinq rapports émis par le chauffeur.

– Mais monsieur Fabrini a quitté la semaine dernière, rectifia madame Yvonne.

– Je sais. Mais je fais quoi de ses rapports ?

– Aucune idée, m'avoua franchement le directeur.

– Bon, dans ce cas, passons à un autre point. Les bonhommes *babounes* dans l'agenda, ils sont pour Rémi ou pour moi ?

– Rémi ne les voit pas.

– Alors, en ce qui me concerne, vous pouvez laisser tomber. Je sais lire. Je n'en ai pas besoin pour me rappeler que Rémi n'est pas gentil. C'est vexant.

– Excusez-moi ! lança-t-elle d'une lenteur irritante. Je ne voulais pas vous blesser.

À ce moment, le directeur s'excusa et sortit. Brigitte prit la relève en demandant des explications quant à l'élaboration du plan d'intervention. Nous étions en décembre. Ce délai lui semblait totalement déraisonnable. Aucune explication ne suivit. Nous avons ensuite enchaîné, point par point. Geneviève leur expliqua les conséquences néfastes du renforcement négatif et leur donna des trucs concernant l'intervention auprès de Rémi. Ces trucs de base ont fait passer madame Yvonne pour une novice, ce qu'elle ne sembla guère apprécier.

– Vous savez, l'autisme est complexe, dit-elle. Chaque enfant est différent. Ça prend du temps pour s'ajuster et trouver la méthode appropriée pour chacun.

– Et un plan bien établi dès le départ, renchérit Brigitte.

– Oui. C'est certain.

– Dans ce cas, madame Yvonne, pourquoi ne pas avoir contacté Geneviève si vous ne saviez pas comment intervenir auprès de Rémi ? Cela vous avait été suggéré dès notre première rencontre, et à plusieurs reprises dans l'agenda de Rémi, par la maman.

– Vous savez, je n'ai pas le temps d'écouter mes messages sur ma boîte vocale.

– (Pratique.)

– Je ne savais pas qu'elle était sur le dossier, ajouta-t-elle.

– J'ai même écrit son numéro de téléphone dans l'agenda de Rémi, dis-je.

– Je ne l'ai pas vu. Désolée.

La réunion tirait à sa fin. Madame Yvonne promit de contacter Geneviève pour une rencontre individuelle. Elle semblait réellement désolée de m'avoir blessée avec ses commentaires désobligeants. Et, comme pour se racheter, elle ajouta ceci :

– Rémi a de belles qualités, vous savez. Il est travaillant, attentionné et très attachant.

– Je le sais et je ferai tout pour qu'il le demeure.

Brigitte ne put se retenir et elle pouffa de rire. Pas moi.

Après cette réunion, les choses semblèrent s'arranger d'elles-mêmes. Les bonhommes *babounes* disparurent pour faire place aux grenouilles sourires, et je sentais que madame Yvonne faisait attention à ses remarques. L'effort était palpable, et je l'appréciais. Par contre, elle ne contacta jamais Geneviève pour une rencontre, et elle ferma le dossier, au milieu du mois de décembre.

Nous vivions une pause. Une accalmie. En période d'Avent, cette douce chaleur réconfortante fut grandement appréciée. Dommage qu'elle fut éphémère. Une semaine avant le long congé, un sixième rapport de comportement, complété cette fois par la maman de Michael, apparut dans l'agenda de Rémi. Tout nu, sans explications ni description, ce tout petit bout de papier, glissé à la *sauvette*, déclencha chez moi un énième *burn out*.

Certains jours, ces reproches ne m'atteignent pas et ils me font pratiquement rire de ceux qui les émettent. Mais il y a des jours, comme celui-ci, où ils me rentrent dedans si puissamment qu'ils me traversent le corps telle une grenade, surtout lorsque la plainte provient d'un autre parent confronté aux mêmes difficultés. Un parent qui devrait comprendre.

Ma réponse ne se fit pas attendre. À sa lecture, madame Marie-Josée voulut s'expliquer, mais ses excuses arrivèrent trop tard. La grenade m'avait décapité l'âme en mille morceaux. *« À quoi servent ces rapports de comportement si ce n'est qu'à augmenter mon immense chagrin face au comportement de mon garçon, puisqu'aucun changement constructif n'y est apporté ? Ces rapports sont ridicules, vexants et méchants. De plus, je me serais attendue à un peu plus de tolérance et de compréhension de la part des autres parents dont les enfants sont assis au côté du mien et qui souffrent du même diagnostic. J'ai su, par le chauffeur d'autobus, que les autres enfants sont souvent méchants verbalement envers Rémi, mais Rémi semble toujours le seul coupable. Bien sûr, c'est Rémi qui a eu le malheur d'arriver après les autres. Alors, comprenez-moi bien, je ne veux plus voir aucun de ces rapports dans l'agenda de mon fils. Et si je m'aperçois que Rémi souffre d'intimidation, ma riposte sera cinglante. Vous savez, une plainte peut se jouer à deux. Ne me cherchez pas ! Johanne. »*

Œil pour œil, dent pour dent. Mais était-ce la seule façon de se maintenir la tête hors de l'eau ? Devions-nous contre-attaquer au lieu d'ignorer ? Et comment se construire une carapace assez coriace pour que jamais plus ces reproches ne nous atteignent ? Je crois que, toute notre vie, nous aurons à nous protéger contre ces gens odieux.

Hier encore, ma mère pleurait la méchanceté de certains envers ses petits-fils. Entendre ma mère souffrir de la sorte parce que les gens sont imbéciles me bouleverse. Alors, nous ne devons plus souffrir à cause d'eux. Nous souffrons assez par nous-mêmes. Et, malgré qu'il soit difficile d'encaisser sans se défendre, répliquer à leur méchanceté n'arrange rien, si ce n'est de nous soulager, du moins momentanément. J'ai compris que les gens n'arrêteraient pas d'être des cons. Nous ne pouvons rien contre la bêtise humaine, mais nous pouvons l'éviter le plus souvent possible.

Il y a dix ans, lorsque Steve et moi nous étions juré fidélité, pour le meilleur et pour le pire, nous étions loin de nous douter que le pire commencerait moins de deux ans plus tard. Pourtant, il me semblait avoir tout prévu. Tout, sauf une chose : l'imprévu. Ce salopard est venu changer la donne. Il a pris le dessus sur nos enfants, sur nos vies. Il est venu transformer le prévu à son goût.

Bien sûr, il n'est pas que malsain. Parfois, mais rarement, il nous fait grandir et ajoute du piquant à nos vies monotones en créant de belles surprises. Comme le jour où le professeur m'a annoncé que Rémi était un enfant extraordinaire ayant des capacités mentales frôlant le génie, ou le jour où Simon m'a offert mon premier bisou en disant : « Momôn ». Mon fils avait 8 ans. Ce fut le meilleur bisou du monde. C'est peu dire, ce salopard d'imprévu a modifié notre comportement et notre pensée, à un point tel qu'un simple bisou est devenu un acte extraordinaire. De quoi fêter. Dans ce cas, pourquoi est-ce si difficile de se procurer ces simples petits moments de bonheur ? Il nous les offre rarement. Nous devons travailler si ardemment pour les lui arracher, un par un.

Épuisés, nous rêvions d'une année de répit. Une année. Douze petits mois où il n'y aurait que du bon dans notre vie. Sans drames, sans combats ni batailles. Un ruisseau suivant son cours. Voilà tout. Nous l'espérions, du plus profond de notre être, pour 2011. L'année de notre dixième anniversaire de mariage se devait d'être extraordinaire. Ça allait de soi. Mais que pouvions-nous contre la volonté de Dieu ?

2011

Simon courait autour de la piscine gonflable, pendant que Rémi courait autour de Simon avec le boyau d'arrosage. En ce beau samedi de juin, tout allait pour le mieux. L'école achevait et bientôt, ce serait l'été : le camp de jour, les vacances. Pour une rare fois, les enfants jouaient ensemble et ils semblaient heureux. Simon n'avait plus besoin de doudoune et il disait de plus en plus de mots. « *Core, mimi.* » Nous étions sur une lancée. Celle du bonheur. Aussi enivrant qu'un doux rayon de soleil. Était-ce possible ? Mais oui. Pourquoi pas ?

Simon s'approcha de la piscine. Il riait tellement qu'il faillit s'étouffer. Rémi en profita pour l'arroser davantage.

– Attends, Rémi, laisse Simon reprendre son souffle.

Simon s'arrêta d'un coup sec. « Ça va, mon loup ? » murmurai-je. Simon se retourna et son regard croisa le mien. Son sourire avait disparu. Une douleur intense me traversa. « Simon ? » Ce regard, je le connaissais trop bien. Et avant que j'aie le temps de réagir, son poing heurta violemment sa mâchoire.

– Nooooon ! hurlai-je en courant vers lui.

C'est sans force que je pris ses mains dans les miennes. « Simon ! » L'incompréhension. Le découragement. Non, non, non ! J'avais beau repasser le film sans cesse, je ne comprenais pas. Pourquoi venait-il de se frapper ? Était-ce Rémi ? Était-ce moi ? Qui avait pu déclencher un tel mécanisme ? Pour quelles raisons venait-il de se frapper ? Rémi l'avait provoqué ? Non. L'instant d'avant, il riait. Alors pourquoi ? Mon cerveau se mit en marche. Qu'avait dit madame Taylor avant de quitter ? Que Simon sera dérangé lorsqu'il traversera la phase où il prendra conscience de son corps. Une phase douloureuse qui sera pénible pour lui, mais nécessaire. Mais elle avait omis de dire combien de temps pouvait durer la phase maudite. À moins qu'elle ne le sache pas. Merde ! Il allait si bien. *Ça* allait si bien. Difficile de se raisonner, de se rassurer, de se dire que c'est un mal nécessaire. La réalité est trop violente, trop pénible. Remplie de mauvais souvenirs.

Cette fois, combien de temps devrai-je lui tenir les mains ? Deux semaines ? Deux mois ? Deux ans ? Comment passer au travers d'une telle épreuve, une seconde fois ?

Simon tourna ses doigts autour de ma bague et son menton heurta son épaule. *Toc !* Un son sourd, impossible à oublier.

– Non ! Simon ! Non, pas ça ! Ne te frappe pas, mon ange. Je t'en prie.

Steve accourut sur la galerie et il n'eut qu'à regarder mon visage noirci de mascara et mes mains fondues à celles de Simon pour comprendre.

Le meilleur n'arrivera pas en 2011.

Simon rechutait.

Moi aussi.

Je ne sais pas si, un jour, nous saurons pourquoi l'autisme est apparu. Peut-être est-ce un mal nécessaire dans une société qui se veut de plus en plus parfaite. L'humanité a souvent eu besoin de différences pour survivre. Personnellement, je m'en serais bien passé.

À mesure qu'ils vieilliront, l'écart entre mes fils et le reste du monde s'élargira, ce qui augmentera dramatiquement le sentiment de rejet, de privation. Difficile de les emmener au restaurant ou au centre commercial, en camping ou en voyage, sans déranger le peuple. Mes fils sont condamnés à leur cour arrière, du moins pour l'instant.

Faire une croix sur ces merveilleux moments, qui auraient dû être de merveilleux souvenirs passés en famille, fait très mal. À l'âge où mes amours auraient dû avoir la maison remplie d'amis, la tête remplie de rêves, ils souffrent. En silence. Dans un monde qui n'a rien en commun avec eux. Dans un monde qui ne veut pas d'eux.

L'autisme leur aura volé leur enfance. Et, pour cela, je le détesterai toute ma vie.

Remerciements

Je voudrais remercier nos familles de nous avoir toujours soutenus. Et nos amis d'être encore là. Merci également à Andrée, Stéphane et Richard pour leur aide et leur soutien tout au long de ce merveilleux projet.

Merci à vous qui vous dévouez corps et âme pour nos enfants. Merci à mon mari de m'avoir endurée jusqu'à ce jour, et sans qui ma vie n'aurait pas de sens.

Et, bien sûr, merci à mes enfants de m'avoir fait découvrir l'amour inconditionnel.